贫血的多学科
中西医防治和管理

名誉主编　周郁鸿

主　　编　林圣云　武利强　俞庆宏　高雁婷

U0211040

ZHEJIANG UNIVERSITY PRESS
浙江大学出版社

图书在版编目(CIP)数据

贫血的多学科中西医防治和管理 / 林圣云等主编.—杭州：
浙江大学出版社，2021.9

ISBN 978-7-308-21672-2

Ⅰ. ①贫… Ⅱ. ①林… Ⅲ. ①贫血－中西医结合－防
治－研究 Ⅳ. ①R556

中国版本图书馆 CIP 数据核字(2021)第 162175 号

贫血的多学科中西医防治和管理

名誉主编　周郁鸿

主　　编　林圣云　武利强　俞庆宏　高雁婷

副主编　王　珺　王　博　吴迪炯　张　蕴　程秋琴

策　　划　张　鸽

责任编辑　金　蕾

责任校对　胡岑晔

封面设计　春天书装

出版发行　浙江大学出版社

　　　　　(杭州市天目山路 148 号　邮政编码 310007)

　　　　　(网址：http://www.zjupress.com)

排　　版　杭州朝曦图文设计有限公司

印　　刷　浙江省邮电印刷股份有限公司

开　　本　710mm×1000mm　1/16

印　　张　29.75

字　　数　540 千

版 印 次　2021 年 9 月第 1 版　2021 年 9 月第 1 次印刷

书　　号　ISBN 978-7-308-21672-2

定　　价　147.00 元

《贫血的多学科中西医防治和管理》
编委会

序 一

贫血是指全身循环血液中红细胞容量低于正常值的病理状态。鉴于红细胞容量的测定较为复杂,临床通常以测定血液红细胞浓度来判定是否有贫血存在及贫血的程度。在我国非高原地区成年男性 Hgb<120g/L,成年女性 Hgb<110g/L,孕妇 Hgb<100g/L,可诊为贫血。贫血不是一种特定的疾病,而是多种不同疾病的共有症状。按照细胞形态学可分大细胞、正细胞和小细胞性贫血;按照发病急慢程度可分为急性和慢性贫血两种;按照轻重程度可分为轻、中、重与极重度贫血。

贫血是临床最常见的症状,贫血的发生与进展是一个极为复杂的动态过程,涉及病因、检测、诊断、预防、治疗与管理等多个环节。其中,贫血管理为重中之重。与寻找病因、精确检测、明确诊断、有效预防以及精准治疗相对而言,贫血管理是医患共同参与的包括患者对贫血科普知识认知、自我检测与识别、预防观念更新、饮食调控与用药指导等在内的综合防治体系。目前,临床医学已进入多学科交叉新时代,贫血的整合诊疗非常重要。但在贫血的整合诊疗中,中医药的全程参与必不可少,也具有独特的诊疗优势。在诊断方面,中医通过"四诊"的综合应用,可"欲知其内者,当以观乎外;诊于外者,斯以知其内。盖有诸内者,必形诸外"的精确发现贫血患者的外在表征与症状特征;在治疗方面,中医能为每一位贫血患者提供个体化的优化治疗方案,并根据患者外在表征与脏腑虚衰程度,巧妙地应用中药性味、归经以及辨证施治理论,使临床治疗更为精准。特别是在贫血管理全过程中,我们可以基于贫血患者状况,给予更多的"人文关怀"和"社会关注",尤其对不可治愈的难治性贫血,中医更强调症状控制、提高患者生存质量与延长生存期。

基于上述,林圣云教授等在全面继承周郁鸿教授的学术思想和临症经验的基础上,编著了本书。全书共分十五章,其中,除对发生于造血系统贫血的中西医防治与管理进行了详细论述外,还将慢性病贫血、系统性疾病相关贫血、外科病房贫血、儿科病房贫血以及老年人贫血也纳入中西医防治与管理之中,这无疑扩大了广大读者的视野,增加了贫血相关知识。我能很荣幸地为《贫血的多学科中西医防治和管理》作序：一是我认真拜读了这本内容丰富、实用性强的专著，学到了很多新知识；二是这本临床极为实用的专著能帮助血液病专科医生以及非血液病科医生提高对贫血的中西医诊治水平，使广大患者在贫血诊治过程中受益。

中华中医药学会血液病分会主任委员

北京中医药大学东直门医院

2021 年 6 月于北京

贫血是血液系统最常见的疾病。贫血可导致患者出现头晕、气短、面色萎黄、心悸、低热、盗汗、怕冷等各种临床症状。根据贫血的轻重程度、不同原因以及各种类型,对患者采取中西医结合防治方法,并进行科学管理,显得非常重要。

《贫血的多学科中西医防治和管理》列有十五章,开章论述贫血的中西医定义以及流行病学,之后分别论述红细胞生成的调节、贫血的输血指征和原则以及贫血的实验室检查等贫血相关基础知识,再按先天遗传性贫血、营养相关性贫血、溶血相关贫血、微血管病性溶血性贫血、再生不良相关贫血、纯红细胞再生障碍性贫血、慢性病贫血、系统性疾病相关贫血、外科病房贫血、儿科病房贫血以及老年人贫血等分门别类,全面论述其中西医防治和管理策略。既有血液病相关性贫血,又有系统病相关性贫血;既有内科相关性贫血,又有外科相关性贫血;既有儿童相关性贫血,又有老人相关性贫血;既有中医辨证论治,又有西医常规治疗,更有中西医结合防治;既有重度贫血的紧急处理,又有慢病贫血的科学管理。可以说,本书集贫血的基础、临床、中医、西医之大成,对贫血的中西医结合防治与科学管理,具有创新性意义。

本书不仅适用于血液科临床医生,而且对于内科、外科、儿科、老年科等科室的临床医生都具有实际的指导意义。

我祝贺本书的出版。

中国中医科学院西苑医院血液所副所长
中国中西医结合学会血液学专业委员会主任委员
2021 年 6 月 17 日于北京

　　贫血是最常见的症状之一,中国的贫血患病率高达 20.1%。在平常生活中,我们看某人的脸色不好,一般第一时间就会想到是否由贫血引起。而在综合性医院中,几乎所有学科都会遇到贫血患者的存在。贫血不仅影响个体机能,而且影响多种疾病的预后,如肾病、心血管疾病、肿瘤、妇科和外科手术等。尤其是对于那些伴有中重度贫血的患者来说,贫血严重影响疾病的转归。"8·18中国贫血日"提出已经有三年,但是贫血问题仍然未引起全社会足够的重视,对其的诊治尚未达到早治疗、规范治疗的标准。

　　浙江省中医院是血液病国家中医临床研究基地,也是全国再生障碍性贫血协作组的组长单位。其血液病学科于 20 世纪 50 年代开始就专注于中西医结合治疗各种贫血,包括再生障碍性贫血、骨髓增生异常综合征、溶血性贫血、营养不良性贫血、免疫相关性贫血、继发性贫血等,通过辨证论治结合辨病论治,疗效显著。2019 年 6 月 29 日,浙江省中医院联合省内 10 家单位,成立了浙江省中医院贫血诊治中心专家联盟,定期进行学术交流、疑难病例讨论,推动科研创新,提高临床服务能力。

　　我们一直以来都希望有一本多学科联合编写的中西医结合防治和管理贫血的著作,能够为贫血患者提供及时、规范和系统的诊疗措施,从而提高疾病诊治的疗效,使患者的生存质量得以提升,使其尽早回归社会和家庭。本书的编写为浙江省中医院周郁鸿名医工作室发起,贫血诊治中心专家联盟成员单位多学科专家共同编写,汇集了国内外众多医家经验。每章节均有家庭和医院中西医防治贫血的经验和注意事项,并附有案例分析,展现了多学科交叉识病、治病、防病的思路,有助于临床各学科对贫血的规范诊疗和管理,提高疗效,也帮助患者自我调理和恢复。这是一本不错的参考用书。希望本书能给广大医务人员带来借鉴意义,也希望广大贫血患者能够早日康复!

鉴于编者的水平和临证经验，本书肯定存在疏漏和不足之处，敬请各位同道不吝赐教，也希望对广大贫血患者有所裨益！

中国民族医药学会血液病分会会长

国家中医临床研究基地（血液病）

浙江中医药大学附属第一医院

2021 年 6 月于杭州

贫血是人类中最常见的一种症状,在我国人群中也普遍存在,儿童、妇女、孕妇和老人是贫血的多发人群。导致贫血的原因多种多样,有的贫血原因错综复杂。在综合性医院中,几乎所有临床科室都会有贫血患者存在,但是贫血问题仍然未引起全社会足够的重视,对贫血的治疗程度远远不足,而且未达到早治疗、规范治疗的标准。2018年8月18日,由国家卫生健康委员会医药卫生科技发展研究中心发起了"多学科协作贫血管理高峰论坛",并联合血液科、肾内科、肿瘤科、骨科、外科、输血科、消化科、妇产科等多学科专家,共同倡导将每年的8月18日设立为"中国贫血日",借此呼吁全社会重视贫血疾病的防治筛查。希望通过倡导"中国贫血日"的设立,提升全社会对于贫血疾病的重视,规范临床合理用血,缓解医疗资源紧张的状况,为推进落实"健康中国"助力。

当前,我国正在不断深化医药卫生体制改革,为推进健康中国建设和全面建成小康社会奠定坚实基础。中医中药是中华民族的宝贵遗产,在中华民族几千年的文明史中,为保护人民健康发挥了巨大作用。由于中医药临床疗效确切、预防保健作用独特、治疗方式灵活、费用比较低廉,特别是随着健康观念变化和医学模式转变,中医药越来越显示出独特优势,在我国卫生与健康工作中发挥着越来越重要的作用。

贫血在中医里属于"虚劳""虚损""血虚"等范畴,将气与血紧密联系起来,认为气血是互生互根的,补血当先补气,血的生成和调节又与心、肝、脾、肾等脏腑关系密切。中医在治疗贫血证时,依据中医里气与血的关系以及脏腑与血液的生成关系的理论,适当配伍补气、健脾和胃及温阳补肾药等,在治疗各类贫血中有明显的作用和独特的优势。浙江省中医院血液学科是国家中医临床研究基地(血液病),是国家临床重点专科中医建设单位,是国家中医药管理局中医药"十一五"重点学科和重点专科,是国家中医药管理局血液病协作组组长单位,是全国中医再生障碍性贫血协作组组长单位,是中国中西医结合学会再生障碍性贫血专家委员会主任单位。其在 20 世纪 50 年代开始一直致力于中西医结合诊治各种贫血，包括再生障碍性贫血、骨髓增生异常综合征、溶血性贫血、营养不良性贫血、免疫相关性贫血、继发性贫血等，根据辨证论治，结合辨病论治，合用西医治疗，疗效显著。

　　周郁鸿教授是浙江省中医院血液学科带头人，学贯中西，好学深思，传承经典，提携后辈，不断创新，在中西医结合治疗血液系统疾病方面取得了很大的成就。本书由周郁鸿名医工作室联合浙江省中医院贫血诊治中心专家联盟成员编写，包含各类贫血的中西医病因和发病机制，在防治方面根据循证医学依据，结合数十年中西医联合治疗、临床经验和实际案例，力求实用。其目的主要是帮助多学科各级医务人员、全科医学人员、规培医生及在校医学生提高对各类贫血疾病的关注，优化医院多学科贫血管理现状，为贫血患者提供规范系统的诊断和及早治疗。

本书编委会

2021 年 2 月

目 录 CONTENTS

第一章　概　述

  贫血在我国人群中普遍存在,儿童、妇女、孕妇和老年人是贫血的多发人群。由于健康知识的普及程度较低,"贫血是小病""贫血通过食补就可以改善"等错误观念普遍存在,因此,贫血极易被大家所忽视,很多人达到中度、重度甚至极重度贫血才就诊。这不仅给患者带来了身体上的痛苦和经济上的负担,还导致了不必要的卫生资源浪费,尤其是血液资源的浪费。

  贫血不仅影响个体体能,而且影响多种疾病的治疗预后。对老年人而言,贫血还是多种疾病预后的独立危险因素。如肾病、心血管疾病、肿瘤、妇科和外科手术等患者伴有贫血,尤其是严重贫血,严重影响患者的疗效和预后。可以说,不解决贫血问题,会在一定程度上影响中国医疗健康事业的发展。

第一节　贫血的中西医定义

一、贫血的西医定义

  贫血是指全身循环血液中红细胞总量减少至正常值以下的症状。但由于全身循环血液中红细胞总量的测定技术比较复杂,所以临床上一般指外周血中血红蛋白的浓度低于患者同年龄组、同性别和同地区的正常标准。国内的正常标准比国外的标准略低。在沿海和平原地区,成年男性的血红蛋白低于 120g/L、成年女性(非妊娠)的血红蛋白低于 110g/L、孕妇的血红蛋白低于 100g/L 时,一般可认为是贫血。12 岁以下儿童的血红蛋白正常值比成年男子约低 15%,男孩和女孩无明显差别。在海拔高的地区,数值一般要高些。贫血是临床最常见的表现之一,然而它不是一种独立疾病,可能是一种基础的或有时是较复杂疾病的重要临床表现,一旦发现贫血,必须查明其发生原因。血红蛋白(hemoglobin,Hb)浓度和红细胞计数检测是最重要的检查,也是判断贫血程度的分级标准。世界卫生组织(World Health Organization，WHO)和中国根据 Hb 浓度制定的成年女性(非妊娠)贫血严重程度分级，见表 1.1.1。

表 1.1.1 贫血的严重程度分级

贫血严重程度分级	WHO(Hb,g/L)	中国(Hb,g/L)
0 级(正常)	≥110	≥110
1 级(轻度)	95～109	91～109
2 级(中度)	80～94	61～90
3 级(重度)	65～79	31～60
4 级(极重度)	<65	≤30

二、贫血的中医定义

贫血在中医里属于"虚劳""虚损""血虚"等范畴。血虚证是指血液亏虚，不能濡养脏腑、经络和组织，以面、睑、唇、舌色淡白，脉细为主要临床表现。血虚证病因分为两大类：一是血液生化不足，可见于进食不足，脾胃虚弱运化失常，其他脏腑功能减退所致精不化血，瘀血阻塞脉络影响新血化生等；二是血液耗损过多，可见于出血之后，或因大病、久病而劳神太过暗耗阴血，或虫积肠道耗吸营血等。将气与血紧密联系起来，认为气血是互生互根的，补血当先补气，血的生成和调节又与心、肝、脾、肾等脏腑关系密切。心主血，肝藏血，脾统血，故血虚证常常与心、肝、脾三脏密切相关，临床常见心血虚证与肝血虚证，虽然脾气亏虚导致气血生化不足之血虚证亦属多见，罕见以脾血虚证为证名者。血虚肠燥证、血虚肤燥生风证等是血虚证的特殊类型。中医在治疗贫血时，依据中医里气与血的关系以及脏腑与血液的生成关系的理论，适当配伍补气药、健脾和胃药及温阳补肾药等，在治疗各类贫血中临床受益匪浅。

(林圣云)

第二节 贫血的流行病学资料

贫血是世界上最常见的临床症状之一，也是当前人们最为关注的公共卫生问题之一。据世界卫生组织 2009 年的统计显示，1993 至 2005 年间，全球约 24.8%

的人患有贫血。中国的贫血患病率约为 20.1%,6 岁及以上居民的贫血患病率为 9.7%,其中 6～11 岁儿童和孕妇的贫血患病率分别为 5.0% 和 17.2%,其中半数是由缺铁导致的。中国因缺铁性贫血导致的伤残调整生命年(伤残调整生命年是指从发病到死亡所损失的全部健康生命年)损失达 2479000 年,全球排名第二,仅次于印度。缺铁和贫血是许多严重疾病常见的并发症,这些疾病包括慢性肾病、慢性心力衰竭、化疗引起的贫血、炎症性肠病、大量月经出血和产后出血等。其中,慢性肾病患者、育龄妇女、怀孕妇女、发育期儿童中是缺铁性贫血的高危人群。

经济社会快速发展和社会转型给人们带来的工作、生活压力,对健康造成了不容忽视的影响。人们的生活方式也发生了变化,人口老龄化、人民的健康状况和疾病构成也发生了变化,高血压、糖尿病、肥胖、贫血、体重不足与营养不良、肌少症等慢性疾病发病率日益增长。2019 年 11 月,复旦大学公共卫生学院发布中国缺铁性贫血疾病负担和诊疗现状研究的成果。该研究发现,我国存在显著的缺铁性贫血疾病负担。研究人员回顾了 2006 至 2011 年间发表的 163 篇中文学术论文,分析了北京、上海、广州、沈阳、成都 5 个城市共 24 家三级医院提供的 91 个临床病例,同时对上述 5 个城市的 44 位资深临床医师(肾脏科、血液科、妇产科)进行了调研。贫血会严重降低患者的生活质量,增加住院甚至死亡的风险,同时也增加了患者的医疗负担。有必要制定并推行贫血的全国性诊疗指南,促进对临床医师的培训,以及全国人民对贫血的普及教育,提高全民健康水平。首先要重视每次体格检查以及症状和体征,发现贫血后,了解贫血的程度,进行贫血的病因检查,为对症治疗提供依据。

儿童贫血不仅影响儿童的生长发育,还会影响儿童的身体免疫功能、降低智力等,对儿童的健康危害很大。张小琴在 2011 年调查了当地 4782 名小学儿童,贫血率为 5.88%,随着年龄的增加,贫血患病率逐渐下降,考虑其与儿童喂养方式、生活习惯、抵抗力、父母营养知识及儿童认知力水平有关。建议要定期对儿童进行体检、生长和营养监测,及早发现营养不良及贫血,并进行积极预防和必要的治疗。

贫血对妇女来说是非常常见的,从婴儿开始一直到老年,贫血可能伴随着她们一生。2010 年全球女性贫血患病率为 32.9%,其中缺铁性贫血是全球范围内女性导致贫血的主要原因。缺铁性贫血发病率高,与子宫内膜息肉、子宫腺肌症和子宫肌瘤等异常子宫出血关系密切,绝经前女性为高发人群,并且怀孕妇女在孕期有着较高的发病率,近年来呈现增长趋势。若孕妇出现重度贫血,往往会出现高血压、产褥期感染及贫血性心脏病,导致不良妊娠结局,如早产儿、婴儿贫血等,影响孕妇及新生儿的身体健康,应加强孕妇贫血防治知识宣传、定期孕检、养成良好的饮食习惯、定量补充叶酸等,从而有效降低贫血的发生率。

贫血是老年人常见的健康问题。美国第 3 次营养与健康调查发现,11%的老年男性和 10.2%的老年女性存在不同程度的贫血。老年人常患有多种疾病,贫血症状可能与其他疾病症状混杂,由于健康知识的普及程度和原发病的掩盖等原因,轻微贫血可能被忽视,值得临床关注。宁尚勇选取北京城区社区中心,进行老年人口横断面调查,发现贫血患病率随年龄增长而增高,大多数贫血为不明原因性贫血(63.2%),营养性贫血仅占 16.7%,肾性贫血占 5.2%,慢性病贫血占 12.2%,肾性贫血合并慢性病贫血占 2.4%。贫血是城市社区居住老年人常见的健康问题,大多数为不明原因性贫血,应引起临床重视。

肾性贫血患者的红细胞数量减少,以至于体内携氧能力降低、产生缺氧情况,会对全身系统、各个脏器带来危害。肾性贫血如未能及早发现并坚持规范治疗,将加速慢性肾病进展至终末期肾病,增加透析风险、心血管病发生风险和死亡率。

消化系统疾病发生贫血是很常见的,其原因主要有几个方面:其一,消化系统有肝、胆、脾、胃、肠等八大器官与造血系统关系密切;其二,消化系统参与了贫血的四大环节进程,从造血原料不足到影响原料的吸收,从消化道炎症及肿瘤的进展到器官功能缺失,消化系统跟贫血关系紧密相连;其三,贫血是消化系统的某些重大疾病早期预警信号。

现在的肿瘤患者越来越多,并且肿瘤相关性贫血的现象也越来越严重。贫血导致的不良事件在肿瘤并发症中占到第三位,晚期肿瘤患者的贫血问题几乎达 100%,所以要想让肿瘤患者正常活下来就要解决肿瘤相关性贫血的问题。

贫血问题对外科来说也是非常头痛的问题,也是非常具有挑战性的问题。外科医生对贫血的重视在于当前两个现实问题:一是现在的肿瘤患者多,老年患者多,贫血发生率非常高;二是老年人骨骼老化,活动量减少,里面的造血功能也在减退;三是内科患者也会发生外伤骨折,骨折手术后贫血发生率高达约 90%;四是关于外科手术,术中骨头上的渗血在正常可控范围内,但术后隐性贫血出现较多,大多数患者的关注度低,这导致术后由于贫血问题又返回住院的发生率非常高。

总之,贫血原因诸多且复杂,应该定期健康体检,及早发现,及早明确病因,及早规范治疗,尽早改善患者预后。对不明原因性贫血,应该密切观察,综合所有资料进行归纳总结分析,尽可能找出病因,因症施治,提高国民健康,提升生活质量。

（林圣云）

第二章　红细胞生成调节 ————

第一节　造血与造血调节

一、造　血

造血,即造血器官生成各种血细胞的过程,一般分为胚胎期造血和出生后造血两个阶段。人体主要造血器官和造血功能随着个体发育分化而有所不同,人体造血器官起源于胚胎发育过程中的中胚层原始间叶细胞,主要包括骨髓、肝脏、脾脏、胸腺、淋巴结等。

(一)胚胎期造血

根据胚胎发育过程中造血中心的迁移,胚胎期造血主要分为中胚叶造血、肝脏造血和骨髓造血,各期之间的造血并无严格界限,呈现此消彼长、相互交替的特点。红细胞是各类细胞形成中最先生成的,随后出现粒细胞、巨核细胞、淋巴细胞、单核细胞。

(二)出生后造血

出生后人体造血器官包括骨髓和淋巴组织。正常情况下,出生 2 个月后,骨髓外组织,如肝脏、脾脏、淋巴结等不再产生红细胞、粒细胞和血小板,骨髓是出生后唯一产生红系、粒系和巨核系的器官,同时也能生成淋巴细胞和单核细胞。从胚胎后期至出生乃至终生,骨髓成为人体主要的造血器官,而其他造血器官,如胸腺、脾脏、淋巴结等淋巴组织成为终生生成淋巴细胞的器官。当机体对血细胞需求明显增高或对骨髓造血障碍进行代偿时,髓外造血重新恢复。髓外造血组织无骨髓-血屏障结构,幼稚细胞不经选择轻易进入外周血循环,导致外周血中常出现各种幼稚粒细胞、有核红细胞及细胞碎片等。某些良性疾病和恶性疾病均可出现髓外造血,如溶血性贫血、恶性贫血、白血病和骨髓纤维化等。表 2.1.1 为胚胎期造血特点一览表。

表 2.1.1　胚胎期造血特点一览表

造血器官	造血时间	造血特点
中胚层造血	人胚 2 周末至第 9 周	人体唯一的血管内造血,形成第一代巨幼红细胞,产生的血红蛋白为 Hb Gower1、Hb Gower2、Hb Portland
肝脏造血	人胚 6 周至第 7 个月	产生第二代幼红细胞,4 个月时可形成粒细胞
脾脏造血	人胚 5 周至出生后	先产生红细胞,再产生粒细胞,5 个月时可以形成淋巴细胞和单核细胞,出生后生成淋巴细胞
胸腺造血	人胚 6 周至第 7 周	生成淋巴细胞,也可以产生红细胞和粒细胞
淋巴结造血	人胚 7 周至出生后	终生产生淋巴细胞和浆细胞
骨髓造血	人胚 14 周至出生后	出生后唯一产生粒细胞、红细胞、巨核细胞的器官,也可产生淋巴细胞、浆细胞和单核细胞,除血红蛋白 F 下外,可产生血红蛋白 A 和血红蛋白 A2

二、造血调节

造血细胞的增殖、分化、发育、成熟、迁移、归巢和凋亡等全过程是在机体复杂调控网络控制下完成的。机体主要通过基因调节、体液调节和细胞凋亡与自噬调控来维持正常的造血平衡。

1 基因调节

该调节主要通过细胞内外的信号传导,启动或关闭一系列相关基因,特别是原癌基因和抑癌基因的表达及信号通路完成。常见原癌基因,如 *c-myc*、*ras*、*c-abl*、*bcl*-2 等均参与造血调控,它们在正常情况下不表达或低表达,对细胞增殖分化起正向调控作用。抑癌基因主要包括 *DCC*、*p53*、*WT1*、*NF1*、*RB* 等基因则起负向调控作用,抑制细胞增殖、诱导终末分化、维持基因稳定、调节生长及负性生长因子信号传导、诱导细胞凋亡等。与此同时,维持有序适宜的信号转导通路对血细胞的增殖、分化、发育及其相应生物化学功能同样起着重要作用。目前,发现许多 miRNA(主要包括 miR-142、miR-155、miR-181、miR-222、miR-223、miR-290、miR-295、miR-342 等)对造血干细胞自我更新、定向分化、增殖和凋亡至关重要。

2 体液调节

除基因调控外,神经、体液调节与造血过程也密切相关,其中以体液调节尤为重要。机体通过细胞因子发挥造血体液调控。目前已发现 50 余种造血调控细胞因子,按照功能可分为造血生长因子和造血抑制因子两类。造血生长因子

（如 SCF、FL、CSF、IL 等）发挥正向调控作用，造血抑制因子（如 TGF-β、TNF、IFN 等）发挥负向调控作用，造血的正、负调控作用呈动态平衡，维持人体正常的造血活动。

3　细胞凋亡与自噬调控

细胞凋亡和自噬调控，分别称为Ⅰ型和Ⅱ型程序性细胞死亡，是在相关基因调控下细胞自主有序、有选择性地死亡的过程，对清除多余的、受损的、衰老的血细胞，维持血细胞数量动态平稳和正常发育分化至关重要。凋亡与自噬共同存在于同一细胞内，两者的作用和功能相互影响、制约和平衡，在不同的状态下产生不同的结果，其机制尚未完全阐明。

（钟智强）

第二节　红细胞

各类血细胞均由造血干细胞分化而来，经历造血干细胞、造血祖细胞、原始细胞、幼稚细胞几个阶段，在造血微环境各种调控因素的作用下，按照一定规律，最终发育为具有生物学功能的成熟血细胞。

一、红细胞的生成

1　造血干细胞

干细胞是一类具备高度自我更新和多向分化潜能的细胞群，根据其分化潜能，人们通常将干细胞分为全能干细胞、多能干细胞和专能干细胞。胚胎干细胞属于全能干细胞，具有形成一个完整个体的潜能；多能干细胞失去了发育成完整个体的能力，只具备多种组织细胞分化潜能；专能干细胞则只能向一种或两种关系密切的细胞分化。

造血干细胞来源于胚胎干细胞，在造血组织中含量极少，它具有不对称分化特点，即 1 个细胞分裂成 2 个细胞，其中 1 个保持原细胞的一切生物特殊性，另 1 个分化成早期造血祖细胞而进入增殖池，这样可以保证体内造血干细胞数量的稳定。形态学上，造血干细胞难以辨认和识别，类似小淋巴细胞样的一群异质性细胞群。只有通过表面标志才能进行辨别，造血干细胞表达 CD34、CD133、c-kit、Thy-1^{low}、TPO-R，阴性标志主要是 CD38、Lin、HLA-DR 等。

2 红系祖细胞

造血祖细胞是部分或全部失去自我更新能力的过渡性、增殖性细胞群。根据细胞发育阶段,造血祖细胞可分为早期造血祖细胞和晚期造血祖细胞,早期造血祖细胞的自我更新能力下降,仍具有多向分化能力,晚期造血祖细胞则失去自我更新能力,只具有增殖和单向分化能力。多能造血干细胞进一步分化形成髓系祖细胞和淋巴系祖细胞,红系祖细胞由髓系祖细胞分化而来,进行对称有丝分裂,细胞一边增殖一边分化,在体内不同细胞因子作用下,形成可辨认的各期红系血细胞,其中红细胞生成素是红细胞生成的重要调节因素。目前,造血干细胞和造血祖细胞仍难以严格区分,主要采用流式细胞术或其他免疫学技术进行简单区别,造血祖细胞 CD34 表达减弱,可能表达 CD38,也可能表达一些血细胞系列特异性抗原(如 Lin 抗原)。造血干细胞和造血祖细胞对维持正常造血的意义重大,许多血液疾病都是由于造血干/祖细胞异常增生/抑制导致的。

3 形态可辨别红系细胞

这一阶段的红系细胞可以通过光学显微镜进行形态上辨认,根据分化发育过程,红系祖细胞依次分化发育为原始红细胞、早幼红细胞、中幼红细胞、晚幼红细胞、网织红细胞,最终生成成熟红细胞,其中网织红细胞需要在活体染色的条件下才能通过光学显微镜辨别。随着血细胞越来越成熟,其形态特征越明显,功能越完善。成熟的血细胞通过骨髓-血屏障进入外周血液循环来发挥其生物学功能,正常情况下未成熟的幼红细胞不能随意进入血液循环。

二、红细胞的清除

正常情况下,红细胞平均寿命 120 天,部分衰老或受损红细胞在微血管中受机械力作用而破碎,另一部分则在肝脏、脾脏和骨髓中被单核-巨噬细胞系统识别、吞噬并清除。红细胞释放出的血红蛋白分解成珠蛋白和血红素,珠蛋白进入蛋白分解代谢途径后降解成氨基酸而供体内再利用;血红素进一步分解 Fe^{2+} 和原卟啉,Fe^{2+} 氧化成 Fe^{3+} 而进入铁代谢池,供机体再利用或以铁蛋白形式储存;原卟啉则进入胆色素代谢途径而生成胆红素。某些病理状态下,红细胞在骨髓内即被破坏,或释放入血后短时间内被破坏,这种现象属于红细胞无效造血。红细胞的有效造血是保障其发挥生理功能的前提。

(钟智强)

第三节　铁代谢与血红蛋白合成

一、铁的分布与生理功能

(一)铁的分布

铁是人体含量最多的微量元素,在人体中的总量随年龄、性别、血红蛋白水平以及生理状况而异,正常成年人的含铁总量为男性每千克体重约50mg铁含量,女性每千克体重约40mg铁含量。几乎所有人体组织都含有铁,然而铁在体内分布却不均匀,在肝、脾组织中含量最高,其次在肺组织中。血红蛋白的铁含量约占60%～70%,铁蛋白和含铁血黄素形式中的铁含量约占26%～36%,肌红蛋白中的铁含量约占3%,结合在细胞膜或细胞间蛋白质的易变池的铁含量约占2.5%,各种血红素酶类的铁含量约占0.3%,血液中转运铁的铁含量约占0.1%。

(二)铁的生理功能

● 合成血红蛋白、肌红蛋白、细胞色素等,通过电子传递及氧化磷酸化过程进行氧运转、储存和利用。

● 铁是人体含铁酶类(如过氧化物酶、过氧化氢酶、单胺氧化酶等)的重要组成部分,这些酶类参与人体核酸代谢、DNA 合成、儿茶酚胺代谢、多巴、血清素作用,从而影响细胞免疫功能和白细胞杀伤功能。

二、铁的代谢及其调节

1 铁的来源

人体内铁按来源可分为内源性与外源性。内源性铁大部分来自衰老或破坏红细胞,少部分来源于其他组织细胞的分解代谢。外源性铁来源于食物。食物中的铁依据性质可分为血红素铁和非血红素铁两类。血红素铁主要来自动物、鱼、禽类的肌肉、内脏和血液,以二价亚铁血红素形式存在。非血红素铁主要来自铁蛋白、含铁血黄素、铁盐以及大米、玉米、花生、小麦等植物木质素中的高铁化合物。

2 铁的吸收

铁的主要吸收部位在十二指肠和空肠上段,消化道其他部位亦可吸收少量铁。铁的吸收受两方面因素的影响。一是铁的性质以及其他食物成分的干扰。Fe^{2+} 较 Fe^{3+} 更易吸收,血红素铁以 Fe^{2+} 为主,吸收率高,一般不易受食物成分干扰。非血红素铁主要由 Fe^{3+} 组成,因此其吸收取决于 Fe^{3+} 还原率、溶解度及食物中螯合剂的存在,吸收率偏低。二是小肠黏膜铁吸收的调控,这是维持机体内铁稳态的关键。十二指肠隐窝细胞是感受人体铁储存变化的部位,十二指肠上皮细胞内存在 4 种铁吸收相关蛋白:肠细胞色素 B、二价金属离子转运蛋白 1、膜铁转运蛋白 1 和膜铁转运辅助蛋白。当机体缺铁时,隐窝细胞接受这一信息,分化成熟为肠上皮细胞增加,同时上述四种铁吸收相关蛋白表达上调,从而导致铁吸收增加;反之,上述 4 种蛋白表达减少,铁吸收减少。因此,储存量多时,吸收率低;反之,吸收率高。儿童、少年的生长发育快,铁需求量高,储存量低,吸收率高。成年男性和绝经后妇女体内铁储存量较高,吸收率偏低。

3 铁的排泄

正常人排铁量很少,每天不超过 1mg,主要通过尿液、粪便和汗腺途径排泄,女性月经期和哺乳期也将丢失部分铁,绝大部分的铁被重复利用。

4 铁代谢循环

人体铁代谢在"封闭"系统内反复循环而处于稳态水平,正常情况下成年人一般不易发生缺铁。食物中的铁经消化道还原成 Fe^{2+} 才能被充分吸收,Fe^{2+} 在肠黏膜上皮细胞内重新被氧化为 Fe^{3+} 后进入血液,来自食物的外源性铁与来自单核-巨噬细胞系统释放的内源性铁通过与运铁蛋白结合后运输至全身组织细胞利用。一般的血浆运铁蛋白仅结合 1/3 总量的 Fe^{3+},这部分称为血清铁。血浆运铁蛋白能够结合的总铁量称为总铁结合力。肝脏和单核-巨噬细胞系统是铁储存的主要部位。铁的储存形式包括铁蛋白和含铁血黄素两种,Fe^{3+} 与脱铁蛋白结合形成铁蛋白,变性或部分去蛋白的铁蛋白聚合则形成不溶性含铁血黄素。铁代谢调节的重要激素有两个:铁调素和铁调节蛋白。铁调素由肝脏合成分泌,是肠道铁吸收、单核-巨噬细胞系统和肝脏贮存铁释放、铁运输的负性调节蛋白。铁调节蛋白则通过调节运铁蛋白表达量来发挥铁代谢调控作用。

三、血红蛋白

1 血红蛋白的构成

血红蛋白是成熟红细胞的主要组分,约占 96% 的细胞干重和 35% 的细胞容积。正常情况下,二价亚铁和原卟啉Ⅸ结合形成血红素,两对不同的珠蛋白肽链与血红素相互结合形成血红蛋白。人体共有 6 种珠蛋白肽链:α、β、γ、δ、ε、ζ。血红蛋白分子中的每个珠蛋白肽链结合 1 个亚铁血红素,形成具有四级空间结构的四聚体。血红素亚铁原子与珠蛋白链分子之间形成的血红素腔袋结构则是氧原子结合位点。

2　血红蛋白的功能

生理情况下,血红蛋白的主要功能是将肺部吸入的氧运输至全身各组织细胞。血红蛋白对氧的亲和力使其在肺与氧的结合中几乎达到饱和状态,并且因S形氧解离曲线,在组织中能够有效释放氧。氧气是血红蛋白的主要生理配体,除了运输氧外,血红蛋白也可与CO和NO结合,而且CO与血红蛋白结合的亲和力比氧大400倍,即使是在相对低CO浓度下,也能从血红蛋白置换大量氧,并且与血红蛋白结合牢固,所以,CO中毒的临床效应比单纯氧气置换所释放的要严重得多。血红蛋白与NO结合后则被氧化为高铁血红蛋白,因此,生理状态下,血红蛋白对NO的清除有重要的生理意义。

3　血红蛋白的合成

骨髓和肝脏是合成血红素的主要部位。三羧酸循环产生的琥珀酸单酰CoA与甘氨酸经过多步催化反应在线粒体中生成原卟啉Ⅸ,原卟啉Ⅸ再与二价亚铁原子结合生成血红素。δ氨基γ酮戊酸合成酶是血红素合成代谢的限速酶。人类6种珠蛋白肽链合成分别由各自的编码基因决定,α链和ζ链由位于16号染色体短臂的"α基因簇"编码,β链、γ链、δ链和ϵ链由位于11号染色体短臂的"β基因簇"编码,均表现为常染色体共显性遗传方式。编码珠蛋白基因发生突变、缺陷甚至缺失,将导致相应的珠蛋白结构和功能异常,可产生珠蛋白生成障碍性贫血或异常血红蛋白病。出生后正常的血红蛋白有三种:HbA(一对α链和一对β链)、HbA2(一对α链和一对δ链)、HbF(一对α链和一对γ链)。初生婴儿的HbA占所有Hb的10%～40%,但其后很快增加,至4个月后成为血红蛋白的主要成分;6个月后占全部血红蛋白的97%,至成年人一直维持这一水平。HbA2在出生6个月后,占全部血红蛋白的2%～3%,之后维持这一水平,是血红蛋白的次要成分。胚胎第10周起开始合成HbF,它成为胎儿第4个月以后和初生儿的主要血红蛋白。出生时,脐带血中的HbF占60%～90%,但出生后很快减少,至出生后4个月被HbA替代。儿童和成年人血中HbF浓度一般不超过血红蛋白的0.5%～0.8%。胚胎8周之前,主要的血红蛋白有三种:Hb Gower1($\zeta_2\epsilon_2$)、Hb Gower2($\alpha_2\epsilon_2$)、Hb Portland($\zeta_2\gamma_2$)。这些是原始血红蛋白,在胎儿8周后被HbF替代。血红蛋白主要在有核红细胞和网织红细胞内合成,成熟红细胞已丧失合成血红蛋白的能力。

（钟智强）

第四节　铁蛋白检测在贫血诊断中的意义

一、定　义

铁蛋白是一种广泛存在的储铁蛋白,是人体含铁最丰富的一种棕色蛋白复合物,相对分子量约为 450000,其中含铁 7%～23%,能够反映铁的储存量,是判断体内铁缺乏或利用障碍的有效检测指标。通常,铁蛋白几乎存在于所有身体组织,尤其是肝细胞和网状内皮细胞内,作为铁储备。人体内的铁以铁蛋白(serum ferritin,FER)和含铁血黄素的形式储存于肝、脾、骨髓等器官中。当体内铁生成过多或利用障碍时,铁在体内过度沉积,形成铁沉积症。

二、铁蛋白在机体中的调控

人体在正常生理状态下,每天约有 12mg 的铁进出人体。食物中的铁主要在十二指肠吸收,进入血浆后与转铁蛋白结合后循环利用。其中大部分的铁在骨髓中合成血红蛋白而形成红细胞,而约 10% 的铁则是由肌肉纤维利用后产生肌红蛋白。组织分解释放的铁被吸收和循环利用,多余的铁被肝脏的实质细胞和网状内皮巨噬细胞储存。肝源性激素铁调(hepcidin)是一种肝源性肽类激素,血红蛋白每日合成所需的约 20mg 铁,主要是在肝源性激素铁调调节下从衰老红细胞破坏后回收的,在细胞向血浆中输出铁的过程中主要起到负调控作用,它的受体在参与铁代谢的细胞膜上(如十二指肠肠细胞和回收衰老红细胞的巨噬细胞)高表达,肝源性激素铁调与运铁素结合后可引起运铁素的降解,导致饮食中铁的吸收减少和巨噬细胞铁的释放被阻断。肝源性激素铁调的调控机制复杂,可以由不同的刺激介导,具有反向调节作用,当需铁增加时,铁的吸收可以增强,而抑制铁超载。但是当缺乏有效的铁排泄机制,铁吸收调节出现缺陷或旁路时(如输血时),多余铁的大量沉积会导致铁超载。

三、铁蛋白异常的临床意义

● 铁蛋白下降:主要见于缺铁性贫血、慢性失血性贫血。

● 铁蛋白增高:铁蛋白的含量升高往往是由于合成过多而清除受阻,多见于肿瘤（如肝癌、肺癌、胰癌等）、急性肝炎、急性感染、慢性肾病、血色素沉着症、戈谢病、慢性炎症性疾病等。

● 血清铁蛋白和转铁蛋白饱和度：血清铁蛋白具有简单易行、相对便宜且可重复检测的特点，是诊断铁沉积和监测去铁治疗疗效的首选方法，但是易受感染、肿瘤、炎症、肝病、酗酒、溶血等因素影响，故常需动态监测器监测变化。转铁蛋白饱和度可作为血清铁蛋白（serum ferritin，SF）的补充，但是不能用来监测铁负荷的变化。

四、铁蛋白增高累及脏器功能异常

1 肝脏

肝活检检测肝铁含量（liver iron content，LIC）：肝穿刺活检后通过原子吸收光谱学测定 LIC 是评价机体铁沉积状况的金标准，为定量、特异、敏感的检测方法，但其为有创性检查方法，有一定的风险且有出血倾向患者不能适用。而核磁共振（magnetic resonance imaging，MRI）具有敏感度高、可行性和可重复性好等优点，在临床人体铁沉积评估中具有重要意义，目前 MRI 测定肝脏铁沉积中 T2 值没有形成统一的意见，正常肝脏的 T2 值为(33 ± 7)ms。

2 心脏

在心脏铁沉积中穿刺活检仍然是金标准，但其在临床操作中具有高风险，很难在临床中大范围推广。有研究者以沙鼠为动物模型，得出了肝脏铁沉积与肝活检关系的结果，即心脏 T2* 的值与心脏铁沉积成负相关。同时也在人体上评估了左心室的射血分数与 T2* 之间的关系：T2* >20ms 的患者射血分数正常；T2* 值为 10~20ms 时，患者存在铁沉积，但心功能尚能处于正常范围，T2* <10ms 的患者存在铁沉积并危及心功能，需要去铁治疗。因此，心脏的 T2* 值具有重要的临床价值，目前一般认为可作为判断心衰风险的可靠指标。

3 脑

脑部组织的铁沉积症，往往有特征的影像学改变，而且与 LIC 有良好的相关性，因其简易的操作性及低风险性而便于在临床上推广。

4 胰腺

胰腺是人体重要的铁代谢及存储的器官之一，在铁过载诱导损伤中也是其中的靶器官。有研究表示,胰腺中的铁过度沉积,可以触发以氧化应激为核心的级联放大毒性事件,与糖尿病的发生存在着密切关系,甚至可能是主要病因,目前胰腺穿刺仍然是诊断的金标准,但因其为有创性检查,在临床操作中存在一定的风险,同时还有着如费用高、采样误差等原因,不能在临床应用中广泛开展。目前有研究显示核磁共振功能成像 T2* 能对糖尿病胰腺铁沉积做出有效评价,但仍无统一的诊断标准。

五、铁过载诊断标准

国际上,目前对铁过载的诊断标准尚未统一。欧美国家多采用 SF＞1000μg/L,日本标准定为 SF≥500μg/L。根据 2011 年铁过载诊断及治疗的中国专家共识中建议采用欧美标准,在排查活动性炎症、肝病、肿瘤、酗酒和溶血等因素后,SF＞1000μg/L 时诊断为铁过载。

(李琳洁、陈玉、樊智敏)

第三章　贫血的输血指征和原则 ——

　　自古以来,人类就认为血液对生命至关重要。人类通过种种尝试揭开生命的奥秘,试图揭示血液对生命的价值。输血医学的发展也经历了从朦胧无知的动物间输血到如今的科学输血、成分输血的巨大飞跃。回顾人类输血历史已经有几百年了。人类历史上较为公认的第一次输血由法国医生丹尼斯于 1667 年实践。他用羊血置换一个 16 岁男孩的血液,孩子经过多次放血治疗后已经非常虚弱,但输血后男孩的症状奇迹般出现了好转。丹尼斯医生又进行了类外三例输血治疗,其中一例是将小牛血液输给患者,出现了明显的低血压、酱油色尿液等输血反应。这可能是第一次明确记录的溶血性输血反应的病历资料。1668 年,在种种反对声中,巴黎医学院宣布未经批准不许进行输血治疗。这导致英国乃至整个欧洲相继停止了输血实践,使输血医学发展停滞 150 余年。

　　1900 年,奥地利科学家(Karl Landersteiner)发现了 ABO 血型,这在人类输血史上具有跨时代的意义,从而开启了输血的大门。1941 年,Rh 血型的陆续发现逐步形成了现代血型理论,为输血医学的发展奠定了坚实的基础。现代输血医学的另一重大进步是抗凝剂的发明,这一发明解决了血液短暂存储的需求问题。后续的不断改进使得血液能够保持 4 周以上而红细胞依然保持较高活力。特殊稀有血型细胞(如 Rh 阴性血液)采用甘油作为保护剂在 $-80\,℃$ 低温保存时有效期可达 10 年之久,而这一技术目前已被世界各地各级采供血机构作为常用技术广泛使用。

　　当前,输血医学已经发展成为多学科交叉的一门新兴学科,而基因组学、生物信息学、再生医学、精准医学、循证医学以及互联网技术的飞速发展又为输血医学的发展奠定了坚实的基础并开辟了广阔的空间。

　　因输血医学是建立在西方医学的基础上,故我国输血医学起步明显落后于西方国家。改革开放以来,随着现代科技的进步、我国综合国力的不断提升,我国的输血事业取得了长足的发展。1998 年 10 月 1 日,《中华人民共和国献血法》的颁布实施从根本上明确了献血自愿与无偿原则,明确了采供血机构的公益性原则,从源头上遏制了医源性传染的潜在风险,为我国输血事业发展揭开了崭新的一页。《献血法》的颁布实施也保证了医疗机构临床用血的需要和安全,为保障献血者和用血者的身体健康,发扬人道主义精神,提供了坚强有力的法律支撑。

近10年来,随着我国医疗卫生事业的不断发展,人们对医疗卫生的需求不断提高,以及互联网技术的日新月异和世界范围内人与人之间活动日益密切,使得我国输血医学取得长足的发展,与世界先进水平之间的距离不断缩小。部分领域已经达到甚至超过世界先进水平。

输血作为救治患者生命的重要措施,其重要性不言而喻。本章就贫血的输血指征和原则以国家卫生健康委员会2018年发布的《全血和成分血使用》与《内科输血》及相关的法律法规为依托做解读和讨论。

第一节 贫血的输血指征

近年来,我国临床用血总量需求增加明显,医疗资源地区分布不均衡,造成了大中型城市血液供给持续紧张,而医疗资源较为集中的特大型城市,如北京、上海等地更为突出。季节性缺血又将供需矛盾进一步加深。应该得到输血治疗的患者,不能及时得到满足,存在巨大的安全隐患。另外,尽管目前患者输注的血液经过了严格的筛查检测及后续的处理,但依旧存在输血传播疾病及输血不良反应的可能,输血有风险已经被临床广泛接受。但部分临床医生对输血知识了解不够、认识不足,不合理输血的现象时有发生,也造成血液资源的浪费。

如何能够将有限的血液资源合理使用,则需要我们对输血患者认真做好输血前评估,严格把握输血指征及输血原则,也使得血液资源合理利用发挥最大的功效。

一、输血前评估

输血前评估的目的为规范临床科学合理用血,加强对临床用血管理,确保患者输血的安全性及有效性。评估是否输血须综合分析诸多因素和临床特征。

一般可以从实验室检测的客观指标和临床症状主观判断两方面入手:首先,患者的血红蛋白、红细胞比容以及血气分析中的血氧饱和度,能够较为客观地反映患者的机体情况,但这不是决定该患者是否输血的唯一指标;部分慢性贫血患者对较低的血红蛋白已经耐受,比如部分再生障碍性贫血患者当血红蛋白低于 50g/L 时依然没有明确的缺氧症状。本书后面章节会有专门内容,在此不做赘述。

输血前评估的另一方面是患者的临床症状是否有贫血表现,贫血的病因导致患者血液携氧能力下降、血容量下降。患者出现的症状有头晕、乏力等,而最常见、最突出的体征是面色苍白,呼吸系统表现为呼吸频率加快,循环系统则表现为心率加速等症状,人体血液、循环、呼吸等系统的代偿和耐受能力均会影响贫血的临床表现。

输血前评估的内容还应包括患者的生命体征、年龄因素、输血史、妊娠史、输血不良反应史、失血量、引起贫血的原因、用血量和输血时间、血液品种、根据实验室检查结果确认患者是否有输血指征等。

输血前评估可以从以下几个方面具体考虑:

- 患者的临床诊断及失血或贫血的病因。
- 是否已进行病因治疗;要明确输血只是一种补偿措施,治疗原发病才能从根本上解决问题。
- 病因治疗与输血治疗哪个更有效?
- 相对于病因治疗,输血治疗是否必须?
- 根据患者的心肺情况及组织供氧是否需要输血?
- 患者对贫血的耐受力如何?是否一定要输血?
- 根据实验室的检测指标,患者是否具有输血指征?
- 如确需输血治疗,输用何种血液品种?数量多少?
- 急性失血引起的血容量减低的扩容治疗是否遵循了先晶后胶原则?扩容的疗效如何?是否确需输血?如需输血,输全血还是红细胞制品?
- 是否充分尊重患者意愿或民族信仰从而确认患者愿意接受输血治疗?
- 是否已做好发生输血不良反应的治疗及抢救措施?

二、输血指征把握

国家卫生健康委员会 2018 年 9 月 26 日发布并于 2019 年 4 月 1 日实施的《全血和成分血使用》与《内科输血》对输血指征做了明确的规定,本节以此作为借鉴进行解读。我国开展成分输血多年,效果显著,全血输注少之又少,在此不做赘述。粒细胞输注治疗并没有广泛开展且疗效尚存争议,在此也不做介绍。

（一）血流动力学稳定的患者输注指征

《全血和成分血使用》中对外科输血做了相关规范。

1 红细胞（表3.1.1）

表3.1.1 红细胞水平与输注关系

Hb 水平	建议	临床表现
＞100g/L	不推荐输注	特殊情况（例如心肺功能重度障碍等患者）由临床医生根据患者病情决定是否输注
80～100g/L	一般不需要输注,特殊情况可考虑输注	术后或有心血管疾病的患者出现临床症状时（胸痛;体位性低血压或液体复苏无效的心动过速;贫血所致的充血性心力衰竭等）;重型地中海贫血;镰状细胞贫血患者术前;急性冠状动脉综合征等
70～80g/L	综合评估各项因素后可考虑输注	术后;心血管疾病等
＜70g/L	考虑输注	重症监护等
＜60g/L	推荐输注	有症状的慢性贫血患者Hb＜60g/L时,可考虑通过输血减轻症状,降低贫血的相关风险;无症状的慢性贫血患者宜采取其他的治疗方法,如药物治疗等

注:高海拔地区及婴幼儿患者可依据病情适当提高Hb阈值。

2 血小板（表3.1.2）

表3.1.2 血小板计数与临床表现

血小板计数	临床表现
≤100×10⁹/L	神经外科或眼科手术;心胸外科手术患者的凝血指标异常,并伴随大量微血管出血
≤80×10⁹/L	椎管内麻醉
≤50×10⁹/L	急性失血或有创操作（择期诊断性腰椎穿刺和非神经轴索手术等）
≤20×10⁹/L	中心静脉导管置入;病情不稳定（如伴有发热或感染等）的非出血患者
≤10×10⁹/L	病情稳定的非出血患者,预防自发性出血

3 血浆(表3.1.3)

表3.1.3 血浆与其适应证

品名	特点	适应证
新鲜冰冻血浆	含有全部的凝血因子	适用于补充凝血因子缺乏引起的出血或出血倾向
单采新鲜冰冻血浆	同新鲜冰冻血浆	同上
病毒灭活新鲜冰冻血浆	降低经输血传播疾病的风险,但会损失部分凝血因子,尤其是不稳定凝血因子(Ⅴ和Ⅷ)	同上,宜增加使用剂量
普通冰冻血浆	与新鲜冰冻血浆相比,缺少不稳定凝血因子(Ⅴ和Ⅷ)	适用于补充稳定的凝血因子
去冷沉淀血浆	与新鲜冰冻血浆相比,缺少Ⅷ因子、ⅩⅢ因子、vWF、纤维蛋白原及纤维结合蛋白等;但白蛋白和其他凝血因子与新鲜冰冻血浆含量相当	适用于血栓性血小板减少性紫癜(thrombotic thrombocytopenic purpura,TTP)患者的输注或血浆置换

(二)《内科输血》对常见内科患者输血指征的解读

1 解读一

红细胞成分适用于红细胞生成障碍、破坏过多或丢失引起的急慢性贫血的治疗性输注以及病理性红细胞成分置换等。通常,每输注1单位红细胞成分,可升高血红蛋白5～10g/L和/或红细胞压积0.015～0.030。

(1)一般规则。

①血红蛋白>100g/L和/或红细胞压积>0.30,可不输注。

②血红蛋白在60～100g/L和/或红细胞压积在0.18～0.30,根据患者组织缺氧与耗氧情况、心肺代偿功能等情况综合评估考虑是否需输注。

③血红蛋白<60g/L和/或红细胞压积<0.18,可输注。

(2)特殊情况及说明。

①自身免疫性溶血性贫血患者的血红蛋白<40g/L,根据组织缺氧与耗氧情况、心肺代偿功能等情况综合评估考虑是否需输注。

②珠蛋白合成障碍性贫血患者的血红蛋白<130g/L,可输注。

③对于伴有心肺疾患(如心肌梗死、肺源性心脏病、先天性心脏病),严重感染和实施肿瘤放化疗等患者,输注指征可适当放宽。

④曾有输血过敏反应史、IgA缺乏症、阵发性睡眠性血红蛋白尿、晚期肝肾疾病与高钾血症等患者宜输注洗涤红细胞,曾有输血后非溶血性发热反应、需反复多次输血等患者宜输注去白细胞悬浮红细胞,先天性或后天性(肿瘤放化疗后)免疫力低下和造血干细胞移植等 WS/T 622-20183 患者宜输注辐照红细胞;RhD抗原阴性和其他稀有血型等患者可输注冰冻解冻去甘油红细胞。

⑤红细胞成分输注后宜及时观察患者的贫血改善情况,检测血红蛋白值等,实时调整输注剂量。

2 解读二

血小板成分适用于血小板计数减少和/或功能异常引起的出血的治疗性输注或具有潜在性出血倾向的预防性输注。通常每输注 1 个治疗量单采血小板或 10 单位浓缩血小板,可升高血小板计数 $20\times10^9/L\sim30\times10^9/L$。

(1)一般规则。

①血小板计数$>50\times10^9/L$,可不输注;倘若存在血小板功能异常且伴有明显出血,可输注。

②血小板计数在 $10\times10^9/L\sim50\times10^9/L$,伴有明显出血,应输注。

③血小板计数$<10\times10^9/L$,应立即输注。

(2)特殊情况及说明。

①存在其他止血异常(如:遗传性或获得性凝血障碍等)或存在高出血风险因素(如发热、败血症、贫血、肿瘤放化疗后等),血小板计数$<30\times10^9/L$ 时,应输注。

②急性大出血后大量输血和/或大量输注晶体液或人工胶体液导致稀释性血小板减少;伴有明显出血和体外循环、膜肺等情况下引起的急性血小板减少,血小板计数$<50\times10^9/L$ 和/或血小板功能异常时,应输注。

③血栓弹力图显示两侧曲线的最宽距离值降低且伴有明显出血,应输注。

④内科系统疾病患者实施各种有创操作前血小板计数应达到下列安全参考值,否则应输注,包括:轻微有创操作时,血小板计数$>20\times10^9/L$;留置导管、脑膜腔穿刺(腰穿)、胸腔穿刺、肝活检、经支气管活检时,血小板计数$>50\times10^9/L$;成年人急性白血病患者血小板计数$>20\times10^9/L$,大多可承受腰穿而无严重出血并发症;骨髓穿刺和活检操作前一般无须输注血小板。

⑤需反复输血的患者宜选择输注去白细胞单采血小板;由于免疫因素导致血小板输注无效的患者宜输注人类白细胞抗原/人类血小板抗原(human leukocyte antigen/human plateleta antigen,HLA/HPA)配合型单采血小板;先天性或后天性(如肿瘤放化疗后等)免疫功能严重低下的患者宜输注辐照或

去白细胞单采血小板;造血干细胞移植的患者宜输注 HLA 配合型辐照单采血小板。

⑥由于免疫因素导致血小板输注无效并有可能伴危及生命的出血时,在无 HLA/HPA 配合型单采血小板情况下,可适当放宽一次性输注未经 HLA/HPA 配型的血小板成分剂量。

⑦血栓性血小板减少性紫癜和肝素诱导血小板减少症等应慎用血小板成分。

⑧血小板输注后宜及时观察患者出血的改善情况,通过血小板计数增加校正指数和/或血小板回收率和/或血栓弹力图检测等,实时调整输注剂量。

（王春风）

第二节　贫血的输血原则

临床对患者实施输血治疗应遵照科学、安全、有效的原则。

一、输血治疗的总原则

1　不可替代原则

不可替代原则,即能不输血就不输血原则,只有通过输血才能缓解病情和治疗患者疾病时,才考虑输血治疗。

2　最小剂量原则

对于临床输血剂量,应考虑输注可有效缓解病情的最小剂量,能输一个单位红细胞解决问题时绝不输两个单位。

3　个体化输注原则

临床医生应针对不同患者的具体病情制定最优输血策略。

4　安全输注原则

输血治疗应以安全为前提,避免对患者造成额外伤害。

5　合理输注原则

临床医生应对患者进行输血前评估,严格掌握输血适应证。

6 有效输注原则

临床医生应对患者输血后的效果进行分析,评价输注的有效性,为后续的治疗方案提供依据。

二、输血供受者之间的交叉配血原则

1 普通患者

浓缩红细胞、悬浮红细胞按照 ABO 及 Rh 同型且交叉配血相合的原则进行输注。洗涤红细胞、冰冻解冻去甘油红细胞按照交叉配血主侧相容性原则输注,优先选择 ABO 同型输注。遇患者生命体征不平稳以及危及生命的急性大量失血(车祸出血、产后大出血、消化道出血等),为挽救生命、积极救治患者,在受到客观条件限制时常规抢救治疗措施无法得到实施,启动应急流程可紧急输注 O 型悬浮红细胞。

血小板输注按照 ABO 同型原则输注,出血危及生命且无同型血小板时,可考虑输注次侧相容性血小板。血小板输注无效时,可开展血小板配型选择相容性血小板。血小板应一次足量输注。

血浆输注按交叉配血次侧相容性原则输注,对于献血者不规则抗体筛查阴性的血浆可直接进行 ABO 相容性输注。优先选择 ABO 同型血浆。

2 稀有血型 Rh 阴性患者

Rh 血型系统在临床上的重要性仅次于 ABO 血型系统。Rh 血型系统非常复杂,所含的抗原数目最多,共有 50 多个,但临床最主要、最常见的仅有 5 个,即 C、c、D、E、e。其中,免疫性最强的是 D 抗原。在输血医学中,根据红细胞是否存在 D 抗原将 Rh 血型分为 Rh 阳性和 Rh 阴性两类。有关资料统计显示,白种人 D 阳性率约为 85%,黑人 D 阳性率约为 95%,我国汉族 D 阳性率约为 99.7%。Rh 血型抗体主要通过免疫途径产生,临床上常见如妊娠、输血等绝大多数是 IgG 类抗体,IgM 类少见。

对 Rh 血型系统来说,科学安全输血对 Rh 阴性患者或妊娠期妇女尤为重要。临床输血中 Rh 阴性患者如果有抗-D 抗体,输血 Rh 阳性细胞就会发生抗原抗体反应从而引发溶血性输血反应,直接威胁患者的生命。这是临床工作中一定要避免的。

Rh 阴性患者输血时应遵循的原则为:①患者体内没有抗-D 抗体存在时,在找不到 Rh 阴性血液时,男性和不再妊娠的女性可以输注 Rh 阳性的血液。产生抗-D 抗体后再输注阴性血液。②患者有抗-D 抗体存在时,只能输注 Rh 阴性的血液。③《临床输血技术规范》中规定血小板输注要遵循 ABO 同型原则,即 Rh 阴性患者可以输注 Rh 阳性血小板。原因是血小板上不表达 Rh 血型系统。但血小板分离中会有少量红细胞残存,此少量红细胞足以刺激机体产生抗-D 抗体,临床已有报道。因此,Rh 阴性患者应输注 Rh 阴性血小板。④Rh 阴性患者输注血浆时可按照 ABO 同型原则进行。⑤紧急情况下危及患者生命时,Rh 阴性患者可以输注 Rh 阳性红细胞,但需患方知情同意。

3 造血干细胞移植输血

造血干细胞移植起源于 20 世纪 40 年代,伴随着人类科技的进步,发展至今已经成为临床重要的治疗手段。造血干细胞移植大致分为三类:自体造血干细胞移植、同基因造血干细胞移植和异基因造血干细胞移植。造血干细胞上不表达成熟红细胞表面抗原,供受者之间红细胞血型不合一般不是决定移植成功的关键因素。其中,异基因造血干细胞移植中供受者血型不一致时,需要输血治疗是大家所关注及重点讨论的内容。

根据供受者血型不同,将造血干细胞移植分为主侧不合、次侧不合和主次不合。其中,主侧不合指受者血浆中含有针对供者红细胞表面抗原的抗体;次侧不合指供者血浆中有针对受者红细胞表面抗原的抗体;主次不合指供受者血浆均有针对对方红细胞抗原的抗体。如表 3.2.1 所示。

表 3.2.1　造血干细胞移植供者和受者血型相关表

受者血型	供者血型			
	A	B	O	AB
A	相合	主次不合	次侧不合	主侧不合
B	主次不合	相合	次侧不合	主侧不合
O	主侧不合	主侧不合	相合	主侧不合
AB	次侧不合	次侧不合	次侧不合	相合

当供受者 ABO 血型不同时,受者血型会随着移植进程的改变而改变,直到完全变为供者血型,当然若移植中患者病情出现反复,或者移植失败,患者的血型也会回到原来的状态。因此,在移植的不同时期正确评估患者的移植状态及体内抗原抗体的情况是决定输注何种血型的血液制品的关键因素。

主侧不合时输红细胞和受者一致,血小板和血浆与供者一致或选择 AB 型输注。次侧不合时选择红细胞和供者一致,血小板和血浆与受者一致时选择

AB 型。主次侧不合时选择 O 型细胞,血小板血浆选择 AB 型。当患者血型完成转为供者血型时再输注和供者一样的血液制品。

由于治疗需要及患者疾病原因,造血干细胞移植患者会出现严重的免疫抑制,为预防输血性移植物抗宿主病,应当对输注的血液制品(主要是红细胞和血小板)进行辐照。其意义在于破坏供者血液制品中的淋巴细胞的活性,以阻止其有丝分裂,防止供者的淋巴细胞大量增长进而攻击受体。

三、临床不合理输血的原因

1 对输血的认识不足

常见的一种情况就是患者少量失血时,总希望把丢失的血液补足,还有个别"营养血""安慰血"的习惯在作祟。输血要坚持趋利避害的原则,只有输血对患者的好处大于所冒的风险时才进行输注,输血是救治患者的重要措施,有一定的治疗作用也要承担一定的风险。输血不良反应、输血相关性高钾血症、输血相关性铁超负荷、输血相关性循环超负荷、输血相关急性肾损伤、输血相关性急性肺损伤、输血相关性细菌感染性败血症、输血传播性病毒感染、输血相关性移植物抗宿主病等输血不良反应都是输血时可能出现并应当严肃对待的。减少输血的随意性,严格掌握能不输血尽量不输血、能少输血绝不多输血的原则。

2 输血指征把握不准确

如临床看到患者有出血或者凝血指标异常时,即考虑给患者输注血浆,而未考虑患者凝血酶原时间或活化部分凝血活酶时间是否大于正常值的 1.5 倍。或者血浆用来扩容、补充白蛋白、提高免疫力、搭配输血、促进伤口等也是临床常见的血浆输注的不合理原因。

少数临床医生遇到患者急性失血、出血等情况时,不根据失血量的多少认真评估是否需要输血,而直接给患者输血。一般来说,心肺功能正常的患者总体失血量<20%,可通过输注大量胶体液或晶体液来补充因失血造成的血容量不足,而不需要输血治疗;对于慢性贫血病因未查明且 Hb>60g/L 无明显贫血症状的患者,也不建议输血治疗。

3 自体输血执行不够

自体输血是合理用血的重要组成部分,也是解决血源紧张的有效措施之一。自体输血与异体输血相比,有着先天的优势,可以避免同种免疫以及输血传播疾病,具有深远的社会意义和经济意义。但现实的问题是目前部分医院的自体输血开展力度不够,回收比例低。自体回输的血量只占全部血量很小的部分,远低于欧美发达国家的水平。大量开展自体血回收是未来合理用血的重要方向。

4 临床用血监督机制不健全

输血科(血库)由于缺乏与临床的有效交流,未履行指导临床合理用血的义务,缺乏对临床输血申请单的合理性审核,照单发血,也是导致部分不合理用血存在的原因。医院缺乏完善的用血监督机制,医务部门及输血管理委员会未真正发挥主导作用,缺乏对不合理用血的评价考核机制,也是部分医生对输血不够重视的原因。

输血是一把"双刃剑",有利有弊,能治病,也可以传播疾病。为了合理用血,医院应加强对临床一线医务人员相关法律法规知识的宣传、培训及考核工作,强化合理用血理念,建立完善的输血质量体系,信息化管理用血,根据医院自身情况建立临床输血相关考评公示制度,增加对临床输血科室的监督力度,严把各个环节,确保输血安全,做到科学、合理、安全、有效输血,杜绝不必要的输血,严格按照输血指南合理用血,减少输血不良反应的发生。

（王春风）

第四章　贫血的实验室检查 ————

贫血是指外周血中单位容积内红细胞计数、血红蛋白含量或红细胞比容低于正常下限。其中以血红蛋白含量最为重要。贫血是一种症状，可以发生于多种疾病。

第一节　先天性贫血的实验室检测

先天性贫血是指除阵发性睡眠性血红蛋白尿之外，红细胞存在先天性缺陷，包括膜缺陷、酶缺陷和珠蛋白合成异常所致溶血性贫血。溶血性贫血的实验室检查可以分为 3 类：一是反映红细胞过度破坏的指标；二是反映代偿性红细胞生产加速的指标；三是用于确诊和鉴别诊断的特殊实验室指标。

一、红细胞形态学检查

溶血性贫血外周血象特征为血红细胞数及血红蛋白量减少，网织红细胞明显增多，常至 5％～25％，重者可达 75％以上。因网织红细胞比成熟红细胞大，故平均红细胞体积(mean corpusular volume，MCV)增高。血片上可以出现幼红细胞嗜多染色碱性红细胞等。骨髓象表现为增生性特征，以红系显著增生，粒红比值降低。红系增生以中幼红和晚幼红细胞为主，原红和早幼红细胞也增多。幼红细胞比正常同阶段的稍大，此点与缺铁性贫血不同，但无巨幼红细胞。

二、血红蛋白释放检验

血红蛋白释放入血浆是血管内溶血的结果，会出现以下改变。

1　血红蛋白血症

红细胞在血管内被破坏后，释放出的血红蛋白游离于血浆中，血浆呈粉红色，血浆游离血红蛋白的定量增高。

血浆游离血红蛋白（plasma free hemoglobin）测定：参考值为＜50mg/L（1～5mg/dL）。

临床意义：发生血管内溶血时血浆游离血红蛋白量明显增高；血管外溶血时不升高；自身免疫性溶血性贫血、珠蛋白生成障碍性贫血时可轻度增高。

2 血清结合珠蛋白（haptoglobin，Hp）减低

Hp 减低是一个很敏感的血管内溶血的指标。血浆中游离血红蛋白一旦出现，立即与 Hp 结合成 Hp-Hb 复合物，急性溶血时 Hp 暂时（3～5d）减低，慢性溶血时 Hp 持续减低。

血清结合珠蛋白测定：参考值为 0.7～1.5g/L（70～150mg/dL）。

临床意义：Hp 减少，提示溶血存在，血管内溶血时显著减低；Hp 增加，提示急慢性感染、恶性肿瘤、创伤、风湿性关节炎、系统性红斑狼疮等。

3 高铁血红素白蛋白血症

与 Hp 结合后血浆中剩余的游离血红蛋白可转变为高铁血红蛋白（methemoglobin，MHb），MHb 再分解为高铁血红素和珠蛋白，前者与血浆白蛋白结合形成高铁血红蛋白白蛋白，其是血管内溶血后在血浆中停留最久的来自血红蛋白的色素，持续存在数日，最后由肝细胞摄取、消除。它的出现提示有严重的血管内溶血，只在 Hp 消失后出现。

血浆高铁血红素白蛋白试验（methemalbumin test）：血浆中游离血红蛋白氧化成高铁血红蛋白，接着分解为高铁血红素，后者与白蛋白结合形成高铁血红素白蛋白。

参考值：阴性。

临床意义：阳性见于各种原因所致的严重血管内溶血。

4 血浆血红素结合蛋白减低

血红素结合蛋白（Hx）是一种 β_1 球蛋白，由肝脏合成，可与溶血后形成的 MHb 结合成 Hx-血红素复合物，结果使 Hx 减低。其清除速度比 Hp-Hb 复合物慢。

5 血红蛋白尿

如血浆中的游离血红蛋白超过肾阈（1.3g/L），Hb 可出现于尿中，形成血红蛋白尿。血红蛋白尿通常见于急性血管内溶血发作后第 1～2 次尿中。尿镜检不见红细胞，但隐血试验阳性。

6 含铁血黄素尿

血浆中的游离血红蛋白经过肾小管时再吸收，在肾小管上皮细胞内分解成

为含铁血黄素,尿沉渣内含有三价铁含铁血黄素颗粒的上皮细胞。它是慢性血管内溶血的有力证据。

尿含铁血黄素试验(rous test):原理为肾小管上皮细胞吸收血红蛋白,代谢成含铁血黄素。当细胞脱落至尿中,铁离子在酸化的低铁氰化钾溶液中生成蓝色的铁氰化铁,显微镜下尿沉渣可有深蓝色物质出现,即为阳性。

参考值:阴性。

临床意义:见于慢性血管内溶血,并持续数周。如阵发性睡眠性血红蛋白尿症,在溶血初期可为阴性。

三、胆红素代谢异常

1 血清胆红素增高

红细胞被破坏后,血红蛋白经单核细胞-巨噬细胞系统摄入、降解成珠蛋白和血红素,血红素再降解为一氧化碳、铁和胆绿素,后者再还原为胆红素,进入血液。胆红素与白蛋白结合成胆红素-白蛋白复合体,此为间接胆红素,此种胆红素不能从肾脏排出,不出现于尿中,呈凡登伯间接反应。当结合胆红素进入肝脏时,被肝细胞摄取,复合体分离,胆红素部分与葡萄糖醛酸等结合成为葡萄糖醛酸胆红素,即直接胆红素。此种胆红素经胆道排入肠中,如因胆道或肝内梗阻而反流入血,则呈凡登伯直接反应。

急性溶血时血清胆红素增高,凡登伯间接反应呈强阳性;慢性溶血时肝脏可以充分处理胆红素,胆红素增高不如急性明显或不增高。因此,血清胆红素增高不是溶血性贫血的敏感指标,根据其不增高不能排除溶血。

2 粪、尿中的尿胆原、尿胆素增高

直接胆红素经胆道进入肠道,还原为尿胆原。尿胆原大部分随粪便排除(每日 40~280mg),尿胆原小部分再吸收入血后,一部分经肝脏处理,另一部分由尿排出(每日 0~3.5mg)。尿胆原无色,与空气接触氧化后变为橘黄色的尿胆素。

急性溶血时,由粪、尿排出的尿胆原增多(可达 5~10 倍或更多);慢性溶血时,肝脏可以充分处理再吸收入血的尿胆原,以致尿中尿胆原不增高。粪中的尿胆原增高要比尿中尿胆原增高为早,而且较为恒定。

四、红细胞膜缺陷的检测

1 红细胞渗透脆性试验

原理:红细胞在低渗氯化钠溶液中逐渐膨胀甚至破裂而溶血。红细胞渗透

性实验(erythrocyte osmotic fraility test)是测定红细胞对不同浓度低渗氯化钠溶血的抵抗能力,即红细胞的渗透性。将患者的红细胞加至按比例配制的不同浓度低渗氯化钠溶液中观察其溶血的情况,主要取决于红细胞表面积与体积之比。表面积大而体积小,对低渗盐水抵抗力较大(即脆性较小)。反之,抵抗力较小(即脆性较大)。

参考值:开始溶血,0.42%～0.46%(4.2～4.6g/L)NaCl 溶液;完全溶血,0.28%～0.34%(2.8～3.4g/L)NaCl 溶液。

临床意义:

(1)脆性增高:遗传性球形红细胞增多症(开始溶血时为 5.2g/L,甚至在6.8g/L 即开始溶血)。

(2)脆性减低:小细胞低色素性贫血(海洋性贫血、缺铁性贫血)。

2 红细胞孵育渗透脆性试验

原理:红细胞孵育过程中,葡萄糖的消耗增加,储备的 ATP 减少,导致红细胞膜对阳离子的主动传递受阻,钠离子在红细胞内集聚,细胞膨胀,渗透脆性增加。

参考值:未孵育,50%溶血为 4.00～4.45g/L NaCl;37℃孵育 24h,50%溶血为 4.65～5.9g/L NaCl。

临床意义:常用于轻型遗传性球形细胞增多症、遗传性非球形细胞溶血性贫血的诊断和鉴别诊断。

(1)脆性增加:见于遗传性球形细胞增多症、遗传性椭圆形细胞增多症、遗传性非球形细胞溶血性贫血。

(2)脆性减低:见于珠蛋白生成障碍性贫血、缺铁性贫血、镰状细胞贫血、脾切除术后。

3 自身溶血性试验及纠正试验

原理:细胞内酶缺陷(葡萄糖-6-磷酸脱氢酶、丙酮酸激酶),葡萄糖酵解障碍,不能提供足量的 ATP,红细胞在自身血浆中温育48h,不能继续从血浆摄取葡萄糖作能量来源,ATP 减少,不能维持红细胞内的钠泵作用,导致溶血增加。在温育过程中分别加入葡萄糖和 ATP 作为纠正物,看溶血能否得到纠正。

参考值:正常人轻微溶血,溶血度<3.5%;加葡萄糖和加 ATP 孵育,溶血明显纠正,溶血度均<1%。

临床意义:可用于遗传性球形细胞增多症和先天性非球形细胞溶血性贫血的鉴别诊断。

(1)葡萄糖-6-磷酸脱氢酶(G6PD)缺乏症、蚕豆病溶血增加,加葡萄糖、ATP溶血部分纠正。

(2)丙酮酸激酶缺乏症加葡萄糖时不能纠正,加入 ATP 时能纠正。

(3)遗传性球形细胞增多症时,经孵育后溶血明显增强,加入葡萄糖及加入ATP后孵育,溶血均得到明显纠正。

五、红细胞酶缺陷的检测

红细胞酶缺陷所致的溶血性贫血又称为红细胞酶病,是指参与红细胞代谢(主要糖代谢)的酶由于基因缺陷,导致活性改变而发生溶血的一组疾病。有关检查如下。

1 高铁血红蛋白还原试验

在血液中加入亚硝酸钠使血红蛋白变成棕色的高铁血红蛋白,当血液中有足量还原型辅酶Ⅱ(NADPH)时,棕色的高铁血红蛋白又被还原酶还原成亚铁型的血红蛋白。葡萄糖-6-磷酸脱氢酶(G6PD)含量与活性正常时,还原率＞75％;如 G6PD 缺陷,形成高铁血红蛋白,还原速度远较正常的红细胞慢,还原率显著降低。

参考值:高铁血红蛋白还原率＞75％;高铁血红蛋白 0.3～1.3g/L。

临床意义:减低,蚕豆病和伯氨喹型药物溶血性贫血患者由于 G6PD 缺陷,高铁血红蛋白还原率明显下降。

2 氰化物—抗坏血酸试验

原理:抗坏血酸钠与 HbO_2 反应生成 H_2O_2,氰化钠能抑制过氧化氢酶以使 H_2O_2 不受影响,从而使 H_2O_2 与还原型谷胱甘肽(GSH)发生反应,产生氧化型谷胱甘肽(GSSG),后者需要 NADPH 使其再还原为 GSH。如红细胞中催化 NADPH 形成的酶(如 G6PD)缺乏,则 GSH 产生减少,使 H_2O_2 蓄积,HbO_2 被氧化成为棕色的高铁血红蛋白。如红细胞不缺乏 G6PD,则 GSH 活性正常,H_2O_2 即被还原失效,HbO_2 仍呈鲜红色。

临床意义:①正常血液要在 4h 以后才变成棕色;②纯合子 G6PD 缺陷的血液变成棕色,在 2h 内变色,杂合子要 3～4h 变色。

3 变性珠蛋白小体生成试验

原理:G6PD 缺陷可致红细胞内还原性谷胱甘肽含量减少,随之出现高铁血红蛋白增高,最后形成变性珠蛋白小体。取 G6PD 缺乏的患者血样,加入乙酰苯肼于 37℃孵育 2～4h,用煌焦油蓝染色观察红细胞中珠蛋白小体的生病变成情况,计算含 5 个及以上珠蛋白小体的红细胞的百分率。

参考值:正常人含 5 个及以上珠蛋白小体的红细胞一般小于 30%。

临床意义:G6PD 缺乏症、不稳定 Hb、HbH 病等阳性细胞常高于 45%。

4 葡萄糖-6-磷酸脱氢酶荧光斑点试验和活性测定

原理:在 G6PD 和 NADP 存在下,G6PD 能使 NADP 还原成 NADPH,后者在紫外线照射下会发出荧光。NADPH 的吸收峰在波长 340nm 处,可通过单位时间生成的 NADPH 的量来测定 G6PD 活性。

参考值:对于正常人来说有很强的荧光。

临床意义:G6PD 缺陷者的荧光很弱或无荧光;杂合子或某些 G6PD 变异体者可能有轻到中度荧光。正常人的酶活性定量:4.97～71.43U/g Hb。

5 丙酮酸激酶荧光筛选试验和活性检测

原理:在二磷酸腺苷(adenosine diphosphate,ADP)存在的条件下,丙酮酸激酶(pyruvate kinase,PK)催化磷酸烯醇式丙酮酸转化成丙酮酸,在 NADH 存在的情况下,丙酮酸被乳酸脱氢酶转化为乳酸,若标记荧光于 NADH 上,此时有荧光的 NADH 变为无荧光的 NAD。

参考值:PK 活性正常时,荧光在 20min 内消失。酶活性(15.1±4.99)U/g Hb。

临床意义:PK 严重缺陷(纯合子)时荧光 60min 不消失;杂合子荧光在25～60min 消失。

六、珠蛋白生成异常的检测

1 血红蛋白电泳

原理:基本原理与血清蛋白电泳相同。

参考值:正常人的电泳图谱显示 4 条区带,最靠阳极端的为量多的 HbA,其后为量少的 HbA2,再后为两条量更少的红细胞内的非血红蛋白成分(NH1 和 NH2)。

临床意义:①HbA2 增高是诊断 β-轻型地中海贫血的重要依据。个别恶性贫血、叶酸缺乏所致的巨幼细胞贫血、某些不稳定血红蛋白病概率也会增高。②HbA2减低缺铁性贫血及铁粒幼细胞贫血 HbA2 减低。

2 胎儿血红蛋白酸洗脱试验

原理:HbF 抗酸能力较 HbA 强。因此,将经固定后的血片置酸性缓冲液中保湿一定的时间,只有含 HbF 的红细胞不被洗脱,再用伊红染色而呈鲜红色。

临床意义:脐带血、新生儿、婴儿阳性,成年人小于 1%。地中海贫血患者轻型者(杂合子)仅少数红细胞呈阳性,重型者阳性红细胞明显增多。

3 胎儿血红蛋白测定或 HbF 碱变性试验

原理:在碱性溶液中,HbF 不易变性沉淀,其他 Hb 在碱性溶液中可变性被沉淀。测定其滤液中的 Hb 含量,即 HbF 含量。

参考值:成年人<2%;新生儿为 55%～85%;1 岁左右儿童同成年人参考值。

临床意义:β-地中海贫血明显增高,重型者高达 80%～90%。急性白血病、再生障碍性贫血、红白血病、淋巴瘤等也可轻度增高。

4 HbA2 定量测定

参考值:1.1%～3.2%。

临床意义:同血红蛋白电泳。

七、其他检查

1 红细胞寿命测定

用 ^{51}Cr 标记红细胞来检测红细胞的半衰期。

参考值:25～32d。

临床意义:半衰期<15d,说明有溶血存在。

2 血浆铜蓝蛋白测定

铜蓝蛋白是一种含铜的蛋白,呈蓝色,故称铜蓝蛋白,又称铁氧化酶。主要由肝脏合成。其作用为调节铜在机体各个部位的分布,合成含铜的酶蛋白,有着抗氧化剂的作用,并具有氧化酶活性。

参考值:免疫扩散法。

● 新生儿,10～300mg/L(1～30mg/dL)。

● 6 个月～1 岁,150～500mg/L(15～50mg/dL)。

● 1～12 岁,300～650mg/L(30～650mg/dL)。

● >12 岁,150～600mg/L(15～60mg/dL)。

临床意义:降低为 Wilson 病,即肝豆状核变性最有价值的诊断指标。

(张宇、钱丽丽)

第二节　贫血的常规实验室检测

一、红细胞的检测及血红蛋白的测定

(一)参考值

健康人群血红蛋白和红细胞数参考值见表 4.2.1。

表 4.2.1　健康人群血红蛋白和红细胞数参考值

人群	参考值	
	RBC($\times 10^{12}$/L)	Hb(g/L)
成年男性	4.0~5.5	120~160
成年女性	3.5~5.0	110~150
新生儿	6.0~7.0	170~200

(二)临床意义

1　红细胞及血红蛋白减少

(1)生理性减少。婴幼儿及 15 岁以下的儿童,红细胞及血红蛋白一般比正常成年人低约 10%~20%;部分老年人、妊娠中晚期均可使红细胞数及血红蛋白减少。

(2)病理性减少。见于各种贫血,根据贫血产生的病因和发病机制不同,可将贫血分为红细胞生成减少、红细胞破坏增多、红细胞丢失过多。

2　红细胞形态改变

正常红细胞呈双凹圆盘状,在血涂片中见到的为圆形,大小较一致,直径 6~9μm,平均 7.5μm,边缘厚约 2μm,中央部厚约 1μm,染色后四周呈浅橘红色,而中央呈淡染区,大小约相当于细胞直径的 1/3~2/5,无核。

(1)大小异常。

①小红细胞:红细胞直径小于 6μm。见于低色素性贫血,如缺铁性贫血。细胞体积可变小,中央淡染区扩大,红细胞呈小细胞低色素性。球形红细胞的直径也小于 6μm,但其厚度增加,血红蛋白充盈好,细胞着色深,中央淡染区消失。

②大红细胞:红细胞直径大于 10μm。见于溶血性贫血、急性失血性贫血,

也可见于巨幼细胞贫血。

③巨细胞:红细胞直径大于 $15\mu m$。常见于叶酸或(和)维生素 B_{12} 缺乏所致的巨幼细胞贫血,巨红细胞常呈椭圆形,内含血红蛋白量高,中央淡染区消失。

④红细胞大小不均:红细胞大小悬殊,直径可相差一倍以上。这种现象见于病理造血,反映骨髓中红细胞系增生明显旺盛。在增生性贫血时,如缺铁性贫血、部分类型的溶血性贫血、慢性失血性贫血等,当贫血达到中等以上时,均可见某种程度的红细胞大小不均。在巨幼细胞贫血时,红细胞大小不等尤为明显。

(2)形态异常。

①球形细胞:球形细胞直径小于 $6\mu m$,厚度增加大于 $2.9\mu m$。细胞圆球形,体积小,着色深,中央淡染区消失。在自身免疫性溶血性贫血、红细胞酶缺陷的溶血性贫血也可见到一些球形红细胞,但数量偏少。

②椭圆形细胞:红细胞的横径缩小,长径增大,横径/长径<0.78,呈卵圆形,或两端钝圆的长柱状。正常人的外周血涂片中仅可见约 1% 的椭圆形细胞。遗传性椭圆形细胞增多症患者有严重贫血时可达 15% 以上。巨幼红细胞贫血时可见到少量巨椭圆形红细胞,缺铁性贫血、骨髓纤维化和镰状细胞性贫血也可偶见。

③靶形细胞:此种细胞的中央淡染区扩大,中心部位又有血红蛋白存留而深染,状似射击的靶标。见于珠蛋白生成障碍性贫血、异常血红蛋白病,靶形细胞常占 20% 以上。少量也可见于缺铁性贫血、其他溶血性贫血以及黄疸或脾切除后的病例。

④镰形细胞:形如镰刀状,因为红细胞内存在着异常血红蛋白 S。见于镰形细胞性贫血。

⑤泪滴形细胞:细胞呈泪滴或手镜状。见于骨髓纤维化,为本病的特点之一。也可见于珠蛋白生成障碍性贫血、溶血性贫血等。

⑥裂细胞:红细胞发生各种明显的形态学异常改变而言。红细胞可呈梨形、泪滴形、新月形、长圆形、哑铃形、逗点形、三角形、盔形,以及球形、靶形等。见于红细胞因机械或物理因素所致的破坏,如微血管病性溶血性贫血、弥散性血管内凝血、血栓性血小板减少性紫癜、溶血尿毒症综合征等。

⑦红细胞形态不整:也称异形红细胞增多,指外观和形状变异的红细胞出现量增多,见于一些与红细胞形态改变有关的贫血,尤以能引起红细胞碎片增多的疾病,同时血液常规测定中的红细胞体积分布宽度会增高。

(3)着色异常。

①低色素性:红细胞橙红色染色过浅,中央苍白区扩大,提示血红蛋白含量

明显减少。常见于缺铁性贫血、珠蛋白生成障碍性贫血、铁粒幼细胞性贫血,也可见于某些血红蛋白病。

②高色素性:红细胞橙红色着色深,中央淡染区消失,其平均血红蛋白含量增高。常见于巨幼细胞贫血,球形细胞也为高色素性。

③嗜多色性:红细胞呈淡灰蓝或灰红色,实为刚脱去细胞核的网织红细胞,体积较正常红细胞稍大,胞质呈嗜碱性着色的物质为少量残留的核糖体、线粒体等成分。其增多反映骨髓造血功能活跃,红细胞系增生旺盛。见于增生性贫血,尤以急性溶血性贫血时为最多见。

(4)结构异常。

①嗜碱性点彩:红细胞内见到细小的蓝色点状物质,有时与嗜多色性并存,也可发现于有核红细胞质内,产生的机制目前还不太明确。多见于铅中毒及骨髓增生旺盛的贫血。

②染色质小体:又称豪-乔小体,为红细胞内含有的紫红色圆形小体,直径约 $1\sim2\mu m$,可呈 1 个或数个,是核碎裂的残余物或染色质的断裂、丢失后得,亦可见于晚幼红细胞中。常见于骨髓增生旺盛的贫血。

③卡波环:成熟红细胞内出现一种呈环形或"8"字形细线状淡紫红色环。这可能是纺锤体的残余物,见于溶血性贫血、巨幼细胞贫血等。

④有核红细胞:有核红细胞即幼稚红细胞,均存在于骨髓中,在正常人外周血中不能见到,在出生一周之内的新生儿外周血中可见到少量。成年人外周血中出现有核红细胞,即属病理现象。见于各种溶血性贫血、骨髓纤维化等。

二、网织红细胞的检测

网织红细胞(reticulocyte Ret):是晚幼红细胞脱核后到完全成熟红细胞间的过渡细胞,其胞质中残存嗜碱性物质核糖核酸,经煌焦油蓝等活体染色后呈浅蓝色或深蓝色的网织状细胞而得名。网织红细胞较成熟红细胞稍大,直径 $8\sim9.5\mu m$,是 Wright-Giemsa 染色血涂片中的嗜多色性红细胞。

1 网织红细胞测定

● 参考值

成年人:0.005%~0.015%;绝对数(24~84)×10⁹/L。

● 临床意义

(1)网织红细胞增多:表示骨髓红细胞系增生旺盛,常见于溶血性贫血、急性失血、缺铁性贫血及巨幼细胞性贫血、某些贫血患者治疗后(铁剂、叶酸、维生素 B_{12} 缺乏)。

（2）网织红细胞减少：表示骨髓造血功能降低，如骨髓病性贫血（白血病）等。

2 网织红细胞生成指数

由于网织红细胞百分数可受贫血程度（血细胞比容）及网织红细胞在外周血中变为成熟红细胞的时间长短等影响，Finch 提出贫血时用计算网织红细胞生成指数（reticulocyte production index，RPI）来纠正这些影响，RPI 代表网织红细胞的生成相当于常人的倍数。

其计算方法为：RPI＝（患者网织红细胞％/2）×（患者血细胞比容/正常人血细胞比容）×100。［注："2"为网织红细胞成熟时间（天）。正常人的血细胞比容成年男性为 0.45，成年女性为 0.40。］

● 参考值：正常人的 RPI 为 2。

● 临床意义：RPI>3，提示为溶血性贫血或急性失血性贫血；RPI<2，则提示为骨髓增生低下或红细胞系成熟障碍所致的贫血。

三、血细胞比容测定和红细胞相关参数的应用

1 血细胞比容测定

血细胞比容（hematocrit，HCT）又称红细胞比容（packed cell volum，PCV），是指血细胞在血液中所占容积的比值。用抗凝血在一定条件下离心沉淀即可测得。

● 参考值

微量法：男（0.467±0.039）L/L；女（0.421±0.054）L/L。

温氏法：男，0.40～0.50L/L（40vol％～50vol％），平均 0.45L/L；女，0.37～0.48L/L（37vol％～48vol％），平均 0.40L/L。

● 临床意义

（1）血细胞比容增高。

①各种原因所致的血液浓缩。

②各种原因所致的红细胞绝对性增多。

（2）血细胞比容减低。

见于各种贫血。由于贫血类型不同，RBC 体积大小也有不同，血细胞比容的减少与红细胞数减少并不一定成比例。因此，必须将红细胞数、血红蛋白量和 HCT 三者结合起来，计算红细胞各项平均值才更有参考意义。

2 红细胞平均值的计算

将同一份血液标本测得的红细胞数、Hb 和 HCT 三项数据，按下列公式计

算可得红细胞的三种平均值。

(1)平均红细胞容积(mean corpuscular volume,MCV)系指每个红细胞的平均体积,以飞升(fl)为单位。计算公式:$MCV = Hct \times 10^{15} / RBC \times 10^{12}$ fl,$1L = 10^{15}$ fl。

参考值:手工法,82～92fl($82～92\mu m^3$);血细胞分析仪法,80～100fl。

(2)平均红细胞血红蛋白量(mean corpuscular hemoglobin,MCH)系指每个红细胞内所含血红蛋白的平均量,以皮克(pg)为单位。

计算公式:$MCH = Hgb(g/L) \times 10^{12} / RBC \times 10^{12}$ pg,$1g = 10^{12}$ pg。

参考值:手工法,27～31pg;血细胞分析仪法,27～34pg。

(3)平均红细胞血红蛋白浓度(Mean corpuscular hemoglobin concentration,MCHC)系指每升血液中平均所含血红蛋白浓度(克数),以 g/L 为单位。

计算公式:$MCHC = Hgb(g/L) / HCT(L/L)$。

参考值:320～360g/L(32%～36%)。

临床意义:根据上述 3 项红细胞平均值可进行贫血的形态学分类,见表 4.2.2。

表 4.2.2 贫血的形态学分类

贫血的形态学分类	MCV(fl)	MCH(pg)	MCHC(g/L)	病因
大细胞性贫血	＞100	＞34	320～360	巨幼细胞贫血及恶性贫血
正常细胞性贫血	80～100	27～34	320～360	再生障碍性贫血、急性失血性贫血、多数溶血性贫血、骨髓病性贫血等
单纯小细胞性贫血	＜80	＜27	320～360	慢性感染、炎症、肝病、尿毒症、恶性肿瘤、风湿性疾病等所致的贫血
小细胞低色素性贫血	＜80	＜27	＜320	缺铁性贫血、珠蛋白生成障碍性贫血、铁粒幼细胞性贫血

贫血的形态学分类取决于红细胞计数、血红蛋白量和红细胞比容测定的准确性,典型的形态学改变有助于贫血的诊断与鉴别诊断,但形态学分类也有一定的局限性。对贫血患者的血涂片进行红细胞形态观察仍然是十分重要的。

3 红细胞体积分布宽度测定

红细胞体积分布宽度(red blood cell volume distribution width,RDW):反映外周血细胞体积异质性的参数,由血细胞分析仪测量而获得。多数仪器用所测得红细胞体积大小的变异系数(coefficient of variability)即 RDW-CV 来表示。

参考值:RDW-CV,11.5%～14.5%。

临床意义:①用于贫血的形态学分类。②用于缺铁性贫血的诊断和鉴别诊断,地中海贫血和缺铁性贫血大多显示为小细胞低色素贫血,但地中海贫血组的 RDW 值与正常对照组之间的差异无统计学意义,而缺铁性贫血组的 RDW 值较正常对照组的高;再生障碍性贫血主要是骨髓造血功能障碍,MCV 及 RDW 均正常;晚期恶性肿瘤相关性贫血的发生时,红细胞体积分布宽度值显著高于正常人。

总之,红细胞参数指标中平均红细胞体积(MCV)、平均红细胞血红蛋白(MCH)、血红蛋白(HB)、红细胞比容(HCT)与红细胞分布宽度(RDW)是诊断贫血的常见指标,易获得,体现出了血常规检验在疾病治疗中的价值,但在临床实践中还应结合患者的病史、临床资料、血象、骨髓象、骨髓活检等进行综合判断。

（张宇、钱丽丽）

第三节　血液检验在贫血诊断中的临床应用价值

贫血类型的差异使得治疗方式不一,实施治疗前需对贫血类型进行有效鉴别与诊断,在贫血诊断和鉴别诊断中,血常规是临床重要的检测手段。贫血的分类主要有三种:形态学分类、发病机制分类和按不同的发病机制结合细胞形态学的特征进行分类。按形态学分类则可分为正常红细胞型、大红细胞型和小细胞低色素型;按发病机制可分为造血不良,红细胞过度破坏及急、慢性失血三类。临床上往往按细胞形态学的特征结合不同的发病机制进行分类。

小细胞低色素性贫血多数是缺铁性贫血,大红细胞型贫血很可能是维生素 B_{12} 或叶酸缺乏引起的巨幼细胞性贫血,再生障碍性贫血多数是正常红细胞型贫血,但偶可呈大红细胞型贫血,溶血性贫血也可呈大红细胞型贫血。贫血的形态学分类虽过于简单,但易于掌握,能为病因提供诊断线索。下面介绍贫血常见的实验室检查与临床的实际意义。

一、平均红细胞体积、平均血红蛋白含量和平均血红蛋白浓度在贫血中的应用

在贫血鉴别诊断中,如何准确有效地诊断患者是否有贫血、降低漏诊率及

误诊率,是当前临床的研究重点。目前,血液检测技术是诊断贫血的重要手段,操作简单,获取数据快捷。根据患者血液中红细胞参数变化,分析平均红细胞体积(MCV)、平均血红蛋白含量(MCH)和平均血红蛋白浓度(MCHC)在贫血中的应用等指标,判断患者的贫血情况,可为临床治疗提供依据。

缺铁性贫血和地中海贫血都是小细胞低色素性贫血。缺铁性贫血属于一种营养缺乏性贫血,病情发生和患者铁摄取较少或铁吸收不良存在密切关系,在正常红细胞生成过程中所需的铁剂不足,随即会引起机体贫血现象。而地中海贫血则属于一种珠蛋白基因缺陷型贫血,在珠蛋白基因缺陷的情况下,导致患者的血红蛋白中珠蛋白肽链合成出现失衡现象,此时患者的血红蛋白成分会发生改变,导致贫血现象的发生。缺铁性贫血临床上加做铁蛋白和血清铁检测即可确诊,然后再查找缺铁原因。而地中海贫血属于先天性疾病,需通过血红蛋白电泳法和基因检测对患者实施判断,但是其检查耗时较长,而且对于检测的环境和技术要求均较高,故在短时间内很难满足临床需要。血常规检查则打破了传统电泳法检测中耗时长、操作复杂等缺点,能够在相对便捷的样本采集下展开检测,分析血常规中平均血红蛋白含量(MCH)、红细胞体积分布宽度(RDW)、平均血红蛋白浓度(MCHC)、平均红细胞体积(MCV)、血红蛋白含量(HB)、红细胞计数(RBC)等。按照这 6 个主要数值,可以在诊室中做出两个小细胞低色素性贫血倾向性判断。多个研究报告提示缺铁性贫血的 MCHC、RBC、HB 指标低于地中海贫血,而 RDW 高于地中海贫血。

张若曦分析了缺铁性贫血(iron deficiency anemia,IDA)、慢性病性贫血(anemia of chronic disease,ACD)、地中海贫血(thalassemia,TA)、伴环形铁粒幼细胞增多的难治性贫血(refractory anemia with ring sideroblast,RARS)四种小细胞性贫血,虽然 IDA、ACD、TA 和 RARS 的 MCV 均可表现为小细胞性贫血,但 ACD 可表现为正细胞性,甚至 RARS 可呈略微大细胞性,而 IDA 和 TA 明显低于正常健康者,完全表现为小细胞性贫血,而且 TA 细胞更小。平均红细胞血红蛋白(MCH)中,IDA、TA 的 MCH 明显降低,ACD 的 MCH 降低程度较小,而 RARS 可轻微降低甚至表现为升高。平均红细胞血红蛋白浓度(MCHC)中,4 种贫血均可表现为低色素性,其中 IDA 下降最为明显,IDA 和 TA 一般是真正的"小细胞贫血",TA 患者的 MCV 通常更小,而 ACD 可为轻微小细胞性或正细胞性,RARS 可为轻微小细胞性或轻微大细胞性。总之,几种贫血均可表现为低色素性,其中 IDA 的 MCV、MCH 和 MCHC 浓度下降最为明显,由此可对于不同类型贫血进行初步区分。

大红细胞性贫血可分为非巨幼细胞性贫血和巨幼细胞性贫血两类。骨髓增生异常综合征、溶血性贫血、急性白血病等是临床常见的非巨幼细胞性贫血类型。红细胞相关参数是大细胞性贫血疾病诊断的重要参考依据。孙永华分析 60 例贫血患者的红细胞参数,提示巨幼细胞性贫血患者的血常规检验结果中的红细胞平均体积增大、红细胞体积分布宽度增大、红细胞平均血红蛋白量增大,溶血性贫血患者的血常规检验结果中的红细胞平均体积基本正常、红细胞体积分布宽度略增大、红细胞平均血红蛋白量正常。关莹分析 30 例再生障碍性贫血患者、30 例骨髓增生异常综合征患者、30 例巨幼细胞性贫血患者的 MCV 指数,以健康体检者作为对照组,平均红细胞体积(MCV)检测均值是 (86.54±5.12)fl;再生障碍性贫血患者的平均红细胞体积(MCV)检测均值是 (84.16±5.10)fl;骨髓增生异常综合征患者的平均红细胞体积(MCV)检测均值是(107.20±6.15)fl;巨幼细胞性贫血患者的平均红细胞体积(MCV)检测均值是(113.25±7.13)fl。尽管红细胞参数在诊断贫血中有一定的临床意义,但作为鉴别诊断指标还存在一定的距离,需结合铁蛋白、维生素 B_{12}、叶酸、骨髓常规和活检等检查以进一步诊断。

二、网织红细胞在临床中的应用

网织红细胞(Ret)是红细胞的未成熟阶段,在正常情况下,骨髓中有核红细胞并不释放至血循环,只有网织红细胞和成熟红细胞才释入血中。网织红细胞是反映患者骨髓造血功能的重要指标,在贫血的诊断、治疗和预后判断中具有很大的应用价值。临床上,对贫血患者进行鉴别和诊断,常选择血液分析仪法对患者的网织红细胞实施检测,溶血性贫血、失血性贫血等贫血类型常会导致患者的网织红细胞增多,再生障碍性贫血患者的网织红细胞参数明显降低,充分反映了骨髓造血功能障碍,而且变化程度与病情的严重程度有一定的相关性,Ret 百分比和 Ret 绝对值两项参数在再生障碍性贫血的诊断及疗效观察中作用明显。付书南等分析 54 例急性与慢性再生障碍性贫血患者网织红细胞检测结果,急性再生障碍性贫血组 Ret 百分比和绝对值明显低于正常健康者,也低于慢性再生障碍性贫血组,表明急性再生障碍性贫血患者的骨髓造血功能严重衰竭,而慢性再生障碍性贫血患者的造血功能尚可,骨髓穿刺观察多可见红系增生,Ret 百分比可表现正常或轻度增高,但其 Ret 绝对值并不增高。

彭碧比较了缺铁性贫血、地中海贫血的 Ret 百分比及 Ret 绝对值,其均显著高于健康体检者;而缺铁性贫血、地中海贫血网织红细胞血红蛋白含量低于健康体检者,而且缺铁性贫血网织红细胞血红蛋白含量明显低于地中海贫血。缺铁性贫血和地中海贫血均存在骨髓造血功能活跃、红系增生旺盛的特征。缺铁性贫血以明显 Hb 减少为特征,而地中海贫血以红细胞体积减小为特征,Hb相对稳定,即地中海贫血出现红细胞数量增多、Hb 减低的分离现象。

江虹等应用全自动血细胞分析仪上的 XE.pro 软件来检测外周血的网织红细胞血红蛋白含量,探讨其在缺铁性贫血的诊断和鉴别诊断的临床应用,比较缺铁性贫血、地中海贫血和肾性贫血三种小细胞性贫血的红细胞参数。缺铁性贫血的网织红细胞血红蛋白含量水平在这三种贫血中是唯一显著低于正常健康对照组的,能同其余两种小细胞性贫血区分开,网织红细胞血红蛋白含量可不受急性时相反应的影响,准确地反映机体铁缺乏的状态,对缺铁性贫血具诊断和鉴别意义。

陈哲周等分析 109 例产科孕检妇女外周血网织红细胞血红蛋白的含量,分铁缺乏非贫血组、缺铁性贫血组和正常孕妇三组,结合 MCV、MCH、MCVH,发现铁缺乏非贫血组和缺铁性贫血组所有指标均低于正常孕妇组,网织红细胞血红蛋白含量对妊娠妇女铁缺乏,尤其是尚未发生贫血、容易漏诊的单纯铁缺乏的诊断较优,是临床铁缺乏筛查和早期诊断的敏感指标。

慢性肾病并发的贫血的主要原因是肾脏分泌的促红细胞生成素减少,从而导致红细胞生存障碍。骨髓造血障碍时,体内的较为幼稚的网织红细胞所占比例会升高,慢性肾病贫血患者的网织红细胞显著高于慢性肾病非贫血患者,但是对于慢性肾病的非贫血患者,虽然血红蛋白水平没有降低,但其网织红细胞已经显著升高,高于正常组。网织红细胞检测在肾性贫血的诊断治疗及预防中起着至关重要的作用,可通过观察网织红细胞水平变化的情况,对患者的肾性贫血程度进行诊断治疗,为患者的疾病治疗提供有效帮助。

目前对于恶性肿瘤,化疗为常用疗法,但化疗的不良反应较多,易发生骨髓抑制,造成血小板减少而引起出血以及白细胞减少进而引起感染等情况,严重者甚至危及生命。过去以白细胞和血小板监测骨髓抑制情况,均存在监测迟缓、影响因素多等缺点,而且在白细胞和血小板水平明显降低时,骨髓抑制程度已非常严重,不能及时采取有效的治疗措施。网织红细胞(Ret)及其参数对化疗后骨髓造血情况的监测效果较好,成为化疗后骨髓抑制监测的早期指标,具有重要的临床意义。监测外周血和骨髓中 Ret 参数对指导肿瘤的放化疗、选择用药的最佳时间和治疗阶段均有积极意义。乐家新等对白血病化疗监测显示,高荧光强度的 Ret+中荧光强度的 Ret 出现或升高时间的中位数,较中性粒细胞绝对值(absolute neutrophi count, ANC)$>0.2\times10^9$/L 时间的中位数早 4.5d,较 ANC$>0.5\times10^9$/L 时间的中位数早 7.5d,较 Ret 绝对值升高至正常的中位数早 15d,说明高荧光强度的 Ret 和中荧光强度的 Ret 是骨髓恢复的早期指标。塞启政等对白血病化疗和骨髓移植患者进行研究,其中化疗组 12 例,骨髓移植 8 例,检测患者血液和骨髓液中未成熟 Ret 百分比和 Ret 百分比,并且观察骨髓的细胞形态学变化,白血病化疗组骨髓中未成熟 Ret 比率 10d 开始升高,25d 达高峰,Ret 百分比 15d 开始升高,30d 达高峰。血中未成熟 Ret 比率 15d 才开始升高,25d 相当于骨髓 20d 的水平。骨髓移植组骨髓未成熟 Ret 比率及 Ret 比率分别于 10d 和 15d 开始升高;未成熟 Ret 比率恢复比 Ret 比率早 5d,骨髓中未成熟 Ret 比率于化疗后第 10 天的恢复早于血液中未成熟 Ret 比率的变化,大约早 5d,是监测骨髓抑制情况更为敏感的指标。

Yesmin 等研究表明,未成熟 Ret 比率是骨髓造血功能恢复的早期指标。造血干细胞移植是治疗恶性血液病患者的首选。对移植后造血功能恢复的监测有利于病情观察及制订治疗方案,是判定移植是否成功的依据。目前,临床上大多采用 Ret%,中性粒细胞绝对计数和血小板计数监测骨髓移植后的造血反应,但网织红细胞从骨髓释放入外周血过程中影响因素较多,当在临床感染或受到移植排斥反应等影响时,能引起 AMC 抑制,未成熟 Ret 比率还可用来预测外周血干细胞的收集时间。造血干细胞移植成活所需的细胞数量要求 CD34$^+$$>2\times10^6$/kg。在人体稳态的情况下,外周血干细胞数量少,需要通过大剂量化疗或应用生长因子进行造血干细胞动员来提高外周血干细胞数量。干细胞收集时间是决定采集质量的关键。以传统的白细胞$>1\times10^9$/L 作为采集时间,约 15% 受试者采集到的 CD34$^+$ 细胞数量不符合要求。研究表明,单核细胞计数$\geqslant1.455\times10^9$/L 为外周血干细胞采集的最佳时机,而未成熟 Ret 比率是一个有价值的负面预测指标,当未成熟 Ret 比率$\leqslant0.2$ 时可认为不适合采集。

Ret 相关参数在一定程度上反映肝脏纤维化的病变程度,可以作为乙肝非肝硬化和乙肝肝硬化患者肝纤维化的诊断和定期监测的标识物。有慢性肝脏疾病时,患者对铁剂、叶酸、维生素 B_{12} 吸收不良,引起贫血,表现为 Ret 升高。肝硬化时,由于营养物质无法吸收、凝血功能障碍、门静脉高压,造成脾功能亢进及胃肠道失血,表现为 Ret 百分比降低及 Ret 绝对值、网织红细胞未成熟比率、中荧光强度的明显变化。

三、红细胞体积分布宽度在临床中的应用

红细胞体积分布宽度(RDW)是红细胞形态相关指标,能反映外周红细胞

体积的异质性,以数秒内所测 10 万个红细胞体积大小的变异系数来表示,多用于贫血的诊断和鉴别诊断。邓文军等对 170 例血细胞分析仪 RDW 有异常的患者分析,10 例患者无血红蛋白降低,其中恶性肿瘤 4 例,异常子宫出血 3 例,慢性感染 2 例,巨幼细胞贫血 1 例;另外,160 例(94.1%)患者有贫血,按贫血类型分:正细胞性贫血为 60 例(37.5%),大细胞性贫血为 54 例(33.8%),小细胞低色素性贫血为 41 例(25.6%),单纯小细胞性贫血为 5 例(3.1%)。病因分析:原发于血液系统疾病 59 例(34.7%),继发于非血液系统疾病 111 例(65.3%)。

地中海贫血和缺铁性贫血大多显示为小细胞低色素贫血,但地中海贫血组的 RDW 值与正常对照组之间的差异无统计学意义,而缺铁性贫血组的 RDW 值较正常对照组的高。将 RDW 结合 MCV,更能准确判断贫血,MCV、RDW 虽然不是地中海贫血的诊断指标,但在 MCV 减低、RDW 增高、铁蛋白正常时,提示地贫的可能性比较大,有必要对疑似患者进行血红蛋白电泳等其他相关检查,若 RDW 升高不明显且 MCV 正常,则重症地中海贫血的可能性不大。所以,RDW/MCV 对基层医院在无地中海贫血筛查或基因检查的情况下,尤其在地中海贫血高发区的初查,不失为一项有效的诊断参考指标。而在巨幼细胞性贫血患者中,MCV 及 RDW 均升高;对于急性失血性贫血与再生障碍性贫血的患者,其 MCV 及 RDW 均在正常范围之内。对于再生障碍性贫血主要是骨髓造血功能障碍,MCV 及 RDW 均正常,即红细胞体积大小均一,分布与正常人一样。这与其他慢性疾病引起的贫血不同。RDW 值对于临床上鉴别不同慢性系统疾病性贫血有一定的参考价值。肝性贫血、肾性贫血患者的 RDW 值明显高于正常,而肝性贫血患者的 RDW 值明显高于肾性贫血,糖尿病性贫血患者的 RDW 值与正常对照组比较则无明显差异。

类风湿关节炎作为慢性炎症性疾病,患者体内存在多种细胞因子,后者都可能通过各种途径影响红细胞的生成和凋亡及细胞的形态,最终会导致 RDW 的变化。夏华军等研究把类风湿关节炎进行不同严重程度的分组,来评估其与 RDW 之间的关系。通过对重度炎症组和轻度炎症组组间类风湿关节炎患者的 RDW、HB 和 RF 的比较发现:重度炎症组的 RF 和 RDW 增高,说明在重度炎症时机体内炎症因子分泌增加,其自身抗体 RF 的分泌也增加,同时也影响了红细胞的大小和形态,导致贫血,即 HB 水平下降,提示了炎症因子与红细胞之间的复杂联系。

彭可君在一项红细胞分布宽度与系统性红斑狼疮病情活动的相关性研究中发现系统性红斑狼疮组患者 RDW、C 反应蛋白、红细胞沉降率和 IgG 水平显著高于健康对照组，C3 和 C4 显著低于健康对照组，活动期系统性红斑狼疮患者的 RDW 水平显著高于静止组，贫血组系统性红斑狼疮患者的 RDW 水平显著高于非贫血组。狼疮性肾脏病变患者的 RDW 水平明显高于单纯系统性红斑狼疮患者，提示 RDW 可与 CRP、ESR 和免疫功能相关指标一样对系统性红斑狼疮患者的活动性进行评价，而且随着病情的严重增加而升高。

晚期恶性肿瘤相关性贫血的发生与肿瘤类型没有关系，红细胞体积分布宽度值显著高于正常人，RDW 值越高，则表明红细胞的大小变化越明显，并且能够间接反映造成肿瘤患者贫血的因素是很多方面的。

总之，红细胞参数指标中平均红细胞体积（MCV）、平均红细胞血红蛋白（MCH）、血红蛋白（HB）、红细胞比容（HCT）与红细胞分布宽度（RDW）是诊断贫血的常见指标，易获得，体现出了血常规检验在疾病治疗中的价值，但在临床实践中还应结合患者的病史、临床资料、血象、骨髓象、骨髓活检等进行综合判断。

（林圣云）

第五章　先天遗传性贫血的中西医防治和管理——

第一节　地中海贫血的中西医防治和管理

一、定义和流行情况

地中海贫血又称珠蛋白生成障碍性贫血，是一组遗传性溶血性贫血病的统称。由于遗传性珠蛋白基因缺陷（基因突变、缺失等）引起一种或多种珠蛋白肽链生物合成减少或完全不能合成，因而珠蛋白肽链间的正常平衡不能维持，导致血红蛋白的组成成分改变，引起慢性溶血性贫血，为常染色体不完全显性遗传病。

地中海贫血是世界上最常见、发病率最高的遗传性溶血性贫血病，也是危害最严重的血红蛋白病之一。地中海贫血分布呈地域性，主要分布于地中海沿岸国家及东南亚各国，在我国的广东、广西、海南、云南、贵州、四川及香港等地区常见，发病率达 10%～14%。

二、病因病机

（一）发病机制

地中海贫血发生的重要特征之一是无效造血及溶血。本病的发病机制主要是由于一个或几个珠蛋白基因的缺失或者突变，造成相应珠蛋白链合成减少或缺如，相对过剩的珠蛋白链沉淀在红细胞膜上，造成红细胞膜的损伤、氧化损害，以及红细胞膜骨架异常和红细胞代谢异常。过剩的珠蛋白链将会影响多个阶段的正常红细胞成熟，使红细胞在骨髓内溶血，从而出现大量的无效红细胞，导致原位溶血；过剩的珠蛋白链可直接与红细胞膜结合，通过改变膜结合蛋白的组成,进而导致红细胞膜变硬,变形能力下降,红细胞在骨髓内或通过微循环进入脾窦时被破坏;另外,其也可干扰细胞骨架蛋白与膜的联结,或者沉积在红细胞膜上的珠蛋白链将会诱导膜蛋白的聚集,促进自身抗体与补体的结合,从而使红细胞从循环中很快被清除;过剩的珠蛋白链也可黏附在红细胞膜上,进一步诱发膜脂质过氧化反应,使连接细胞骨架的膜蛋白发生氧化损伤,造成红细胞膜机械稳定性下降;异常的红细胞代谢酶类可导致细胞内能量代谢和氧化还原反应障碍,加重红细胞的氧化损伤;离子通透性异常,导致红细胞脱水和阳离子转运异常,也可影响整个红细胞的破坏过程。因此,地中海贫血的发生是多种病理改变的影响结果,它不仅是一种血红蛋白病,更是累及整个红细胞的病变。

(二)中医学病因

根据地中海贫血的患者症状,可以将本病归属于"虚劳""血证""童子劳""五迟五软""虚黄"等范畴。其病因与先天禀赋不足、后天失养相关,主要累及肾、脾、心、肝等脏腑,病变涉及气、血、阴、阳等范畴。在病机上该病存在本虚之证,又夹杂有湿热、气滞、出血、血瘀等标实之证,因而本病特点为虚实夹杂、症候错综复杂。

三、临床表现及实验室检查

地中海贫血根据珠蛋白链的缺失或基因突变数目的程度,临床上分为轻型、中间型及重型地中海贫血。

(一)α 地中海贫血

1 重型 α 地中海贫血(Hb Bart's 胎儿水肿综合征)

临床表现:胎儿在宫内死亡或早产后数小时内死亡。胎儿苍白,皮肤剥脱,全身水肿,轻度黄疸,体腔积液,巨大胎盘。孕妇可有妊娠高血压综合征。

实验室检查:脐血血红蛋白明显降低,红细胞中心浅染、形态不一、大小不均,有核红细胞显著增多,靶形红细胞增多。血红蛋白电泳:Hb Bart's 成分>70%,少量 Hb Portland 可出现微量 HbH。

遗传学检查:父母均有 α 地中海贫血。

对符合上述条件者可做出临床诊断,进一步诊断需进行基因分析。

2 血红蛋白 H 病(中间型 α 珠蛋白生成障碍性贫血)

临床表现:轻度至中度贫血(少数患者的血红蛋白可低于 60g/L 或高于100g/L),可不伴有肝脾肿大和黄疸,可有地中海贫血面容。

实验室检查:红细胞形态基本同重型 β 珠蛋白生成障碍性贫血所见,红细胞内可见包涵体。骨髓中红细胞系统增生季度活跃。血红蛋白电泳出现 HbH 区带,HbH 成分中占 5%～30%(个别患者 HbH 成分可小于 5% 或高达 40%),也可出现少量 Hb Bart(出生时 Hb Bart 可达 15% 以上)。

遗传学检查:父母均有 α 珠蛋白生成障碍性贫血。

对符合上述条件者可做出临床诊断,进一步诊断需进行基因分析。

3 轻型 α 珠蛋白生成障碍性贫血(标准型 α 珠蛋白生成障碍性贫血或特性珠蛋白生成障碍性贫血 1)

临床表现:无症状或有轻度贫血症状,肝脾无肿大。

实验室检查:出生时 Hb Bart 可占 5%～15%,几个月后消失,红细胞有轻度形态改变,可见靶形红细胞,血红蛋白稍降低或正常,MCV<79fl,MCH<27pg,红细胞脆性降低,血红蛋白电泳正常,可检出 ζ 珠蛋白链。

遗传学检查:父母一方或双方均有 α 珠蛋白生成障碍性贫血,另有其他珠蛋白生成障碍性贫血、缺铁性贫血和慢性疾病。

对符合上述条件者可做出临床诊断,进一步诊断需进行基因分析。

4 静止型 α 珠蛋白生成障碍性贫血(静止型 α 珠蛋白生成障碍性贫血或特性 α 珠蛋白生成障碍性贫血 2)

临床表现:出生时 Hb Bart 约为 1%～2%,随后很快消失,无贫血,血红蛋白电泳正常,红细胞形态正常(少部分可见 MCV<79fl,MCH<27pg,红细胞脆性试验阳性)。

遗传学检查:父母中至少一方有 α 珠蛋白生成障碍性贫血,需做基因分析来确定诊断。

(二)β 珠蛋白生成障碍性贫血

1 重型 β 珠蛋白生成障碍性贫血

临床表现:自出生后 3～6 个月起出现贫血,肝脾肿大,颧骨隆起,眼距增宽,鼻梁低平等骨骼改变,呈现特殊的地中海贫血面容,X 线检查可见外板骨小梁条纹清晰呈直立毛发样,发育滞后。

实验室检查:血红蛋白<60g/L,呈小细胞低色素性贫血,红细胞形态不一,大小不均,有靶形红细胞(10% 以上)和红细胞碎片,网织红细胞增多,外周血出现较多有核红细胞。骨髓中红细胞系统极度增生。首诊 HbF 达 30%～90%。

遗传学检查:父母均为 β 珠蛋白生成障碍性贫血。

对符合上述条件者可做出临床诊断,进一步诊断需进行基因分析。

2 中间型β珠蛋白生成障碍性贫血

临床表现:多在 2～5 岁时出现贫血,症状和体征较重型轻,可有地中海贫血面容。

实验室检查:血红蛋白 60～100g/L,成熟红细胞形态与重型相似,网织红细胞增多,可见有核红细胞,HbF>3.5%。

遗传学检查:父母均有 β 珠蛋白生成障碍性贫血。

对符合上述条件者可做出临床诊断,进一步诊断需进行基因分析。

3 轻型β珠蛋白生成障碍性贫血

临床表现:无症状或有轻度贫血症状,偶见轻度脾大。

实验室检查:血红蛋白降低,但大于 100g/L,末梢血中可见有少量靶形红细胞,红细胞轻度大小不均。MCV<97fl,MCH<27pg,红细胞脆性降低,HbA2>3.5%或正常,HbF 正常或轻度增加(不超过 5%)。

遗传学检查:父母至少一方有 β 珠蛋白生成障碍性贫血,另有其他珠蛋白生成障碍性贫血和缺铁性贫血。

对符合上述条件者可做出临床诊断,进一步诊断需进行基因分析。

4 静止型β珠蛋白生成障碍性贫血

临床症状:无症状。

实验室检查:血红蛋白正常,MCV<79fl,MCH<27pg,红细胞脆性降低,网织红细胞正常。HbA2>3.5%或正常,HbF 正常或轻度增加(不超过 5%)。

遗传学检查:父母至少一方有 β 珠蛋白生成障碍性贫血。

对符合上述条件者可做出临床诊断,进一步诊断需进行基因分析。

(三)中医证候

1 气血亏虚

证见面色苍白,唇甲色淡,神疲乏力,或易受外感,汗多,心悸,腹胀,气短,舌质淡苔白,脉细弱。

2 脾肾两虚

证见面色萎黄或㿠白,食少纳呆,腹胀或便溏腹泻,腰酸腿软,形寒肢冷,乏力懒言,或有腹内结块,发育落后,舌质淡,苔薄白,脉沉无力。

3 湿热内蕴

证见身目发黄,面色晦暗,胁下结块,腹胀纳呆,或见皮肤瘀斑,鼻衄,齿衄,舌见瘀点,苔白或黄,脉细数或有结代。

四、诊断程序

1　家族遗传病史

父母双方或一方为地中海贫血患者。

2　典型的临床表现

自幼起病,慢性进行性贫血,面色苍白,黄疸;肝脾肿大,腹部膨隆;地中海贫血面容:颧骨隆起,眼距增宽,鼻梁低平,体格发育落后,智力发育迟滞等。

3　实验室检查

小细胞低色素性贫血,血清铁增高,血红蛋白电泳异常,红细胞脆性降低等。

符合上述表现可进行临床诊断,进一步诊断需行基因分析。

五、治　疗

(一)西医治疗

1　治疗原则

轻型地中海贫血不需治疗。中间型 α 地中海贫血应避免感染和用过氧化性药物,中度贫血伴脾肿大者可做切脾手术。中间型 β 地中海贫血一般不输血,但遇感染、应激、手术等情况下,可适当输注浓缩红细胞;对于重型 β 地中海贫血,高量输血联合除铁治疗是基本的治疗措施;造血干细胞移植(包括骨髓、外周血、脐血)是根治本病的唯一临床方法,有条件者应争取尽早行根治手术。

2　输注浓缩红细胞

(1)低量输血:单纯的输血或输红细胞最终导致血色病。中等量输血疗法,使血红蛋白维持在 60~70g/L。实践证明,这种输血方法虽然使重型患者有望摆脱近期死亡的威胁,但患者的生存质量随年龄增长越来越差。相当一部分患者于第二个十年内因脏器功能衰竭而死亡。

(2)高量输血:高量输浓缩红细胞的优点为纠正机体缺氧,减少肠道吸收铁,抑制脾肿大,纠正患儿生长发育的缓慢状态。方法是先反复输浓缩红细胞,使患儿血红蛋白含量达 120~140g/L,然后每隔 3~4 周血红蛋白≤80~90g/L 时输注浓缩红细胞 10~15mL/kg,使血红蛋白含量维持在 100g/L 以上。

3 铁螯合剂

长期高量输血、骨髓红细胞造血旺盛、"无效红细胞生成"以及胃肠道铁吸收的增加,常导致体内铁超负荷,易合并血色病,损害心肝、肾及内分泌器官功能,当患者体内的铁累积到 20g 以上时,则可出现明显的中毒表现,故应予以铁螯合剂治疗。1 岁内使用铁螯合剂,其副作用如骨骼畸形、生长抑制的发生率明显升高,一般主张 2~3 岁后或患儿接受 10~20 次输血后并有铁负荷过重的证据,血清铁(serum ferritin,SF)>1000mg/L,血清转铁蛋白完全饱和后才开始除铁治疗。当前临床广泛使用的是去铁胺(deferoxamine,DFO),剂量 20~50mg/(kg·d),加注射用水或生理盐水用便携式输液泵每日(或每晚)腹壁皮下注射 8~12h,每周连用 5~6 天。用药前后应做 SF、尿铁的监测。若 SF>3000g/L 或者有铁负荷继发心脏病时,可予 DFO 50~70mg/(kg·d)持续 24h 静脉滴注。

使用铁螯合剂时加用维生素 C 口服,可增加尿中铁的排泄量 1 倍。但维生素 C 可将铁从储备部位动员出来并通过氧化代谢间接影响心肌细胞,故在重度铁负荷时不宜使用大剂量维生素 C,一般每日口服 100~200mg。在停用 DFO 期间也不应坚持服用维生素 C。

长期使用 DFO 一般无明显的毒副作用,注射部位局部有反应、皮疹、疼痛,无须停药。但铁负荷轻者使用大剂量 DFO 时可出现白内障、听力丧失、长骨生长障碍等,应引起临床重视。

4 脾切除及脾动脉栓塞

对巨脾或脾功能亢进者可行脾切除术或脾动脉栓塞术,以减轻溶血反应。

5 γ珠蛋白基因活化剂

如羟基脲(hydroxycarbamide)的剂量为 25~50mg/(kg·d),5-氮胞苷(azacytidine,5-Aza)、白消安(busulfan)、丁酸钠类等药物,能活化 γ 珠蛋白基因的表达,增加 γ 珠蛋白链的合成,增加 HbF 的合成,改善贫血症状。该类药物对中间型 β 地中海的贫血效果较好,但对重型 β 地中海的贫血效果较差。

6 造血干细胞移植

异基因骨髓移植、外周血干细胞移植及脐带血移植是目前根治重型 β 地中海贫血的唯一方法。

(二)中医辨证治疗

1 气血亏虚

治以益气补血,调和营卫。方用八珍汤加减。人参、白术、白茯苓、当归、川芎、白芍药、熟地黄、甘草。

加减:形寒肢冷者,加制附片、巴戟天;胁下结块者,加鸡血藤、三棱、莪术。

2 脾肾两虚

治以健脾益肾,温运助阳。方用十四味建中汤加减。人参、白术、茯苓、甘草、黄芪、当归、白芍、熟地、制附片、炮姜、巴戟天、补骨脂、陈皮。

加减:有黄疸者,加茵陈、泽泻;有腹内结块、胁下饱满者,加鸡血藤、鳖甲、三棱、莪术。

3 湿热内蕴

治以清热利湿,理气化瘀。方用茵陈蒿汤合血府逐瘀汤加减。药用茵陈、栀子、黄柏、柴胡、枳壳、当归、赤芍、川芎、桃仁、红花、香附、莪术、鳖甲。

加减:气血两虚,加党参、黄芪、阿胶;便秘,加大黄。

(三)中成药

1 益血生

健脾补肾,生血填精,用于脾肾两虚、精血不足所致证候治疗。

2 再造生血胶囊

补肝益肾,补气养血,用于肝肾不足、气血两虚所致的血虚虚劳。

(以上中成药按辨证使用,用法详见药物说明书。)

六、预防和管理

(一)病房管理

1 入院医嘱

(1)长期医嘱。

①血液病护理常规,一级/二级护理,饮食,视病情通知病重或病危。

②其他一般医嘱,如吸氧、心电血氧饱和度监护、记出入量等。

③如有感染,积极控制;如有必要,开始除铁治疗。

③重要脏器保护:抑酸、补钙等。

(2)临时医嘱。

①一般检查:血常规、网织及分类、网织红细胞、尿常规、大便常规+隐血、输血前的感染相关标志物、肝肾功能、电解质、血沉、凝血功能、抗"O"、C反应蛋白、血型、输血前检查、胸片、心电图、腹部B超。

②骨穿:骨髓形态学。

③溶血相关检查：网织红细胞、血浆游离血红蛋白和结合珠蛋白、HBF、HBA2 等、胆红素、尿胆原、尿含铁血黄素；免疫球蛋白和补体、抗人球蛋白试验、冷凝集试验；单价抗体测红细胞膜附着的 IgG、IgA、IgM 和 C3；冷热溶血试验、地中海贫血基因全套检查。

④有输血指征时输注红细胞。

2 护理干预

(1)病情观察：密切观察患者的贫血进展程度；皮肤黏膜有无黄疸,尿色、尿量的变化；倾听患者的主诉,发现患者出现头痛、恶心、呕吐、腹痛、腹泻、寒战、高热等表现,及时报告医生。

(2)休息：指导严重贫血或急性溶血的患者卧床休息,护士需做好生活护理；慢性期及中度贫血者应增加卧床休息的时间,减少活动,患者可进行生活自理。指导患者根据贫血程度安排活动量,以不出现心悸、气短、过度乏力为标准,饮食上需要高蛋白、高维生素食物。

(3)心理护理：家长及患儿常有自卑感,从而不愿意让别人知道患儿的病情,不让患儿参与集体生活,这样会对患儿的心理造成不良影响。让患儿参加各种适当的活动,对于其保持良好的心态、积极回归社会具有促动意义。

3 贫血危急状况识别及应急管理

(1)两种危象：在慢性先天性溶血性贫血病例中,如红细胞的过度破坏和骨髓红细胞生成之间的平衡红系遭到破坏,可导致血红蛋白水平迅速下降,产生"危象"。由骨髓红细胞生成突然减低而造成的危表现象称为"再生障碍性危象"。危象的症状无特异性,有发热、咽痛、咳嗽、胃肠症状等前驱症状,随之表现贫血加重,血红蛋白下降,网织红细胞减低,一般不累及白细胞和血小板,持续大约两周后渐恢复。如骨髓红细胞生成正常,由红细胞的破坏突然增加而引起的危象称为"溶血危象"。可能由某些原因如感染、过劳等因素造成,此时黄疸加重,贫血加重,网织红细胞上升,肝脾肿大,轻者经数日而恢复,重者需住院治疗。

(2)危象的应急管理：首先去除诱因,积极输注红细胞,补液治疗以纠正电解质紊乱和酸碱失衡的状态。

4 治疗中常见的一些问题和解决方法

(1)输血反应。

①发热反应：反应严重时需立即停止输血,体温较高时需物理降温或药物降温。

②过敏反应：立即停止输血,应用肾上腺素或地塞米松静脉输注。

③溶血反应:立即停止输血,扩容利尿,碱化小便,保护肾脏。

④细菌污染:停止输血,行血培养,静脉应用抗生素。

⑤循环超负荷:按急性左心衰处理,控制输液量及速度。

(2)除铁治疗。

①关节痛、关节炎:停药观察,必要时可予以药物镇痛。

②粒细胞减少或缺乏:定期复查血常规,必要时停药。

③白内障、骨发育障碍、听力障碍:停药,相关专科检查。

(二)门诊管理

1　防治计划(基层医院,包括社区医院)

地中海贫血难治可防,防治地中海贫血需采取婚前孕前预防、产前预防和地中海贫血患儿早诊早治的三级预防策略。

(1)婚前孕前预防:将新婚夫妇、计划怀孕夫妇列为防治的目标人群,通过询问家族史了解双方家族贫血遗传病史;将血常规列为地中海贫血筛查的首选方法,如有小细胞低色素性贫血,需建议进行血清铁、血红蛋白电泳、红细胞脆性等检查。通过婚前地中海贫血筛查,避免轻型地中海贫血患者联姻,或指导夫妇怀孕前做好心理准备和提供适宜时机接受产前诊断的医学建议,可明显降低重型/中间型地中海贫血患者出生的机会。

(2)产前预防:推广产前诊断技术,对父母双方或一方地中海贫血基因携带者,孕早期(孕 11～13 周$^{+6}$)用绒毛穿刺进行地中海贫血的基因检测;孕中期(孕 15～22 周)行羊膜腔穿刺;>22 周者可抽取胎血,行基因和血液学诊断,对高危胎儿进行产前诊断,重型/中间型患儿应终止妊娠。

2　健康教育,包括孕期、产妇健康教育

加大地中海贫血的宣教力度,开展优生优育知识普及,加强地中海贫血的危害宣教,提高社区人群尤其是婚育妇女的认知率。

3　基层医院或社区医院专病规范管理方案

镇街服务所在居委/村计生专干的协助下掌握辖区内已婚待孕及已孕夫妇情况,并通过新婚班、孕妇班发送知识短信、宣传读本、上门服务等形式对目标人群(家庭或夫妇)进行宣传教育,帮助调查对象了解地中海贫血的科普知识。区民政婚姻登记处也设置计生优生服务窗口,对结婚登记的新婚夫妇建议行婚前检查或孕前检查。目标人群在镇街服务所领取免费筛查券并进行基本信息登记,然后到区服务站或妇幼保健院签订知情同意书后进行地中海贫血初筛,并将初筛阳性标本送上级医院或检测站进行基因确诊,将基因结果统一转回区

服务站,并在此进行高风险家庭确认及遗传咨询,对于同意产前诊断的孕妇开具转诊单到上级医院进行产前诊断,将诊断结果直接转回区服务站,再次咨询并知情选择引产重症地中海贫血胎儿。对地中海贫血低风险家庭的报告单直接转回镇街服务所;胎儿出生后由镇街服务所进行新生儿随访,由此建立地中海贫血全程管理和服务的地中海贫血筛查网络。

4 管理效果评估

评估指标主要有婚前医学检查率、婚检地中海贫血筛查率、孕前优生健康检查率、孕优地中海贫血筛查率、地中海贫血目标人群参检率、建卡孕妇筛查率、孕妇丈夫筛查率、双阳地中海贫血基因分析率、同型基因地中海贫血胎儿产前诊断率、重症地中海贫血胎儿医学干预率、地中海贫血筛查、地中海贫血基因诊断、地中海贫血产前诊断信息录入率等。

(三)家庭预防及管理

1 认识贫血的性质和危害性

地中海贫血为小细胞低色素性贫血,儿童贫血的危害性较大,不仅影响儿童生长发育,降低机体免疫和抗感染能力,还可影响儿童的学习能力和损害儿童的智力发育。同时,地中海贫血由于无效红细胞生成而促进了铁吸收,而长期输血可使铁过载加剧,因而可出现相应并发症,如心肺并发症、肝功能损害、内分泌并发症、骨骼并发症、深静脉血栓等。

2 如何就诊

可到儿童医院血液科或血液病医院相关科室或综合医院儿科、血液科等相关科室就诊。

3 如何化验和检查

地中海贫血是遗传性疾病,根据家族史、临床表现及实验室检查不难确诊。可行血常规、网织及分类、血浆游离血红蛋白和结合珠蛋白、HBF、HBA2、地中海贫血基因等相关检查。

4 治疗方案的建立和调整

一般对于无症状的轻型地中海贫血患者,当病情稳定时不需要治疗。当贫血症状显现出更为严重的表现时,首先应当排除其他因素的诱发,例如病毒侵入、服有氧化剂等,需要时给予补充浓缩红细胞,但对于重型及部分中间型地中海贫血患者,目前的主要治疗手段为规律性输血配合除铁剂、造血干细胞移植等。

5　非药物治疗

患者在平时生活中应注意以下几点:避免劳累,避免感冒,加强锻炼,增强体质,慎用退热药、止痛药、磺胺药及抗感冒药。患者在饮食方面没有特别的禁忌,少食铁含量丰富的食物即可,如猪肝、羊肝、动物血、瘦肉、蛋黄、菠菜等。

6　药物治疗疗程

主要为输血和除铁治疗,需终身治疗。家长需做好输血和除铁治疗日记。以表格形式,记录以下内容:输血治疗的种类、量、日期时间,输血前后血红蛋白含量;除铁治疗所使用的除铁药物的名称、给药剂量、给药途径、日期时间及血清铁蛋白含量。

7　随访(复查时间和项目)

定期复查血常规(轻型 6～12 个月,中间型 3～6 个月,重型 1 个月)、铁蛋白(轻型 6～12 个月,中间型 3～6 个月,重型 1 个月)、生长发育(6～12 个月)、骨发育(6～12 个月)、听力(6～12 个月)、视力监测(6～12 个月)。

8　家庭监测方法

主要观察并记录患儿的正常生长发育(身高、体重、骨骼发育等)情况,允许正常的日常活动。

9　病情稳定或进展指证

如患儿出现面色苍白、黄疸、尿色加深等表现,需及时就医。

七、案　例

彭某,女,14 岁,1996 年 12 月 29 日初诊。患者于 1996 年 6 月体检时发现患有 β 地中海贫血,HbA2 4.8%,血象检查示:Hb 96g/L。曾在当地医院服用中药,治疗效果欠佳。

诊见:唇色苍白,时有头晕、心悸,月经量少、色淡,舌淡白,脉细弱。诊为虚劳,治以益气养血,补肾培元。

处方:党参、白术、茯苓、枸杞子、补骨脂各 9g,黄芪、当归各 12g,川芎、炙甘草各 3g,巴戟天 6g,肉桂(焗服)0.5g。每天 1 剂,水煎服。守方加减续服近百剂。此外,另配丸剂,鹿茸 1.89,高丽参 30g,白术 45g,黄芪 60g,干姜、锁阳、巴戟天各 18g,当归头 30g,川芎、鸡内金各 24g,炙甘草 12g。

配制方法:高丽参、鹿茸另研末,其他药均为细末。以紫河车一具,10 碗水煎浓汁约半碗,上药末,烘干再研细末,放高丽参及鹿茸末研匀,炼蜜为小丸。

服法:早晚各服 3g,开水送服。

治疗约 100 天后,复查血常规示:Hb 118g/L,唇色红润,头晕、心悸症状消失,舌淡红,脉濡。随访半年,疗效稳定。

按:地中海贫血是由于血红蛋白、珠蛋白肽链合成受抑制所致的溶血性贫血。产生原因是血红蛋白基因的遗传缺陷。本病以地中海周边国家尤为多见,在我国以华南地区及西南地区发病率较高。西医目前尚无特效药物治疗,显著贫血的重型患者可输血,必要时做脾切除。本病属中医学虚劳、血虚范畴。邓教授认为本病之血虚乃属虚损,非寻常益气补血之品所能奏效。中医学理论认为精血同源,故于益气养血的基础上,以鹿茸峻补肾之精血,高丽参补气健脾,固本培元,加肉桂以温肾,枸杞子、补骨脂、巴戟天、锁阳、紫河车补肾益精生血,考虑到本病症有宿根,难图速效,故汤剂、丸剂并用,守方有恒,竟获全功。

(陈雅琴)

第二节　葡萄糖-6-磷酸脱氢酶缺乏症的中西医防治和管理

一、定义和流行情况

葡萄糖-6-磷酸脱氢酶缺乏症（glucose-6-phosphate dehydrogenase deficiency,G6PD)是最常见的遗传性代谢性疾病,为 X 性连锁不完全显性遗传性疾病,由于 G6PD 基因突变,导致该酶活性降低,红细胞不能抵抗氧化损伤而遭受破坏,引起溶血性贫血。全世界约 4 亿人罹患此病。本病常在疟疾高发区发生。地中海沿岸、东南亚、印度、非洲和美洲黑人的发病率较高。中国是本病的高发区之一,呈南高北低的分布特点,患病率为 $0.2\% \sim 44.8\%$,主要分布在长江以南各省(自治区),以海南、广东、广西、云南、贵州、四川等省(自治区)为多。

二、病因病机

(一)发病机制

G6PD 是红细胞磷酸戊糖途径第一步反应的催化酶,也是该反应的限速酶。主要通过还原型烟酰胺腺嘌呤二核苷酸磷酸(nicotinamide adenine dinucleotide phosphate,NADPH)的方式,为细胞提供抗氧化能力。由于红细胞不含线粒体,因此该途径为 NADPH 的唯一来源。G6PD 缺乏症由于 G6PD 基因突变,导致该酶活性降低,进而导致还原型辅酶Ⅱ减少,H_2O_2 堆积,血红蛋白表面 β 链第 93 位半胱氨酸的巯基(-SH)被氧化,形成混合二硫键(Hb-SH),血红蛋白变性产生变性珠蛋白小体,这种珠蛋白的四聚体不稳定,4 条链很容易散开,暴露出血红蛋白链内部的巯基(-SH),后者被氧化,形成 Heinz 小体,红细胞可塑性降低,通过血窦或小血管时发生溶血。同时,H_2O_2 堆积导致氧自由基的产生,造成红细胞膜的氧化性损伤,红细胞膜骨架受损引起急性血管内溶血。

(二)中医病因病机

根据患者的症状,可以将本病归属于"血证""胎黄""虚黄"等范畴。主要为胎禀湿蕴,如湿热郁蒸、寒湿阻滞,久则气滞血瘀。其病变脏腑在肝胆、脾胃。其发病机理主要为脾胃湿热或寒湿内蕴,肝失疏泄,汁外溢而致发黄,日久则气滞血瘀。

1 湿热郁蒸

由于孕母素体湿盛或内蕴湿热之毒,遗于胎儿,此即《诸病源候论·小儿杂病诸侯·胎疸候》所言:"小儿在胎,其母脏气有热,熏蒸于胎,至生下小儿,体皆黄,谓之胎胆也。"或因胎产之时,出生之后,婴儿感受湿热邪毒所致。热为阳邪,故黄色鲜明如橘皮。热毒炽盛,黄疸可迅速加深。而湿热化火,邪陷厥阴,则会出现神昏、抽搐之险象。若正气不支、气阳虚衰,可成虚脱危证。

2 寒湿阻滞

若小儿先天禀赋不足,脾阳虚弱,湿浊内生;或生后为湿邪所侵;湿从寒化;可致寒湿阻滞。正如《临证指南医案·疸》所言"阴黄之作,湿从寒水,脾阳不能化热,胆液为湿所阻,渍于脾,浸淫肌肉,溢于皮肤,色如熏黄。"寒湿为阴邪,故黄色晦暗。

3 气滞血瘀

部分小儿禀赋不足,脉络阻滞,或湿热蕴结肝经日久,气血郁阻,可致气滞血瘀面发黄。如《张氏医通·黄疸》说:"以诸黄虽多湿热,然经脉久病,不无瘀血阻滞也。"此因气机不畅,肝胆疏泄失常,络脉瘀积而致,故黄色晦暗,伴肚腹胀满,右胁下结成痞块。

三、临床表现及实验室检查

(一)临床表现

本病临床表现变化大,根据诱发溶血的不同,可分为以下 5 种临床类型。

1 伯氨喹啉型药物性溶血性贫血

伯氨喹啉型药物性溶血性贫血是由于服用某些具有氧化特性的药物而引起的急性溶血。常于服药后 1～3 天出现急性血管内溶血。有头晕、厌食、恶心、呕吐、乏力等症状,继而出现黄疸、血红蛋白尿,溶血严重者可出现少尿、无尿、酸中毒和急性肾功能衰竭,溶血呈自限性是本病的特点,轻症的溶血持续 1～2 天或 1 周左右,临床症状逐渐改善而自愈。

2 蚕豆病

常见于小于 10 岁儿童,男孩多见,常在蚕豆成熟季节流行,进食蚕豆或蚕豆制品(如粉丝)均可致病,母亲食蚕豆后哺乳可使婴儿发病。通常于进食蚕豆或其制品后 24～48h 内发病,表现为急性血管内溶血,其临床表现与伯氨喹啉型药物性溶血相似。

3 新生儿黄疸

在 G6PD 缺乏高发地区,由 G6PD 缺乏引起的新生儿黄疸并不少见。感染、病理产、缺氧、给新生儿哺乳的母亲服用氧化性药物、新生儿穿戴有樟脑丸气味的衣物等均可诱发溶血,但也有不少病例无诱因可查。主要症状为苍白、黄疸,大多于出生 2～4 天后达高峰,半数患儿可有肝脾大。贫血大多为轻度或中度。血清胆红素含量升高,重者可导致胆红素脑病。

4 感染诱发的溶血

细菌、病毒感染如沙门氏菌感染、细菌性肺炎、病毒性肝炎和传染性单核细胞增多症等均可诱发 G6PD 缺乏者发生溶血,一般于感染后几天之内突然发生溶血,溶血程度大多较轻,黄疸多不显著。

5 先天性非球形细胞性溶血性贫血

先天性非球形细胞性溶血性贫血(congenital nonspherical cellularity hemolytic anemia,CNSHA)可分为两型:磷酸己糖旁路中酶的缺陷所致者称为 I 型,其中以 G6PD 缺乏所致者较为常见;糖无氧酵解通路中酶缺乏所致者称为 II 型,以丙酮酸激酶缺乏较为常见。 I 型患者自幼年起出现慢性溶血性贫血,表现为贫血、黄疸、脾肿大;可因感染或服药而诱发急性溶血。

(二)实验室检查

1 红细胞 G6PD 缺乏的筛选试验

(1)高铁血红蛋白还原试验:正常还原率>0.75;中间型为 0.74～0.31;显著缺乏者<0.30。此试验可出现假阳性或假阴性,故应配合其他相关试验室

检查。

（2）荧光斑点试验：NADPH 在波长 340nm 紫外线激发下可见荧光；缺乏 G6PD 的红细胞因 NADPH 减少，故荧光减弱或不发光。正常 10min 内出现荧光；中间型者 10～30min 出现荧光；严重缺乏者 30min 内不出现荧光。

（3）硝基四氮唑蓝纸片法：正常滤纸片呈紫蓝色，中间型呈淡蓝色，显著缺乏者呈红色。

2　红细胞 G6PD 活性测定

这是特异性的直接诊断方法，正常值随测定方法而不同。近年来开展 G6PD/6-磷酸葡萄糖脱氢酶（6-PGD）比值测定正常为 $1.00～1.67$（脐血正常为 $1.10～2.30$）。

3　变性珠蛋白小体生成试验（Hein 小体）生成试验

在溶血时阳性细胞＞0.05；溶血停止时呈阴性。

4　基因检测

如等位基因特异性扩增、错配碱基聚合酶链反应/限制性内切酶图谱分析、等位基因寡核苷酸探针杂交等方法检测已知突变，聚合酶链反应-单链构象多态性分析、变性梯度凝胶电泳、温度梯度凝胶电泳等方法检测未知突变。

(三)中医证候

1　湿热郁蒸

证见面目皮肤发黄，色泽鲜明如橘，口渴唇干，或有发热，大便秘结，小便深黄，舌质红，苔黄腻。

2　寒湿阻滞

证见面目皮肤发黄，色泽晦暗，持久不退，精神萎靡，四肢欠温，纳呆，大便溏薄、色灰白，小便短少，舌质淡，苔白腻。

3　气滞血瘀

证见面目皮肤发黄，颜色逐渐加深，晦暗无华，右胁下痞块质硬，肚腹膨胀，青筋显露，或见瘀斑、衄血，色暗红，舌见瘀点，苔黄。

四、诊断程序

（1）有家族史或既往类似发作史。

（2）有溶血性贫血的表现：出现黄疸、苍白、肝脾大、畏寒、发热、血红蛋白尿，严重者有神志不清、循环衰竭和急性肾功能衰竭。

(3)诱发因素为发病前数小时至 15d 有进食过蚕豆或蚕豆制品,通常于进食蚕豆或其制品后 24～48h 内发病,亦有服用氧化性药物(如磺胺类、水杨酸制剂等),含萘制品接触史或感染史,新生儿还可因缺氧,母亲服用上述食物或药物后哺乳而致发病。

(4)实验室检查支持 G6PD 诊断。

五、治　疗

(一)西医治疗

目前尚无有效的治疗方法,防治重点是尽早明确诊断,避免接触易导致发病的敏感性因素。

1 一般治疗

避免感染,禁止服用或接触抗可诱发溶血的药物或食物。在急性溶血期间应供给足够的水分。

2 药物治疗

如无溶血,不需治疗;出现溶血时给予补液,注意水电解质平衡,特别应注意补充碳酸氢钠,防止血红蛋白在肾小管中形成管型,防止肾功能衰竭,纠正酸中毒,可予 5％碳酸氢钠 3～5mL/kg 静滴。短程使用氢化可的松静滴,可减少红细胞的破坏。

3 输血

应输入 G6PD 正常的供者血液。Hb70～90g/L,血红蛋白尿减轻,可暂时不输血,观察 48h。Hb≥90g/L,血红蛋白尿依旧存在,暂不输血,观察至血红蛋白尿消失。血红蛋白尿存在或 Hb<70g/L,应立即输血。

输血量可通过以下公式计算:输血量(mL)=(100g/L－病儿血红蛋白量)×体重(kg)×0.3。由于溶血有自限性,一般输血 1～2 次即可。

新生儿:所需全血量(mL)=体重(kg)×(预期达到血红蛋白值－实际血红蛋白量)×6 或 3(6mL 血,或压缩红细胞 3mL 可提高血红蛋白 1g)。

4 肾功能衰竭处理

密切观察尿量,若尿量<100mL/24h,应警惕急性肾功能衰竭的可能。此时,要严格控制补液量和补液速度 20～30mL/(kg·d),以防发生肺水肿及心力衰竭。同时,可用低分子右旋糖酐 10mL/(kg·次),静滴,改善微循环。若无尿伴高钾血症时,应行血液透析或腹膜透析。

5 新生儿黄疸的治疗

对于黄疸过高者,需予以治疗以防发生核黄疸而造成神经系统永久损伤。光照疗法(420～440nm 蓝光):分解未结合胆红素,促进转化产物排出体外,直至黄疸明显减退。光疗的副作用有腹泻、脱水及青铜症等,应注意补液。光疗期间应补充核黄素,因维生素 B_2 易受光氧化破坏,致使谷胱甘肽还原酶活性降低,可加重溶血。

换血疗法:起效快,适用于核黄疸早期、血清胆红素超过≥300μmol/L 者(国内标准多为>200μmol/L)。

药物治疗:促胆红素转化、结合与排泄。常选用药物苯巴比妥、白蛋白、中药复方茵陈蒿汤和 10% 葡萄糖等制剂。

6 对于 CNSHA 者,需依赖输血维持生命者,脾切除可能有帮助,有条件者可进行造血干细胞移植

7 心理护理

由于起病突然,可在无任何前驱症状下大量溶血、贫血,年长儿及其家属易恐慌。应向患儿及其家属讲明发病原因。避免诱发因素,通过输血,一般愈后较好。

(二)中医治疗

1 湿热郁蒸

治以清热利湿。方用茵陈蒿汤加味。常用药:茵陈蒿、栀子、大黄清热利湿退黄;佐以泽泻、车前子利水化湿;黄芩、金钱草清热解毒。热重加虎杖、龙胆草清热泻火;湿重加猪苓、茯苓、滑石渗湿利水;呕吐加半夏、竹茹和中止呕;腹胀加厚朴、枳实行气消痞;血瘀加丹参、桃仁、红花、赤芍活血化瘀;若大便通利,减少大黄的用量。对于由病毒感染引起者,加蒲公黄、垂盆草、败酱草、夏枯草清热解毒。

2 寒湿阻滞

治以温中化湿。方用茵陈理中活加减。常用药:茵陈蒿利湿退黄;干姜、白术、甘草温中燥湿;党参益气健脾;薏苡仁、茯苓健脾渗湿。寒盛加附片温阳;肝脾肿大,络脉瘀阻加三棱、莪术活血化瘀;腹胀、呕吐加陈皮、半夏、生姜理气止呕;食少纳呆加神曲、砂仁行气醒脾;面目晦暗,舌质紫暗加川芎、丹参活血化瘀。

3 气滞血瘀

治以化瘀消积。方用血府逐瘀汤加减。常用药:柴胡、郁金、枳壳疏肝理

气;桃仁、当归、赤芍、丹参活血化瘀。加减:大便干结加大黄通腑;皮肤瘀斑、便血加丹皮、仙鹤草活血止血;腹胀加木香、香橼皮理气;胁下痞块质硬加穿山甲、水蛭活血化瘀。

(三)中成药

1 益血生

健脾补肾,生血填精,用于脾肾两虚、精血不足所致证候治疗。

2 再造生血胶囊

补肝益肾,补气养血,用于肝肾不足、气血两虚所致的血虚虚劳。
(以上中成药按辨证使用,用法详见药物说明书。)

六、预防和管理

(一)病房管理

1 饮食及一般护理

入院后立即终止进食蚕豆或蚕豆制品,给予与溶血无关的饮食。严格卧床休息,避免活动,病房要保持安静,对于极度烦躁的患儿应给予镇静治疗。对于发热的患儿,应进行物理降温,避免药物降温,尤其是解热镇痛药物的应用,防止解热药物引起再次溶血发生,而使病情加重。

2 病情观察

观察患儿的面色、黄疸的进展情况,有无酱油样尿,记录24h出入量,定时检测血压、心率、呼吸,监测Hb、黄疸指数,注意有无肾功能衰竭、心功能衰竭等并发症的发生。观察诱因去除后,溶血是否自行停止。

3 输血观察及护理

入院后应积极做好输血准备,及时交叉配血和血型鉴定。输血前查受血与供血是否一致,防止错输或血液污染。在输血过程中根据年龄、贫血程度,严格控制滴速和血量,防止输血过快而诱发急性心力衰竭。在输血过程中,除防止血液污染,还应积极地做好输血反应的应急抢救准备。如出现高热、寒战、皮疹、心累、气急或哮喘发作,临床症状进一步加重以及过敏性休克表现,应立即停止输血并报告医生,进行进一步处理。

4 贫血危急状况识别及应急管理

(1)溶血危象:同地中海贫血,治疗同前。
(2)核黄疸:同新生儿高胆红素血症治疗。

(二)门诊管理

1 防治计划(基层医院,包括社区医院)

采用群体预防和个体预防相结合的方式防治 G6PD 缺乏症。在 G6PD 缺乏高发地区,采用群体大面积普查或婚前、产前、新生儿脐血普查是比较有效的方法;对已知为 G6PD 缺乏者,应避免进食蚕豆及其制品,忌服有氧化作用的药物,并加强对各种感染的预防。

(1)新生儿 G6PD 缺乏症筛查:对于筛查确诊为新生儿 G6PD 缺乏症者,需实行终身管理。

①新生儿期:临床应密切观察有无发生高胆红素血症,早诊断,早干预,杜绝核黄疸的发生。

②儿童期:发给携带卡,列出禁用及慎用的药物,避免接触诱因,告知患儿及其父母应禁食蚕豆及其制品。

③婚育年龄:需进行婚前咨询和遗传咨询,接受新生儿 G6PD 缺乏症医学知识教育及子女再发风险说明,使其对将来子女接受新生儿 G6PD 缺乏症筛查引起重视。此外,应特别注意产前、产时和产后避免接触相关诱发因素,控制感染,减轻红细胞自由基损伤,提高胎儿肝脏处理胆红素的能力。

④夫妇双方或任一方有 G6PD 缺乏者,孕母于产前 2～4 周每晚服苯巴妥 30～60mg,可减少新生儿黄疸。分娩时取脐血做 G6PD 缺乏症的筛查。

2 健康教育

(1)一般预防:注意防感冒、防感染、防疲劳。

(2)饮食预防:禁食蚕豆及其衍生制品,避免接触蚕豆花粉。

(3)药物预防:避免服用或接触诱发溶血的药物,如表 5.2.1。

表 5.2.1　诱发溶血的药物

类别	举例
退热止痛药	阿司匹林、乙酰苯肼、非那西丁、安替匹林、氨基比林
抗疟药	伯氨喹醋、帕马喹、米帕林、奎宁
磺胺类	氯苯磺胺、N-醋酰磺胺、磺胺醋酰、柳氮磺胺吡啶、磺胺异恶唑、磺胺吡啶
呋喃类	呋喃呾啶、呋喃唑酮、呋喃西林
砜类	二硫基丙醇、亚甲蓝
其他	萘(樟脑丸)、水溶性维生素 K、氯霉素、苯肼、丙磺舒、奎尼丁、氯喹、甲苯磺丁脲、维生素 C(大剂量)、蚕豆、呋喃唑酮、熊胆、川连

3 基层医院或社区医院专病规范管理方案

在镇街服务所在居委/村计生专干的协助下掌握辖区内已婚待孕及已孕夫妇情况,并通过新婚班、孕妇班发送知识短信、宣传读本以及上门服务等形式对目标人群(家庭或夫妇)进行宣传教育,调查对象了解 G6PD 的科普知识,胎儿出生后由出生所在医疗单位进行新生儿 G6PD 缺乏症筛查,筛查结果以电话、短信、网络报告等形式告知其监护人,由镇街服务所进行新生儿随访,对筛查阳性人群发放 G6PD 缺乏携带卡,对 G6PD 缺乏婴儿的父母及家庭人员进行健康教育,指导患儿避免接触诱因。

4 管理效果评估

主要以婚前医学检查率、孕前优生健康检查率、G6PD 缺乏目标人群参检率、新生儿 G6PD 缺乏筛查率、新生儿黄疸 G6PD 缺乏症检出率等指标对管理效果进行评估。

(三)家庭预防及管理

1 认识贫血的性质和危害性

G6PD 缺乏症出现的贫血为溶血性贫血,发病后常表现为新生儿高胆红素血症(高发区新生儿高胆的首位病因)、急性溶血性贫血,重症者可有核黄疸、休克、急性肾功能衰竭等,如出现面色苍白、乏力、黄疸、发热、寒战等症状,需要及时就诊。

2 如何就诊

可到儿童医院血液科或血液病医院相关科室或综合医院儿科、血液科等相关科室就诊。

3 如何化验和检查

G6PD 缺乏症是遗传性疾病,根据家族史、临床表现及实验室检查不难确诊。可行高铁血红蛋白还原试验、荧光斑点试验、红细胞 G6PD 活性测定等。

4 治疗方案的建立和调整

G6PD 缺乏症无症状时不需治疗,当出现溶血表现时去除诱因,对症治疗。

5 非药物治疗(包括危险因素管理)

患者在平时生活中应注意以下几点:避免劳累、避免感冒、加强锻炼,增强体质,避免接触或服用可能诱发溶血的食物、药物。平时需要注意观察患者皮肤的黄疸、尿色变化;如患儿出现面色苍白、黄疸、尿色加深等表现,需及时就医;并需定期随访。

七、案 例

患儿,女,出生 10min,2013 年 8 月 30 日 0 时 47 分出生,因孕母子痫前期重度剖宫产出生,胎龄 35 周,出生体重 2.85kg,生后 1min Agpar 评分 6 分(皮肤黏膜青紫、呼吸不规则、肌张力低下、对刺激反应差,各扣 1 分),立即给予吸痰、吸氧,5min 后 Agpar 评分 8 分(末梢皮肤黏膜青紫、呼吸不规则,各扣 1 分),立即转入 NICU,因胎龄 35 周,呼吸困难,呻吟 10min,以"早产儿、新生儿轻度窒息"收入我科。患儿系 G4P1,母亲 34 岁,自然流产 2 次,宫外孕 1 次,具体原因不详,孕痫前期重度;父亲 35 岁,体健,否认近亲结婚。

体格检查:神情、精神反应尚可,哭声洪亮,囟门平软,皮肤浅黄染达四肢,无出血点。瘀斑及皮疹,头罩吸氧,氧浓度 40%,经皮血氧饱和度可达 90% 以上,未见明显波动,呼吸略急,三凹征阳性,双肺呼吸音粗,可闻及散在干湿啰音,心音有力,律齐,心率 130 次/min,腹软,肝脾未触及,肠鸣音正常,四肢肌张力正常,原始反射引出欠完整,排红茶色尿。

辅助检查。生化检查(生后 2h):总胆红素 125.9μmol/L,直接胆红素 8.9μmol/L,间接胆红素 117.0μmol/L,谷丙转氨酶 8U/L,谷草转氨酶 357U/L,总蛋白 60.9g/L,白蛋白 37.5g/L,尿素氮 3.8μmol/L,肌酐 82μmol/L,尿酸 501μmol/L,钾、钠、氯、钙、磷、镁均正常,乳酸脱氢酶 4350U/L,肌酸激酶 6205U/L,肌酸激酶同工酶 7504U/L,羟丁酸脱氢酶 2633U/L;血常规:白细胞 22×10⁹/L,血红蛋白 84g/L,红细胞压积 20%,血小板 205×10⁹/L;血型 RH(+),B 型;尿便常规未见异常;生化(生后 10h):总胆红素 247.6μmol/L,直接胆红素 11.6μmol/L,间接胆红素 236μmol/L,肌酸激酶 2678U/L,肌酸激酶同工酶 3586U/L;血常规:白细胞 27×10⁹/L,血红蛋白 89g/L,红细胞压积 28.2%,血小板 213×10⁹/L,网织红细胞百分比 20.4%。Coombs 试验阳性:血涂片未见球形及特殊形态红细胞;骨髓涂片:未见幼稚红细胞,可见大量中晚幼红细胞,白细胞数 18.3×10⁹/L,网织红细胞 20.4%,红细胞膜表面抗体效 28M。肝功(9 月 1 日 8:00):总胆红素 374.7μmol/L,直接胆红素 23.1μmol/L,间接胆红素 351.6μmol/L;血常规:白细胞 18×10⁹/L,血红蛋白 111g/L,红细胞压积 37%,血小板 279×10⁹/L。

肝功(9 月 1 日 17:00):总胆红素 447.6μmol/L,直接胆红素 25.5μmol/L,间接胆红素 422.1μmol/L;血常规:白细胞 14×10⁹/L,血红蛋白 99g/L,红细胞压积 33.2%,血小板 316×10⁹/L。

优生优育检查阴性。影像学检查:胸正位片:双肺透过度减低。心脏彩超:

右房增大、房间隔缺损 5mm、动脉导管未闭 4mm、三尖瓣中、大量反流、肺动脉高压；肝胆胰脾双肾腹腔肠管未见异常；头颅 MR 示双侧额、顶、颞、枕叶皮层下白质广泛大片状长 T1、长 T2 信号。

诊断、治疗及随访：患儿入院 2h 出现胆红素升高，即予蓝光照射，患儿黄疸出现早、进展快，有红细胞减少、血红蛋白下降并出现血红蛋白尿，因红细胞破坏而引起胆红素升高，诊断新生儿溶血，患儿及父母均为 RH（＋）B 型血，不考虑血型因素所致，考虑自身免疫性溶血性贫血，给予光疗、丙种球蛋白、白蛋白、甲泼尼龙治疗，输注洗涤红细胞来纠正贫血，患儿家长不同意换血治疗，经治疗 2 周后复查，肝功、血常规均恢复正常。

经患儿父母同意，抽取患儿及其父母静脉血标本行检查，特异性 G6PD 基因 PCR 检测结果：父亲、母亲、女儿（患儿）均为 G6PD 酶缺陷Ⅱ型阳性，追踪爷爷、奶奶、外祖父、外祖母，经同意，患儿父亲为其父母收养，无血缘关系，未进行检查，采患儿外祖父、外祖母血标本进行特异性 G6PD 基因 PCR 检测。G6PD 酶基因 PCR 分析结果：患儿、父亲、母亲、外祖母、外祖父的 EDTA 抗凝外周血 1mL，提取基因组 DNA，设计特异扩增目的基因外显子引物，产物长度 361bp，进行 PCR 扩增，取产物 5μL 琼脂糖电泳，结果为患儿、父亲、母亲、外祖母为 G6PD 酶缺陷Ⅱ型阳性、外祖父 G6PD 酶缺陷Ⅱ型阴性。

（陈雅琴）

第三节　丙酮酸激酶缺乏症的
中西医防治和管理

一、定义和流行病学

红细胞丙酮酸激酶（pyruvate kinase，PK）缺乏症是无氧糖酵解途径中最常见的遗传性酶异常疾病，是发病率仅次于 G6PD 缺乏的红细胞酶病。过去称为先天性非球形性细胞溶血性贫血Ⅱ型。此病多见于北欧国家，亦见于日本、意大利和墨西哥等地，近年来在国内的新生儿和儿童中亦有病例报告。目前已发现 PK 变异型 10 余种，不同的 PK 变异型与溶血轻重有一定的关系。

二、病因病机

(一)发病机制

PK 缺乏症(pyruvate kinase deficiency，PKD)患者的确切溶血机制现尚不清楚。PK 是糖酵解过程中的 3 种重要限速酶之一，催化磷酸烯醇式丙酮酸(PEP)和二磷酸腺苷(ADP)反应，生成丙酮酸和 ATP。PK 缺乏时，ATP 生成减少。ATP 缺乏是 PKD 导致溶血的主要因素，因为 ATP 缺乏时，引起红细胞内 K^+ 和水的丢失，红细胞皱缩成棘细胞，该细胞变形性降低而在脾中阻留，被破坏，导致溶血性贫血的发生。PKD 红细胞 ADP 和氧化型辅酶Ⅰ(NAD^+)合成受损，ADP 和 NAD 会加剧由于 PK 缺乏导致的葡萄糖代谢量的减低，由此而加重 PKD 患者的溶血。此外 PKD 红细胞中 2,3-二磷酸甘油酸(2,3-DPG)积聚，而 2,3-DPG 是己糖激酶的抑制物。这样亦加剧 PKD 引起的葡萄糖代谢量的减低，ATP 生成量进一步减少使 PKD 患者的溶血加重。

(二)中医病因病机

根据患者的症状，可以将本病归属于"虚劳""血证""童子劳""五迟五软""虚黄"等范畴。其病因与先天禀赋不足、后天失养有关，主要累及肾、脾、心、肝等脏腑，病变涉及气、血、阴、阳等范畴。在病机上，该病存在本虚之证，又夹杂有湿热、气滞、出血、血瘀等标实之证，因而本病的特点为虚实夹杂、症候错综复杂。

三、临床表现及实验室检查

(一)临床表现

PKD 患者的贫血严重程度不一，部分患儿在新生儿期即发生高胆红素血症，以致需进行多次输血或者血液置换治疗。随着年龄增长，其贫血程度可逐渐减轻，甚至可达到骨髓功能完全代偿而不再出现任何贫血表现。成年 PKD 患者的贫血症状较为稳定，但在感染、服药、疲劳等情况下，贫血症状可加重。PKD 患者也会伴有黄疸、脾大、胆囊结石、铁超负荷等症状，甚至"再障危象""溶血危象"。

(二)实验室检查

1 外周血

血红蛋白一般在 50～60g/L 以上，网织红细胞计数大多在 2.5%～15.0%，切脾后可高达 40%～70%，外周血中可以见到棘形红细胞和有核红细胞。红细胞中糖酵解途径的某些中间产物有特征性改变,如 2,3-DPG 呈现 2 倍以上的升高,ATP 减少,3-PG 增高等。

2 PK 底物活性测定

方法有荧光斑点法、PK 活性筛选试验和国际血液学标准化委员会推荐的 Blume 法 PK 活性定量测定。

3 PK 底物活性

对于甲糖-1,6-二磷酸激活及热稳定试验大部分有贫血表现的纯合子或复合杂合子,其酶的活性水平为正常值的 5%～40%,而临床正常的杂合子的酶活性约为正常的 50%。对不明原因的非球形红细胞溶血性贫血病例,如果测出 PK 活性正常时,应进一步检查 PK 底物活性、甲糖-1,6-二磷酸激活及热稳定试验,则有可能发现异常。

4 根据临床表现、症状、体征,可选择心电图、B 超、X 线等检查

(三)中医证候

1 气血亏虚

证见面色苍白,唇甲色淡,神疲乏力,或易受外感,汗多,心悸,腹胀,气短,舌质淡苔白,脉细弱。

2 脾肾两虚

证见面色萎黄或㿠白,食少纳呆,腹胀或便溏腹泻,腰酸腿软,形寒肢冷,乏力懒言,或有腹内结块,发育落后,舌质淡,苔薄白,脉沉无力。

3 湿热内蕴

证见身目发黄,面色晦暗,胁下结块,腹胀纳呆,或见皮肤瘀斑、鼻衄、齿衄,舌见瘀点,苔白或黄,脉细数或有结代。

四、诊断程序

(一)红细胞 PK 缺陷的实验诊断标准

(1)PK 荧光斑点试验属严重缺乏值范围。

(2)PK 荧光斑点试验属中间缺乏值范围,伴有明确家族史和(或)2,3-DPG 含量有 2 倍以上的升高或有其他中间产物变化。

(3)PK 活性定量属纯合子范围。

(4)PK 活性定量属杂合子范围:伴有明确家族史和(或)中间代谢产物变化。

符合上述 4 项中任何 1 项,均可建立 PK 缺陷的实验诊断。如临床上高度怀疑为 PK 缺乏症,而 PK 活性正常时应进行低底物 PK 活性定量测定,以确定有无 PK 活性降低。

(二)PK 缺乏症所致溶血性贫血的诊断标准

1 红细胞 PK 缺乏症所致新生儿高胆红素血症

(1)生后早期(多为 1 周内)出现黄疸成熟儿血清总胆红素超过 $205.2\mu mol/L$(12mg%),未成熟儿超过 $256.5\mu mol/L$(15mg%),主要为间接胆红素升高。

(2)溶血的其他证据(如贫血、网织红细胞增多、尿胆原增加等)。

(3)符合 PK 缺陷的实验诊断标准。

具备上述 3 项同时排除其他原因所致的黄疸者,可确诊;不具备上述 2 项和(或)有其他原因并存者,应疑诊为红细胞 PK 缺陷所致的溶血。

2 PK 缺乏症致先天性非球形细胞性溶血性贫血(congenital nonspherical cellularity hemolytic anemia,CNSHA)

(1)呈慢性溶血过程,有脾大、黄疸、贫血。

(2)符合 PK 缺陷的实验诊断标准。

(3)排除其他红细胞酶病及血红蛋白病。

(4)排除继发性 PKD。

符合以上 4 项,方可诊断为遗传性 PKD 所致先天性非球形红细胞溶血性贫血。

五、治　疗

(一)西医治疗

目前,PKD 仍以对症支持性治疗为主,无完全治愈方法。PKD 的主要治疗方法为维持血红蛋白水平稳定的输血治疗、脾切除术、造血干细胞移植等。

1 一般治疗

避免感染,解除诱发溶血的诱因。在急性溶血期间应供给足够的水分。

2 药物治疗

出现溶血时给予补液,注意水电解质平衡,特别应注意补充碳酸氢钠,防止血红蛋白在肾小管中形成管型,防止肾功能衰竭,纠正酸中毒,可予 5% 碳酸氢钠 3~5mL/kg 静滴。短程使用氢化可的松静滴,可减少红细胞的破坏。

3 输血

反复输浓缩红细胞,使患儿的血红蛋白含量达 120~140g/L,然后每隔

3～4周 Hb≤80～90g/L 时输注浓缩红细胞 10～15mL/kg,使含量维持在100g/L 以上。

4 除铁

有铁负荷过重的证据,血清铁(SF)＞1000μg/L,血清转铁蛋白完全饱和后开始除铁治疗。去铁胺(deferoxamine,DFO)剂量:20～50mg/(kg·d),加注射用水或生理盐水,用便携式输液泵每日(或每晚)腹壁皮下注射 8～12h,每周连用 5～6 天。用药前后应做 SF、尿铁的监测。若 SF＞3000g/L 或者有铁负荷继发心脏病时,可予 DFO 50～70mg/(kg·d)持续 24h 静脉滴注。

5 肾功能衰竭处理

密切观察尿量,若尿量＜100mL/24h,应警惕急性肾功能衰竭的可能。此时,要严格控制补液量和速度 20～30mL/(kg·d),以防发生肺水肿及心力衰竭。同时,可用低分子右旋糖酐 10mL/(kg·次),静滴,改善微循环。若无尿伴高血钾时,应行血液透析或腹膜透析。

6 新生儿黄疸的治疗

进行光疗、换血及药物治疗,同 G6PD 新生儿黄疸。

7 对 CNSHA 者,需依赖输血维持生命者,脾切除可能有帮助,有条件者可做造血干细胞移植

(二)中医治疗

1 气血亏虚

治以益气补血,调和营卫。方用八珍汤加减。药用人参、白术、白茯苓、当归、川芎、白芍药、熟地黄、甘草。加减:形寒肢冷者,加制附片、巴戟天;胁下结块者,加鸡血藤、三棱、莪术。

2 脾肾两虚

治以健脾益肾,温运助阳。方用十四味建中汤加减。药用人参、白术、茯苓、甘草、黄芪、当归、白芍、熟地、制附片、炮姜、巴戟天、补骨脂、陈皮。加减:有黄疸者,加茵陈、泽泻;有腹内结块,胁下饱满者,加鸡血藤、鳖甲、三棱、莪术。

3 湿热内蕴

治法:清热利湿,理气化瘀。方用茵陈蒿汤合血府逐瘀汤加减。药用茵陈、栀子、黄柏、柴胡、枳壳、当归、赤芍、川芎、桃仁、红花、香附、莪术、鳖甲。加减:气血两虚加党参、黄芪、阿胶;便秘加大黄。

(三)中成药

1 益血生

健脾补肾,生血填精,用于脾肾两虚、精血不足所致证候治疗。

2 再造生血胶囊

补肝益肾,补气养血,用于肝肾不足、气血两虚所致的血虚虚劳。

(以上中成药按辨证使用,用法详见药物说明书。)

六、预防和管理

(一)病房管理

1 入院医嘱

(1)长期医嘱。

①血液病护理常规,一级/二级护理,饮食,视病情通知病重或病危。

②其他一般医嘱,如吸氧、心电血氧饱和度监护、记出入量等。

③如有感染,积极控制,以防溶血加重,铁过载去铁治疗。

④重要脏器保护:抑酸、补钙等。

(2)临时医嘱。

①一般检查:血常规。网织及分类、网织红细胞、尿常规、大便常规＋隐血、输血前的感染相关标志物、肝肾功能、电解质、血沉、凝血功能、抗"O"、C反应蛋白、血型、输血前检查、胸片、心电图、腹部 B 超。

②骨穿:骨髓形态学。

③溶血相关检查:网织红细胞、胆红素、尿胆原、尿含铁血黄素;免疫球蛋白和补体、抗人球蛋白试验、冷凝集试验;单价抗体测红细胞膜附着的 IgG、A、M 和 C3;PK 荧光斑点试验及基因全套检查。

④有输血指征时输注红细胞。

2 护理干预(饮食、生活、用药、感染护理)

(1)病情观察。密切观察患者的贫血进展程度;皮肤黏膜有无黄疸,尿色、尿量的变化;倾听患者的主诉,如发现患者出现头痛、恶心、呕吐、腹痛、腹泻、寒战、高热等表现,及时报告医生。

(2)休息。指导严重贫血或急性溶血的患者卧床休息,护士需做好生活护理;慢性期及中度贫血者应增加卧床休息的时间,减少活动,患者可进行生活自理。指导患者根据贫血程度安排活动量,以不出现心悸、气短、过度乏力为标准,饮食需要高蛋白、高维生素食物。

（3）心理护理。家长及患儿常有自卑感,从而不愿意让别人知道患儿的病情,不让患儿参与集体生活,这样会对患儿的心理造成不良影响。让患儿参加各种适当的活动,对于其保持良好的心态、积极回归社会具有促动意义。

3 贫血危急状况识别及应急管理

（1）溶血危象:同地中海贫血,治疗同前。

（2）再障危象:同地中海贫血,治疗同前。

（3）核黄疸:同新生儿高胆红素血症治疗。

4 治疗中常见的一些问题和解决方法

（1）输血反应。

①发热反应:反应严重时需立即停止输血,体温较高时需物理降温或药物降温。

②过敏反应:立即停止输血,应用肾上腺素或地塞米松静脉输注。

③溶血反应:立即停止输血,扩容利尿,碱化小便,保护肾脏。

④细菌污染:停止输血,行血培养,静脉应用抗生素。

⑤循环超负荷:按急性左心衰处理,控制输液量及速度。

（2）除铁治疗。

①关节痛、关节炎:停药观察,必要时可予药物镇痛。

②粒细胞减少或缺乏:定期复查血常规,必要时停药。

③白内障、骨发育障碍、听力障碍:停药,相关专科检查。

（二）门诊管理

1 防治计划（基层医院,包括社区医院）

做好遗传咨询,检查致病基因携带者并就生育问题给予医学指导。

2 健康教育,包括孕期、产妇健康教育

加大PKD宣教力度,开展优生优育知识普及,加强PKD危害宣教,提高社区人群尤其是婚育妇女的认知率。

3 基层医院或社区医院专病规范管理方案

在镇街服务所在居委/村计生专干的协助下掌握辖区内已婚待孕及已孕夫妇情况,并通过新婚班、孕妇班发送知识短信、宣传读本以及上门服务等形式对目标人群（家庭或夫妇）进行宣传教育,帮助调查对象了解PKD的科普知识。

4　管理效果评估

主要以婚前医学检查率、孕前优生健康检查率、PKD 目标人群参检率、新生儿黄疸 PKD 检出率等指标对管理效果进行评估。

(三)家庭预防及管理

1　认识贫血的性质和危害性

PKD 贫血为溶血性贫血,PKD 患者伴有黄疸、脾大、胆囊结石、铁超负荷等症状。发病后常表现为新生儿高胆红素血症、急性溶血性贫血,重症者可有核黄疸、休克、急性肾功能衰竭。

2　如何就诊

可到儿童医院血液科或血液病医院相关科室或综合医院儿科、血液科等相关科室就诊。

3　如何做化验和检查

PKD 是遗传性疾病,根据家族史、临床表现及实验室检查不难确诊。可行荧光斑点法、PK 活性筛选试验等进行 PK 底物活性测定。

4　非药物治疗

患者在平时生活中应注意以下几点:避免劳累,避免感冒,加强锻炼,增强体质,避免接触或服用可能诱发溶血的食物、药物。

5　药物治疗疗程

主要为输血和除铁治疗,需终身治疗。家长需做好输血和除铁治疗日记。以表格形式,记录以下内容:输血治疗的种类、量、日期,输血前后血红蛋白含量;除铁治疗所使用除铁药物的名称、给药剂量、给药途径、日期及血清铁蛋白含量。

6　随访(复查时间和项目)

定期复查血常规(根据病情酌情)、铁蛋白(根据病情酌情)、生长发育(6～12个月)、骨发育(6～12 个月)、听力(6～12 个月)、视力监测(6～12 个月)。

7　家庭监测方法

主要观察患儿的正常生长发育(身高、体重、骨骼发育等),允许正常的日常活动。

8　病情稳定或进展指征

如患儿出现面色苍白、黄疸、尿色加深等表现,需及时就医。

(陈雅琴)

第四节　肝豆状核变性的中西医防治和管理

一、定义和流行情况

肝豆状核变性（hepatolenticular degeneration，HLD）又称 Wilson 病（Wilsondisease，WD），于 1911 年首先由 Wilson 报道，是由铜代谢障碍导致脑基底节变性和肝功能损害的常染色体隐性遗传病。主要病理改变是肝豆状核变性及肝硬化，临床表现为进行性加重的锥体外系症状、角膜色素环、肝硬化、精神症状及肾功能损害等。本病患病率为 1/10 万～1/3 万，致病基因携带者约为 1/90。在我国，这是较多见的疑难病症之一。本病通常发生于儿童期或青少年期，人数上男比女稍多，以肝脏症状起病者的平均年龄约 11 岁，以神经症状起病者平均年龄约 19 岁，少数可迟至成年期，如有不恰当治疗，将会致残甚至死亡。

二、病因病机

（一）发病原因

WD 系常染色体隐性遗传性疾病，受累基因与铜代谢紊乱有关，与位于染色体的酯酶 D 基因与视网膜母细胞瘤基因紧密连锁。

（二）发病机制

WD 的发病机制有铜蓝蛋白合成障碍、胆道排泄减少、溶酶体缺陷、金属硫蛋白基因异常及调节基因异常等学说，目前以前两种学说获得多数学者的赞同。

1 铜代谢合成障碍

多数实验室用 ^{64}Cu 对体内铜代谢研究证明，血清铜蓝蛋白减少是 WD 体内铜积蓄的主要原因。但铜蓝蛋白为何缺乏，尚未完全阐明。根据铜蓝蛋白电泳发现，正常成年人是由先构成的未分化的铜蓝蛋白 D 在肝脏内经肽酶将其大部分转化为铜蓝蛋白 C，然后由 80％铜蓝蛋白 C 与 20％铜蓝蛋白 D 构成铜蓝蛋白，而 WD 患者仅存在铜蓝蛋白 D，几乎没有 C 部分，故引致铜蓝蛋白合成障碍。

2　胆道铜排泄障碍

正常成年人每日需从食物中吸收铜 2～5mg，铜离子进入体内后，大部分先与白蛋白疏松结合为直接反应铜，运送到肝脏，在肝细胞内参与的各种球蛋白主要是 α_2 球蛋白，其牢固地和直接反应铜结合为铜蓝蛋白（间接反应铜）。一般血浆中的总铜量 90％～95％以铜蓝蛋白形式存在，仅约 5％的铜与白蛋白、氨基酸和多肽疏松结合存在，后者除在各脏器内自由通过细胞膜与血浆铜交换外，大部分由溶酶体摄取后经胆管从粪便中排出，少数由尿排出，即正常人从食物中吸收铜，除体内生理需要外，过剩的铜绝大部分从胆管中的胆汁排泄。

铜是人体必需的微量元素，作为辅基参与多种重要生物酶合成。正常成年人每日从饮食摄取铜 2～5mg，约 30％在胃、十二指肠及空肠上端吸收入血，大部分与白蛋白疏松结合进入肝细胞，在肝细胞中铜与 α_2 球蛋白牢固结合成铜蓝蛋白（ceruloplasmin，CP）。CP 有氧化酶活性，呈深蓝色，剩余铜被结合到其他特殊铜蛋白中。正常人每日胆汁排铜量约为 $1200\mu g$。约 70％的 CP 存在于血浆，其余存在于血管外，血液循环中 90％～95％的铜结合在 CP 上。CP 有重要生理功能，可作为铜的供体参与细胞色素 C 及其他铜蛋白合成，具有亚铁氧化酶作用，将亚铁氧化为高铁状态，使氧还原成水。剩余的铜通过胆汁、尿液和汗液排出体外。WD 患者有铜蓝蛋白合成障碍，90％以上患者的血清 CP 量明显减少，但肝内前铜蓝蛋白（Apo-CP）含量及结构正常，提示生化障碍发生在肝内 Apo-CP 与铜结合环节，CP 合成障碍是本病的基本遗传缺陷。肝内铜代谢紊乱引起血清 CP 合成障碍，导致血清铜及 CP 降低，尿铜排泄增多，胆道排铜减少，过量铜在肝脏、脑、肾脏及角膜等组织沉积致病，但难以解释约 5％的 WD 患者血清 CP 水平正常。

近年研究已确定 CP 基因位于 13 号染色体（13q14-21），有多种突变型，表达 CP 是 132kD 糖蛋白，由 1046 个氨基酸残基组成单条多肽链，结合 6 个 3 种不同类型的铜离子。WD 患者的铜蓝蛋白前体无异常，基因及表达产物无变化，从遗传基因角度不能解释 WD 血清 CP 明显减少。基因突变有明显遗传异质性，突变方式包括转换（A→G）、颠换（C→G）、缺失（CCC→CC）及插入（T→TT），其中 C→G 颠换最常见，造成编码氨基酸变化（如组氨酸变成谷氨酸、天门冬氨酸变成丝氨酸）及移码突变，至今发现的突变均涉及 ATP 酶功能区。WD 基因突变引起编码 P 型 ATP 酶（也称 ATP7B）功能改变，ATP7B 的主要功能是铜转运，如部分或全部功能丧失，则不能将多余铜离子从细胞内转运出去，使铜离子在特定器官和组织沉积致病。

WD 的分子发病机制存在种族差异，欧美患者 ATP7B 基因高频突变点是

14 号外显子,处于 ATP7B 基因磷酸化区及 ATP 结合区,两个功能区基因突变使功能消失,导致酶缺乏,转运过程中能量引起铜离子在细胞内滞留。中国 WD 患者高频突变点 8 号外显子在整个 ATP7B 基因中处于跨膜功能区,引起蛋白质一级、二级结构改变,导致细胞膜铜转运停滞而致病。

WD 的病理表现为大量的铜沉积于组织。病变特征性地分布于脑组织、肝脏、肾脏及角膜等处。脑病变以壳核最早和最明显,其次为苍白球、尾状核及大脑皮质,丘脑底核、红核、黑质、丘脑及齿状核亦可受累。神经元显著减少或完全脱失,轴突变性和星形胶质细胞增生。角膜边缘后弹力层及内皮细胞质内,可见棕黄色细小铜颗粒沉积,在严重者的角膜中央区及间质细胞中也可见到。肝脏外表及切面可见大小不等的结节或假小叶,颇似坏死后肝硬化,肝细胞脂肪变性,含铜颗粒。电镜下可见肝细胞内线粒体致密、线粒体嵴消失及粗面内质网断裂等。

(三)中医病因病机

1 发病因素

中医虽无肝豆状核变性病名的记载,但根据其临床表现,可归属于"肝风""颤病""积聚""水肿""痉病""狂病"等病范畴。禀赋异常、五脏柔弱、情志失调、饮食不节、劳倦内伤等为本病发生的原因。禀赋异常为内因,饮食情志等为外因,内外因相合而致肝豆状核变性。

(1)先天禀赋不足:肾主二便,维持正常的生理排泄,并导邪外出。而先天禀赋薄弱,肾气亏虚,导致肾的开合失司,铜毒外泄无路,导致 WD。

(2)情志失调:忧怒忧思太过,脏腑气机失于调畅。郁怒伤肝,肝气郁结不畅,气滞而血瘀,或因脾虚不运,津液失于输布,而聚湿生痰,变生 WD。

(3)饮食不节:过食肥甘,久则湿热中阻,铜毒积聚,铜毒伤脾,脾失运化,湿浊内生,蕴而化热,导致 WD。

2 病机及演变规律

WD 为先天禀赋不足,肾阴(精)素亏,精不化血,精血两虚,筋脉失养乃至火生风动,铜毒内聚,肝胆温热内蕴。临床前期或早期多以肝肾不足、气血亏虚为主,而临床期多见湿热蕴结之证,早期多虚,中后期多实,虚中挟实,虚实夹杂。

3 病位、病性

本病病位在肝肾,涉及脑髓、心、脾,病性为本虚标实,以肝肾阴虚、气血不足为本,肝风、邪热、痰浊、瘀血为标,情志失调、饮食不节、劳倦内伤等均可诱发或加重本病。肝豆状核变性病变初起，病情轻，以肝风、邪热、痰瘀等标象突出，晚期则正气大衰，先天后天俱损，肝脾肾多脏器受累，甚或出现肝脾肾衰败之证。

三、临床表现及实验室检查

(一)临床表现

1 锥体外系症状

本病突出的神经系统表现是锥体外系症状。

(1)震颤是常见的首发症状，自一侧手部开始，先为细小震颤，逐渐变为粗大震颤，随意运动时加重，可呈静止性、意向性或姿势性震颤，往往几种震颤形式合并出现，随病情进展，震颤可波及四肢、头部及下颌等。

(2)构音障碍也是常见的，表现为讲话声音低沉、含糊或嘶哑，缓慢或断续，严重时发不出声来，是舌、唇、咽、喉和下颌运动减慢所致；流涎及吞咽困难也很常见，是咽喉肌、舌肌及面肌肌强直所致。

(3)肌张力障碍累及面部及口腔肌肉时出现"面具脸"、苦笑貌、怪异表情或口面部不自主运动等，累及肢体和躯干出现肢体僵硬、动作迟缓、手指运动缓慢、屈曲姿势及变换姿势困难等，步态异常表现为起步困难、步履僵硬、拖曳而行，严重者类似帕金森病有慌张步态，肢体舞蹈样动作、手足徐动等也不少见。

(4)可有较广泛的神经系统损害，如小脑损害导致共济失调及语言障碍，锥体系损害出现腱反射亢进、病理反射和假性延髓麻痹等，下丘脑损害产生肥胖、持续高热及高血压等。

(5)20岁前起病者常以肌张力障碍、帕金森(Parkinson)综合征为主，年龄大者常表现震颤、舞蹈样或投掷样动作，症状缓慢发展，可阶段性缓解或加重，亦有进展迅速者。

2 眼部损害

由于铜在角膜后弹力层沉积，95%～98%的患者可见K-F角膜环(Kayser-Fleischercorneal ring)，K-F角膜环位于角膜与巩膜的交界处，在角膜内表面呈绿褐色或金褐色，宽约1.3mm。绝大多数见于双眼，个别见于单眼，神经系统受累患者均可出现，有时需通过裂隙灯才可检出。

3 精神症状

见于10%～51%的患者，如以精神障碍为首发或突出症状易误诊为精神病。早期可出现进行性智力减退、思维迟钝、学习成绩退步、记忆力减退、注意力不集中等,可有情感、行为及性格异常,情感失常相当多见,患者常无故哭笑、不安、易激动或骚动,对周围环境缺乏兴趣、表情痴愚和淡漠等。若不及时治疗,晚期可发展成严重痴呆,出现幻觉等器质性精神病症状。

4 肝脏症状

肝脏是本病首先受累的部位,约80%的患者发生肝脏症状,多表现为非特异性慢性肝病综合征,如倦怠、无力、食欲不振、肝区疼痛、肝肿大或缩小、脾肿大及脾功能亢进、黄疸、腹水、蜘蛛痣、食管静脉曲张破裂出血及肝昏迷等。10%~30%的患者发生慢性活动性肝炎,少数表现为无症状性肝脾肿大,或仅转氨酶持续升高而无任何肝脏症状。肝脏损害可使体内激素代谢异常,导致内分泌紊乱,青春期延迟,女性月经不调、闭经或流产史,男性出现乳房发育等。极少数患者以急性肝衰竭起病,可能由于肝细胞内铜向溶酶体转移过快,引起溶酶体受损,导致肝细胞大量坏死。

5 肾脏损害

铜离子在近端肾小管及肾小球沉积,造成肾小管重吸收障碍,出现肾性糖尿、多种氨基酸尿、磷酸盐尿、尿酸尿、高钙尿及蛋白尿等,少数患者可发生肾小管性酸中毒,伴发肾衰竭,并可产生骨质疏松、骨及软骨变性等。

6 血液系统损害

铜离子在近端肾小管及肾小球沉积,造成肾小管重吸收障碍,出现肾性糖尿、多种氨基酸尿、磷酸盐尿、尿酸尿、高钙尿及蛋白尿等,少数患者可发生肾小管性酸中毒,伴发肾衰竭,并可产生骨质疏松、骨及软骨变性等。

(二)分 型

Wilson病临床表现复杂多样,往往造成诊断困难,为便于临床诊断及鉴别诊断,有文献将不同临床表现的WD患者进行归纳,分型如下。

1 脑型

这是以中枢神经系统症状为核心症状。

(1)广义肝豆状核变性型(Wilson型):典型肝豆状核变性型;发病年龄大多≤14岁;肌僵直较重,表现为动作笨拙,言语呐吃和不清等,震颤较轻或缺如;幼年往往有一过性黄疸史,病程常伴有轻度至中度肝脏损害,晚期多发生高度黄疸、中高度腹水和严重肝功能损害。

(2)扭转痉挛型:以肌僵直为主征,但病程发展迅速,于短期内呈现中高度全身扭转痉挛状态,并早期发生四肢挛缩、畸形及语言严重障碍。此型亦可归入肝豆状核变性型的急性进展型。

(3)舞蹈手足徐动型:以舞蹈运动、舞蹈-手足徐动或舞蹈手足徐动-肌张力障碍为初发症状和主要表现。早期常无明显的肝症状和震颤、肌僵直等锥体外症状。本型特征为:多于儿童、少年期起病;主要表现为挤眉、弄眼、扭鼻、咂嘴、摆头、扭颈等头面部不自主运动或(及)四肢多部位扭转、舞动等异常运动,临床表现酷似小舞蹈病。肌张力减低或轻度铅管样增高不等。随病程进展,常可能转为典型肝豆状变性型。

(4)假性硬化型:大多于 20 岁以后起病;以姿位性震颤为主的全身震颤进行性加重,而肌僵直较轻;肝脏症状较轻,出现也迟,一般达末期才发生明显肝脏损害的临床表现。

(5)精神障碍型:大多数各型的 WD 患者在病程中都有程度不等的伴有欣快、情绪不稳、性格暴躁或主动性减少等症状。而精神障碍型是指以重精神病样症状为初发症状或核心症状者。主要症状有狂躁或抑郁、有丰富幻觉或(及)妄想,可有拒食、毁物、自伤、伤人等行为。

2 **脊髓型与肝性脑脊髓型**

大多于 10～20 岁起病;以进行性两下肢对称性痉挛性截瘫为主征,少数可并发末梢神经病变。本型多数同时伴有慢性肝脑综合征,后者称作肝性脑脊髓型。

3 **骨-肌型**

临床以佝偻病样骨骼改变和肌病样表现为特征,而脑症状和肝症状较少、较轻,称作骨-肌型肝豆状变性。具有以下特征:发病年龄 5～20 岁,平均 11.18 岁;常以骨关节疼痛、四肢近端为主的肌无力、肌萎缩等骨-肌症状为首发症状;早期较少并有神经症状与肝脏症状;病程进展缓慢,入院时平均病程 5 年;如不进行有效排铜治疗,则随病程进展亦可出现肌僵直、语言不清等锥体外系症状。

4 **内脏型与脑-内脏混合型**

(1)腹型肝豆状变性:大多于 5～10 岁前突然起病;病程急剧进展,迅速出现明显食欲不振、高度黄疸和腹水;多于起病后 2～4 周内死于肝功能衰竭。常易被误诊为急性重型肝炎。

(2)肝型与脑-肝型:起病隐袭,进展较缓慢;表现为食欲不振、轻度黄疸、少量腹水或脾功能亢进等症状;可有 ALT 轻至中度增高,血浆总蛋白降低,尤其白蛋白降低和球/白倒置明显;B 超示各型肝豆状变性的肝脏特殊声像图。多数患者在上述肝脏症状加重过程中渐渐出现锥体外系为主的中枢神经症状,则称肝-脑型。

(3)肾型与肾-脑型:以下肢水肿、尿蛋白增多、肉眼或镜检下血尿为首发症状而无明显神经症状和肝脏症状者,称肾型。脑型 WD 患者在病程中出现蛋白尿、血尿等肾脏损害或(及)肾功能障碍者,称肾-脑型。

(三)实验室检查

1 铜代谢相关的生化检查

血清铜蓝蛋白<200mg/L 或血清铜氧化酶<0.2 活力单位。24h 尿铜:24h 尿铜排出量>100μg;肝铜量:正常<40~55μg/g(肝干重),患者>250μg(肝干重)。

2 血、尿常规

肝豆状核变性患者有肝硬化伴脾功能亢进时,其血常规可出现血小板、白细胞和(或)红细胞减少;尿常规镜下可见血尿、微量蛋白尿等。

3 肝脏检查

可有血清转氨酶、胆红素升高和(或)白蛋白降低;肝脏 B 超常显示肝实质光点增粗,甚至结节状改变;肝脏病理早期表现为脂肪增生和炎症,以后为肝硬化改变。

4 脑影像学检查

患者 MRI 可表现为豆状核(尤其壳核)、尾状核、中脑和脑桥、丘脑、小脑及额叶皮质 T1 加权像低信号和 T2 加权像高信号,或壳核和尾状核在 T2 加权像显示高低混杂信号,还可有不同程度的脑沟增宽、脑室扩大等。

5 其他辅助检查

(1)骨关节 X 线检查:约 96% 患者的骨关节 X 线异常,双腕关节最常受损,表现为骨质疏松、骨关节炎、骨软化、关节周围或关节内钙化、自发性骨折和脊椎骨软骨炎等。

(2)脑电图检查:约 50% 的 WD 患者出现异常,EEG 改变多与病变严重程度一致,经青霉胺及二巯丙醇治疗后 EEG 可改善。

(3)诱发电位检查:可证实本病感觉系统亚临床损害,脑干听觉诱发电位异常率最高,各波潜伏期和波峰间期延长;视觉诱发电位表现 N1、N2、P1 波潜伏期延长;体感诱发电位也有改变。

(4)正电子发射断层扫描:WD 患者可显示脑局部葡萄糖代谢率(rCMRG)降低,豆状核明显。rCMRG 改变可早于 CT 改变,对 WD 早期诊断颇有价值。

(四)中医证候

肝豆状核变性以热毒、痰、瘀为主要病理因素,湿热内蕴、痰瘀互结为主要最常见的证候,同时可有肝气郁结、肝肾阴亏、脾肾阳虚等不同证候,湿热内蕴、痰瘀互结可引动肝风和症积,同时随着疾病的发展,可演变为颤病、黄疸等。

四、诊断程序

(一)西医诊断标准

(1)家族遗传史。父母是近亲婚配,同胞有 HLD 患者或死于原因不明的肝病者。

(2)缓慢进行性震颤、肌僵直、构语障碍等锥体外系症状、体征及(或)肝症状。

(3)肉眼或裂隙灯证实有 K-F 角膜环。

(4)血清铜蓝蛋白。

(5)尿铜>50μg/24h。

(6)肝铜>250μg/g(干重)。

判断:凡完全具备上述 1～3 项或第 2 及第 4 项者,可确诊为临床显性型。仅具有上述 3～5 项或 3～4 项者属无症状型 HLD。仅有第 1、2 项或第 1、3 项者,应怀疑 HLD,通过第 6 项确诊。

传统诊断标准是根据患者临床表现结合铜生化检测,这种诊断方法有明显缺陷。因为并非所有患者都有生化方面的变化,大约 40% 的症状前期患者每天尿排铜量小于 100μg,并且尿铜含量增高出现相对较晚。实践证实,基因诊断至关重要,在有先证者的情况下,可采用多态标记连锁分析对家系中其他成员进行间接基因诊断。对临床可疑但家系中无先证者的患者,应直接检测 ATP7B 基因突变从而进行基因诊断。我国 WD 患者的 ATP7B 基因有 3 个突变热点,即 R778L、P992L 和 T935M,占所有突变的 60% 左右,根据这 3 个热点可建立 PCR-限制性酶切分析和等位基因特异性 PCR 等简便快速的基因诊断方法。

(二)鉴别诊断

Mekes 病及慢性肝病由于蛋白严重缺乏,血清 CP 可下降,胆汁性肝硬化也可出现 K-F 角膜环,须注意鉴别;WD 出现帕金森病的某些体征,可根据 K-F 角膜环、严重共济失调性震颤、血清铜蓝蛋白降低等方面鉴别;另外,还须与急性或慢性肝炎、肝硬化、小舞蹈病、Huntington 舞蹈病、扭转痉挛、老年性痴呆、精神病、肝肾综合征等鉴别。

(三)中医辨证分型

1 湿热内蕴证

手足颤抖,言语含糊,行走困难,起步艰难,肢僵挛缩,口涎不止,口苦或臭,头目昏眩,纳谷不香,腹胀痞满,尿赤便结,鼻衄齿衄,黄疸水臌,舌质偏红或红,舌苔黄腻,脉弦滑数。

2 痰瘀互结证

言语謇涩,肢体抖动,屈伸不利,表情呆板,反应迟钝,泛恶流涎,胸脘痞满,纳呆便秘,胁下积块,触按疼痛,肌肤甲错,舌质黯淡或有瘀斑,苔薄腻,脉弦滑。

3 肝气郁结证

精神抑郁,反应迟钝,表情呆滞,或性情异常,急躁易怒,哭笑失常,肢体抖动,步态不稳,语言含糊,饮水呛咳,头昏且胀,胸胁或少腹胀闷窜痛,脘闷纳呆,舌质淡红苔白,脉弦。

4 肝肾阴亏证

肢体抖动,手舞足蹈,膝挛趾收,躯体扭转,步履蹒跚,酸楚频作,呆傻愚笨,言语含糊,腰酸腿软,头晕目眩,口咽干燥,五心烦热,盗汗便秘,舌干红,少苔,脉弦细数。

5 脾肾阳虚证

腹大胀满,纳呆便溏,腹痛绵绵,喜温喜按,畏寒神倦,四肢不温,面色㿠白,遍身不泽,口淡不渴,肢体浮肿,小便短少,舌淡胖,苔白滑,脉沉迟无力。

五、治 疗

(一)对症治疗

本病一经诊断或患者出现神经系统体征前就应进行系统治疗,治疗越早越好,能有效防止病情发展。

(1)震颤:静止性且幅度较小的震颤,首选苯海索 1mg,每日 2 次开始,渐加至 2～4mg,每日 3 次,如症状缓解不明显,可加用复方多巴类制剂。以意向性或姿势性震颤为主,尤其是粗大震颤者,首选氯硝西泮 0.5mg,每日 1 次或每日 2 次,逐渐加量,不超过 2mg,每日 3 次。对精神较紧张的患者可加用普萘洛尔 30～40mg/d,分 3～4 次服。

(2)肌张力障碍:轻者可单用苯海索,帕金森综合征者可用复方多巴制剂,从小剂量起,渐加至有效量。也可单用或合用多巴胺受体激动剂,如吡贝地尔

50mg,每日 1 次或每日 2 次。以扭转痉挛、强直或痉挛性斜颈为主者,除上述药物外,还可选用苯二氮䓬类药物,如氯硝西泮、硝西泮等。也可选用巴氯芬5mg,每日 2 次开始,可逐渐加至 10~20mg,每日 3 次;或乙呱立松 50mg/次,每日 3 次,儿童酌减。经上述治疗无效的局限性肌张力障碍并造成肢体畸形者,可试用局部注射 A 型肉毒毒素。

(3)舞蹈样动作和手足徐动症:可选用苯二氮䓬类药物;对无明显肌张力增高者,也可用小量氟哌啶醇,逐渐增量,合用苯海索。

(4)精神症状:可选用奋乃静或利培酮等,配用苯海索。对严重肌张力增高者,可选用氯氮平或奥氮平。对淡漠、抑郁的患者可用抗抑郁药物,如有抑郁与兴奋躁动交替者,可加用丙戊酸钠或卡马西平。

(5)肝脏损害:绝大多数患者需长期护肝治疗。

(6)白细胞和血小板减少:给予升白细胞药物,仍不能纠正时应减用或停用青霉胺,改用其他驱铜药物。如仍无效,可施行脾切除术,或先行脾动脉栓塞,再行脾切除。

(7)暴发性肝功能衰竭:迅速清除体内沉积的铜(血液透析、用新鲜冰冻血浆进行血浆置换),尽快给予肝脏移植手术。

(二)药物治疗

主要有两大类药物:一是络合剂,能强力促进体内铜离子排出,如青霉胺(PCA)、二巯丙磺酸钠(DMPS)、二巯丁二酸钠(Na-DMS)、二巯丁二酸(DMSA)等;二是阻止肠道对外源性铜的吸收,如锌剂、四硫钼酸盐(TM)。

1 青霉胺

其为首选,可络合血液及组织中过量游离铜从尿中排出,在肝中与铜形成无毒复合物,消除游离铜的毒性,诱导肝细胞合成有去铜毒作用的金属铜硫蛋白。首次使用应作青霉素皮试。剂量为 750~1000mg/d,最大剂量可达 2000mg/d。应从小剂量(250mg/d)开始,每 3~4 天递增 250mg,至尿铜量较用药前明显增高或 PCA 总量达 1000~2000mg/d 为止。小儿剂量为每日 20~30mg/kg。维持量成年人为 750~1000mg/d,儿童为 600~800mg/d。应空腹服药,最好在餐前 1h、餐后 2h 或睡前服,勿与锌剂或其他药物混服。使用青霉胺过程中,建议每2~4周测 24h 尿铜作为调整药量的指标,如多次测定 24h 尿铜量均为 200~500μg,并且症状稳定者,表示青霉胺用量足够,可减量或间歇用药,例如服 2 周停 2 周,或服 10d。除严重肢体痉挛、畸形,严重构音障碍的脑型患者及对 PCA 过敏的患者慎用或不用外,其他类型的 WD 患者均适用。

2 锌剂

锌剂能竞争抑制铜在肠道的吸收,增加粪铜和尿铜排泄。常用的有硫酸锌、醋酸锌、葡萄糖酸锌、甘草锌等。用法:成年人剂量为 150mg/d(以锌元素计),分 3 次口服;5 岁以下为 50mg/d,分 2 次口服;5~15 岁为 75mg/d,分 3 次口服。在餐后 1h 服药以避免食物影响其吸收,尽量少食粗纤维以及含大量植物酸的食物。如单用锌剂治疗 WD,则 24 h 尿铜量少于 125,提示治疗量已满意。锌剂的副反应较小,主要有胃肠道刺激、口唇及四肢麻木感、免疫功能降低、血清胆固醇紊乱等。对胎儿无致畸作用。但缺点是起效慢(4~6 个月),严重病例不宜首选。

3 二硫丙磺酸钠

将二硫丙磺酸钠 5mg/kg 溶于 5% 葡萄糖溶液 500mL 中缓慢静滴,每日 1 次,6d 为 1 疗程,2 个疗程之间休息 1~2d,连续注射 6~10 个疗程。推荐用于有轻、中、重度肝损害和神经精神症状的 WD 患者。

4 二巯丁二酸钠和二巯丁二酸

这是含双巯基低毒高效重金属络合剂,能结合血游离铜、组织中与酶系统结合铜离子,形成硫醇化合物,经尿排出。二巯丁二酸钠既往常规静脉注射用药,用量 1g,溶于 10% 葡萄糖液 40mL,缓慢静脉注射,1~2 次/日,5~7d 为一疗程,间断用几个疗程,副作用较轻。近年药源困难,可选用二流丁二酸胶囊口服,此药可与青霉胺交替用,以长期维持治疗。推荐用于有轻、中度肝损害以及神经和精神症状的 WD 患者。

5 硫化钾

它使铜在肠道形成不溶性硫化铜而排出体外,抑制铜的吸收。20~40mg 口服,3 次/日。

6 三乙基四胺

这对铜的络合作用较青霉胺弱,不良反应则较青霉胺轻,成年人 1.2g/d,用于有青霉胺严重毒副反应的患者。1982 年美国食品药品管理局指定对不能耐受青霉胺的 WD 患者的用药,但药源困难,价格昂贵。推荐用于有轻、中、重度肝损害和神经精神症状的 WD 患者以及不能耐受青霉胺的 WD 患者。

7 四硫钼酸盐

在肠黏膜中形成含铜及白蛋白复合物,后者不能被肠黏膜吸收,随粪便排出,改善 WD 的症状与青霉胺相当,副作用比青霉胺少,四硫钼酸盐还能限制肠黏膜对铜的吸收。剂量 20mg,6 次/日,3 次在就餐时服用,另 3 次在两餐间服用,最大量可增至每次 60mg。过量的钼可能滞留在肝、脾及骨髓内,不能用四硫钼酸盐维持治疗。

(三)肝移植治疗

常采用原位肝移植或亲属活体肝移植。WD 患者进行肝移植治疗的适应证为:①暴发性肝功能衰竭;②对络合剂无效的严重肝病者(肝硬化失代偿期)。对有严重神经或精神症状的 WD 患者,因其损害已不可逆,不宜做肝移植治疗。

(四)预后及并发症

本病如不及时进行积极治疗,病情多数持续进行,至晚期则因严重肝硬化、肝功能衰竭或并发感染而死亡。病程长短与起病年龄有密切关系,进展多数缓慢,病程可延续数年甚至三四十年,平均病程为 4~5 年,但持续十多年者并非少见。在 1948 年以前,本病因无有效疗法,病程多不超过 3~4 年,自从应用化学疗法以来,预后颇有改观。经化学疗法后,神经症状可有一定程度的好转,但亦可复发。有些症状可完全缓解一段时间。治疗前神经症状存在越久者,恢复的程度就越差。有些神经症状,在治疗连续进行 2 年以上仍可继续好转,但肝脏损害的恢复较差。本病的预后主要取决于治疗的早晚、发现本病时肝脏的情况以及肝脏疾病进展的快慢。

WD 患者免疫功能部分低下,部分患者有假性延髓麻痹的症状,如吞咽困难、饮水返呛等,特别是长期卧床的患者更容易患坠积性肺炎、尿路感染与褥疮。有锥体外系症状的患者,行走困难,易跌倒而出现骨折。肝豆状核变性患者在肝硬化失代偿期有门静脉高压合并食管胃底静脉曲张者,易出现急性上消化道出血,甚至发生出血性休克;少数肝脏的解毒能力下降,易出现肝性脑病、肝肾综合征等;亦有患者由于脑部损害而合并癫痫发作。上述种种并发症往往加重病情,严重影响治疗效果,使患者住院时间延长,如不及时、准确处理,部分患者的预后较无并发症的患者差。

(五)疗效标准

0 级:治疗后症状体征消失,肝功能和脑电图正常,能正常生活和工作。

Ⅰ级:言语清楚或稍缓慢,步态正常或稍欠稳,上肢轻微震颤,肌张力轻度铅管样增高;或(及)轻度肝、脾肿大,肝功能在正常范围内。能自理日常生活及从事轻工作。

Ⅱ级:言语缓慢,口齿稍欠清晰;四肢轻度挛缩,有较明显震颤或舞蹈样不自主运动;中轻度肌僵直或肌张力减低,动作笨拙,吃饭、端水易洒落。或(及)肝、脾轻中度肿大,肝功能正常或轻度损害。能在别人协助下料理部分日常生活。

Ⅲ级:发音偏低,语调平,无抑扬,但能准确表达内容;吞咽稍慢,能喂饲半流汁或软食;四肢中度挛缩畸形,肌力Ⅳ°～Ⅴ°。能在扶持下站立及短距离行走,能独坐或半卧;四肢肌僵直显著或高度震颤。或(及)中度以上肝脾肿大,轻中度腹水,中度肝功能损害。能在轮椅上生活,日常生活大部分或全部需人协助。

Ⅳ级:发音低微,预言含糊不清,仅能讲几个单词或不连贯短句,家属可理解其部分内容;吞咽缓慢,能喂饲流汁或半流汁饮食,有时反呛;四肢重度挛缩畸形,肌力Ⅰ°～Ⅲ°。严重肌僵直或震颤,呈扭转痉挛状态。或(及)中度或高度脾肿大、腹水,有严重肝功能损害。卧床不起,一切的日常生活包括翻身在内全部需人协助。

Ⅴ级:植物人状态或肝昏迷。不能言语,四肢重度挛缩畸形,无主动动作;或高度腹水,有严重肝功能损害。

(六)疗效评价

(1)临床痊愈:经治疗后达0级者。

(2)显效:治疗后达Ⅰ级,或改善达Ⅱ级以上者。

(3)有效:治疗后达Ⅱ级,或改善达Ⅰ～Ⅱ级者。

(4)无效及恶化:治疗后改善不足Ⅰ级,或加重者。

(七)中医辨证治疗

1 口服汤剂

(1)湿热内蕴证:治以清热化湿,通腑利尿。方用肝豆汤加减。生大黄、黄连、黄芩、半枝莲、穿心莲、草薢。

(2)痰瘀互结证:治以祛痰化瘀,活血散结。方用肝豆灵汤加减。郁金、陈皮、黄连、大黄、莪术、丹参、姜黄、金钱草、泽泻。

(3)肝气郁结证:治以疏肝解郁,理气畅中。方用柴胡疏肝散加减。柴胡、当归、白芍、黄芩、枳壳、莪术、香附、郁金。

(4)肝肾阴亏证:治以滋补肝肾,育阴息风。方用左归丸加减。熟地、山茱萸、山药、枸杞子、菟丝子、牛膝、狗脊、玄参、丹皮、半枝莲。

(5)脾肾阳虚证:治以温补脾肾,化气行水。方用济生肾气汤加减。干地黄、山茱萸、山药、制附子、肉桂、泽泻、茯苓、丹皮、川牛膝、车前子、白术、生大黄、半枝莲。

2 针刺治疗

(1)基本穴位:选风府、哑门、至阳三穴,得气后出针。头部以四神聪,加百会而取之。双上肢以外关、合谷、中渚、后溪而取之。双下肢以悬钟、三阴交、太冲、申脉而取之。

（2）辨证取穴：对于震颤、痉挛、强直，取百会、支沟、曲池。对于精神、智力障碍，取上星、人中、神门。对于流涎、吞咽困难，取廉泉、合谷、列缺。留针45min。

3 推拿治疗

根据肢体强直、肌张力障碍程度进行中医按摩循经治疗，用不同手法以增加全关节活动度、缓解强直和被动运动等。按摩手法常用揉法、捏法、叩击法、擦法等。

4 康复训练

（1）言语训练：对构语障碍患者，从单音节开始训练，每天学习1～2个音节；对暂时发不出音节者，要先易后难，逐渐练习。对能讲简单词句者，应鼓励并耐心训练患者多用语言与他人交流，口答问话，还可采用朗诵书报来训练发声。

（2）吞咽障碍训练。

空咽法：指导患者闭口，用鼻深吸一口气后完全屏住呼吸，做吞咽动作，吞咽后立即咳嗽2～3次。

发音法：面对镜子进行紧闭口唇训练，口唇前突发Wu音，再向两侧旁拉发Yi音。

冷刺激法：用冰喉镜或冰金属勺柄刺激上腭底部以诱发吞咽反射。

（3）肢体功能训练：尽早进行肢体被动运动训练。上肢为主的扭转痉挛者，可在他人帮助下用手、肘起坐，在靠背椅上训练坐位平衡；抓持餐具（匙、叉）将食物送进口内，进行就餐训练，鼓励患者咀嚼并吞咽软食，完成吃饭的各种动作。以下肢为主的扭转痉挛者，需逐步训练站立和步行，足下垂患者穿木制鞋，将足固定在功能位。对较轻、能坐起的患者可训练坐位平衡并坐着完成日常自我生活活动。鼓励患者扶杖或在别人搀扶下行走；对能独立行走者，可做上肢摆动和下蹲运动；对轻度肢体功能障碍者，可循序进行木板地、水泥地、碎石路上的行走训练，在他人帮助下做单腿站立、单腿跳、慢步跑等运动。

（八）中成药

1 益血生

健脾补肾，生血填精，用于脾肾两虚、精血不足所致证候治疗。

2 再造生血胶囊

补肝益肾，补气养血，用于肝肾不足、气血两虚所致的血虚虚劳。

3 **生血宝合剂**

滋补肝肾,益气生血,用于肝肾不足、气血两虚证候者。

(以上中成药按辨证使用,用法详见药物说明书。)

六、预防及管理

(一)病房管理

1 **入院医嘱**

(1)长期医嘱:肝豆状核变性护理常规,一／二级护理,低铜饮食。

视病情通知病重或病危,其他一般医嘱,如吸氧、心电血氧饱和度监护、记出入量等。如有肝脏或脑损害,予保肝治疗及脑保护治疗,如有必要,加用镇静治疗,重要脏器保护,抑酸、补钙等,如有活动障碍,可辅助针灸、推拿、康复治疗。

(2)临时医嘱。

①一般检查:血常规、网织红细胞、尿常规、大便常规＋隐血、肝肾功能、电解质、凝血功能、抗"O"、C 反应蛋白、胸片、心电图、肝胆胰脾 B 超、腹水 B 超;颅脑影像学检查(CT 或 MR);血清铜蓝蛋白、血清铜氧化酶、血清铜、尿铜、肝铜,眼科会诊 K-F 角膜环。

②可选择的检查项目:根据病情需要而定,如腹部 CT、脑电图、血清蛋白电泳、骨密度、骨关节 X 线等。

2 **护理干预**

(1)活动无耐力:指导患者合理安排休息与活动,保持病房清洁、整洁,室温适宜,空气湿度合适,配合医生及时、准确用药,观察用药疗效及不良反应,指导患者不可自行随意服药,以免加重肝脏负担。加强巡视,观察患者的大便量、色、形状及有无肉眼脓血及黏液,及时通知医生并给予药物治疗。

(2)焦虑:加强与患者及其家属沟通,适时向其讲解该疾病的病因、进展、转归及保健相关知识,让患者学会自我观察及预防。及时告知患者的检查结果,以朋友的身份关心患者,鼓励患者保持乐观的精神状态,树立战胜疾病的信心。

(3)体液过多:严格限制水钠摄入,防止水钠潴留,增加患者的腹胀症状。取半卧位,减轻患者呼吸困难的症状。保持大便通畅,避免腹内压突然剧增。指导患者准确记录24h尿量,每日准确测量空腹腹围和体重,观察腹水和下肢水肿的消长情况。

(4)并发症的预防:做好皮肤护理,保持干净整洁,协助患者做好口腔护理,及时关注患者的检查结果,如有异常,积极配合医生治疗。

3 专病危急状况识别及应急管理

在单纯肝豆状核变性中一般不常见危急重症,但对于偶发的肝功能明显异常,需要到当地医院及时就诊,鉴别药物性肝损伤、自身免疫性肝损伤、铁沉积继发的肝损伤等,进行合理的治疗。急性肝衰竭主要遵循肝衰竭的综合治疗方案和原则。有条件者建议接受肝移植治疗。对不能进行肝移植患者,建议采用血浆置换术。

4 治疗中常见的一些问题和解决方法

(1)PCA:37%～50%的患者用药早期发生神经症状加重,其中对约半数患者来说,其加重的神经症状不可逆。服药早期有恶心、纳差、呕吐、皮疹、发热等症状;长期服药可引起多种自身免疫疾病和血液疾病等。10%～30%的患者因各种毒副反应而不能耐受PCA。过敏反应(高热、皮疹)多在用药后数日发生,应立即停药,偶可进展为剥脱性皮炎,应紧急处理。过敏症状较轻者经抗过敏治疗、症状消失后再从小剂量PCA开始,逐渐加量,同时口服小剂量泼尼松。

(2)DMPS、Na-DMS和DMSA:不良反应主要是食欲减退及轻度恶心、呕吐。约5%患者于DMPS治疗早期发生短暂脑症状加重。约55%患者于Na-DMS、DMSA治疗早期发生短暂脑症状加重。症状严重者停药。

(二)门诊管理

1 防治计划(基层医院,包括社区医院)

对WD患者的家族成员测定血清铜蓝蛋白、血清铜、尿铜及体外培养皮肤成纤维细胞的含铜量有助于发现WD症状前纯合子及杂合子,发现症状前纯合子可以及早治疗。杂合子应禁忌与杂合子结婚以免其子代发生纯合子。产前检查如发现为纯合子,应终止妊娠,以杜绝患者的来源。

2 健康教育要点

WD是为数不多的可治疗性遗传病之一,若能早期诊断,早期启动终身低铜饮食和排铜治疗,患者可不发病(症状前诊断者)或实现疾病缓解,并可获得良好的生活质量和与正常人近似的生存期。可见早期诊断和有效的终身治疗对于改善WD患者的预后至关重要。本病需要"终身治疗"是极为重要的理念,一旦确诊为WD,首先应该告知患者和家长该病的可治疗性和需要终身低铜饮食与排铜治疗的理念及重要性,指导患者保持合理的饮食习惯和疾病随访。

3 基层医院或社区医院专病规范管理方案

基层医院/社区医院对肝豆状核变性的规范化管理,主要还是围绕铜代谢

评估和维持治疗。在上级医院完成疾病的明确诊断后,排铜治疗可以在基层/社区进行,主要包括:

(1)血常规和肝功能监测(每月1次)。

(2)肝脾超声检查每3~6个月1次。K-F角膜环阳性者需定期复查,可每6个月检查1次。

(3)按照肝功能指标稳定的改善情况、排铜治疗后尿铜水平以及神经系统病变评估情况,调整治疗方案和剂量。

4　管理效果评估

通过规范化疾病管控,对于疾病疗效的评估主要针对肝脏病变的控制,肝硬化、肝功能衰竭及并发症的发生情况。神经系统方面主要通过评估认知和行为的改善情况、运动耐量的改善情况等。

(三)家庭管理预防和管理

1　认识疾病的性质和危害性

肝豆状核变性是一种常染色体隐性遗传铜代谢障碍性疾病。一般是同胞一代发病或者隔代遗传,临床主要表现为进行性加重的肝硬化,锥体外系症状,精神症状,肾损害以及角膜色素环。该病会导致孩子出现黄疸、厌食、精神状态差等症状,如不及时治疗的话,可能会危害到孩子的生命,所以应及时进行治疗。虽然本病是遗传疾病,无法根治,但是如果能够早发现、早诊断、早治疗,还是能够取得非常好的预后。患者也能够长期生存,并且能够获得比较高的生存质量。

2　诊治找什么科

肝豆状核病变多有神经系统症状,一般在多数医院归神经内科管理。

3　如何确诊

通过典型临床表现、实验室检查结果及基因检测,即刻确诊。

4　治疗方案的建立和调整

无论何种临床表现类型,确诊病例需终身低铜饮食。可耐受青霉胺患者排铜治疗方案首选青霉胺(螯合剂)联合锌剂(减少肠道铜吸收)治疗。青霉胺过敏者或因其毒副作用不能耐受者,可选择单用锌剂(适合于学龄前儿童和严格低铜饮食的轻症患者),二巯基丙磺酸钠(为重金属螯合剂,其排铜效应约为青霉胺的3倍),曲恩汀(排铜作用弱于青霉胺,但不良反应轻)。临床肝病表现和肝功能指标稳定改善以及排铜治疗后尿铜$\geq 1000\mu g/24h$,视为有效。治疗前除肝病或神经系统病变评估外,需做基线肾脏功能,包括肾小管和肾小球功能评价,部分病例有肾脏受累,多见镜下血尿。治疗后应定期检查肝功能、血常规、尿常规和24h尿铜,以观察毒副反应、评价药物疗效和指导调整药物剂量与治疗方案。

5　非药物治疗

(1)生活护理:患者应保持起居有节,参加一些力所能及的体力活动。避免各种诱因加重本病,如感染、外伤等。对舞蹈-手足徐动样不自主运动、扭转痉挛等锥体外系的患者,应协助其穿衣、洗脸、漱口、取物、喂饭、洗澡等。穿衣时先穿肌张力增高严重侧的患肢,脱衣时相反。穿脱衣裤时,动作要轻稳,切忌强拉硬拽,避免造成病理性骨折。流涎严重者可在上下齿间咬填一洁净软布,还需经常给患者用温水洗面,洗净口角残留唾液和食物残渣。对于肌肉过度僵直关节挛缩的患者,可先对其四肢肌肉和关节进行按摩,再将挛缩关节用夹板固定在功能位。也可将双足在热水中浸泡,同时进行按摩,使挛缩的踝关节肌肉、韧带放松,然后穿上木鞋固定,纠正足下垂或马蹄内翻足。

(2)心理调护:肝豆状核变性最常见的情志异常是焦虑和抑郁。有焦虑的患者须给予安慰、同情、关心和理解,解除其焦虑状态。对抑郁患者在进行药物治疗的同时,应予以心理治疗,并加强防护,防止发生意外。

(3)饮食调护。避免进食含铜量较高的食物:动物的肝脏和血液、贝壳类(虾、蛤、蟹等),螺类、薯类、菠菜,茄子、蕈类,菌藻类,干菜类,软体动物,豆类(豌豆、蚕豆、扁豆、大豆等),坚果类(玉米、花生、核桃等),巧克力,可可以及某些中药(如龙骨,牡蛎,蜈蚣,全蝎等)。宜食含铜量低的食物:精米、白面、瘦肉、禽肉、禽蛋、淡水鱼、苹果、桃子、梨等。增加优质蛋白质的摄入,以保护肝功能(严重肾功能异常者的蛋白质摄入量遵医嘱)。高维生素饮食,尤其是维生素B族、维生素C含量高的果蔬以及含维生素A和叶黄素的食物。控制脂肪摄入量,适量摄入碳水化合物。有肝硬化、食道静脉曲张的患者,应避免食用刺激性和粗糙食物。勿用铜制的食具及用具。

6　药物治疗疗程

本病需要"终身治疗"是极为重要的理念,一旦确诊为WD,首先需要终身低铜饮食和排铜治疗。排铜药物的疗效主要根据24h尿铜进行评估。肝病型患者通常在治疗后2~6个月内肝功能和临床体征获得改善,1年内实现病情稳定。排铜治疗后神经异常的患者改善更加缓慢,甚至需时达3年之久才见到临床病情缓解。

7　随访

开始用药后应检查肝肾功能、24h尿铜、血尿常规等,前3个月每月复查1次,病情稳定后3个月查1次。接受络合剂治疗的患者,不管用了多长时间,仍需有规律地检查血常规和尿常规。每 6 个月 1 次用眼部裂隙灯检查 K-F 角膜环。肝脾 B 超 3～6 个月检查 1 次,同时必须密切观察药物的副反应。

8 自我监测方法

儿童出现不明原因的肝脏功能异常。青少年患者出现下列情况之一:不明原因的肝肿大、脾肿大、肝腹水、一过性黄疸等;不明原因出现较长时间的肢体震颤;讲话含糊不清、呛咳、吞咽困难;不明原因的步态不稳或动作不协调;学习成绩下降、反应迟钝且伴有肝硬化等;不明原因的肾小管病变或骨骼病变;不明原因反复出现溶血性贫血;持续出现转氨酶增高但化验检查无肝炎病毒。需及时就诊明确是否存在该疾病。

确诊患者可以通过观察神经系统症状,检测肝功能、24h 尿铜,必要时可进行腹部 B 超检查了解肝脾情况。对于指标的明显变化,建议进一步到专科门诊进行系统评估。

9 病情稳定或进展指征

主要复查 24h 尿铜、血常规和肝功能。青霉胺依从性良好者的尿铜通常达 $200～500\mu g/24h$,而且病情稳定缓解。若尿铜>$1000\mu g/24h$,常提示患者之前久未服药但近期有服药;若停药 2d 后尿铜>$100\mu g/24h$,亦提示患者的依从性不好,在这些情况下,应认真评估病情和进行教育,并增加随访次数。单用锌剂者的尿铜应<$100\mu g/24h$,认真评估并增加随访次数,酌情考虑加用螯合剂治疗。肝脾超声每年至少 1 次。若肝病进展,应复查 K-F 角膜环,阳性者应行头部 MRI 检查。

七、案 例

患者,男,15 岁,学生,因口角流涎半年伴肢体不自主抖动 4 个月就诊。患者半年前无明显原因出现口角流涎增多,不能控制,未予重视。约 2 个月后开始出现肢体不自主抖动,吃饭时手抖撒饭,写字及持筷时抖动明显,腰膝酸困,双下肢疼痛无力,反应迟钝,语速变慢,说话口吃,近半年学习成绩明显下降,经常流鼻血,牙龈出血,食欲不振,小便色黄浑浊,尿等待,大便色黑。10 岁时曾有"黄疸型肝炎"病史。

查体:神清,言语欠流利,反应迟钝,记忆力、计算力减弱,两颊皮肤发红,可见细小血管,全身皮肤较粗糙,以四肢伸侧皮肤明显,肤色稍黑。左侧鼻唇沟变浅,伸舌稍偏右,四肢肌力Ⅳ级,双上肢肌张力正常,双下肢肌张力明显增高,左下肢腱反射活跃,右下肢正常,左上肢可见意向性震颤,左侧指鼻试验欠稳准,病理征未引出。脑膜刺激征阴性。

辅助检查。血常规：RBC $3.8×10^9/L$，WBC $2.6×10^9/L$，PLT $64×10^9/L$。肝功能正常。24h 尿铜 $226\mu g/24h$，血铜蓝蛋白 0.1g/L。双角膜裂隙灯下可见典型 K-F 环。腹部 B 超示：肝大小正常，肝硬化；脾大，胆、胰、双肾未见异常。头颅 MRI 报告：①双侧尾状核头及豆状核呈长 T1 长 T2 异常信号，FLAIR 序列呈高信号；②小脑轻度萎缩。

诊断：肝豆状核变性。

中医诊见：颧红语謇，肢体震颤，困乏无力，反应迟钝，五心烦热，腰膝酸软，口角流涎，腹胀痞满，纳谷不香，小便短赤，舌瘦暗红苔白腻，脉沉细。中医辨证：肝肾亏虚，痰湿内蕴。

治疗：嘱患者低铜饮食，给予驱铜及阻止铜吸收，保肝，对症处理治疗。驱铜首选 D-青霉胺，皮试阴性后先从小剂量开始，第 1 周每次 62.5mg，每日 3 次；第 2 周每次 62.5mg，每日 4 次；第 3 周每次 125mg，每日 3 次；第 4 周每次 125 mg，每日 4 次；此后按此用量维持（体重 40kg，按照儿童 $20mg/(kg \cdot d)$ 计算标准量应该为每次 250mg，每日 3 次）。同期口服葡萄糖酸锌片，3 片/次，每日 3 次；维生素 B_6 片，20mg/次，每日 3 次。保肝应用葡醛内酯、肌苷片口服。配合滋补肝肾，育阴熄风，化湿健脾的中药口服治疗。方选大定风珠汤加减：白芍 30g，熟地黄 30g，天冬 30g，阿胶 20g，杜仲 15g，怀牛膝 15g，天麻 10g，钩藤 15g（后下），当归 15g，鸡血藤 20g，茯苓 10g，石菖蒲 15g，半夏 10g，炒山楂 10g，泽泻 10g，生鸡子黄 2 枚（后下搅匀），每日 1 剂，4 周为 1 个疗程。服药 1 周后食欲较前好转，食纳增加，服药 2 周后身体困乏无力感消失，精神状态好转，小便顺畅，服药 4 周后肢体震颤、口角流涎基本消失，言语清晰，反应迟钝好转，饮食睡眠均正常。

复查血常规：RBC $4.2×10^9/L$，WBC $4.1×10^9/L$，PLT $82×10^9/L$，均较前明显升高，流鼻血、牙龈出血未再出现。大便颜色恢复正常。肝功能正常。24h 尿铜 $572\mu g/24h$，血铜蓝蛋白 0.1g/L。嘱继续服药治疗，1 个月后随访回报血常规正常，血铜蓝蛋白 0.1g/L，24h 尿铜 $610\mu g/24h$。生活正常，无明显异常体征，嘱减量青霉胺为每次 125mg，每日 3 次维持治疗，其余治疗方案不变。

按语：该患证属肝肾阴虚型，伴有痰湿内蕴的表现，因此选用滋补肝肾、育阴熄风的大定风珠汤加减配合渗湿健脾、化痰通络的茯苓、石菖蒲、半夏、炒山楂、鸡血藤治疗。大定风珠滋阴熄风，药性阴柔滋腻，容易碍胃恋邪，加用药性偏温的健脾化痰药物可以拮抗其副作用，改善患者食欲不振的症状，同时可以健脾养血，鼓舞气血生化之源，改善患者的血小板、白细胞异常，治疗 2 个疗程后取得了较好的疗效。

对该病患者的诊治过程还需注意：①患者在药物驱铜治疗的同时，必须坚持低铜饮食,避免服用坚果、巧克力、玉米、香菇、豆类、贝壳类、动物肝脏等含铜量高的食物,减少铜的吸收。②血清铜蓝蛋白是诊断肝豆状核变性的重要依据之一,但血清铜蓝蛋白值与病情、病程及驱铜治疗效果无关。该患者经治疗后临床症状明显改善,尿铜明显增加,但连续 2 次复查铜蓝蛋白值均未见变化,也证明了这一论断。③有研究表明,传统的镇肝熄风药物(如龟甲、鳖甲、龙骨、牡蛎、珍珠母、僵蚕、蜈蚣、全蝎、地龙等)因为含铜量高,临床使用有害无益,故应避免使用。④由于青霉胺是维生素 B_6 的抗代谢剂,长期应用青霉胺可以使维生素 B_6 从尿中大量排除,引起维生素缺乏,诱发视神经炎或癫痫发作,因此,必须每天补充足量的维生素 B_6($>50mg$),防止出现严重的并发症。

(俞庆宏)

第五节 遗传性球形红细胞增多症的中西医防治和管理

一、定义和流行情况

遗传性球形红细胞增多症(hereditaryspherocytosis,HS)主要是由红细胞膜蛋白垂直连接的先天性缺陷导致膜脂质双层不稳定,以出芽形式形成囊泡,丢失膜组分,使膜表面积与容积比例降低,细胞球形化并因此变形性降低而被单核巨噬细胞识别与清除,进而发生的常见的遗传性膜缺陷性溶血性贫血。因临床表现轻重不一,症状不典型,常规的实验室检查不易发现,常导致误诊、漏诊。

HS 见于世界各地,男女均可发病,见于任何年龄,但以儿童和青壮年为多见。发病年龄越小,病情越重。在我国,HS 不少见,是红细胞膜缺陷性溶血性贫血中最多见者,但其确切发病率不详。从报道的病例看,HS 在我国北方居遗传性溶血性贫血首位。在欧美,本病多见,发病率约为 $1/5000\sim1/2000$;在北欧,本病是最常见的遗传性溶血性贫血,一些局部地区的发病率男性可高达 $1/50$,女性可高达 $1/80$;在美国和英国,大约每 2500 人中有 1 人患 HS。

二、病因病机

（一）发病原因

HS 的病因是组成红细胞膜的骨架蛋白基因突变，大多数锚蛋白突变为移码突变或无义突变，导致锚蛋白分子缺陷、锚蛋白缺乏或者两者都有，结果使未被膜骨架蛋白支持的膜脂质丢失，膜表面面积减少，变形性降低，同时红细胞膜通透性增加，钠水滞留，细胞的双凹盘形增厚，向球形细胞发展，这种球形化的红细胞因变形能力差，在通过脾脏时被破坏而发生溶血性贫血。

（二）发病机制

1　红细胞膜结构

红细胞具有超常的被动变形能力，可穿行于只有 $3\mu m$ 直径的毛细血管中，膜的延伸能力极好，是同样厚度的乳胶膜的 100 倍。但有时，红细胞膜的强度也很大，甚至可超过钢铁。这种特有的变形能力与红细胞膜的骨架蛋白结构有密切关系。

红细胞膜是一种具有极性的磷脂双分子层，含有细胞的抗原特性、物质转运和机械特性三大主要功能，由蛋白质、脂质和糖类组成。其中，外周蛋白和跨膜蛋白是蛋白质的主要分类。外周蛋白有锚蛋白、膜血影蛋白、蛋白 4.1、蛋白 4.2、磷酸甘油脱氢酶等，跨膜蛋白有带 3 蛋白、ATP 酶、血型糖蛋白、RhAG、Rh 复合体等。

红细胞膜由多种蛋白和复合物形成网状结构，首先，形成 α、β 收缩蛋白异二聚体交联跨膜结构，然后形成四聚体。四聚体的末端和蛋白 4.1、肌动蛋白等形成复合物，并且和 β 内收蛋白 N 端相连。其次，由蛋白 P55、肌球蛋白、β 内收蛋白等组成支架复合物，这种复合物中心主要为带 4.1 蛋白。同时，带 4.1 蛋白的 N 端与血型糖蛋白结合。以带 3 蛋白、二聚体、四聚体为中心，和外周锚蛋白的 N 端、带 4.2 蛋白、二膦酸果糖酶等连接形成带 3 蛋白复合体。最后，由 Rh 多肽等肽和血型糖蛋白 B 组成 Rh 复合物。CD47 与锚蛋白、带 4.2 蛋白相连，锚蛋白的 N 端也可和带 3 蛋白结合。并且，锚蛋白的中间部还可和血影蛋白结合。

2　膜蛋白缺陷

当红细胞膜的膜蛋白发生异常，改变膜骨架双分子层竖向结构，红细胞可发生球形变。不同地域引起的 HS 膜蛋白缺陷类型有差异，但主要有细胞膜带 3 蛋白，锚蛋白，血影蛋白 α、β，带 4.2 蛋白。按膜蛋白缺陷引起突变基因的不同,至少可分为以下类型。

(1)锚蛋白缺乏。

在常染色体隐性遗传和显性遗传 HS 中均有锚蛋白缺乏(约见于 30%～60% 的 HS 患者),约 20% 为新生突变(无家族史),也是典型显性遗传的 HS 最常见的病因。锚蛋白通过血影蛋白-2.1-带 3 蛋白的连接,成为血影蛋白垂直连接膜上的主要骨架(通过血影蛋白提供膜骨架的主要连接,通过带 3 蛋白提供膜脂质双层的连接),破坏这些连接的任何一个蛋白异常都可以导致细胞膜的稳定性降低。典型的 HS 最常见的原因是锚蛋白异常,突变多发生在锚蛋白基因编码区,少数在启动子上,结果都导致锚蛋白减少,成为红细胞膜稳定性降低的主要原因。当锚蛋白原发性缺乏时,连接的血影蛋白则出现继发性缺乏,两者同步缺陷的程度基本相等,两者同时缺乏较为常见。常染色体显性遗传 HS 中这两种蛋白为轻度缺乏;隐性遗传 HS 中这两种蛋白为重度缺乏。

(2)β 血影蛋白缺乏。

常见于常染色体显性遗传 HS。血影蛋白 β 链第 202 位 Trp 被 Arg 置换而发生的点突变,使 β 血影蛋白合成减少或分子不稳定,失去了与带 4.1 蛋白的结合功能,同时影响到与肌动蛋白的结合。除了点突变,还有移码突变等。β 血影蛋白缺乏的临床表现呈多样性。临床上,血影蛋白缺乏的严重程度与红细胞球形变程度、耐受剪切力的程度、溶血程度和切脾后的反应性相关。

(3)α 血影蛋白缺乏。

α 血影蛋白缺乏常见于常染色体隐性遗传 HS。血影蛋白 α 链第 969 位 Ala 被 Asp 置换的点突变,可以发生正常 α 血影蛋白合成减少或分子不稳定。由于红系细胞中 α 血影蛋白的合成量是 β 血影蛋白的 3～4 倍,故一个等位基因失活仍可有正常量的 α 血影蛋白与 β 血影蛋白结合成异二聚体后被装配在膜上,临床上表现为无症状的分子缺陷携带。如果为 α 血影蛋白纯合子或双杂合子,则装配在膜上的血影蛋白明显减少,临床上表现为严重的溶血。

(4)带 3 蛋白缺乏。

在 HS 中,带 3 蛋白缺乏仅见于常染色体显性遗传 HS 患者(约见于 20%～40% 的 HS 患者),有 50 余种突变。突变在带 3 蛋白的胞质区、穿膜区和膜外区三个结构域都有发生。在常见突变的穿膜区肽链上的多个精氨酸发生突变,影响带 3 蛋白合成后的折叠和插入内质网组装进入红细胞膜,从而影响二聚体(不能与带 2.1 蛋白结合)与四聚体(四聚体阴离子通道功能障碍)的转换,使异常的带 3 蛋白随膜脂微囊泡脱落而丢失。较多患者还伴有带 4.2 蛋白的缺乏。带 3 蛋白缺陷患者大多为杂合子,红细胞除了球形特征外,还易见蘑菇样或螯状形态,临床表现为轻度至中度贫血。带 3 蛋白缺陷纯合子见于双亲为轻型

HS,临床表现严重,可见新生儿水肿、严重贫血,甚至危及生命,但此型很少见。

(5)带 4.2 蛋白缺乏。

带 4.2 蛋白缺陷见于常染色体隐性遗传 HS,缺陷基因在日本人群中常见。带 4.2 蛋白通过多种方式(与带 3 蛋白结合以稳定锚蛋白与带 3 蛋白的连接、与带 4.1 蛋白结合组成细胞骨架中的结合复合物等)维持膜骨架垂直与水平的连接,带 4.2 蛋白发生的点突变(如第 142 位的 Ala 被 Thr 置换)或移码突变,即可影响膜骨架蛋白与膜结合减弱,使膜丢失形成球形细胞、口形细胞等,临床上表现为轻度和中度贫血。继发性带 4.2 蛋白缺乏还见于带 3 蛋白突变和胆管梗阻患者。后者也可以出现红细胞的形态改变,如靶形、靴刺形。

(6)带 4.1 蛋白缺乏。

带 4.1 蛋白是细胞骨架与脂质双层相连的重要垂直连接点,也是膜骨架网络水平连接三联复合物(血影蛋白、肌动蛋白和带 4.1 蛋白)的主体组分。带 4.1 蛋白原发缺陷性 HS,形态上表现球形和球口形,也可以呈咬痕样变化。国外报道的带 4.1 蛋白仅见于 HE,但在部分 HS 中有继发性缺陷。

3　红细胞变形性改变

红细胞变形能力下降是红细胞胞质的黏性升高、膜性质改变、红细胞表面积与体积比值下降导致。血红蛋白浓度决定胞质黏性,HS 患者因膜表面积减小、膜渗透性改变而增加血红蛋白浓度,增强细胞质黏性,导致红细胞变形能力下降。膜性质改变主要因膜蛋白缺陷,引起膜结构改变,促使红细胞球形变。正常成熟红细胞为双凹圆盘状,变形能力极强,当细胞质以滤泡的形式丢失后,细胞膜表面积减小,细胞表面积与细胞体积比值减小,导致红细胞变形能力下降。

4　溶血机制

研究认为,组成红细胞膜网状结构的任一部分缺陷均可使红细胞形态发生改变及缩短寿命。例如,膜骨架蛋白的相应缺陷,可导致膜网状结构的竖向结构发生改变,胞质以滤泡的形式丢失,红细胞膜表面积减少,降低细胞膜表面积与细胞体积比,红细胞变球形。变形的红细胞膜蛋白磷酸化功能减弱,细胞膜阳离子通透性增加,细胞内易发生水钠潴留,钠泵作用增强,导致细胞膜 ATP 不足,钙清除减少,使细胞膜发生硬化,红细胞变形能力及膜稳定性下降,当球形红细胞通过脾窦微血管时,因变形能力差而被滞留,进而被巨噬细胞吞噬,发生血管外溶血。脾脏对 HS 红细胞的作用主要有:扣留并吞噬清除球形细胞;当红细胞被扣留于脾髓内,葡萄糖利用受限,ATP 减少,乳酸积聚,pH 下降,红细胞更易变球形,并加速球形细胞的形成。

(三)中医病因病机

遗传性球形红细胞增多症为先天性溶血性贫血、先天性溶血性黄疸等,是溶血性贫血的一个类型,归属于中医学"黄疸""虚劳"等范畴。有学者认为其发病机制是由于脾胃虚弱,运化无力,气血不足,加之复感外邪,或因内伤、饮食、情志,致使脾虚下陷,清阳不升,浊阴不降,聚而成湿,迫使脾色外露。有学者认为此病多与"湿""热"相关。本病病位在中焦,以太阴脾与阳明胃为主,并与肾水相关。脾病多湿,胃病多热,湿热相合,发为本病,而肾主水,脾主湿,脾肾为水液代谢之本,因此,黄疸病的发生亦与肾水相关。

三、临床表现及实验室检查

(一)临床表现

在不同患者中症状的轻重变化大,但主要的症状表现为黄疸、贫血的多次发作与肝脾肿大。这些症状在幼年期即可出现,一些病例当时未被察觉,至成年症状明显后才被诊断。贫血发生时,黄疸常相伴随,但轻重不一。脾肿大几乎都存在,但大多为轻度至中度肿大。肝脏也可以轻度肿大。患者平时的一般情况尚可。有时,在感染、劳累或情绪激动后,还有在妊娠、老年造血减退时,可诱发或加重溶血,或者突发大量溶血的溶血危象(常由感染诱发,一般不需要治疗干预),其特征是黄疸加重、脾增大、网织红细胞进一步增高;还可发生骨髓红系造血再生障碍的再障危象(常由微小病毒 B19 感染),贫血突然加重,血红蛋白常降至正常水平的一半,持续约一周至十余天。

在婴儿期,贫血是最主要的症状,有些患儿需要输血;约半数新生患儿有黄疸,但大多数经光照治疗可以控制;少数患儿在宫内或出生不久即发生严重的溶血性贫血,持续至 1 岁,可能需要定期输血和(或)早期切脾,这些患儿常有血影蛋白的明显缺乏。在儿童期,贫血常因感染而发作,也可由于代偿性造血而使得贫血症状很轻甚至无贫血,易于漏诊。

胆结石为常见的并发症,即使贫血症状较轻,也会发生。胆石症在 2 岁以内很少见,随着年龄增长而增加,据报道,2~10 岁患者胆石症的发生率为 5%,11~50 岁患者为 45%,老年患者为 65%。其他并发症有巨幼细胞性贫血危象、皮肤溃疡、痛风等。

大约 20%~30% 的 HS 患者表现为代偿性溶血,即红细胞破坏与生成平衡,血红蛋白浓度基本维持在正常水平,网织红细胞轻度增多(低于 6%),球形细胞增多也可以不明显,其中约 40% 患者无球形细胞。

(二)实验室检查

1　血红蛋白和红细胞相关指数

溶血发作时,Hb 常在 90g/L 以下,MCV 稍低,一半以上患者 MCHC 增高,RDW 稍高。MCHC 指标在诊断 HS 上的敏感性为 82%,特异性达 98%。以 MCV<80%、MCHC>354g/L 和 RDW>14%作为联合指标,诊断的敏感性为 66%,特异性高达 100%。

2　外周血球形细胞

血片有数量和大小不一的球形细胞,可以是轻度球形,而红细胞仍有中心浅染区。一般为胞体小、圆形、深染、中央淡染区消失,细胞平均直径 6.4μm(正常 7.2μm)、平均厚度 2.6μm(正常 2.13μm)。通常,HS 的球形细胞在 20%以上,球形细胞增多的程度与溶血的严重性有关。我国 HS 诊疗指南将球形细胞增多界定为大于 10%。

也有认为中央淡染区消失的浓染红细胞增多(>4%)有诊断意义。此外,还可见球形化过程中的过渡阶段细胞,如球口形红细胞、杯形红细胞和碗形红细胞。而且,形态学异常与骨架蛋白缺乏的类型有关,如带 4.2 蛋白缺乏者多见球口形红细胞,带 3 蛋白缺乏的 HS 者易见形如蘑菇形或鳌状或有凸起的钳夹状球形红细胞,血影蛋白(β)和锚蛋白共同缺乏者易见不规则的异形及球棘形红细胞。

3　网织红细胞计数

网织红细胞明显增高,占比通常在 5%~20%之间。发生再障危象时,网织红细胞降低或消失。

4　白细胞和血小板

白细胞计数正常或稍高,中性分叶核粒细胞百分比稍高,血小板正常或稍低。细胞分类中,还可见异形和嗜多色性红细胞,偶见有核红细胞。

5　红细胞渗透脆性和自体溶血试验

红细胞渗透脆性试验增高。不管何种原因所致的球形红细胞增多,反映在实验室的主要标记是低渗盐水渗透性溶解的敏感性增加。正常人开始溶血为 0.42%~0.46%,完全溶血为 0.28%~0.32%;HS 开始溶血为 0.50%~0.75%,完全溶血为 0.32%~0.44%。如果开始溶血在 0.50%以下,但高于正常的 0.08%,仍有参考意义。对于轻型患者,将血液标本经 37℃温育后再行红细胞渗透脆性试验,由于敏感性进一步提高而呈现阳性,这一试验在欧洲曾被作为 HS 诊断的金标准。自体溶血试验,溶血明显增高,但为加入葡萄糖而获得纠正。

6 骨髓细胞学和病理学

骨髓增生活跃或明显活跃,红系为主,中晚幼红细胞生成增多,红细胞形态改变同血片。骨髓可染铁增加,包括铁粒幼细胞增加。红系造血再生障碍危象时有核红细胞显著减低。

骨髓切片造血细胞增加。主要特征有三个方面:一是中晚幼红细胞增加;二是切片静脉窦和主质内出血区的红细胞多为着色深和圆形,正常所见的新月形、棒形和不规则形红细胞减少;三是巨噬细胞铁增加。

7 红细胞膜蛋白电泳和分子

应用聚丙烯胺凝胶电泳可以发现带 3 蛋白、带 4.2 蛋白、血影蛋白和锚蛋白等骨架蛋白缺少。在 80% 的 HS 患者中可以检出一种至多种膜蛋白的部分缺乏或完全缺乏。

尽管致病基因和遗传突变的多样性,影响了分子检查和诊断的常规应用,但用分子检查血影蛋白、锚蛋白、带 3 蛋白和带 4 蛋白的基因缺陷,仍有应用前景。基因突变检查可以提供原发缺陷还是继发缺陷、隐性遗传还是非隐性遗传以及新生突变方面的信息。

8 流式细胞免疫表型

用相应单抗可以检测带 3 蛋白、血影蛋白和锚蛋白,检测结果可靠,可以作为 HS 实验室检查的一线项目(过筛试验)。

四、诊断程序

(一)西医诊断标准

在诊断中,有阳性家族史和血片形态学特征常有决定性意义。一般,对有阳性家族史、球形细胞增多(>10%,通常>20%)和红细胞渗透脆性增高(开始溶血比对照增高 0.08%)者,不论有无贫血,都可以确立诊断。其他有溶血证据(网织红细胞增高、骨髓代偿性造血和间接胆红素增高等),自体溶血增加并为加入葡萄糖明显纠正等都是诊断的参考依据。

对无阳性家族史(父母均无患 HS 的证据)患者,需要排除其他原因(尤其是免疫性溶血性贫血),结合病史、症状特征和实验室结果综合评判。一部分 HS 患者缺乏典型的球形形态学特征,诊断时更需要结合临床特征和其他实验室检查加以整合。对一部分平素无症状而偶然发现的脾肿大者、胆结石的年轻患者、B19 小病毒或其他感染诱发的贫血患者,在评估时都需要考虑是否为 HS。

新生儿期发生的溶血一般较严重。有新生儿高胆红素血症、严重贫血,但细胞数多增高不明显,如网织红细胞、血涂片球形红细胞大多正常,红细胞渗透脆性试验可正常。在新生儿期不能诊断的病例,不能否定 HS 诊断,而应延迟在 6 月龄后重复相关检查。MCHC 增高为 HS 诊断的金标准之一,用于鉴别新生儿 HS 与 ABO 溶血具有重要的意义。

(二)临床分型

1　遗传学分型

按遗传方式分为常染色体显性遗传 HS、常染色体隐性遗传 HS 和新生突变 HS 等类型。常染色体显性遗传纯合子患者的溶血最严重,常发生致命性溶血性贫血,临床上极其少见;杂合子患者表现为轻度至中度溶血性贫血,部分患者无贫血,多见。常染色体隐性遗传患者的溶血症状常比常染色体显性遗传杂合子患者严重。

2　年龄分型

分为幼年型 HS 和成年型 HS。幼年型 HS 多表现为中度至重度贫血;成年型 HS 多表现为轻度至中度贫血,但随着年龄增高,至老年阶段时由于骨髓代偿性造血功能的减退而易于发生严重的溶血性贫血。

3　临床分型

(1)无症状携带者:表观正常,无临床症状,实验室轻微异常(如球形细胞和网织红细胞轻微增多,红细胞温育脆性试验增高)或无异常,遗传学检查为缺陷基因携带者。在感染、劳累或情绪激动等因素应激后可以诱发溶血。无症状携带者的后代可以发病,而隐性遗传 HS 的父母无临床症状。

(2)轻型 HS:临床症状轻,有轻度溶血表现、轻度贫血或无贫血。外周血球形细胞少见,网织红细胞和血清间接胆红素轻度增高。在感染、劳累或情绪激动等因素应激后可以加重溶血,甚至发生溶血危象或再生障碍危象。

(3)中型 HS:大多数患者幼年发病,为慢性溶血伴间歇性急性发作,轻度至中度贫血(60～80g/L)、血片球形细胞增多、网织红细胞计数增高(10% 左右)、红细胞渗透脆性试验增高、血清间接胆红素增高、Coombs 试验直接反应阴性。该类患者既有显性遗传又有隐性遗传,涉及多种不同的分子缺陷。

(4)普通重型 HS:几乎都见于常染色体隐性遗传 HS,有血影蛋白和锚蛋白严重缺乏。常在婴幼儿期发生重度贫血甚至危及生命的溶血,需要定期输血。临床上,除了反复输血风险外,还可以发生溶血危象和再障危象,以及严重的非代偿性贫血相关并发症,如发育迟缓、性成熟延缓和地中海性贫血面容。形态学检查,除了典型的球形细胞外,血片中还可见不规则形态的红细胞、有凸起的球形细胞和怪异的红细胞,在切脾后明显出现。

(5)重型 HS:定义为患者输血依赖,输血前血红蛋白值<60g/L。

4 分子分型(按红细胞膜分子病变分型)

(1)HS(Sp+)重型,血影蛋白 α、β 链减少 50%,常染色体隐性遗传,贫血严重,切脾无效。

(2)HS(Sp+)轻型,常染色体显性遗传,贫血较轻,切脾有效。

(3)HS(Sp-4.1 型),有异常血影蛋白,正常与异常之比为 3:2,为常染色体显性遗传,有中度贫血,切脾有效。

(4)其他型有 HS(Sp-2.1 型)、骨架蛋白与膜结合不良型、带 3 蛋白和带 4.2 蛋白缺陷型。

(三)鉴别诊断

1 葡萄糖-6-磷酸脱氢酶缺乏症

我国南方多见,常见有蚕豆病、药物诱发的溶血性贫血,呈发作性,多能找到诱因,病程多有自限性。测红细胞 G6PD 活性降低和 Heinz 小体生成试验阳性可鉴别。

2 地中海贫血

该贫血在细胞形态分类上属于小细胞低色素性贫血,主要因遗传的珠蛋白基因缺陷,由珠蛋白合成障碍引起,表现为轻度至中度的慢性贫血,伴有黄疸、肝脾肿大。对有阳性家族史者,行家系基因检测可鉴别。

3 新生儿溶血病

最常见为 ABO 溶血病,其次为 Rh 溶血病,因母婴血型不合,可一过性球形红细胞增多,出生后 24h 出现黄疸、贫血、肝脾肿大等,严重者发生胆红素脑病。对无阳性家族史者,查直接抗人球蛋白实验阳性或抗体释放试验阳性可确诊。

4 自身免疫性溶血性贫血

临床中较常见,有溶血症状及球形红细胞增多,但无家族史,Coombs 试验或特异性单价抗体试验和 D-L 试验阳性可诊断,流式细胞仪检测特异性抗体(包括抗 IgG、抗 IgA、抗 IgM、抗 C3 等)可鉴别。对于 Coombs 试验阴性者,需反复查 Coombs 试验、MCHC 测定,必要时可行红细胞膜蛋白分析或测定。

5 其他

黄疸者应与 Gilbert 综合征(体质性肝内脂不良性黄疸)或 HS 合并 Gilbert

综合征鉴别。Lee 等报道 1 例因黄疸诊断 Gilbert 综合征,但在随访期间因发现脾肿大、胆结石,而行外周血涂片、细胞渗透脆性试验后确诊为 HS 合并 Gilbert 综合征。黄疸合并肝功能损害应与急性病毒性肝炎、肝豆状核变性鉴别。黄疸合并反复腹痛的年长儿或成年人应与胆囊结石并梗阻性黄疸鉴别。

(四)中医辨证分型

1　气血两虚证

尿偶呈酱色或见目黄身黄,头晕心悸,神疲懒言,面色苍白或萎黄,气短乏力,舌体胖大,舌质淡,苔白,脉细。

2　脾肾两虚证

夜尿频,或呈茶色,腰膝酸软无力,面色无华,倦怠,畏冷,食欲不振,便溏,舌质淡,苔薄白,脉沉细。

3　湿热内蕴证

尿呈茶色或酱油色,目黄,身黄,倦怠乏力,纳少,口干、口苦、黏腻,饮水少,或午后发热,大便结,舌质红,苔黄腻,脉滑数。

(五)预后及并发症

本病患病的年龄与病情轻重和预后有关。在新生儿或 1 岁内发病者,病情较重,预后较差。成年人发病者,一般良好,极少数可死于病情中发生的危象或切脾后的并发症。

五、治　疗

(一)西医治疗

(1)轻型者无须治疗,密切随访;或给予对症治疗。

(2)切除脾脏,最好在 5 岁以后进行。如病情较重,可提前在 1 岁后手术。发生下列情况之一者应考虑切脾:①贫血影响生活质量或体能活动;②贫血影响重要脏器的功能;③发生髓外造血性肿块。脾切除能减轻绝大多数遗传性球形红细胞增多症的贫血症状,使网织红细胞接近正常(降至 1‰~3‰)。术后数天 90% 的患者的贫血及黄疸可改善,虽然球形细胞依然存在,但红细胞寿命延长。脾切除后可发生致命的肺炎链球菌感染(特别是 <6 岁的小儿),发生概率可高出正常人群 200 倍之多,故需严格掌握适应证。对切脾者应给予肺炎球菌疫苗和预防性抗生素。

(3)溶血危象时应输红细胞,必要时输血小板。

(二)中医辨证治疗

(1)气血两虚证:治以补益气血之法,方选八珍汤加减。

(2)脾肾两虚证:治以健脾补肾之法,方选十四味建中汤加减。

(3)湿热内蕴证:治以清热化湿之法,方选茵陈五苓散加减。

(三)中成药

1 益血生

健脾补肾,生血填精。用法:口服,一日 3 次,每次 4 粒;儿童酌减。

2 芪胶生白胶囊

补血益气。用法:口服,一日 3 次,每次 4 粒。

(以上中成药按辨证使用,用法详见药物说明书。)

六、预防及管理

(一)病房管理

1 入院医嘱

(1)长期医嘱:血液病护理常规、一/二级护理、饮食,视病情通知病重或病危,其他一般医嘱(如吸氧、心电血氧饱和度监护、记出入量等)。如有感染,积极控制,重要脏器保护:抑酸、补钙等。

(2)临时医嘱。

①一般检查:血常规、外周血涂片、网织红细胞、尿常规、大便常规＋隐血、输血前的感染相关标志物、肝肾功能、电解质、血沉、凝血功能、抗"O"、C 反应蛋白、血型、输血前检查、胸片、心电图、腹部 B 超;骨穿,骨髓形态学及病理。

②溶血相关检查:网织红细胞、胆红素、尿胆原;免疫球蛋白和补体、抗人球蛋白试验、冷凝集试验;红细胞渗透脆性和自体溶血试验,酸溶血试验(Ham)、蔗糖溶血试验,红细胞膜蛋白电泳;血浆游离血红蛋白(FHb)、血浆结合珠蛋白、抗碱血红蛋白(HbF)、血红蛋白 A2(HbA2)测定。

③有输血指征时输注红细胞、血小板。

2 护理干预

(1)病情观察:密切观察患者贫血的进展程度;皮肤黏膜有无黄疸,尿色、尿量的变化;倾听患者的主诉,发现患者出现头痛、恶心、呕吐、腹痛、腹泻、寒战、高热等表现,及时报告医生。

(2)休息:指导严重贫血或急性溶血的患者卧床休息,护士需做好生活护理;慢性期及中度贫血者应增加卧床休息的时间,减少活动,患者可进行生活自理。指导患者根据贫血程度安排活动量,以不出现心悸、气短、过度乏力为标准,饮食需要高蛋白、高维生素食物。

(3)心理护理:此病是一种严重的遗传病、慢性病,患者在精神上和经济上的负担都很重,要耐心地做好患者及其家属的思想工作,掌握倾听技巧,注重言语修养,帮助其树立战胜疾病的信心,使其积极配合治疗和护理,令患者早期恢复健康。

3　贫血危急状况识别及应急管理

(1)两种危象:在慢性先天性溶血性贫血病例中,如红细胞的过度破坏和骨髓红细胞生成之间的平衡红系遭到破坏,可导致血红蛋白水平迅速下降,产生"危象"。由骨髓红细胞生成突然减低而造成的危表现象称为"再生障碍性危象"。危象的症状无特异性,如发热、咽痛、咳嗽、胃肠症状等前驱症状,随之表现为贫血加重,血红蛋白下降,网织红细胞减低,一般不累及白细胞和血小板,持续大约两周后渐恢复。如骨髓红细胞生成正常,由红细胞的破坏突然增加而引起的危象称为"溶血危象"。可能由某些原因(如感染、过劳等)造成,此时黄疸加重,贫血加重,网织红细胞上升,肝脾肿大,轻者经数日而恢复,重者需住院治疗。

(2)危象的应急管理:首先去除诱因,积极输注红细胞,补液治疗以纠正电解质紊乱和酸碱失衡的状态。

4　治疗中常见的一些问题和解决方法

脾切除的早期并发症有局部感染、出血、血小板增多症和胰腺炎等。对于所有脾切除患者,都应给予肺炎球菌三联疫苗,最好应在手术前数周给予,尤其是青少年患者。但是对于2岁以下的婴幼儿,疫苗预防感染的作用尚不确定。

(二)门诊管理

1　防治计划(基层医院,包括社区医院)

遗传性球形红细胞增多症为遗传性疾病,目前尚无有效的预防措施。若父母一方有遗传性球形红细胞增多症,那么其子女患病的可能性较大。有家族史的孕妇应在怀孕期间做相应的产前检查及基因筛查等来早期筛查该疾病,减少患儿的出生率。

2　健康教育

加大遗传性球形红细胞增多症的宣教力度,开展优生优育知识普及,加强遗传性球形红细胞增多症的危害宣教,提高社区人群尤其是婚育妇女的认知率。

3 基层医院或社区医院专病规范管理方案

在镇街服务所在居委/村计生专干的协助下掌握辖区内已婚待孕及已孕夫妇情况,并通过新婚班、孕妇班发送知识短信、宣传读本以及上门服务等形式对目标人群(家庭或夫妇)进行宣传教育,帮助调查对象了解遗传性球形红细胞增多的科普知识。区民政婚姻登记处也设置计生优生服务窗口,对结婚登记的新婚夫妇建议行婚前检查或孕前检查。对于有贫血、黄疸、脾大的患者进一步查外周血球形红细胞比例、红细胞渗透脆性试验,对家庭中有一方诊断遗传性球形红细胞增多症的患者直接转回镇街服务所;胎儿出生后由镇街服务所进行新生儿随访,由此建立遗传性球形红细胞增多症全程管理和服务的筛查网络。

4 管理效果评估

主要以婚前医学检查率、孕前优生健康检查率、目标人群参检率、产前诊断信息录入率等指标对管理效果进行评估。

(三)家庭预防及管理

1 认识贫血的性质和危害性

儿童贫血的危害性较大,不仅影响儿童的生长发育,降低机体免疫和抗感染能力,还可影响儿童的学习能力和损害儿童的智力发育。

2 如何就诊

大多数患者优先考虑去血液科就诊。若患者出现其他严重不适反应或并发症,如胆囊结石、下肢复发性溃疡及慢性红斑性皮炎等,可到相应科室就诊,如肝胆外科、皮肤科等。

3 如何化验和检查

有遗传性球形红细胞增多症家族史者,如父母一方患此病,应尽早就医;出现明显症状者,如严重贫血、反复黄疸等,应及时于血液科就诊并采取适当治疗,可进行血常规、红细胞渗透脆性试验等检查确诊,还应与继发性球形红细胞增多症等疾病相鉴别。

大多数患者根据慢性溶血的症状(如头晕、乏力、面色苍白等)和体征(如黄疸、肝脾肿大等)、相应的实验室检查(如网织红细胞计数增高、外周血细胞涂片中见多量的球形红细胞、红细胞渗透脆性增高),再结合家族史,可做出明确诊断。

少数症状体征不明显者可结合分子生物学技术来进一步确定。可在分子水平检出膜蛋白的异常,如采用限制性内切酶片段长度多态性或串联重复数分析可以确定遗传性球形红细胞增多症和某个基因的相关性，用单链构象多态性分析、聚合酶链反应结合核苷酸测序等可检出膜蛋白基因的突变点从而诊断疾病。

4　治疗方案的建立和调整

轻型者无须治疗，密切随访；或给予对症治疗。对于重型遗传性球形红细胞增多症、贫血影响生活质量或重要脏器的功能等患者必要时可输血治疗，建议选择脾脏切除术。

5　非药物治疗

患者在平时生活中应注意以下几点：避免劳累，避免感冒，加强锻炼，增强体质，慎用退热药、止痛药、磺胺药及抗感冒药。应注意饮食清淡，均衡膳食，多吃蔬菜水果，注意个人生活卫生，不吃油腻油炸食物，不吃辛辣刺激性食物，戒烟戒酒。对焦虑的患者给予心理治疗，并加强防护，做好宣教。

6　药物治疗疗程

本病多为短期治疗，经过规范治疗后，大多数能临床治愈，预后良好。少数治疗效果不佳的患者需长期输血治疗。

7　随访

定期复查血常规、外周血红细胞形态、肝肾功能、尿常规等。贫血严重时，给予输红细胞治疗。遗传性球形红细胞增多症患者若施行脾切除术，术后应注意复诊血常规检查，3～6个月到门诊随访血红蛋白、胆红素、肝脾超声等，了解病情的恢复程度。

8　家庭监测方法

主要记录患者的血常规、尿常规、肝功能、肝脾B超，允许正常的日常活动，注意预防感染。

9　病情稳定或进展指征

若出现乏力加重、面色苍白、黄疸、尿色加深、急性右上腹痛等表现，需及时就医。

七、案　例

患者，男，72岁。2015年11月初，无明显诱因出现面黄、乏力，未予特殊治疗，后血液检查示：WBC 8.2×10^9/L，HB 127g/L，PLT 367×10^9/L；肝功能：总胆红素 $40 \mu mol$/L，间接胆红素 $33.9 \mu mol$/L，给予叶酸片、甲钴胺口服。2016年

1月出现上呼吸道感染,面黄、乏力加重,伴浓茶色尿,查血常规:HB 88g/L,网织红细胞占 20.8%,肿瘤标志物正常,以"溶血性贫血"收入院。患者幼年父母双亡,其大哥有类似的贫血病史,查体脾轻度肿大,行骨髓细胞学检查:可见球形红细胞,增生性贫血;直抗阴性;糖水试验、酸溶血试验弱阳性;血涂片球形细胞增多,约 25%;PNH 检测阴性。诊断考虑遗传性球形红细胞增多症,给予甲强龙治疗,患者在住院期间发作快速性房颤,予胺碘酮后转复,出院后给予口服甲强龙片 24mg/天。因患者为老年男性,身体状况差,不考虑切脾,故求治于中医。

2016 年 7 月 7 日首诊,证见:面黄、乏力,双手抽搐频繁,无发热,自觉口干,无恶心呕吐,食欲减退,睡眠一般,大便正常,小便呈酱油色。舌淡苔白,脉弦滑。血常规示:WBC 18.55×10⁹/L,HB 104g/L,PLT 398×10⁹/L。

西医诊断:遗传性球形红细胞增多症。中医诊断:黄疸(阳黄)。

治法:清热利湿,补肾健脾。予茵陈蒿汤加减治疗。处方:茵陈 60g,田基黄 15g,焦栀子 15g,淡豆豉 9g,白扁豆 30g,茯苓 30g,盐杜仲 15g,白茅根 15g,炒麦芽 15g,麸神曲 15g,连翘 9g,柴胡 25g,黄芩 12g,清半夏 9g,醋鸡内金 30g。28 剂,水煎服,日 1 剂,分早晚 2 次温服。

2016 年 8 月 4 日二诊:患者面黄,乏力较前好转,双手抽搐症状消失,纳眠可,小便色黄,大便调。中药上方加鸡血藤 20g,小蓟 15g,继服 28 剂,水煎服。

2016 年 9 月 1 日三诊:患者面黄,体力尚可,无发热,无咳嗽咯痰,纳眠可,小便颜色较前变浅,大便调。续进前方以巩固疗效,并逐渐撤减西药,定期复诊。

按语:本例患者为老年男性,年过半百,素体脾肾亏虚,不能运化水湿,湿邪困遏脾胃,塞肝胆,疏泄失常,以致胆汁不循常道,胆汁外溢,故皮肤发黄;湿热下注,故见小便呈酱油色;湿邪内盛,中元虚故,倦怠乏力。饮食减少;湿邪困脾,津液不能输布,故自觉口干;舌淡苔白,脉弦滑,均为脾虚内湿之象。故辨证属于本虚标实,虚实夹杂,以脾肾亏虚为本,湿热内盛为标。方以茵陈蒿汤加减,以茵陈、田基黄清热利湿退黄;焦栀子清热利湿;淡豆豉清热宣郁和胃;白扁豆、茯苓健脾化湿;盐杜仲补肝。肾、强筋骨;白茅根凉血止血、清热利尿;连翘清热解毒;柴胡、黄芩疏肝理气清热;清半夏燥湿化痰;炒麦芽、麸神曲理气和胃;醋鸡内金健胃消食。诸药配伍,以奏全效。

(俞庆宏)

第六章　营养相关性贫血的 中西医防治和管理————

第一节　缺铁性贫血的中西医防治和管理

一、定义和流行情况

缺铁性贫血（iron deficient anemia，IDA）是指机体内贮存铁耗尽（iron depletion，ID），继之缺铁性红细胞生成（iron deficient erythropoiesis，IDE），最终引起缺铁性贫血（IDA）。患者以学龄前儿童、孕妇、育龄妇女为最多，是世界上重要的营养缺乏病之一。根据中国预防医学科学院营养与食品卫生研究所的调查，在4747名学龄前儿童中，缺铁性贫血的患者占59.1%，并以6个月至1岁的儿童患病率最高。据世界卫生组织调查，亚洲地区2岁以下儿童缺铁性贫血发病率大于90%，美国2岁以下小儿缺铁性贫血发病率达24%。2004年中国儿童铁缺乏症流行病学调查协作组统计出2000—2001年我国大部分地区年龄在7个月至7岁间儿童营养性缺铁性贫血（nutritional iron defeciency anemia，NIDA）的患病率达7.8%，其中婴儿期（6~12个月）患病率最高（20.8%），幼儿期（13~36个月）次之（7.8%），学龄前期（3~7岁）患病率最低（3.5%），可见随年龄增长NIDA患病率逐渐下降。上海市对若干托儿所的调查，也表明幼儿患缺铁性贫血较为普遍，约占被调查人数的30%~40%。浙江省营养调查结果显示，在1035人的血红蛋白中，有33.1%的人处于铁不足状态。其中，城市居民中铁不足状态的比例为51.9%，农民中铁不足状态的比例为40.1%，大学生中铁不足状态的比例为48.3%，城市小学生中铁不足状态的比例高达68.3%。

二、病因及发病因素

（一）病　因

1 营养因素

因食物结构不合理或饮食中缺乏足够量的铁，导致铁吸收及利用减低。在我国膳食中供铁量并不少，但铁来源的食物构成不合理，仅 20％来源于动物食品，当生理性铁需要量增加时，如婴幼儿、青少年、妊娠期和哺乳期妇女，容易发生营养型 IDA。

2 慢性失血

慢性失血是 IDA 最常见的病因之一。IDA 常是胃肠道肿瘤的首发表现，即使粪隐血试验阴性，也不能除外消化道出血，成年男性发生 IDA 时一定要进行胃镜和肠镜的检查。妇女缺铁的常见原因是月经量过多。在农村，钩虫感染是慢性消化道失血的原因。

3 吸收障碍

常见于胃次全切术后。消化性溃疡时长期服用 H2 受体拮抗剂或质子泵抑制剂导致 IDA，但萎缩性胃炎可影响铁的吸收。慢性腹泻、累及十二指肠和近端空肠的小肠疾病，不仅引起铁吸收不良，并且可导致失铁。

4 遗传性

遗传性 IDA 较罕见。近年有一种常染色体隐性遗传的铁难治性 IDA 被认识。

（二）发病机制

1 西医发病机制

（1）缺铁对血液系统的影响。

铁是合成血红蛋白的原料，缺铁时血红素形成不足，进而血红蛋白合成也减少，导致新生的红细胞内血红蛋白的含量不足，细胞质不足，细胞变小；而缺铁对细胞的分裂、增殖影响较小，故红细胞数量减少程度不如血红蛋白减少明显，从而形成小细胞低色素性贫血。

体内缺铁的发展过程是一个由量变到质变的连续过程，营养性缺铁性贫血主要经历储铁减少期、红细胞生产减少期和缺铁贫血期 3 个阶段。①铁减少期（iron depletion，ID）：此阶段体内储铁已减少，但供红细胞合成血红蛋白的铁尚未减少；②红细胞生成缺铁期（iron deficient erythropoiesis，IDE）：此期储存的铁进一步耗竭,红细胞生成所需的铁亦不足,但循环中血红蛋白的量尚未减少;③缺铁性贫血期(iron deficiency anemia,IDA):此期出现小细胞低色素性筑血,还有一些非造血系统的症状。

(2)缺铁对其他系统的影响。

缺铁对全身代谢都有影响。从细胞学的角度看,可导致细胞色素酶系统缺乏,对感染的易感染性增高。缺铁可影响肌红蛋白的合成。人体内有多种酶均含有与蛋白质结合的铁,这些含铁酶与生物氧化、组织呼吸、神经介质分解与合成有关。当铁缺乏时,这些含铁酶的活性减低,造成细胞功能紊乱,尤其是单胺氧化酶的活性降低,造成重要的神经介质(如 5-羟色胺、去甲肾上腺素、肾上腺素及多巴胺)发生明显变化,不能正常发挥功能,因而产生一些非造血系统的表现,如注意力不集中、免疫力下降、智力减低等。

(三)中医发病机制

中医认为,胎失所养、孕育不足、脾胃虚弱、慢性失血、肠道虫积是引起疾病的常见病因。其中,脾胃虚弱是关键病因。

胎中失养,精血不足,精髓不充,气血生化乏源;脾胃虚弱,胃不腐熟,脾不运化,精微缺乏,化血无源;慢性出血,气随血失,气血亏虚;饮食不洁,肠道虫积,吸收营养缺乏,不能化生精血。病机关键责于脾胃,由于脾胃功能失调,运化功能降低,水谷精微不能正常吸收和利用,久而导致气血亏虚。

三、临床表现

(一)西医临床症状

1　一般表现

乏力、头晕、头痛、眼花、耳鸣、心悸、气短、纳差、面色苍白、皮肤黏膜变得苍白,以口唇、口腔黏膜、甲床和手掌最为明显。

2　非造血系统表现

(1)消化系统症状:食欲减退,少数有异食癖(如嗜食泥土、墙皮、煤渣等),可有呕吐;可出现口腔炎、舌炎或舌乳头萎缩;重者可出现萎缩性胃炎或吸收不良综合征。

(2)神经系统症状:表现为烦躁不安或萎靡不振,精神不集中,记忆力减退。

(3)心血管系统症状:明显贫血时心率增快,心脏扩大,重者可发生心力衰竭。

(4)其他:因细胞免疫功能降低,常合并感染;可因上皮组织异常而出现反甲;新生儿或小婴儿可有屏气发作,也称呼吸暂停症。妇女的月经量多,消化道溃疡、肿瘤、痔疮导致的黑便、血便、腹部不适;肠道寄生虫感染导致的腹痛、大便性状改变、肿瘤性疾病的消瘦、血红蛋白尿等。

(二)中医证候

1 脾胃虚弱

面色萎黄,食欲不振,恶心欲吐,胃脘部不适,脘腹胀满,食后腹胀,大便稀溏。舌质淡红,苔薄白或白腻,脉细弱。

2 心脾两虚

面色萎黄,头目眩晕,心悸气短,失眠多梦,食欲不振,食后腹胀,大便不调。舌质淡红,苔薄白,脉细弱。

3 脾肾双亏

面色萎黄,颜面虚浮,食欲不振,食后腹胀,腰膝酸软,夜尿频多。舌体胖大,舌质淡红,苔薄白或水滑,脉细弱或沉迟。

4 冲任失调

面色萎黄,头目眩晕,心悸失眠,月经过多,经期延长,或见崩漏,或见腹痛。舌质淡红,苔薄白,脉细弱。

5 虫积食滞

面色萎黄,脘腹胀满,时常腹痛,喜食异物,或吐或便虫体。舌体胖大,舌质淡红,苔薄白,脉细弱。

四、诊断程序

(一)诊断标准

1 缺铁性贫血的诊断标准

(1)血象:红细胞及血红蛋白均降低,血红蛋白降低比红细胞计数减少明显,呈小细胞低色素性贫血。病情发展到一定程度后红细胞数量才减少,其体积变小。平均红细胞容积(MCV)$<80fl$,可低至$51fl$;平均红细胞血红蛋白含量(MCH)$<26pg$,最低可至$11.1pg$;平均红细胞血红蛋白浓度(MCHC)<0.31,可低至0.20。血涂片可见红细胞大小不等,以小细胞为多,中央淡染区扩大,形态各异,易见棒状及椭圆形,偶见靶形及有核红细胞。网织红细胞的百分数正常,但其绝对值低于正常值。红细胞的寿命缩短。白细胞、血小板计数正常,个别极严重者可有血小板减少,体积变小。Hb降低,符合WHO儿童贫血诊断标

准,即 6 个月～6 岁,＜110 g/L;6～14 岁,＜120 g/L。由于海拔高度对 Hb 值的影响,海拔每升高 1000 米,Hb 上升约 4%。

(2)骨髓象:骨髓象显示增生活跃,以中、晚幼红细胞增生为主。各期红细胞均较小,胞质少,边缘不规则,染色偏蓝,胞质发育落后于胞核。粒细胞和巨核细胞系一般无明显异常。骨髓可染色,铁显著减少甚至消失,骨髓细胞外铁明显减少(0～＋)(正常值:＋～＋＋＋)、铁粒幼细胞比例＜15%仍被认为是诊断缺铁性贫血的"金标准"。粒细胞和巨核细胞系一般无明显异常。但由于为侵入性检查,一般情况下不需要进行该项检查。对于诊断困难,或诊断后铁剂治疗效果不理想的患儿,有条件的单位可以考虑进行骨髓穿刺检测,以明确或排除诊断。

(3)铁代谢生化检查:铁代谢检查指标符合缺铁性贫血诊断标准:下述 4 项中至少满足 2 项,但应注意血清铁和转铁蛋白饱和度易受感染与进食等因素影响,并存在一定程度的昼夜变化。

①血清铁蛋白(serum ferritin,SF)降低(＜15 μg/L),是体内贮铁的敏感指标,ID 期即已降低,在 IDE 期和 IDA 期降低更明显,＜16 μg/L 则提示缺铁。由于感染、肿瘤、肝脏和心脏疾病时血清铁蛋白明显升高,合并缺铁时 SF 可不降低,可测定红细胞内碱性铁蛋白(不受以上因素影响),有助诊断。

②血清铁(serum iron,SI)＜10.7 μmol/L(60 μg/dL)。

③总铁结合力(total iron binding capacity,TIBC)＞62.7 μmol/L(350 μg/dL)。

④转铁蛋白饱和度(transferrin saturation,TS)＜15%。

(4)铁剂治疗有效:铁剂治疗 4 周后 Hb 应上升至 20 g/L 以上。

(5)排除其他小细胞低色素性贫血:尤其应与轻型地中海贫血相鉴别,注意鉴别慢性病贫血、肺含铁血黄素沉着症等。

凡符合上述诊断标准中的第 1 项和第 2 项,即存在小细胞低色素性贫血者,结合病史和相关检查排除其他小细胞低色素性贫血,可拟诊为缺铁性贫血。如铁代谢检查指标同时符合 IDA 诊断标准,则可确诊为缺铁性贫血。基层单位如无相关实验室检查条件时可直接开始诊断性治疗,铁剂治疗有效可诊断为 IDA。骨髓穿刺涂片和铁染色为侵入性检查,不作为缺铁性贫血的常规诊断手段,在诊断困难和治疗无效情况时可考虑进行。

2 有条件的医院可做一下检测

(1)红细胞内游离原卟啉(free erythrocyte protoporphyrin,FEP):红细胞内缺铁时 FEP 升高,当 FEP＞0.9 μmol/L 时提示细胞内缺铁。FEP 值增高还见于铅中毒、慢性炎症和先天性原卟啉增多症。

(2)血清转铁蛋白受体(transferrin receptor,TfR):TfR 是细胞膜上的一

种跨膜糖蛋白,能特异性结合血浆携铁的 Tf,并经受体介导的胞饮作用将铁运至细胞内,是用于诊断缺铁性贫血的一项新指标,其意义为①评估铁状态:TfR 是组织缺铁的敏感指标,与组织缺铁的严重程度呈正比,不受炎症、肝病的影响,对于合并感染的 IDA 患者,评估铁状态较 SF 更可靠。②鉴别缺铁性贫血与慢性病引起的贫血:铁缺乏成为主要原因时,TfR 升高,而慢性病引起的贫血超过 8.5mg/L 时视为增高。血清 TfR 在 ID 期正常;在 IDE 期,当组织缺铁达到 5mg/kg 时,血清 TfR 可为正常的 2 倍;在 IDA 期,血清 TfR 可为正常的 3~4 倍。幼红细胞在成熟过程中膜 TfR 逐渐减少并经水解被释放入血清中而成为可溶性 TfR(sTfR),sTfR 水平与细胞的 TfR 总量呈正比,不仅能敏感反映骨髓红细胞生成过程中的缺铁程度,并与体内铁储存状况密切相关,不受炎症、肿瘤和肝脏疾病的影响,稳定性和可靠性好。因而,sTFR 对于鉴别 IDA 与慢性疾病继发性贫血很有价值。

(二)鉴别诊断

1 铁粒幼细胞性贫血

遗传或不明原因导致的红细胞铁利用障碍性贫血。表现小细胞性贫血,但血清铁蛋白浓度增高、骨髓小粒含铁血黄素颗粒增多、铁粒幼细胞增多,并出现环形铁粒幼细胞。血清铁和铁饱和度增高,总铁结合力不低。

2 地中海贫血

有家族史。有溶血表现。血片中可见多量靶形红细胞。胎儿血红蛋白或血红蛋白 A2 增加。血清铁蛋白、骨髓可染铁、血清铁和铁饱和度不低且常增高。

3 慢性病贫血

慢性炎症、感染或肿瘤等引起的铁代谢异常性贫血。贫血为小细胞性。贮铁(血清铁蛋白和骨髓小粒含铁血黄素)增多。血清铁、血清铁饱和度、总铁结合力减低。

4 转铁蛋白缺乏症

常染色体隐性遗传(先天性)或严重肝病、肿瘤继发(获得性)。表现为小细胞低色素性贫血。血清铁、总铁结合力、血清铁蛋白及骨髓含铁血黄素均明显降低。先天性表现为幼儿发病、伴发育不良和多脏器功能受累。获得性表现为有原发病表现。

5 特发性肺含铁血黄素沉着症

铁动力学改变与缺铁性贫血相同,但临床表现为发作性苍白、咳痰及咯血,痰和胃液中可找到含铁血黄素细胞,网织红细胞增高,X 线胸片肺野中可见斑点状、粟粒状或网点状阴影。

6 铅中毒

铅中毒患儿的红细胞中可见嗜碱性点彩,血清中的铅含量增加,红细胞中及尿中原卟啉明显增加,病史中有铅暴露史。

五、治 疗

(一)西医治疗

1 病因治疗

病因治疗相当重要,因为 IDA 是一种综合征,不能只顾补铁治疗而忽略其基础疾病的治疗,例如延误了胃肠道肿瘤的诊断和治疗,否则其后果不堪设想。

2 口服铁剂

这是治疗 IDA 的首选方法。口服铁剂的种类很多,可分三类:无机铁、有机铁及血红素铁。至今仍认为硫酸亚铁是口服铁剂中的标准制剂,但它是无机铁剂,故胃肠反应大,主要和含有的游离铁离子有关。有机铁剂反应小,其中以多糖铁复合物最小;琥珀酸亚铁不仅铁含量高且吸收好,生物利用度高,不良反应又小,较常用。成年人治疗剂量以每天 150～200mg 元素铁为宜,预防剂量每天为 10～20mg 元素铁。为减少硫酸亚铁的胃部刺激反应,宜在餐后服用。较大剂量维生素 C 或琥珀酸可增加铁剂的吸收,铁剂忌与茶同服,钙盐及镁盐亦可抑制铁的吸收,应避免同时服用。儿童按元素铁计算补铁剂量,即每日补充元素铁 2～6mg/kg,餐间服用,每日 2～3 次。口服铁剂有效者的网织红细胞在治疗后 3～4 天即开始上升,第 10 天达高峰,随后血红蛋白量上升,一般需要治疗 2 个月左右,血红蛋白恢复正常。贫血纠正后至少需要继续治疗 3 个月或使 SF 恢复到 50μg/L 以补足贮存铁,总疗程一般要 3～6 个月,否则易复发。口服铁剂的不良反应有恶心、上腹痛、便秘和腹泻。如治疗 3 周无治疗反应,应检查诊断是否准确、是否按医嘱服用后无活动性出血、是否有铁吸收障碍、是否有干扰铁吸收的因素存在。

3 注射铁剂

注射铁剂较容易发生不良反应,甚至可发生过敏反应致死,故应慎用。有以下情况可考虑选用:①口服铁剂发生严重副作用,经调整剂量和对症处理仍不能坚持口服者;②因长期腹泻、呕吐或胃肠手术等严重影响胃肠对铁的吸收者。常用低分子右旋糖酐氢氧化铁复合物注射液、蔗糖铁注射液及葡萄糖酸铁钠注射液三种。注射铁剂时推荐静脉注射。静脉注射过快（＞100mg/min）可致局部静脉疼痛、发红及有金属味,但时间很短,只要缓慢注射,即可消失。全身反应包括即刻反应及延迟反应。即刻反应有低血压、头痛、恶心、荨麻疹,罕有过敏反应,但严重可致命。延迟反应包括淋巴结肿大、肌痛、关节痛、发热等。严重过敏反应甚少见,主要见于右旋糖酐铁,发生率约0～7％,葡萄糖酸铁钠的过敏反应发生率为0.04％,蔗糖铁的过敏反应发生率则更低。长期过量应用会增加氧化应激和感染的风险。所需剂量:给予2.5mg元素铁/kg,可增加Hb 1g/kg,此外再加10mg/kg以补充储存铁及注射部位损失的铁量。总剂量分次肌内注射,首次量宜小,可用12.5～25mg,如无反应,以后可每次剂量不超过5mg/kg（每次最大剂量不超过100mg）,每1～3天注射1次,于2～3周内注射完毕。

(二)中医治疗

1 脾胃虚弱

健脾和胃,方选香砂六君子汤加减。

2 心脾两虚

补益心脾,方选归脾汤加减。

3 脾肾双亏

健脾益肾,方选实脾饮加减。

4 冲任失调

调和冲任,方选固冲汤加减。

5 虫积食滞

驱虫化滞,方选四君子汤合化虫丸加减。

(三)中成药

1 益气维血片/颗粒/胶囊

补血益气,用于血虚证、气血两虚证证候治疗。

2 益血生

健脾补肾,生血填精,用于脾肾两虚、精血不足所致证候治疗。

3 生血宁

益气补血,用于气血两虚证者。

4 复方皂矾丸

温肾健脾,益气养阴,生血止血,用于肾阳不足、气血两虚证者。

5 **生血宝合剂**

滋补肝肾,益气生血,用于肝肾不足、气血两虚证候者。

6 **维血宁颗粒**

滋阴养血,清热凉血,用于阴虚血热证者。

(以上中成药按辨证使用,用法详见药物说明书。)

六、预防和管理

(一)病房管理

1 **入院医嘱**

(1)长期医嘱:血液病护理常规,饮食,视病情通知病重或病危。中/重度贫血患者可选择输血及静脉补铁治疗。

(2)临时医嘱。

①一般检查:血常规＋C反应蛋白、网织红细胞、生化类、凝血功能、铁蛋白、血清铁、总铁结合力、血型、输血前的感染相关标志物、胸片、心电图、心脏B超,必要时复查骨髓常规、骨髓活检。

②有输血指征时输注红细胞。

2 **护理干预**

(1)病情观察:密切观察患者的贫血程度;倾听患者的主诉,发现患者出现头痛、胸闷气急、恶心、呕吐、腹痛、腹泻、血尿、黑便等表现时,及时报告医生。

(2)休息:中度及以上贫血者应增加卧床休息的时间,减少活动。指导患者根据贫血程度安排活动量,以不出现心悸、气短、过度乏力为标准。

(3)心理护理:引导患者平时要保持心情舒畅,避免精神过度紧张,避免情绪波动或精神刺激。认识本病知识,减轻紧张及恐惧心理,保持心态平稳,树立战胜疾病的信心。

3 **治疗中常见的一些问题和解决方法**

(1)输血反应。

①发热反应:反应严重时需立即停止输血,体温较高时需物理降温或药物降温。

②过敏反应:立即停止输血,应用肾上腺素或地塞米松静脉输注。

③溶血反应:立即停止输血,扩容利尿,碱化小便,保护肾脏。

④细菌污染:停止输血,行血培养,静脉应用抗生素。

（2）铁剂过敏反应。

立即停止输血，应用肾上腺素或地塞米松静脉输注。

4 贫血危急状况识别及应急管理

（1）重度贫血致组织缺氧甚至危及心脏功能者，发生心力衰竭：在原发病基础上，患者可表现急性面色苍白、乏力、心悸、心动过速等症状，Hb可降至30～60g/L以下。

（2）急性出血引起休克：常见于急性消化道出血，有消化道症状（如腹痛、呕吐等），突然出现急性大量呕血或大量鲜血便，出现面色苍白、大汗淋漓、头晕、晕厥、血压下降，Hb可突然降至30～60g/L以下。

（3）应急管理：首先去除诱因，积极输注红细胞，补液治疗以纠正电解质紊乱和酸碱失衡的状态。输血时应给予少量多次输血，一次大量输血可加剧心脏负担而危及生命。

（二）门诊管理

1 防治计划

缺铁性贫血应根据不同程度的贫血来制定不同的治疗策略，对于轻度贫血患者，不依赖输注红细胞，可门诊定期复诊，检测血常规、网织红细胞、血清铁、铁蛋白；若贫血进行性加重，需住院治疗。

2 健康教育

（1）加大对缺铁性贫血的宣教力度，开展知识普及，提高社区人群对缺铁性贫血的关注度。对于体检发现的血象异常，应及时就诊，不要抱"无症状即无病"的观点，以免延误病情。另外，需要高度关注缺铁高危儿童的铁代谢情况，普及基层医院铁蛋白的检测方法，对于高危儿童，定期进行必要的铁代谢检测，以利早期诊断。

（2）早产儿和低出生体重儿：提倡母乳喂养。纯母乳喂养者应从2～4周龄开始补铁，剂量为1～2 mg/（kg·d）元素铁，直至1周岁。对于不能母乳喂养的婴儿，人工喂养者应采用铁强化配方乳，一般无须额外补铁。牛乳铁含量和吸收率低，1岁以内不宜采用单纯牛乳喂养。

（3）足月儿：由于母乳中的铁生物利用度高，应尽量母乳喂养4～6个月；此后如继续纯母乳喂养，应及时添加富含铁的食物；必要时可按每日剂量1mg/kg元素铁补铁。未采用母乳喂养、母乳喂养后改为混合部分母乳喂养或不能母乳喂养的人工喂养婴儿，应采用铁强化配方乳，并及时添加富含铁的食物。1岁以内应尽量避免单纯牛乳喂养。

（4）幼儿：注意食物的均衡和营养，纠正厌食和偏食等不良习惯；鼓励进食蔬菜和水果，促进肠道对铁的吸收；尽量采用铁强化配方乳，不建议单纯牛乳喂养。

（5）青春期儿童：青春期儿童尤其是女孩往往由于偏食、厌食和月经增多等原因，易于发生缺铁甚至缺铁性贫血；应注重青春期的心理健康和咨询，加强营养，合理搭配饮食；鼓励进食蔬菜、水果等，促进铁的吸收。一般无须额外补充铁剂，对拟诊为缺铁或缺铁性贫血的青春期女孩，可口服补充铁剂，剂量为 $30\sim60mg/d$ 元素铁。

（6）孕期预防：加强营养，摄入富铁食物。从妊娠第 3 个月开始，按元素铁 $60mg/d$ 口服补铁，必要时可延续至产后；同时，补充小剂量叶酸（$400\mu g/d$）及其他维生素和矿物质。

3　基层医院或社区医院规范治疗

基层医院或社区医院应掌握血液系统疾病的一般诊治，对于血象的异常应有判断力，应尽量完善相关检查，早诊断，早治疗。

（三）家庭管理

1　认识疾病的性质和危害性，做好健康宣教、自我监测

（1）减慢动作以减少头晕的现象，比如下床前先坐在床沿一会儿，避免立即站起来。

（2）如果血色素低于 7g/L，需进行吸氧，如感觉软弱疲倦、头晕、怕冷或呼吸短促，应通知医生，并注意避免晕倒。

（3）保持病室整洁，空气流通，每天 2 次，每次 30min。

2　如何就诊

缺铁性贫血属于内科血液系统常见疾病，可至基层、社区医院内科就诊，症状明显、病情严重者可至三级综合医院血液病专科就诊。

3　如何化验和检查

确诊缺铁性贫血需要全面系统的检查：血常规、网织红细胞、叶酸、维生素 B_{12}、血清铁、铁蛋白、总铁结合力、骨髓常规（＋铁染色）、骨髓病理、骨髓染色体、胃肠镜、妇科（女性月经不规则）。

4　治疗方案的建立和调整

对于无临床症状、无须输血支持治疗、血红蛋白＞100g/L 的患者，可随诊观察，给予必要的心理支持，并进行生存质量评估。

5 非药物治疗

患者在平时生活中应注意以下几点:避免劳累,避免感冒,避免剧烈运动。患者在饮食方面没有特别禁忌,饮食应清洁、新鲜、易消化,忌食生冷,避免引起腹泻,多食铁含量丰富的食物(如猪肝、羊肝、动物血、瘦肉、蛋黄、菠菜等)。

6 自我监测方法

患者可以通过检测血常规、网织红细胞、血清铁、铁蛋白等评估病情,指标有明显变化时,建议进一步到专科门诊进行系统评估。

7 病情稳定或进展指证

血常规提示血红蛋白浓度、血清铁、铁蛋白等数值稳定,无明显变动,同时无明显症状,不依赖输注红细胞可继续门诊随访治疗;若血红蛋白下降或伴有头晕、乏力、胸闷、心慌等症状的患者,需及时就诊。

八、病 案

(一)案例一

患者,女,51岁,因"乏力5年余"于2018年8月6日入院。入院查体:T 36.2℃,P 86次/分,R 18次/分,BP 116/68mmHg,身高158cm,体重52.8kg。神清,贫血貌,全身皮肤黏膜无黄染,全身浅表淋巴结无肿大,颈软,双侧甲状腺无肿大。双肺呼吸音清音,未闻及干湿啰音,心界叩诊无扩大,心率86次/分,节律齐,心音正常,无杂音。腹部平坦,无腹部压痛,无腹部反跳痛,肝脾肋下未触及,肾区叩击痛(一)。

辅检。血常规报告:血红蛋白74g/L↓,红细胞压积0.266L/L↓,平均红细胞体积64fl↓,平均血红蛋白量17.8pg↓,平均血红蛋白浓度279g/L↓,红细胞分布宽度17.7%↑。铁蛋白检验报告:铁蛋白5.3ng/mL↓,血转铁蛋白5.01g/L↑,血清铁2.80μmol/L↓,不饱和铁结合力85.70μmol/L↑,总铁结合力88.50μmol/L↑。大便常规+OB,维生素B_{12}+叶酸,降钙素无异常。心电图示:窦性心律。胸部CT示:①两肺无明显异常;②心影增大,请结合临床。既往:慢性萎缩性胃炎病史1年。

中医四诊:面色萎黄,食欲不振,胃脘部不适,食后腹胀,大便稀溏。舌质淡红,苔薄白,脉细弱。

西医诊断:缺铁性贫血(中度)。

中医诊断:血虚(脾胃虚弱证)。

西医治疗:多糖铁胶囊 0.15 bid po。

中医治疗治法:健脾和胃,益气养血。

方药:香砂六君子丸加减。具体方药为木香、砂仁、党参、白术、茯苓、陈皮、制半夏、黄芪、当归等。

1 周后复查:2018 年 12 月 11 日复查血常规报告:白细胞计数 4.0×10^9/L,血红蛋白 136g/L,血转铁蛋白 3.28g/L,不饱和铁结合力 66.50μmol/L↑,总铁结合力 76.05μmol/L↑,铁蛋白 19.8ng/mL。

按:患者的缺铁性贫血诊断较明确,呈中度贫血,铁剂治疗是首选方案。但患者因有慢性胃炎病史,食欲不振,胃脘部不适,食后腹胀,大便稀溏,导致铁等营养元素吸收不良。本病属中医学血虚范畴,辨证为脾胃两虚,在健脾和胃、益气养血的原则下注重对中焦的呵护,故处方以香砂六君子丸加减,患者的临床症状改善较明显,中西医治疗取得了满意疗效。

(二)案例二

患儿,女,4 岁,因"厌食半年余"于 2017 年 5 月 3 日初诊。患儿半年前出现厌食,喜静恶动,容易出汗,无呕吐腹泻,无呕血黑便,家长曾带患儿至当地社区医院体检,诊断为"营养性缺铁性贫血",予以口服葡萄糖酸亚铁糖浆治疗 1 周,因患儿服药时恶心呕吐明显而放弃,家长自购某"乳铁蛋白"给患儿服用,但上述症状仍未好转。

体格检查:身高 94cm,体重 13.5kg,神清,精神稍软,呼吸平,眼结膜、口唇、指甲色淡,咽无充血,心肺腹查体未见明显异常。辅助检查。血常规报告:WBC 6.32×10^9/L,LY 42.4%,NE 49.8%,RBC 3.0×10^{12}/L,HGB 85g/L,MCV 70fl,MCH 23pg,MCHC 294 g/L,Plt 270×10^9/L,CRP 1mg/L,Ret 1.5%,血清铁蛋白(SF)11μg/L。

中医四诊:食谷不香,神疲,倦怠乏力,面色苍白,唇甲色淡,肌肤不泽,少寐,多梦易醒,二便正常,舌质淡,苔薄白腻,脉细弱。

西医诊断:营养性缺铁性贫血(中度)。

中医诊断:血虚(心脾两虚证)。

西医治疗:蛋白琥珀酸亚铁口服溶液 10ml bid po。

中医治疗治法:补脾养心,益气生血。

处方:黄芪 9g、太子参 6g、白术 9g、茯苓 12g、当归 6g、炙远志 9g、交藤 9g、酸枣仁 6g、姜半夏 6g、陈皮 6g、红枣 10g、焦山楂 9g、炒二芽各 12g,水煎服,14

剂,每日 1 剂。

2 周后复诊:患儿食欲较前好转,服铁剂后无恶心呕吐等不适反应,活动增加,口唇色淡,面色较前红润。复查:RBC 3.7×10^{12}/L,HGB 100g/L,Ret 2.0%,SF 12μg/L,继续同前治疗方案。

4 周后复诊:患儿病情较前好转,食欲恢复正常,口唇颜色淡红,夜寐安静。复查:RBC 4.6×10^{12}/L,HGB 117g/L,Ret 1.5%,SF 15μg/L。患儿的贫血症状及实验室指标正常,继续口服中药及铁剂。1 个月后门诊复诊,病情稳定,予停药。随访半年,病情未波动。

按:患儿的缺铁性贫血诊断较明确,呈中度贫血,铁剂治疗是首选方案。但患儿家属曾因小儿服铁剂后出现呕吐而自行停药,导致病情迁延。本病属中医学血虚范畴,辨证为心脾两虚,在补脾养心、益气生血的原则下注重对中焦的呵护,故处方以归脾汤合二陈汤,患儿的临床症状改善较明显,服铁剂未再次出现呕吐等消化道反应,最终中西医治疗取得了满意的疗效。

(王珺、王其莉)

第二节　巨幼细胞性贫血的中西医防治和管理

一、定义和流行情况

巨幼细胞性贫血是由于脱氧核糖核酸合成障碍所致的一组贫血,主要因体内缺乏维生素 B_{12} 或叶酸所致,亦可因遗传或药物等获得性 DNA 合成障碍而引起。根据流行病学调查发现,对 35～64 岁健康人群抽样调查,叶酸缺乏患病率为 44.2%,维生素 B_{12} 缺乏患病率为 50%。

二、病因病机

(一)发病原因

1　维生素 B_{12} 缺乏症(vitamin B_{12} deficiency)

(1)摄入不足,需要量增加(营养性维生素 B_{12} 缺乏症):单纯因摄入不足引起者甚罕见,仅见于长期严格素食者。摄入不足而需要量增加见于婴幼儿、妊娠、感染、溶血性贫血、甲状腺功能亢进及恶性肿瘤患者等。

（2）食物蛋白中维生素 B_{12} 释放障碍（食物-钴胺吸收不良综合征）：老年人中维生素 B_{12} 缺乏最常见的原因。其中，萎缩性胃炎和由胃酸缺乏而导致的食物蛋白中维生素 B_{12} 释放障碍有关，幽门螺杆菌感染及因胃酸缺乏而导致小肠细菌过度生长均可加重维生素 B_{12} 缺乏。长期服用剂量较大的 H_2 受体拮抗药和质子泵抑制剂也能通过胃酸分泌减少引起维生素 B_{12} 吸收障碍。

（3）内因子缺乏：可因胃大都被切除或全胃切除，以及自身免疫性破坏（恶性贫血）引起胃壁细胞减少，胃酸缺乏，导致内因子缺乏而影响维生素 B_{12} 的吸收。全胃切除术后发生巨幼细胞贫血的时间平均为 5 年（2～10 年），约 30%～40% 的次全胃切除者有内因子缺乏而致维生素 B_{12} 吸收不良，罕见病例有先天性分泌无活性的内因子。恶性贫血是西方人常见的维生素 B_{12} 缺乏症，主要累及 60 岁以上人群。恶性贫血是自身免疫性胃炎发展到后期的表现，这种慢性胃炎仅累及胃体，称为 A 型萎缩性胃炎，引起胃壁细胞破坏，从自身免疫性胃炎发展到恶性贫血大约需要二三十年。自身免疫性胃炎患者的血清中存在壁细胞抗体，恶性贫血患者存在内因子抗体。内因子抗体有两种：Ⅰ 型抗体能阻断维生素 B_{12} 与内因子相结合，故又称为阻断抗体；Ⅱ 型抗体能阻止内因子维生素 B_{12} 复合体与回肠末端 Cubam 受体相结合，从而阻止维生素 B_{12} 的吸收，故又称结合抗体。

（4）小肠疾病引起维生素 B_{12} 吸收障碍：包括胰蛋白酶分泌不足而引起 HC 蛋白降解障碍；卓-艾综合征（Zollinger-Ellison 综合征）可灭活内源性胰蛋白酶；热带/非热带口炎性腹泻、克罗恩病、小肠淋巴瘤、硬皮病等引起的吸收不良综合征都可导致维生素 B_{12} 吸收障碍；末端回肠具有丰富的 Cubam 受体，如回肠切除过多就会影响维生素 B_{12} 的吸收，小肠寄生阔节裂头绦虫、手术盲袋形成和回肠憩室炎因其中细菌过度繁殖，都可夺取食物中的维生素 B_{12}，从而影响人体吸收。

（5）药物诱发维生素 B_{12} 缺乏：二甲双胍可抑制内因子和胃酸的分泌，抑制转运维生素 B_{12} 进入肠黏膜细胞；考来烯胺、秋水仙碱和新霉素等均可抑制转运维生素 B_{12} 进入肠上皮。NO_2 可灭活维生素 B_{12} 从而引起功能性细胞内维生素 B_{12} 缺乏。

（6）遗传性维生素 B_{12} 缺乏：见于 Cubam 受体遗传性缺陷引起的家族性选择性维生素 B_{12} 吸收不良综合征（Imerslund-Grasbeck 综合征）和先天性 TC Ⅱ 缺乏症。

2 叶酸缺乏症（folate deficiency）

（1）摄入不足，需要增加：见于婴儿、儿童及妇女妊娠期和哺乳期，需要量可增加 3～10 倍。营养不良性叶酸缺乏症主要由于新鲜蔬菜及动物蛋白质摄入不足所致。需要量增加尚见于慢性溶血、骨髓增殖症、恶性肿瘤、甲状腺功能亢进及剥脱性皮炎等。妊娠妇女的叶酸缺乏可增加婴儿先天性缺陷发生的危险性。血液透析过程中，因叶酸丢失过多，也使叶酸需要量增加。长期用山羊乳喂养婴儿也易引起婴儿叶酸缺乏。

（2）慢性酒精性肝硬化：在美国最常见的叶酸缺乏症来自慢性酒精性肝硬化。

（3）肠道吸收不良：如小肠吸收不良综合征、热带口炎性腹泻、短肠综合征、小肠疾病等都可引起叶酸缺乏，并且常常同时有维生素 B_{12} 缺乏和缺铁。

（4）药物诱发叶酸缺乏症：叶酸对抗物（如甲氨蝶呤、乙胺嘧啶和甲氧苄啶）都是二氢叶酸还原酶的抑制剂，导致叶酸利用障碍，柳氮磺砒啶可抑制多聚谷氨酸水解成单谷氨酸，从而影响叶酸的吸收，乙胺嘧啶、柳氮磺砒啶和质子泵抑制剂尚可抑制叶酸转运蛋白，从而抑制叶酸吸收，口服避孕药可增加叶酸分解代谢率。抗癫痫药可抑制叶酸吸收。

（5）遗传因素引起叶酸代谢障碍：例如叶酸转运蛋白的突变引起叶酸吸收不良，遗传性叶酸代谢酶缺陷等。

维生素 B_{12} 或叶酸治疗无效的 DNA 合成障碍包括许多抗代谢药（如 6-巯嘌呤、氟尿嘧啶、羟基脲及阿糖胞苷等）的治疗；某些遗传性疾病（如乳清酸尿症、Lesch-Nyhan 综合征、亚氨甲基转移酶或 N5-甲基四氢叶酸转移酶缺乏），尚有维生素 B_6 反应性巨幼细胞贫血和维生素 B_1 反应性巨幼细胞贫血。维生素 B_1 反应性巨幼细胞贫血（Rogers 综合征）是一种常染色体隐性遗传性疾病，其主要特征是巨幼细胞贫血、糖尿病、感觉神经性耳聋、白细胞和血小板不同程度的减少、骨髓中可见环形铁粒幼细胞。

（二）发病机制

维生素 B_{12} 和叶酸是细胞合成 DNA 过程中的重要辅酶，维生素 B_{12} 和叶酸缺乏可导致 DNA 合成障碍。维生素 B_{12} 缺乏导致 DNA 合成障碍是通过叶酸代谢障碍引起的，维生素 B_{12} 缺乏后，细胞内 N5-甲基四氢叶酸不能转变成其他形式的活性四氢叶酸，并且不能转变为聚合形式的叶酸以保持细胞内足够的叶酸浓度。维生素 B_{12} 和叶酸缺乏，使脱氧尿嘧啶核苷酸（dUMP）转变为脱氧胸腺嘧啶核苷酸（dTMP）的过程发生障碍，使 DNA 合成速度减慢，过多的 dUMP 使尿嘧啶掺入 DNA，使 DNA 呈片段状，DNA 复制减慢，核分裂时间延长，故细胞核比正常大，核染色质呈疏松点网状，缺乏浓集现象，而胞质内 RNA 及蛋白质合成并无明显障碍。随着核分裂延迟和合成量增多，形成胞体巨大、核浆发育不同步、核染色质疏松，即所谓"老浆幼核"改变的巨型血细胞。

巨型改变以幼红细胞最为显著,幼红细胞的形态巨大,核染色质疏松,呈点网状结构。巨原红细胞的核仁大而蓝,巨晚幼红细胞核的染色质浓集差,核常靠边缘,可呈分叶状,浆内满是血红蛋白。成熟红细胞巨大而厚,常呈卵圆形,缺乏中心苍白区,出现大小不等、嗜多色性或有嗜碱性点彩、卡波环或豪-胶小体等。

巨型改变也见于粒细胞和巨核细胞系,尤以晚幼粒细胞为突出。晚幼粒和杆状核粒细胞形态巨大,核肿大、畸形,核染色质疏松,胞质中颗粒较粗,称巨晚幼粒和巨杆状核粒细胞。分叶核分叶过多,常在 5 叶以上,甚至达 16 叶,称巨多叶核粒细胞。巨核细胞体积也增大,核分叶过多,并且核间可不相连接。血小板生成障碍,可见巨大和形态不规则的血小板。骨髓呈增生象,但血常规显示为全血细胞减少,其主要病理生理改变为无效造血,可有髓内溶血。巨幼细胞和大型红细胞的生存期较正常为短,可出现血清胆红素增高、结合珠蛋白降低、乳酸脱氢酶增高,特别是 LDH_1 和 LDH_2(来自幼红细胞)增高。血清溶菌酶增高反映出幼粒细胞的破坏。

维生素 B_{12} 还参与神经组织的代谢,维生素 B_{12} 缺乏,S-腺苷甲硫氨酸合成减少,后者导致转甲基反应障碍,造成髓鞘质合成障碍,并且由于腺苷钴胺缺乏,导致大量甲基成二酰辅酶 A 及其前身丙酰辅酶 A 堆积。合成异常的脂肪酸进入髓鞘质,从而导致脱髓鞘病变、轴突变性,最后可致神经元细胞死亡。神经系统可累及周围神经,脊髓后侧累及大脑。

中医病因病机:饮食不洁、瘦身节食或暴饮暴食导致脾胃功能失调。滥用或过用药物、大病久病以及肠道虫积也是引起本病的重要原因。

本病发病与脾胃功能减弱,水谷之精微物质不能吸收利用,以致影响气血生化有密切关系;加之其他原因,也可致气血耗伤、阴液亏虚,病程日久可导致心脾两虚、胃阴不足、肝肾阴虚等脏腑虚弱的病理变化。

三、临床表现

(一)主要症状

1 一般临床表现

(1)贫血:起病隐匿,特别是维生素 B_{12} 缺乏者常需数月。而叶酸由于体内储存量少,可较快出现缺乏症状。某些接触氧化亚氮者、ICU 病房或血液透析的患者,以及妊娠妇女可在短期内出现缺乏,临床上一般表现为中度至重度贫血,除贫血的症状,如乏力、头晕、活动后气短心悸外,严重贫血者可有轻度黄疵,可同时有白细胞数和血小板减少,患者偶有感染及出血倾向。

(2)胃肠道症状:表现为反复发作的舌炎,舌面光滑、乳突及味觉消失、食欲不振。腹胀、腹泻及便秘偶见。

(3)神经系统症状:维生素 B_{12} 缺乏特别是恶性贫血的患者常有神经系统症状,主要是由于脊髓后、侧索和周围神经受损所致。表现为乏力、手足对称性麻木、感觉障碍、下肢步态不稳、行走困难。小儿及老年人常表现脑神经受损的精神异常、无欲、抑郁、嗜睡或精神错乱。部分巨幼细胞贫血患者的神经系统症状可发生于贫血之前。

上述三组症状在巨幼细胞贫血患者中可同时存在,也可单独发生,同时存在时其严重程度也可不一致。

2 营养性巨幼细胞性贫血

以叶酸缺乏为主,我国以西北地区较多见,主要见于山西、陕西、河南诸省,常有营养缺乏病史,新鲜蔬菜摄入量少又极少摄入荤食,加上饮食和烹调习惯不良,因此常伴有复合性营养不良的表现,如缺铁,缺乏维生素 B_1、维生素 B_2、维生素C及蛋白质,本病好发于妊娠期和婴儿期。1/3 的妊娠妇女有叶酸缺乏,妊娠期营养不良性巨幼细胞贫血常发生于妊娠中末期和产后,感染、饮酒、妊娠高血压综合征以及合并溶血、缺铁及分娩时出血过多均可诱发本病。婴儿期营养不良性巨幼细胞贫血好发于 6 个月至 2 岁的婴幼儿,尤其应用山羊乳及煮沸后的牛奶喂养者,母亲有营养不良、患儿并发感染及维生素C缺乏易发生本病,维生素C有保护叶酸免受破坏的作用。

3 恶性贫血

胃壁细胞自身免疫性(毒性 T 淋巴细胞)破坏,胃黏膜萎缩导致内因子缺乏,使维生素 B_{12} 发生吸收障碍。好发于北欧的纳维亚人,多数病例发生在 60 岁以上,发病率随年龄增高而增高,但也有少数幼年型恶性贫血者可能和内因子先天性缺乏或异常及回肠黏膜受体缺陷有关。90%左右的患者血清中有壁细胞抗体,60%的患者血清及胃液中有内因子抗体,有的可找到甲状腺抗体,恶性贫血可见于甲状腺功能亢进、慢性淋巴细胞性甲状腺炎、类风湿关节炎等,胃镜检查可见胃黏膜显著萎缩,有大量淋巴细胞、浆细胞的炎性浸润。本病和遗传也有一定的关系,患者家族中的患病率比一般人群高 520 倍。脊髓后侧索联合变性和周围神经病变发生于 70%~95%的感侧,也可先于贫血出现。胃酸缺乏显著,注射组胺后仍无游离酸。

(二)实验室检查

1 血象

大细胞正色素性贫血(MCV>100fl)的血象往往呈现全血细胞减少。中性粒细胞及血小板计数均可减少,但比贫血的程度轻。血涂片中可见多数大卵圆形的红细胞。中性粒细胞分叶过多,可有 5 叶或 6 叶以上的分叶。偶可见到巨大血小板。网织红细胞计数正常或轻度增高。

2 骨髓象

骨髓呈增生活跃,红系细胞增生明显,各系细胞均有巨幼变,以红系细胞最为显著。红系各阶段细胞均较正常大,胞质比胞核发育成熟(核质发育不平衡),核染色质呈分散的颗粒状浓缩。类似的形态改变亦可见于粒细胞及巨核细胞系,以晚幼和杆状核粒细胞更为明显。

3 生化检查

血清叶酸和/或维生素 B_{12} 水平低于正常,但因为这两类维生素的作用均在细胞内,而非在血浆中,故可进一步测定红细胞的叶酸水平、血清高半胱氨酸和甲基丙二酸的水平。

4 内因子阻断抗体测定

在恶性贫血患者的血清中,内因子阻断抗体(Ⅰ型抗体)的检出率在 50% 以上,故内因子阻断抗体测定为恶性贫血的筛选方法之一。如为阳性,应做维生素 B_{12} 吸收试验。

5 维生素 B_{12} 吸收试验

维生素 B_{12} 吸收试验主要用来判断维生素 B_{12} 缺乏的病因。

(三)中医证候

1 心脾两虚

面色萎黄,心悸怔忡,少寐多梦,手足麻木,犹如虫行,食少纳呆,腹胀便溏。舌体胖大,边有齿痕,舌质淡红,舌苔薄白,脉细无力。

2 胃阴亏虚

面色潮红,或无华,食欲不振,纳谷不香,胃脘嘈杂,恶心欲吐。舌体瘦小,舌质红绛,苔少或无苔,脉象细弱。

3 肝肾阴虚

面色潮红,五心烦热,口干咽燥,头晕目眩,两目干涩,腰膝酸软,梦遗盗梦,手足麻木。舌质淡红,或呈镜面舌,舌苔少或无苔,脉象细数。

四、诊断程序

(一)形态血诊断

确定巨幼细胞性贫血主要依据血细胞形态学特点,结合临床表现进行诊断。血常规最突出的表现为大卵圆形红细胞增多,而且中央苍白区缩小,中性粒细胞核分叶过多。MCV 常大于 110fl,MCH 常大于 32pg。中性粒细胞核分叶过多具有特征性,当 5 叶以上的中性检胞超过 5%,或找到 6 叶以上的中性粒细胞,或计算 100 个中性粒细胞的核叶平均数超过 3.5,或 5 叶以上和 4 叶以下中性粒细胞的比率超过 0.17,均具有诊断价值。重症病例常呈全血细胞减少、网织红细胞减少。因无效造血,血清间接胆红素可轻度升高,血清乳酸脱氢酶升高,其中 LDH_1 及 LDH_2 明显升高,以前者更为显著。骨髓呈增生象,巨幼红细胞系列占骨髓细胞总数的 30%~50%,其中巨原红及巨早幼红细胞可达半数以上,需注意在维生素 B_{12} 或叶酸治疗开始 6~24h 后即可找不到典型的巨幼红细胞。中性粒细胞分叶过多,要早于巨幼红细胞的出现,粒系巨型变在治疗后的恢复要迟于巨幼红细胞。巨幼红细胞糖原染色阴性。

本病细胞形态学改变具有一定的特征性,但必须注意应和引起全血细胞减少、大细胞性贫血及骨髓有巨幼样改变的疾病相鉴别,特别是骨髓增生异常综合中的难治性贫血、急性髓系白血病中的红血病和红白血病、甲状腺功能减退、肿瘤化疗后及先天性红细胞生成异常性贫血等相鉴别。有困难时应做诊断性治疗,即肌注维生素 B_{12} 和口服叶酸后观察用药后患者是否有临床症状改善、网织红细胞是否升高、巨幼红细胞形态是否迅速消失以及血红蛋白是否上升,从而达到确诊目的。巨幼细胞贫血时,血清铁、运铁蛋白饱和度、血清和红细胞碱性铁蛋白均增高,如降低,则表示有缺铁。

(二)确定维生素 B_{12} 或叶酸缺乏症

主要依据血清维生素 B_{12} 或叶酸测定,以及其代谢产物的测定。

1 血清维生素 B_{12} 测定

常用微生物法及放射免疫法,后者测定方便,为临床常用。血清维生素 B_{12} <148pmol/L(200pg/mL)时可诊断维生素 B_{12} 缺乏。有许多因素可影响血清维生素 B_{12} 的测定值,叶酸缺乏、妊娠、口服避孕药、转钴蛋白 I 缺乏症、多发性骨髓瘤、大剂量维生素 C 治疗均可引起假性维生素 B_{12} 缺乏;血清维生素 B_{12} 测定值升高尚见于骨髓增殖症、肝脏肿瘤、活动性肝病、先天性转钴蛋白 II 缺乏症及

小肠细菌过度繁殖。因此,评价血清维生素 B_{12} 测定值的临床意义时应同时测定血清叶酸值。该试验的敏感度约为 $65\%\sim95\%$,特异度约为 $50\%\sim60\%$,特别对于存在内因子抗体的患者不易正确诊断。

2 血清及红细胞叶酸测定

可用微生物和放射免疫法测定,前者较正确,后者方便为临床常用。血清叶酸<6.8nmol(3g/L)或红细胞叶酸<363nmol/L($160\mu g$/L)时可诊断为叶酸缺乏。由于血液中的叶酸水平极易受饮食的影响,而不能反映组织内的叶酸水平,因此要以红细胞内的叶酸为准。单独血清叶酸水平减少可见于 1/3 的住院患者伴厌食者,急性血清酒精中毒、正常妊娠及使用抗癫痫的患者。$25\%\sim55\%$酗酒者有血清叶酸浓度降低。

3 血清同型半胱氨酸及甲基丙二酸测定

同型半胱氨酸和甲基丙二酸(methylmalonicacid,MMA)是维生素 B_{12} 和叶酸的代谢产物。同型半胱氨酸转变为甲硫氨酸时需要维生素 B_{12} 和叶酸作为辅酶,因此不论维生素 B_{12} 或叶酸缺乏,都可以使血清同型半胱氨酸水平升高。甲基丙二酸 COA 转变为琥珀酰 COA 仅需要维生素 B_{12},因此,维生素 B_{12} 缺乏可使血清 MMA 水平升高。血清同型半胱氨酸的正常参考值为 $5\sim14\mu mol$/L,血清 MMA 的正常参考值为 $70\sim270mmol$/L。如果以血清同型半胱氨酸>$21\mu mol$/L,或血清 MMA>400nmol/L 为诊断阈值,其敏感度和特异度均可以达到90%以上,但因价格昂贵难以作为常规项目。目前,仅在血清维生素 B_{12} 或叶酸测定难以确定是否有维生素缺乏或是哪一种维生素缺乏时才选用。须注意脱水和肾衰竭可使两者均升高。

(三)其　他

确定维生素缺乏的原因需要借助病史、体检、胃肠道检查及寄生虫检查来分析维生素缺乏的病因。疑有恶性贫血,则可能需要测定血清内因子抗体和血清壁细胞抗体。

五、治　疗

(一)西医治疗

(1)补充治疗:根据"缺什么补什么"的原则,应补足应有的贮存量。维生素 B_{12} 缺乏时可肌内注射维生素 B_{12},最常用为氰钴胺,每次剂量为 $500\sim1000\mu g$,开始每天 1 次,连续 1 周,后改每周 2 次,共 2 周,然后每周 1 次,共 4 周;维持量为每月 1 次,每次 $1000\mu g$ 肌内注射,直到病因去除。凡恶性贫血、胃切除者、

Imerslund 综合征及先天性内因子缺乏者，需终身维持治疗。有神经系统症状的患者的治疗剂量比较大。维生素 B_{12} 的其他制剂也可选用，如羟钴胺（hydroxocobal amin）、甲钴胺（mecobalamin）。由于羟钴胺在组织潴留时间比氰钴胺长，因此可每 1~3 个月肌内注射 1 次。

晶体型维生素 B_{12} 亦可口服治疗，但需要较大的剂量。因为只有 1%～2% 的口服维生素 B_{12} 可通过肠道被动弥散吸收。每天 1~2mg 口服初剂氰钴胺，连续 3 个月，维持量每天 $500\mu g$ 用于摄入不足及食物中钴胺吸收不良的患者，对恶性贫血患者需要每天 1~2mg 口服维持。

维生素 B_{12} 治疗 1~2 个月后贫血被纠正，6 个月左右神经系统症状改善。维生素 B_{12} 缺乏时单用叶酸治疗是禁忌的，因会加重神经系统损害。一般不需要输血，给予足量的治疗 2~3 天后患者状况就会有极大的改善，即使贫血尚未得到纠正。

叶酸缺乏者可口服叶酸，每日 3 次，每次 5mg，对肠道吸收不良者也可肌内注射亚叶酸钙（甲酰四氢叶酸钙）3~6mg/d，直至贫血和病因被纠正。如不能明确是哪一种缺乏，也可以维生素 B_{12} 和叶酸联合应用。也有认为对营养性巨幼细胞贫血，两者合用比单用叶酸的效果为佳。补充治疗开始后 1 周网织红细胞升高达到高峰，2 周内白细胞和血小板恢复正常，约 4~6 周后贫血被纠正。

（2）其他原因导致的巨幼细胞贫血。如果是药物因素导致的，尽可能减量或停药。亚叶酸（5-甲酰基四氢叶酸）可以有效对抗叶酸拮抗药来抑制二氢叶酸还原酶的作用，剂量为 100~200mg/d。铁粒幼细胞性贫血的巨幼变，可以试用维生素 B_6，剂量必须达到 100mg/d 才有效。对于维生素 B_1 反应性巨幼细胞贫血用维生素 B_1 治疗，剂量为 25mg/d，成年人反应较差。

（3）病因治疗和其他辅助治疗。应积极去除病因，治疗原发疾患。上述治疗后如贫血改善不满意，要注意有否合并缺铁，重症病例因大量红细胞新生也可出现相对性缺乏。

（二）中医治疗

1 心脾两虚

补益心脾，方选归脾汤加减。

2 胃阴不足

滋养胃阴，方选益胃汤合生脉散加减。

3 肝肾阴虚

补益肝肾，方选一贯煎合左归丸加减。

（三）中成药

1 益气维血片/颗粒/胶囊

补血益气,用于血虚证、气血两虚证证候治疗。

2 益血生

健脾补肾,生血填精,用于脾肾两虚、精血不足所致证候治疗。

3 生血宁

益气补血,用于气血两虚证者。

4 复方皂帆丸

温肾健脾,益气养阴,生血止血,用于肾阳不足、气血两虚证者。

5 生血宝合剂

滋补肝肾,益气生血,用于肝肾不足、气血两虚证候者。

6 再造生血胶囊

补肝益肾,补气养血,用于肝肾不足、气血两虚所致的血虚虚劳。

7 维血宁颗粒

滋阴养血,清热凉血,用于阴虚血热证者。

（以上中成药按辨证使用,用法详见药物说明书。）

六、防治和管理

（一）病房管理

1 入院医嘱

（1）长期医嘱。

①血液病护理常规,一/二级护理,饮食,视病情通知病重或病危。

②其他一般医嘱,如吸氧、心电血氧饱和度监护、记出入量等。

③如有感染,积极控制,如有严重贫血,予以输血治疗,重要脏器保护:抑酸、补钙等。

（2）临时医嘱。

①一般检查:血常规、白细胞手工分类、网织红细胞、叶酸及维生素 B_{12}、尿常规、大便常规＋隐血、输血前的感染相关标志物、肝肾功能、血沉、凝血功能、C 反应蛋白、血型、输血前检查、胸片、心电图、腹部 B 超。

②骨穿:骨髓形态学分析。

2 护理干预

（1）病情观察：密切观察患者的贫血进展程度；皮肤黏膜颜色变化；倾听患者的主诉，发现患者出现头痛、恶心、呕吐、腹痛、腹泻、寒战、高热等表现，及时报告医生。

（2）休息：指导严重贫血患者卧床休息，护士需做好生活护理；关注心、肝功能异常所致的不适，慢性期及中度贫血者应增加卧床休息的时间，减少活动，患者可进行生活自理。指导患者根据贫血程度安排活动量，以不出现心悸、气短、过度乏力为标准，饮食需要高蛋白、高维生素食物。

（3）心理护理：让患者参加各种适当的活动，对于其保持良好的心态，消除疾病带来的自卑，对积极回归社会具有促动意义。

（二）门诊管理

1 防治计划（基层医院，包括社区医院）

对于有输血依赖的患者，在基层/社区医院随访诊治过程中，同样要注意评估患者的铁负荷和脏器功能，提醒患者进行相关自我管控和规范治疗。告知患者积极预防可能导致发病的因素或疾病，如萎缩性胃炎、胃肠功能紊乱。在妇女妊娠、哺乳期以及儿童生长发育期，应多给予营养丰富的食物，如蔬菜、水果等，并纠正不良的饮食习惯。

2 健康教育要点

在疾病健康宣教过程中，需要指导患者正确认识贫血，指导患者保持合理的饮食习惯和疾病随访。告知患者贫血治疗的过程管理和维持治疗的重要性。

3 基层医院或社区医院专病规范管理方案

基层/社区医院对巨幼细胞性贫血的规范化管理，主要还是围绕原发病及叶酸、维生素 B_{12} 缺乏评估和维持治疗。在上级医院完成疾病的明确诊断后，补充叶酸、维生素 B_{12}，治疗可以在基层/社区医院进行，主要包括：

①3～6 个月叶酸、维生素 B_{12} 水平的监测。

②血常规和肝功能监测（每月 1 次）。

4 管理效果评估

通过规范化疾病管控，最终的评估效果还是针对患者系统贫血水平是否减轻；管控良好的患者的贫血得到纠正，叶酸或维生素 B_{12} 水平进行性升高。

（三）家庭管理预防和管理

1 认识疾病的性质和危害性，做好健康宣教、自我监测

①若发现贫血或者血两系及以上，及时到血液科专科就诊。

②如果血色素低于 7g/L,需进行吸氧,如感觉软弱疲倦、头晕、怕冷或呼吸短促,应通知医生,并注意避免晕倒。

2　如何就诊

巨幼细胞性贫血属于内科血液系统的常见疾病,可至基层、社区医院内科就诊,症状明显,病情严重者可至三级综合医院血液病专科就诊。

3　如何化验和检查

确诊巨幼细胞性贫血需要全面系统的检查:血常规、网织红细胞、叶酸、维生素 B_{12}、骨髓常规(＋铁染色)、骨髓病理、骨髓染色体等。

4　治疗方案的建立和调整

对于无临床症状,无须输血支持治疗,血红蛋白＞100g/L 时可随诊观察,给予必要的心理支持,并进行生存质量评估。

5　非药物治疗

患者在平时生活中应注意以下几点:避免劳累,避免感冒,避免剧烈运动。患者在饮食方面没有特别禁忌,饮食应清洁、新鲜、易消化,忌食生冷,避免引起腹泻。

6　自我监测方法

患者可以通过检测血常规、网织红细胞、叶酸、维生素 B_{12} 等评估病情,对于指标有明显变化,建议进一步到专科门诊进行系统评估。

七、案　例

患者,男,72 岁,因"发现血小板减少 2 年余"于 2020 年 7 月 6 日入院。患者 2 年余前体检发现血小板减少,伴劳累后乏力,无其他不适,期间行中药调理,定期复查血常规,白细胞指标控制尚可,3 天前查血常规示:白细胞计数 1.8×10^9/L,红细胞计数 2.59×10^{12}/L,血红蛋白 95g/L,血小板 96×10^9/L。后立即来我院就诊。

查维生素 B_{12}＋叶酸检验报告:维生素 B_{12} 64pmol/L↓。

骨髓常规。骨髓象:①取材佳,涂片佳,2.5cm×3.7cm,染色良好,有骨髓小粒;②骨髓有核细胞增生活跃,粒:红＝0.81:1;③粒系增生活跃占 39.0％,核略左移,可见巨幼粒细胞;④红系增生活跃占 48％,以中晚幼红细胞为主,可见巨幼红细胞、双核及碎裂核等异常改变;⑤淋巴细胞占 10％,形态正常;⑥阅全片,见巨核细胞 77 个,其中产板巨核细胞 16 只,产板巨产板欠佳,撕裂样核多见,血小板呈小簇状分布,数量减少;⑦噬血细胞占 0.5％。结果:有核细胞增生活跃粒红比倒置,可见噬血现象,建议测定维生素 B$_{12}$、叶酸,请结合临床。既往有高血压病史 4 年余,最高血压 150/90mmHg,目前服用玄宁,自诉血压控制可。9 年前因胃癌行全胃切除术,术后恢复尚可。2018 年 10 月 4 日胃镜+病理:全胃切除术后改变。(吻合口)黏膜慢性炎。

中医四诊:面色潮红,食欲不振,纳谷不香,恶心欲吐。舌体瘦小,舌质红绛,无苔,脉象细弱。

辨证:胃阴亏虚证。

治法:养阴益胃。

方药:益胃汤合生脉散加减。具体方药为沙参、麦冬、玉竹、五味子、吴茱萸、黄芪等。

2 周后患者于 2020 年 7 月 16 日,复查血常规+CRP:白细胞计数 2.3×10^9/L↓,单核细胞%15.1%↑,红细胞计数 2.60×10^{12}/L↓,血红蛋白 101g/L↓,血小板计数 97×10^9/L↓,网织红细胞%1.54%↑,维生素 B$_{12}$ 108pmol/L↓。

(王珺)

第三节 铁过载的中西医防治和管理

一、定义和流行情况

铁是生物体必需的元素,广泛参与机体的生理功能和生化反应,包括细胞的能量代谢、氧的运输等。然而,过多的铁在机体内沉积,同样会产生毒性,影响脏器功能,导致疾病的发生和发展。关于铁过载的诊断标准,目前国际上未达成统一。按照中国专家共识,在排除活动性炎症、肝病、肿瘤、溶血和酗酒等因素的影响后,当血清铁蛋白>1000μg/L 时即可诊断铁过载。一般情况下,铁过载的发生率较低,很多疾病只是伴见铁蛋白轻度增高,不会引起细胞内或者脏器组织的铁沉积。除了因先天基因突变导致的铁代谢障碍、铁负荷过载,多数铁过载伴见于血液系统中,对于输血依赖的患者而言,铁过载的发生率明显增高。譬如,重型地贫患儿中,心脏铁负荷过载的发生率在30%以上,并且随着年龄增加而增加;而对于再生障碍性贫血患者而言,合并铁过载约占 20%。

二、病因及发病机制

（一）西医病因病机

铁负荷过载可分为细胞水平和系统水平，前者可以因各种原因（包括转铁蛋白受体异常、铁调控基因突变等）导致细胞内铁转运功能失常，引起细胞内铁负荷增加；后者则因为红细胞输注、小肠铁吸收增加等原因，导致机体组织内铁负荷增加。具体原因可以包括以下内容。

1 铁摄入增加

①反复输血：为减少长期贫血可能对机体的损伤，部分疾病需要进行积极的红细胞输注治疗。一般输注 1 个单位（Unit，U）红细胞摄入的铁含量约为人正常日均摄入量的 100 倍。由于机体缺乏有效的排铁机制，当红细胞输注量超过 12U，机体会迅速发生铁负荷过载，进而存储在富巨噬细胞组织系统（包括脾脏、肝脏）中，尤其首先发生在脾脏中。

②肠道摄入增加：日常饮食摄入的铁一般不易继发铁过载，肠道摄入过量铁多见于慢性肾功能衰竭而口服/静脉补铁的患者，导致慢性的铁超载。这类铁超负荷主要与巨噬细胞系统有关，迅速产生的高镁血症会快速生成非转铁蛋白结合的铁（non-transferrin-bound iron，NTBI），后者容易引起细胞及系统脏器水平的毒性损伤。此外，还有一种情况就是，机体在无效造血的情况下（包括骨髓增生异常综合征、地中海贫血），同样可能通过 GDP15（growth and differentiation factor 15）、TWSG1（twisted gastrulation modulation factor 1）以及 erythroferrone（ERFE）激素引起低铁调素血症，导致机体肠道的铁吸收能力显著增强，引起铁超载。

2 铁代谢基因异常

铁代谢相关基因的异常，除了导致铁负荷过载外，同样有可能引起血浆铁无法进入骨髓或因线粒体铁代谢紊乱而最终导致血红蛋白合成中断。

①系统性的铁代谢基因缺陷：该类基因突变更多见于非经典型小红细胞血症，包括影响铁吸收的基因（DMT1 蛋白 SLC11A2 基因突变）、血浆转铁蛋白缺陷（转铁蛋白 TF 基因突变）、铁核内体输出 STEAP3 基因突变、铜蓝蛋白基因突变等。

②铁线粒体代谢体的缺陷：该类缺陷多见于先天性铁粒幼红细胞性贫血（congenital sideroblastic anemias，CSAs）。突变的基因主要涉及 ALAS2（X-连锁 CSA）、SLC25A38、谷氧还蛋白-5（glutaredoxin 5，GLRX5）、亚铁螯合酶

(ferrochelatase，FECH)。患者可因红细胞输注或无效造血而导致铁负荷过载。

3 细胞内铁输出基因缺陷

这种形式的铁超载与前述的遗传或获得性铁超载的病理生理学基础相反，不是细胞内铁摄入过多，而是铁的细胞外排功能障碍。其中，膜转运蛋白(ferroportin，FPN)基因(SLC40A1)发挥关键性作用。FPN主要表达在巨噬细胞表面，SLC40A1突变可导致巨噬细胞内铁的滞留，同时影响细胞内铁释放入血，因此这类的铁超载患者的血浆并不增高，转铁蛋白的饱和度不上调，并且铁多在脾脏中沉积；由于铁主要滞留在巨噬细胞内而在非实质细胞内，因此这类情况下患者的脏器(包括心脏、肝脏、胰腺等)功能的损伤相对较轻。

(二)中医病因病机

中医无铁过载之说，但根据中医取象比类法，铁负荷过载可归于中医瘀证、虚证。气血生化失司，精微无以为用，游于脏腑腠理；脏腑气血亏虚，失摄失润，离经止血又可为瘀，积于脏腑，是为因虚而致实。

1 先天禀赋不足，气血生化失司

多见于幼年或儿童发病。患者先天肾气不足，后天亦可罹患失养。病初可证见面色萎黄或苍白，久则因虚致实，气血失运，滞于脉内，留于肌腠，多见面色少华，爪甲失荣。

2 精血衰败，脾虚失摄

患者可因各种原因，包括情志失养、起居饮食失常、外毒直中内伤等，有脾胃气血不生，髓骨失充，终令精血衰败。脾胃气虚则无以摄血，血离脉外而化为瘀，久则见舌青紫脉弦涩、衄血紫癜、面色不华。

3 久病血瘀内生，新血不化

患者病久不愈，血瘀内生，留滞经脉髓骨，气血不行，令新血不化。且部分患者依赖外源输血，用其精华，而糟粕尽留体内，机体无以运化而令邪留积于内，新血不生。该类患者多见面色黧黑、肌肤甲错、固定刺痛等症，部分可见症瘕积聚、腹中胀满。

三、临床表现

(一)主要症状

铁在体内过度沉积，并导致重要脏器(尤其是心脏、肝脏、垂体、胰腺和关节)有结构损害和功能障碍。因此,铁负荷过载患者的临床表现主要为铁在各脏器沉积后出现的临床症状,可表现为肝脾肿大、心力衰竭、肝纤维化、糖尿病、不孕症、生长发育障碍等,甚至导致死亡。

(二)中医证候

1 脾肾亏虚

证见:面色少华,偶伴头晕耳鸣,纳少便溏,腰膝酸软;偏阴虚者,五心烦热,舌质红,少苔,脉细数;偏阳虚者,畏寒肢冷,舌体胖大,边有齿痕,苔白,舌下隐见络脉青紫,脉细弱。

2 气不摄血

证见:久病患者,精血亏虚,可见面色少华/晦暗,头晕乏力,胃纳欠佳,腹胀便溏,或有便血,皮肤瘀点瘀斑或呈片状,舌质淡而无华,苔薄白,脉细弱无力。

3 瘀血阻络

证见:面色晦暗,肌肤黧黑,头晕乏力,腹中症块,午后低热,或形体消瘦,毛发不荣,肌肤甲错,或肢体疼痛,或腹部刺痛,舌质淡或淡紫,苔薄,脉细涩。

四、诊断程序

(一)诊　断

近年来,除血清铁蛋白(serum ferritin,SF)、肝铁浓度(liver iron concentration,LIC)检测等传统方法以外,磁共振成像(magnetic resonance imaging,MRI)等无创性检测手段已逐渐成为临床诊断铁过载和监测去铁治疗疗效的方法。国际上对铁过载的诊断标准尚未统一。欧美国家多采用 SF>$1000\mu g/L$,日本标准定为 SF≥$500\mu g/L$。中国的专家共识建议采用欧美标准,在排除活动性炎症、肝病、肿瘤、溶血和酗酒等因素的影响后,SF>$1000\mu g/L$ 时诊断为铁过载。

临床诊断铁负荷过载需要进一步明确潜在的发病机制,明确是先天性还是获得性,可以开展基因二代测序辅助诊断。同时,需要进一步对铁负荷过载可能影响的靶器官进行功能评估,包括肝脏、垂体、甲状腺、性腺、胰腺等。

(二)鉴别诊断

评估全身铁负荷的金指标是肝脏穿刺活检从而进行组织铁浓度测定,但却是有创性操作,临床较多应用的简便指标是铁蛋白的测定。诊断铁过载,需要鉴别其他可能引起铁蛋白增高的相关疾病,包括以下内容。

1 肿瘤

铁蛋白是肿瘤的非特异性指标之一,临床需要排查肝脏、胰腺的肿瘤可能。

通过完善相关 B 超、CT 以及组织活检能明确诊断。

2 急/慢性炎症

急性重症感染和慢性炎症(包括慢性肝病、胆囊炎、慢性肠炎等)均可能引起铁蛋白增高,临床需要详细回顾病史,完善相关检查,进行排查;必要时进行动态观察。

3 心脑血管代谢性疾病

心脑血管代谢性疾病包括急性脑梗、心梗,以及非急性心脑血管代谢性疾病均可能通过活化氧自由基,造成血管内皮损伤,铁蛋白释放增加。

五、治 疗

(一)西医治疗

一般认为,对于铁蛋白$>1000\mu g/L$,即可以考虑启动去铁治疗,而目前常规的治疗方案包括静脉放血治疗和铁螯合治疗。

1 静脉放血术治疗

最适用于原发性铁过载患者,也适用于重型地中海贫血患者干细胞移植术后血象恢复,但不宜用于有贫血(Hb$<110g/L$)的患者。每周 1 次,每次放血量为 7mL/kg 体重,但总量不应超过 550mL。治疗过程中,应该每 2~3 个月监测转铁蛋白饱和度(TS)、SF 水平。当 TS 低于 10%、SF 低于 $10\mu g/L$,应该终止静脉放血,此后每 4~8 周监测 1 次 SF。

2 铁螯合治疗

随着铁螯合剂的推广应用,铁负荷过载进入铁螯合治疗时代。通过铁螯合治疗,选择性地结合多余的铁并促进其排泄,能有效改善患者的系统及细胞内铁负荷,保护脏器功能,改善骨髓造血,提高生活质量,改善疾病预后。目前,临床常用的铁螯合剂主要包括去铁胺、去铁酮和地拉罗司。不同的药物的适应证略有不同,去铁胺和地拉罗司是慢性/输血性铁过载的一线标准治疗用药,而去铁酮则通常作为地中海贫血的二线用药。去铁胺的药物的半衰期较短,需要每天经静脉或皮下维持 8~12h 给药,经尿和粪排泄;地拉罗司的半衰期较长,每日一服即可,经尿排泄,临床使用较为方便,依从性更好。

(二)中医治疗

1 脾肾亏虚

偏阳虚者,治以温肾理中,行气化瘀,方以温肾理中汤加减。常用中药:制附子、白芍、白术、干姜、茯苓、桂枝、党参、炙甘草、猪苓、泽泻、枳实、郁金、三七、丹参、琥珀。

偏阴虚者,治以滋肾养阴,醒脾助运。方以七味白术散合左归饮加减。常用中药:熟地、山药、枸杞、山茱萸、川膝、菟丝子、茯苓、人参、炒白术、郁金、黄芩、甘草、藿香叶、木香、葛根。

2　气不摄血

治以健脾益气,养血摄血。方以归脾汤加减。常用中药:白术、人参、黄芪、当归、甘草、茯苓、远志、酸枣仁、木香、龙眼肉、生姜、大枣。

3　瘀血阻络

治以活血化瘀,理气通络,方以血府逐瘀汤合黄芪桂枝五物汤加减。常用中药:桃仁、红花、当归、生地黄、牛膝、川芎、桔梗、赤芍、枳壳、柴胡、郁金、黄芪、桂枝、芍药、大枣、甘草。

(三)中成药

1　益血生

健脾补肾,生血填精,用于脾肾两虚、精血不足所致证候治疗。

2　芪胶生白胶囊

补血益气,用于气血亏损证者。

(以上中成药按辨证使用,用法详见药物说明书。)

六、防治和管理

(一)病房管理

1　入院医嘱

(1)长期医嘱。

①血液病护理常规,一/二级护理,饮食,视病情通知病重或病危。

②其他一般医嘱,如吸氧、心电血氧饱和度监护、记出入量等。

③如有感染,积极控制,如有必要,开始去铁治疗,重要脏器保护:抑酸、补钙等。

(2)临时医嘱。

①一般检查。血常规:网织及分类、网织红细胞、尿常规、大便常规＋隐血、输血前的感染相关标志物、肝肾功能、电解质、铁蛋白和血清铁、血沉、凝血功能、抗"O"、C反应蛋白、血型、输血前检查、胸片、心电图、腹部 B 超;骨穿:骨髓

形态学。

②有条件的医院行肝和心铁磁共振检查。

③有条件的医院可行肝活检。

④其他:对于合并轻度贫血(小细胞),而既往没有血液病输血病史的患者,建议常规进行铁蛋白检测,鉴别缺铁性贫血、慢性病贫血以及其他非典型的小红细胞症,必要时进行性血色病基因筛查遗传性疾病。

2 护理干预

(1)病情观察:密切观察患者的贫血进展程度;皮肤黏膜的颜色变化;倾听患者的主诉,发现患者出现头痛、恶心、呕吐、腹痛、腹泻、寒战、高热等表现,及时报告医生。

(2)休息:指导严重贫血的患者卧床休息,护士需做好生活护理;关注心、肝功能异常所致的不适,慢性期及中度贫血者应增加卧床休息的时间,减少活动,患者可进行生活自理。指导患者根据贫血程度安排活动量,以不出现心悸、气短、过度乏力为标准,饮食需要高蛋白、高维生素食物。

(3)心理护理:让患者参加各种适当的活动,对于其保持良好的心态,消除疾病带来的自卑,对积极回归社会具有促动意义。

3 专病危急状况识别及应急管理

单纯铁负荷过载一般不常见危急重症,但对于偶发的肝功能明显异常,需要到当地医院及时就诊,鉴别药物性肝损伤、自身免疫性肝损伤、铁沉积继发的肝损伤等,进行合理的治疗。对于铁螯合过程中出现白细胞(尤其中性粒细胞)明显下降,为避免并发感染可能,建议到血液病专科进行进一步的评估和治疗。

4 治疗中常见的一些问题和解决方法

(1)肝功能异常:铁负荷过载本身会继发肝功能异常,对于在启动去铁治疗过程中新发的肝功能异常,需要考虑药物继发。此时,可以考虑药物减量或必要时停药观察。多数患者在护肝治疗或减量后肝功能会恢复正常。

(2)去铁后尿色变黄:不同的去铁药物在铁螯合后的排泄途径不一样。一般来说,去铁胺和去铁酮都有经尿排泄,可见尿色变化;而去铁胺经粪代谢,尿色无明显变化。

(3)儿童铁螯合治疗需要注意的问题:去铁胺偶见过敏反应,长期使用偶可致白内障和儿童长骨发育障碍,剂量过大可引起视力和听觉减退。建议注意检查儿童生长发育及骨发育,定期检测视力及听力。

(二)门诊管理

1 防治计划(基层医院,包括社区医院)

对于有输血依赖的患者,在基层/社区医院随访诊治过程中,同样要注意评估患者的铁负荷和脏器功能,提醒患者进行相关的自我管控和规范治疗。

2 健康教育要点

在疾病健康宣教过程中,需要指导患者正确认识贫血和铁负荷过载,指导患者保持合理的饮食习惯和疾病随访。告知患者去铁治疗的过程管理和维持治疗的重要性。

3 基层医院或社区医院专病规范管理方案

基层/社区医院对铁负荷过载的规范化管理,主要还是围绕疾病铁负荷的评估和维持治疗。在上级医院完成疾病的明确诊断后,去铁治疗可以在基层/社区医院进行,主要包括:

(1)3～6 个月铁蛋白的监测。

(2)血常规和肝功能监测(每月 1 次)。

(3)按照铁负荷水平调整去铁治疗方案和剂量。

4 管理效果评估

通过规范化疾病管控,最终评估效果还是针对患者系统的铁负荷水平是否减轻;对于骨髓衰竭性疾病(包括再生障碍性贫血、骨髓增生异常综合征等),同样可以评估患者输血间隔是否延长,造血功能是否改善。管控良好者的铁蛋白水平基本稳定或进行性下降,同时原发血液病疾病进展的可能性同样会降低。

(三)家庭管理的预防和管理

1 认识疾病的性质和危害性

铁蛋白增高并不提示铁负荷过载,需要排查其他可能引起铁蛋白增高的继发因素,同时动态监测铁蛋白水平。一旦明确铁负荷过载,需要及时评估各个脏器的功能状态,必要时要及时进行去铁治疗(结合病情选择静脉放血或铁螯合治疗),尤其是心脏和肝脏的功能变化。一般来说,铁负荷过载的危害是慢性的、进行性的,去铁治疗也是循序渐进的,需要在医生指导下合理评估和采取合适的干预措施。

2 诊治找什么科

铁负荷过载的原因很多,包括先天性和继发性的原因。继发性的原因可见于各个系统疾病,包括心血管系统、消化系统,继发于感染、肿瘤等。临床需要结合患者自身同时存在的其他症状体征来选择合适的专科就诊。而对于合并小细胞贫血，或是原发血液病继发铁负荷过载，建议前往血液专科就诊和随访治疗，明确诊治。

3 如何确诊，需做哪些化验和检查

临床诊断铁负荷过载要结合病史及患者的体征，诊断系统水平铁负荷过载的金指标是活检后进行肝铁含量的测定，而临床更为常用和无创的检测与评估指标是血清铁蛋白水平。在排除其他继发因素后方可诊断铁负荷过载，并且需要明确铁负荷过载的原因，必要时进行相关基因突变的检测。同时，在明确诊断后需要评估各脏器的功能，包括肝功能、性腺功能、腹部 B 超（评估肝脾是否肿大）、心脏彩超，肝脏 MRI T2*（有条件的单位可采用 MRI 技术评估心脏、脑以及胰腺的铁沉积水平）。

4 治疗方案的建立和调整

确诊铁负荷过载，在铁蛋白＞$1000\mu g/L$ 时可以考虑启动去铁治疗，具体治疗方案（静脉放血治疗或铁螯合治疗）需要结合疾病特点进行选择。由于铁螯合治疗起效时间较慢，一般需要 3 个月以上逐渐起效。对于危重症患者，需要对患者进行生存期评估，对于预期生存期小于 1 年的患者，铁螯合治疗的获益相对有限。铁螯合治疗过程中，通过监测铁蛋白水平变化来调整药物剂量，铁蛋白水平低于 $500\mu g/L$ 且患者无须输血治疗，则可以考虑停止去铁。

5 非药物治疗（包括危险因素管理）

对于红细胞输注依赖的血液病患者，尽管尚未达到铁负荷过载水平，同样需要定期监测铁蛋白水平，必要时应及时去铁治疗，有助于提高药物疗效，控制疾病进展。对于已经存在铁负荷过载的患者，除了规范评估和原发病治疗外，同样需要对日常的饮食进行控制，尽量减少富铁食物（包括动物肝脏、黑木耳、猪血、红枣等）的摄入。

6 药物治疗疗程

铁螯合治疗需要按照不同药物的用法和特点进行足量足疗程的治疗。一般来说，铁螯合治疗过程比较缓慢，至少经历 3 个月疗程，才有铁蛋白显著下降（不同个体有所差异）。治疗周期越长，铁螯合的效果越佳。对于长期输血依赖患者，建议维持去铁治疗。

7 随访

对于初始去铁治疗的患者，建议 2～3 个月进行铁蛋白检测，评估需要调整药物剂量。后期治疗过程稳定后，可考虑每 3～6 个月进行铁蛋白和脏器铁沉

积评估。

8 自我监测方法

可以通过检测血常规、肝功能、血清铁蛋白来评估铁负荷,必要时可进行腹部B超检查来了解肝脾肿大的情况。对于指标有明显变化的患者,建议进一步到专科门诊进行系统评估。

9 病情稳定或进展指征

患者的血清铁蛋白值持续上升,肝脾进行性肿大,伴或不伴有肝功能异常,则需要警惕铁负荷增加,需要进一步系统评估和调整治疗方案。

七、案 例

患者,女,16岁,2012年3月14日因"反复头昏乏力1年余"来院就诊。1年前,患者出现乏力、头昏、面色苍白、偶有心悸、气短,休息后症状消失,时有咽痛咳嗽,无发热,就诊当地医院。当时PLT 20g/L。给予抗感染治疗后,咽痛咳嗽好转,血象未见明显改善。

行骨髓检查:骨髓增生尚可,未见明显病态,粒系、红系增生欠活跃,巨核细胞增生欠佳(5个),非造血细胞比例占36.7%。骨髓活检:造血细胞增生极度低下,未见异常细胞,髓内脂肪组织增生,网染(-)。诊断"再生障碍性贫血"。拒"环孢霉素",予口服十一酸睾酮(安雄)80mgBid治疗,治疗1年,血象未见明显改善。刻诊:WBC 2.9G/L,Hb 76g/L,PLT 32G/L,Ret 2.1%;血清铁36.26(7.0~30.0)μmol/L;铁蛋白562(18.7~323)ng/mL。体检:一般可,贫血貌,肝脾未及肿大,皮肤黏膜未见明显出血点。

四诊:面色少华,神情倦怠,诉腰膝酸软,易感冒;舌质淡嫩,苔薄白,舌根稍腻,舌边有齿痕,脉沉细。

西医诊断:①慢性再生障碍性贫血;②铁代谢异常。

中医诊断:髓劳(脾肾阳虚)。

首诊。患者,青少年女性,体气刚成,肾气未充,后天脾胃失养,故见形体偏瘦,腠理不固,卫气不健,故易外感。加之家中装修,邪毒之气易乘虚而入,久则扰动髓骨,耗伤肾气。肾为全身元阳、元阴所主,肾亏则另五脏俱虚,脾肺虚损,故见头晕乏力,更易外感。脾虚健运失司,故见舌根稍腻,脾湿留滞。舌边有齿痕,脉沉细均为肾阳虚损、气血两亏之象。辨证:患者肾虚为本,兼脾肺气虚,予右归丸合四物汤加减,以温肾填精,健脾益气养血。方药:黄芪30g,白术10g,陈皮8g,豆蔻3g,川石斛9g,肉桂6g,枸杞12g,制黄精15g,扁豆15g,茯苓皮

20g,当归 20g,川芎 6g,熟地 15g,白芍 12g,生地 10g,仙茅 8g,仙灵脾 8g,甘草 6g,上药 7 剂,水煎日二服。

二诊。患者诉乏力腰酸有所改善,同时舌根腻已退去,舌苔稍罩淡黄,诉月经半年未至后今复来潮。复查血常规示:白细胞 3.2×10^9/L,中性粒细胞 1.21×10^9/L,血红蛋白78g/L,血小板 41×10^9/L,网织红细胞比例 2.64%。辨证:患者脾湿渐去,证候仍以肾气虚为主,大便无稀烂,继予原方补肾填精为主。考虑患者虽有出血倾向,但病久必瘀,祛瘀方可生新。故在凉血止血的同时,仍可佐以活血祛瘀之品,同时调节服用雄激素引起的月经紊乱。方药:加用紫草12g,益母草 10g。同时,原方去川石斛,改生地 12g,改黄芪 40g。继服 14 剂。

三诊。患者诉有感冒症状,大便不烂,但较嗜睡,舌淡苔薄白,脉濡细。复查血常规示:白细胞 2.9×10^9/L,中性粒细胞 0.92×10^9/L,血红蛋白81g/L,血小板 52×10^9/L,网织红细胞比例 2.59%。方药:予原方改茯苓皮 15g,改紫草 15g,辅以清热解毒,同时加防风 12g,桂枝 6g,取"玉屏风散"之意,同时温通经脉(取意"黄芪桂枝五物汤")。继服 28 剂。

四诊。患者的感冒已愈,嗜睡症状得到改善,诉偶有口苦不适,见舌淡苔薄黄。复查血常规:白细胞 3.0×10^9/L,中性粒细胞 1.1×10^9/L,血红蛋白 107g/L,血小板 44×10^9/L。方药:予原方加味黄芩 6g,枳壳 6g。继服。

五诊。患者未诉明显不适,复查血常规:白细胞 2.9×10^9/L,中性粒细胞 1.4×10^9/L,血红蛋白 124g/L,血小板 61×10^9/L。考虑患者的血红蛋白值持续上升,而且患者顾虑雄激素的副作用,予减用"安雄":逢单日 80mg(早)、80mg(晚);逢双日 80mg(早)、40mg(晚)。继服原方 28 剂。

六诊。患者未诉明显不适,舌淡,边略齿痕,苔薄白。考虑患者的血小板值持续上升,结合患者久病必瘀,原方加用丹参 8g,同时加用紫草为 20g,加用黄芪为 50g。继服 28 剂。

七诊。复查血常规:白细胞 3.7×10^9/L,中性粒细胞 2.1×10^9/L,血红蛋白131g/L,血小板 63×10^9/L。守方,继服 28 剂。

八诊。患者的舌象仍表现为阳气虚,脉细。复查血常规:白细胞 3.1×10^9/L,中性粒细胞 1.1×10^9/L,血红蛋白 129g/L,血小板 61×10^9/L。予进一步减用"安雄":80mg(早)、40mg(晚)。原方加量桂枝为 12g。

此后,患者多次复诊,血三系相对稳定,血小板值未见进一步上升。

2013 年 1 月 10 日复诊,诉月经推迟,无少腹疼痛,稍有胁肋胀痛不适。予原方加用柴胡 6g,益母草 20g,桃仁 6g,红花 4g,赤芍 6g。前患者随访未诉明显不适,仍嘱患者注意起居饮食,防劳累及外感。

2013年3月26日复诊,血常规:白细胞 4.0×10^9/L,中性粒细胞 $1.4\times$ 10^9/L,血红蛋白 145g/L,血小板 86×10^9/L,Ret 1.35%。

维持治疗方药:黄芪 50g,川芎 15g,当归 25g,赤芍 6g,桃仁 6g,红花 4g,生地 12g,仙灵脾 10g,仙茅 10g,桂枝 15g,紫草 20g,白芍 20g,柴胡 6g,益母草 12g,泽兰 10g,川朴花 9g,陈皮 10g,白术 15g,茯苓皮 20g,炙甘草 8g。

2013年5月23日复诊,血常规:白细胞 4.5×10^9/L,中性粒细胞 $1.6\times$ 10^9/L,血红蛋白 145g/L,血小板 96×10^9/L,Ret 1.02%。

2014年11月减停雄激素,当时血常规:WBC 3.1G/L,Hb 133g/L,PLT 114G/L,铁蛋白 53ng/mL。2016年考取大学,目前已就业,血象完全正常。

按语:

慢性再生障碍性贫血的中医发病机制归纳为:虚为本,邪实标,痰瘀为变;肾源亏,脏腑伤,生化失司;阳气衰,阴分陨,阴阳俱羸;髓骨枯,精血竭,气血两亏。疾病所成,非一时之功,即使为初发患者,病程亦已久,部分患者同时可伴见夹痰夹瘀之象,久病者亦甚,痰瘀阻滞于内,精微无以通达,影响疏布,令"新血不生",治疗上兼顾"痰瘀",有助于进一步提高疗效,在补肾基础上应佐以健脾化痰祛瘀之品,但用药需缓,忌涤痰/破血。慢性再生障碍性贫血患者的免疫力低下,易并发感染(尤其是上呼吸道感染),一旦外邪侵袭,常令髓骨生血再受打击,疾病加重复发。对此,临证在"从肾"基础上,不忘固卫固表,处方常合用"玉屏风散""黄芪桂枝五物汤"等,而对黄芪的用量,除非患者"热"盛,最高可用至 60g。通过预防感染的发生,减少覆辙,继而提高临床疗效。紫草除了清热解毒的作用外,临床应用同样发现具有升高血小板的能力,临床用量可至 30g,但需注意其寒凉药性。本案例中,根据患者病情恢复,逐渐减少雄激素用量,中药同样起到了增效减毒的作用,避免停经、肝损、男性化等副作用。患者在发病初期未经输血铁蛋白轻度增高,提示存在铁代谢障碍、铁利用障碍的可能。若病情进展,则容易继发铁负荷过载的情况发生。我们既往的研究提示患者瘀证与铁蛋白水平具有较好的相关性。我们既往研究显示黄芩、郁金的有效成分有铁螯合作用,结合患者肾虚血瘀的疾病特点,该例患者在整个治疗过程中贯穿了补肾活血化瘀的治疗理念,通过辨证和辨病治疗,患者铁蛋白进行性下降,造血功能逐渐回复,最终治愈疾病。

（吴迪炯）

第七章　溶血相关贫血的中西医防治和管理

第一节　温抗体性自身免疫性溶血性贫血的中西医防治和管理

一、定义和流行情况

温抗体性自身免疫性溶血性贫血与红细胞的最适反应温度为 35～40℃ 的自身抗体，称为温抗体。自身免疫性溶血性贫血中以温抗体性占绝大多数，Pelz 在 1980 年统计占 80.3%，其中以女性为多见，尤其是原发性。收集国外较大系列病例报道，女性占 58%～64%。从婴儿至老年都可累及（Dacie 报道 5 月龄至 78 岁），Pirofsky 报道的患者中 73% 系 40 岁以上。至于原发性与继发性之比，Petz 统计的 656 例温抗体性中原发性占 45%。国内蔡式（中华血液学杂志，1983,4:1）报道的 63 例中，原发性占 58.7%。姚泰（吉林医学，1992,13:34）报道的 82 例温抗体性中，原发性占 65%。温抗体又可分为不完全性温性抗体及温性自身溶血素。温抗体又可依据化学结构的不同分为 IgG、IgM、IgA 3 类；IgG 温抗体又可分为 IgG1、IgG2、IgG3 和 IgG4 亚型。据统计单纯不完全温性自身抗体约占所有自身抗体的 68.9%。IgG 温性不完全抗体主要是 IgG1 和 IgG3，IgG2 与 IgG4 少见。

二、病因和发病机制

（一）西医病因病机

温抗体性溶血性贫血，按其病因均可分为原因不明性（原发性）和继发性两大类。淋巴增殖性疾病是继发性温抗体性自身免疫性溶血性贫血（auto-immune hemolytic anemia，AIHA）最常见的病因，占一半左右，其次是自身免疫性疾病。继发性温抗体性 AIHA 的原发疾病包括所有的造血系统肿瘤（如白血病、淋巴瘤、骨髓瘤和原因不明性巨球蛋白血症），结缔组织病（如系统性红斑狼疮、硬皮病、类风湿性关节炎），感染性疾病特别是儿童病毒感染，免疫性疾病（如低丙种球蛋白血症、异常球蛋白血症、免疫缺陷综合征），胃肠系统疾病（如溃疡性结肠炎）及良性肿瘤（如卵巢皮样囊肿）。Petz 收集 1956—1973 年文献报道的 656 例温抗体性 AIHA，其中原发性仅 292 例（45％），而继发性达 364 例（55％）。近年报道尚有甲状腺功能亢进、骨髓增生异常综合征、血卟啉病、肺癌、急性重型肝炎、阵发性睡眠性血红蛋白尿症及戈谢病等伴发 AIHA 者。红细胞膜上因吸附 IgG 而被致敏。不完全抗体致敏的红细胞不足以立即在血管内被破坏而溶血，但可被巨噬细胞反复吞噬而溶血。巨噬细胞膜上可有噬细胞膜上可有的 Fc 受体（FcR），随巨噬细胞的活跃程度而增减，受体有 3 种类型：FcR Ⅰ、FcR Ⅱ 和 FcR Ⅲ。FcR Ⅰ 几乎都被血浆内单体 IgG 所占领。FcR Ⅱ 与双体 IgG 相结合，仅 FcR Ⅲ 对 IgG3 及 IgG1 有重要作用（IgG3＞IgG1），而对 IgG2 及 IgG4 无反应。IgG1 与 FcR Ⅲ 结合后的主要反应为吞噬作用，而 IgG3 与 FcR Ⅲ 结合后则为细胞毒溶解，最后都在脾内被破坏。具有 IgG3 的患者都有溶血征象，而单独 IgG1 者仅 65％ 有溶血反应。因此，IgG3 对致敏红细胞的破坏远较其他亚型严重，而 IgG4 几乎无反应。红细胞破坏的速率与红细胞上吸附的 IgG 数量不一定成比例。不同病例有同样 IgG 数量致敏的红细胞，其生存期各不相同。

吸附有 IgG3 或 IgG1 的红细胞一旦与巨噬细胞相遇，其接触部分即有变形，最后被吞噬；往往仅有一部分膜被拖住而消化，膜发生缺损，虽能自行修复，但膜蛋白及磷脂类物质反复丧失后，红细胞趋向于球形，最终主要在脾索内阻留破坏。巨噬细胞膜上也有 C3b 受体，如果红细胞膜同时被 IgG 和 C3 致敏，则可加速脾脏对红细胞的破坏作用。

（二）中医病因病机

既可由内热和内寒而诱发，也可因湿热、暑热、热毒所致，或因感受寒热之邪而发，病程中常伴有尿色加深、黄疸和寒热。本病常反复发作，经久不愈。临床常表现为虚中夹实，本虚标实之病理机转和症候，本虚为脾肾阳虚，气血亏损，标实为湿热内蕴、气机郁阻，或寒凝血脉、瘀血内阻。其主要病位在脾、肾，涉及肝胆：肝木不调，湿热熏蒸；脾肾亏虚，精血不足；正气虚弱，瘀血阻络。

三、临床表现

(一)西医的主要症状

发病以女性为多见,尤其是原发性者。从婴儿至老年都可累及,有报道 73％为 40 岁以上。本病的临床表现多样化,轻重不一,以慢性为多。急性发病多发生于小儿,特别是伴有感染者,偶见于成年人。起病急骤,有寒战、高热、腰背痛、呕吐和腹泻。症状极严重,可有休克及神经系统表现,如头痛、烦躁以至昏迷。慢性起病可先有头昏及全身虚弱,几个月后才发现贫血,程度不等。

AIHA 危象如下。

(1)溶血危象:①贫血突然加重,黄疸加深;②血管外溶血尿呈浓茶样,血管内溶血则有血红蛋白尿,尿色呈葡萄酒样或酱油样;③网织红细胞比例及其绝对值明显升高;④脾大;⑤骨髓呈增生性贫血,外周血白细胞及血小板正常。

(2)再生障碍性贫血危象:①贫血突然加重,黄疸减轻或消失;②网织红细胞比例及绝对值降低,甚至可缺如;③全血细胞减少,如为纯红再生障碍性贫血,则白细胞及血小板正常;④骨髓增生降低。

(二)中医症候

1 热壅血瘀型

发病急,病程短,证见面目皮肤发黄,色鲜明,发热,胁胀,腰痛,头晕口干不欲饮;甚则神志恍惚,尿色如茶或酱油色,大便干,苔黄腻,脉濡数,或舌红,舌边有瘀斑,脉弦滑。

2 气血亏虚型

证见面色苍白或萎黄,乏力,心悸,气短,头晕,唇甲色淡,神疲懒言,舌质淡,苔白,脉细弱者为气血两虚型。

3 肝肾阴虚型

发病急,病情重,使用激素冲击治疗的病程中,证见面目皮肤发黄,发热,心烦,失眠,盗汗,头晕,目眩,耳鸣,腰膝酸软,五心烦热,舌红苔薄或舌苔黄,脉细数。

4 脾肾阳虚型

发病慢,病程长,使用免疫抑制剂维持治疗的病程中,证见面色苍白或蜡黄,心悸气短,畏寒肢冷,腰酸腿软,纳呆便溏,小溲清长,倦怠乏力,唇舌色淡,舌质淡胖或有齿痕,脉沉迟。

四、诊断程序

(一)西医诊断

1 临床表现

原发性自身免疫性溶血性贫血者多为女性,年龄不限。临床表现除溶血性贫血外,无特殊症状。半数有脾肿大,1/3 人有黄疸及肝大。继发性自身免疫性溶血性贫血常伴有原发性疾病的临床表现。

2 实验室检查

贫血程度不一,有时很严重,可暴发急性溶血危象。

①血片上可见多量球形红细胞及数量不等的幼红细胞及少量铁粒幼细胞。偶见红细胞被吞噬的现象。网织红细胞增多。

②骨髓呈幼红细胞增生象,偶见红细胞系统轻度巨幼样变。

③有再生障碍性贫血危象时,网织红细胞极度减少,骨髓象呈再生障碍的表现,血象呈全血细胞减少。

④抗人球蛋白试验:直接试验阳性,主要为 IgG 和 C3 型;间接试验可为阳性或阴性。

诊断温抗体型 AIHA 的主要依据:①是否有血管外溶血性贫血的证据;②Coombs 试验是否阳性;③是否有其他溶血性疾病的证据;④肾上腺皮质激素类免疫抑制剂治疗是否有效。

若前 2 条皆为"是",则温抗体性 AIHA 可确诊。若第 2 条为"否",则需第 3 条"否"、第 1 条和第 4 条"是",方可确诊所谓的试验阴性的温抗体性 AIHA。

现有不少人证明,此型 AIHA 主要是因传统 Coombs 试验方法欠灵敏所致,若改用放射免疫或免疫酶标等较灵敏的方法,则还会有一半左右的"试验阴性"患者被测及有温性抗体。另外,温性抗体 AIHA 由于抗体附着在红细胞表面,可使红细胞呈球形,故应注意与遗传性球形红细胞增多症(hereditary spherocytosis,HS)相鉴别;HS 可有阳性家族史,但无温性自身红细胞抗体,AIHA 则反之;还可做蔗糖高渗冷溶试验,该试验中 HS 阳性,AIHA 阴性。

当温抗体性 AIHA 被确诊后,应进一步寻找可能的继发病因,特别是淋巴细胞系统疾病、单核巨噬细胞系统疾病以及结缔组织病或感染性疾病等。

(二)中医辨证要点

本病起病慢,常反复发作,证见乏力、黄疸、小便色深等,部分患者有急性发作史,证见畏寒发热、黄疸、腰背酸痛、小便色深等。本病以本虚标实为特征,气血亏虚贯穿疾病始终,甚则出现脾肾两虚;邪实为湿热寒滞之邪及瘀血内阻。其中,湿热内蕴型发病较急、症状较重,以邪实为主;气血两虚型以虚证为主,可兼见湿热之邪所致之白睛色黄、小便色深等症;正虚瘀阳型为虚、热、瘀相兼致病,正虚邪实均较甚,病情常呈反复发作。肾虚寒凝型平素以一派阳虚证为主,遇寒或在冬季加重,并出现身目俱黄及小便色深之症。

(三)鉴别诊断

1 温抗体性自身免疫性溶血性贫血与球形红细胞增多症的鉴别

温抗体性自身免疫性溶血性贫血的部分病例中外周血球形红细胞增多,但球形红细胞增多症除球形红细胞增多外,还有家族遗传倾向,Coombs 试验阴性等特征。

2 中医鉴别

(1)萎黄。

萎黄是气血亏虚、失于荣养所致,表现为皮肤干黄无泽,伴头晕、心悸,与黄疸的根本区别在于白睛与小便均不黄。

(2)黄汗。

黄汗的临床表现为汗出色黄染衣,但无黄疸之白睛色黄。如《金匮要略·水气病脉证并治》指出"黄汗之为病,身体肿,发热,汗出而渴,状如风水,汗沾衣,色正黄如柏汁,脉自沉及黄汗之病,两径自冷……又从腰以上必汗出,下无汗,腰髋弛痛,如有物在皮中状,剧者不能食,身疼重,小便不利。"

五、治 疗

(一)西医治疗

1 积极寻找病因

对于淋巴瘤引起的 AIHA,化疗缓解后溶血也得到纠正。

2 肾上腺皮质激素

其是首选药物。一般口服泼尼松 40~60mg/d。使用足量的糖皮质激素达 21 天而无效时,须及时改换其他疗法。如口服泼尼松有效,待红细胞数接近正常后每周减量 1 次,每次减 10mg/d,直至为 30mg/d。以后放慢减量速度为每隔 1~2 周从每天量中减去 5mg,直至为 10~15mg/d,维持 2~3 个月,然后再每隔 2 周在每天量中减去 2.5mg。如出现复发,则须回复至先前最后 1 次的有效剂量,至获得疗效为止。如每天至少需 20mg 泼尼松才能维持血象缓解,应考虑其他疗法。仅有 15%～20% 的患者在撤除糖皮质激素后能获得长期缓解。

3 脾切除

脾脏既是温抗体性 AIHA 致敏红细胞破坏的主要场所,又是产生抗体的器官。如果肾上腺皮质激素无效,或患者须长期应用较大剂量的糖皮质激素(泼尼松 20mg/d 以上)才能维持缓解者,或因糖皮质激素的不良反应明显无法继续使用时,均可考虑脾切除。

4 免疫抑制剂

应用细胞毒药物免疫抑制剂的指征:①糖皮质激素或切脾不能缓解者;②脾切除有禁忌证者;③泼尼松每天的维持量大于 10～20mg 者。最常使用的药物有硫唑嘌呤、环磷酰胺、苯丁酸氮芥(瘤可宁)和甲氨蝶呤等。硫唑嘌呤是较有效的免疫抑制剂,100～150mg/d,口服。根据初步报道,约 33% 的患者有效。硫唑嘌呤要用到 10 天以上才能显效,如 4 周内还未见效,应更换药物。硫唑嘌呤开始口服时同时给小剂量糖皮质激素(泼尼松 10～20mg/d),待血象缓解后先将激素减量以至停用,免疫抑制剂的总疗程为半年左右。

5 其他药物

达那唑与肾上腺皮质激素合用有协同作用。环孢素也可选用。大剂量静脉注射人血丙种球蛋白的疗效不及特发性血小板减少性紫癜。患者应长期补充叶酸。

6 输血

AIHA 患者应尽可能避免输血(包括成分血),输血仅适用于暴发型 AIHA、溶血危象,以及极重度贫血在短期内可能危及生命者。AIHA 输血后多有严重反应,甚至加重溶血,因为红细胞的自身抗体同样可破坏输入的红细胞。输血前应进行严格交叉配伍试验,自身抗体的血型抗原特异性以及体内有无同族抗体等均需在输血前详加检查。

温抗体所针对的血型抗原主要是红细胞 Rh 抗原系统,针对 Rh 抗原系统的主要抗原有温抗体 Rh 抗原的特异性,因此,配血时应避开患者温抗体所针对的血型抗原。

血浆置换疗法适用于严重病例,特别是伊文氏(Evans)综合征,但效果是暂时的,无根治作用,因为 IgG 抗体主要在红细胞表面,血浆中很少。

(二)中医治疗

根据本病病情急缓及临床表现,本病也可分为热壅血瘀、气血亏虚、肝肾阴虚、脾肾阳虚四型辨证论治。

1 热壅血瘀型

治当清热利湿,凉血活血。方用:水牛角 60～120g(先煎),生地 30g,赤芍 10g,丹皮 10g,茵陈 45g,栀子 10g,大黄 18g,大青叶 15g,金银花 15g,金钱草 30g,柴胡 6g,泽泻 15g,丹参 15g,生甘草 6g。神昏谵语者同时加服安宫牛黄丸或至宝丹。

2 气血亏虚型

治当益气健脾,活血补血。方用:西洋参 10g,熟地黄 15g,生地黄 30g,红参 12g,炒白术 10g,当归 10g,阿胶 15g(烊化),陈皮 8g,黄芪 30g,赤芍 10g,丹皮 10g,茵陈 20g,泽兰叶 15g,炙甘草 6g。

3 肝肾阴虚型

治当滋养肝肾,凉血活血。方用:西洋参 10g(另煎兑入),水牛角 60g(先煎),茯苓 15g,当归 10g,生地 30g,泽泻 18g,赤芍 10g,丹皮 10g,茵陈 24g,栀子 10g,黄柏 10g,知母 10g,鳖甲 15g(先煎),枸杞子 15g,女贞子 15g,旱莲草 15g,地骨皮 12g,生甘草 6g。

4 脾肾阳虚型

方用:熟地 30g,怀山药 30g,红参 12g,黄芪 30g,制附子 10g(先煎),补骨脂 15g,山萸肉 12g,茯苓 15g,白术 15g,仙茅 15g,仙灵 15g,肉桂 3g,泽泻 30g,陈皮 6g,薏苡仁 30g,紫河车粉 6g(冲服),炙甘草 6g。

(三) 中成药

1 益血生

健脾补肾,生血填精,用于脾肾两虚、精血不足所致证候治疗。

2 芪胶生白胶囊

补血益气,用于气血亏损证者(再障、肿瘤化疗相关性贫血)。

3 再造生血胶囊

补肝益肾,补气养血,用于肝肾不足、气血两虚所致的血虚虚劳。

(以上中成药按辨证使用,用法详见药物说明。)

六、预防与管理

(一)病房管理

1 入院医嘱

(1)长期医嘱。

①血液病护理常规,一/二级护理,饮食,视病情通知病重或病危。

②其他一般医嘱,如吸氧、心电血氧饱和度监护、记出入量等。

③如有感染,积极控制。如有必要,开始激素治疗,补液对症处理,适当碱化尿液。重要脏器保护:抑酸、补钙等。

(2)临时医嘱。

①一般检查:血常规、血涂片、网织红细胞、尿常规、大便常规+隐血、肝肾功能、电解质、血型、输血前检查、血沉、凝血功能、C反应蛋白、自身免疫性疾病筛查。血浆游离血红蛋白和结合珠蛋白、尿胆原、尿含铁血黄素。免疫球蛋白、补体、抗人球蛋白试验(直接和间接试验)、冷凝集素试验,冷-热溶血试验。叶酸和维生素 B_{12} 测定。流式细胞仪检测外周血 CD55、CD59、Flear。

②骨髓形态学检查。

③流式细胞仪检测外周血和骨髓淋巴细胞表型,排除淋巴细胞增殖性肿瘤。

④胸片、心电图、腹部 B 超。

⑤根据患者病情可选择的检查项目:检测红细胞自身抗体 IgG、IgA、IgM 和补体 C3、冷-热溶血试验(若阳性,应做梅毒、病毒等有关检查),凝血功能,尿游离血红蛋白。

⑥发热或疑有感染者可选择:病原微生物培养、影像学检查。

2　护理干预

(1)病情观察:密切观察患者贫血的进展程度;皮肤黏膜颜色变化;倾听患者的主诉,发现患者出现头痛、恶心、呕吐、腹痛、腹泻、寒战、高热等表现,及时报告医生。

(2)休息:指导严重贫血患者卧床休息,护士需做好生活护理;关注心、肝功能异常所致的不适,慢性期及中度贫血者应增加卧床休息的时间,减少活动,患者可进行生活自理。指导患者根据贫血程度安排活动量,以不出现心悸、气短、过度乏力为标准,饮食需要高蛋白、高维生素食物。

(3)心理护理:要学会调节自己的心理。正确对待疾病,积极治疗。保持平和乐观的心情。避免做过多的体力活动而导致身体疲累。在精神方面,要控制情绪。情绪过于激烈会伤害到五脏六腑。平日注意身体锻炼。值得注意的是,如果患者气血两亏,则避免练气功,因为气功会动气耗血,会加重气血亏虚的情况。

3　专病危急状况识别及应急管理

适用于严重贫血、溶血危象、需要紧急手术或分娩者。

（1）输注洗涤红细胞。

（2）血浆置换：对 IgM 型冷抗体效果较好（37℃时 80％ IgM 型抗体呈游离状态），但对其他吸附在红细胞上温抗体不佳，而且置换带入大量补体。

（3）其他药物：静脉大剂量免疫球蛋白对部分 AIHA 患者有效。

4 常见药物的不良反应及处理

（1）肾上腺皮质激素的副作用是促进蛋白质分解和抑制蛋白质的合成，产生负氮平衡；可增加钙磷代谢，同时有抗维生素 D 的作用，以至影响钙的吸收；长期应用还可抑制骨细胞的活力，使骨质形成发生障碍，可致骨质疏松，甚至发生骨折。另外，肾上腺皮质激素有对抗生长激素的作用，能抑制骨骼生长及蛋白质合成。长期较多量应用肾上腺皮质激素会发生库欣综合征，会影响小儿的生长发育，造成矮小。其他有感染的机会增加，药物诱发的消化性溃疡、高血压、糖尿病等。所以，在使用过程中肾上腺皮质功能萎缩或功能不全者慎用。疗程用药时不可突然停药或减量过快，应逐步减量。

（2）免疫抑制剂。

①环磷酰胺：属于细胞毒药物，是作用较强的免疫抑制剂，它可以直接杀伤免疫细胞，免疫抑制更强、更快，但副作用也相对较大。常见的不良反应有：骨髓抑制，表现为白细胞、红细胞、血小板下降，用药后的 10～14 天最明显；恶心呕吐、食欲差，一般发生在静脉输液患者中，停药后就会恢复；出血性膀胱炎，其症状有排尿次数增多、尿急、尿痛、尿灼热等，这个也多发生在静脉输液患者中，用药前后大量喝水可有效预防；生育功能受损，这是很多年轻未生育的患者使用环磷酰胺的一个最主要的顾虑，主要表现为月经紊乱、精子少或无精，备孕、已怀孕和哺乳期都需停用；脱发、肝功能受损；致癌，如果环磷酰胺累积剂量大于 36g，则可能诱发淋巴瘤和白血病。因此，使用这类药物期间，医生会要求患者复诊血常规和肝肾功能等更加频繁，以便及时调整药物。

②环孢素：属于钙调磷酸酶抑制剂。肾毒性是此类药物的主要副作用之一，而且随着剂量增加而增加。其他常见的不良反应包括高血压、高血脂、高血糖以及胃肠道不良反应等。相对于他克莫司，环孢素引起肝毒性和高脂血症的发生率稍高；环孢素和他克莫司血药浓度的高低与不良反应的发生有很大关系，因此，浓度监测是服用该类药物的重要环节。

③甲氨蝶呤：主要对增生期细胞产生毒性，而人体内造血系统及消化道黏膜上皮细胞更新率最高，因此，甲氨蝶呤的副作用主要表现在骨髓抑制及消化道方面。对于消化道症状，可以通过减量或加用叶酸、食用稀饭、多饮水改善，严重骨髓抑制时需立即停药并联系医师处理。

③硫唑嘌呤：大剂量使用及用药过久时可有严重的骨髓抑制，可导致粒细胞减少，甚至再生障碍性贫血，增加细菌、病毒和真菌感染的易感性。

(二)门诊管理

1 防治计划(基层医院,包括社区医院)

(1)对于有反复自身免疫性溶血性贫血发作的患者，在基层/社区医院随访诊治过程中，要注意评估患者的诱因、药物管理，提醒患者进行相关的自我管控和规范治疗。

(2)健康教育要点：在疾病健康宣教过程中，需要指导患者正确认识自身免疫性溶血性贫血，指导患者保持合理的饮食习惯和疾病随访。告知患者自身免疫性溶血性贫血治疗的过程管理和阶段性维持治疗的重要性。

2 基层医院或社区医院专病规范管理方案

基层/社区医院对自身免疫性溶血性贫血的规范化管理，主要还是围绕自身免疫性溶血性贫血的评估和治疗。在上级医院完成疾病的明确诊断后，激素等药物治疗可以在基层/社区医院进行。

3 管理效果评估

通过规范化疾病管控，最终的评估效果还是针对患者病情是否有改善。管控良好者的血红蛋白浓度稳定上升且平稳。

(三)家庭管理

(1)首先要了解这个病的发病和自身免疫功能紊乱有关系，也属于一种溶血性贫血反应。自身免疫功能紊乱的患者，容易出现贫血现象，因此出现问题以后一定要及早就医治疗。不要延误治疗。

(2)自身免疫性贫血可有温抗体性和冷抗体性两种贫血类型。有的发病和遗传因素还大有关系。起病都比较缓慢，患者会有乏力或者消瘦的现象发生，有的食欲不佳或者不思饮食。

(3)患者有的会有高热或者拉肚子现象，一般来说，脾胃较大，少数人有黄疸，所以出现问题以后一定要及早就医，女性发作多于男性，还有一些会有紫癜现象发生。

(4)如何确诊？需要做哪些化验和检验？

①血常规：一般就诊时血红蛋白已有中重度减低，MCV 多正常或轻度增高。网织红细胞增高，但溶血缓慢或恶性病、感染的病例可不增高。溶血危象时网织红细胞极度减少。血片中可有红细胞形态的改变，如多量的球形红细胞及数量不等的幼红细胞和少量线粒幼细胞。②血清胆红素：增高，可达 42.8～

85.5 及数量不等的。③尿：溶血严重者的尿中可出现血红蛋白尿或/及含铁血黄素颗粒。尿胆原增多。④骨髓象：红细胞系显著增生，但因感染或恶性病等继发性病例红细胞系可以不增多，甚至减少。溶血危象时骨髓象呈再生障碍表现，有时可见类巨幼红细胞改变。⑤抗人球蛋白试验（Coombs 试验）：直接试验大多呈阳性，主要为 IgG 和 C3 型。约 2/3 患者间接试验为阳性。约 2%～4% 患者 Coombs 试验呈阴性。

（5）这种贫血不同于其他类型的贫血，与多因素有关，一定要寻找治疗的根源，不要盲目用药或者自行用药，一定要根据情况来进行治疗。不要延误治疗时机。

少数急性感染后的温抗体性 AIHA 病程呈一过性。多数原发性温抗体性 AIHA 病程迁延，绝大多数患者经积极治疗，必要时辅以脾切除后血象可恢复正常。但需要维持治疗数月或数年。感受外邪、过度劳累、情志不调可诱发其发作，尤其肾虚寒凝多为寒冷所诱发。多数患者在中西医结合治疗后可长期存活，近年来由于治疗方法改进，病死率已降至 46%～64%。特别是近年来 CD 20 单克隆抗体的应用，进一步提高了本病的疗效。继发性者的预后取决于原发病，继发于结缔组织病或恶性肿瘤者预后不良。有严重并发症（心力衰竭、急性肾功能衰竭、严重感染）而伴有呼吸困难、肢肿、尿少或高热持续不退等危重症候者，预后不良。

（6）预防。冷凝集素病、冷性血红蛋白尿患者应避免受凉，通常的裸露部位也不应忽视。温抗体性 AIHA 溶血的发作无明显诱因，部分患者的发作与外伤、手术、妊娠、精神刺激有关，应尽力避免。应对患者解释本病的基本概念、防治要点，说明预防的重要性及实施方法。鼓励患者在药物充分治疗条件下自我锻炼与调养，以提高体质。湿热蕴结型患者应注意休息，少食辛辣助热之品；气血两虚与正虚瘀结型患者应注意调节饮食，调畅情志，勿过劳，防止感冒；肾虚寒凝型患者应注意避寒保暖。

（7）调理。

①生活调理：感染、劳累、精神刺激等常常成为该病发生急性溶血的诱因，生活调理至关重要，要起居有常，随气候的变化及时增减衣服，避免外感。

②饮食调理：本病病机为虚夹杂，病及多为气血两亏，肾则脾肾俱虚，平素以虚为主或虚中夹实。平时注意补脾肾，禁忌生冷瓜果以免损伤脾胃，亦当避免或少食辛辣滋补之品，时时顾护脾胃。自身免疫性溶血性贫血在中医里属于气血两亏，平日要注意补气补血。自身免疫性溶血性贫血患者在发作期不宜吃酸性食物，如猪肉、牛肉、鸡肉、蛋黄、鲤鱼、鳗鱼、牡蛎、干鱿鱼、虾、白米、花生、啤酒等。多吃碱性食物，如豆腐、海带、奶类及各种蔬菜、水果等。不要着凉，不

要吃寒性的食物。

③精神调理:正确对待疾病,避免重体力劳动。避免精神紧张,调情致,勿激动,可适当锻炼,以增强体质,但气血亏虚者勿练气功,以免动气耗血,加重气血虚。

七、案　例

患者,女,45 岁。因"尿黄半月,发热 1 周"入院。患者于半月前无明显诱因下出现尿色变黄,如浓茶水,伴轻度腰酸腰痛,无肉眼血尿、酱油色尿,无发热、恶心呕吐、纳差等不适,当时未予重视,但半月来尿色逐渐加重,1 周前患者出现发热,体温最高达 38.7℃,伴有畏寒、乏力,无咳嗽咳痰、尿频尿急、呕吐腹泻等不适。2015 年 3 月 29 日于外院查血常规提示:WBC 16.9×10^9/L,RBC 1.87×10^{12}/L,HB 71g/L,PLT 233×10^9/L,尿常规:蛋白(一),胆红素(+),尿胆原(+++),予以抗感染治疗后,体温无明显下降。2015 年 4 月 1 日复查血常规示 WBC 11.6×10^9/L,RBC 1.57×10^{12}/L,HB 59g/L,PLT 247×10^9/L。肝功能示:TB/DB 47.7/11.6(μmol/L),ALT/AST12/25(U/L),遂至我院就诊。患者病程中精神尚可,饮食睡眠无殊,大便无殊。近 2~3 个月体重下降约 2kg。体格检查:T 38.2℃,BP 130/82mmhg,R 19 次/分,P 105 次/分,神志清,贫血貌。全身皮肤黏膜未见瘀点瘀斑。皮肤巩膜轻度黄染,全身浅表淋巴结未及肿大。胸骨无压痛。心律齐未及杂音,两肺呼吸音清,未及干湿性啰音。腹平软,肝脾肋下未及,未及压痛和反跳痛,移动性浊音(一),双肾叩击痛(一),双下肢无水肿。

实验室和影响学检查:血常规 WBC 22.97×10^9/L,RBC 1.48×10^{12}/L,HB 57g/L,MCV 118.9fl,平均血红蛋白量 38.5pg,平均血红蛋白浓度 326g/L,PLT 316×10^9/L,N 59.7%,E 35.2%,MO 4.7%,Ret 26.70%。肝肾功能 TB 59.07%,E 35.2%,MO 4.7%,Ret 26.70%L,ALB 35g/L,GLB 30g/L,ALT 16IU/L,AST 29IU/L,BUN 8.2 mmol/L;Cr 87IU/L,UA 365U/L。可溶性转铁蛋白受体:5.12mg/L,血清铁 16.4mg/L,总铁结合力 41μmol/L,不饱和铁结合力 25μmol/L,转铁蛋白 1.94g/L,铁蛋白 275.7ng/mL;维生素 B$_{12}$ 314.6pg/mL;叶酸 4.3ng/mL;促红细胞生成素 51.1mU/mL。Coombs 试验:IgG 及 C3 抗体阳性,ANA(一),风湿三项(一)。淋巴细胞亚群各比例正常;肿瘤标记物(一);乙肝病毒标志物(一)。大便常规及隐血(一)。胸部、腹部 CT 平扫及增强:左肾结石,余未见异常。胃肠镜:慢性浅表性胃炎。结肠镜检查未见异常。骨髓穿刺:骨髓增生明显活跃,髓象中粒、红比例明显倒置,粒、巨二系增生减低,红

系增生明显活跃,周围血见幼粒幼、幼红细胞、成熟红细胞明显大小不一,可见嗜多色性红细胞及少量球形红细胞。结合临床考虑溶血性贫血的可能。骨髓活检:镜下骨髓造血组织与脂肪比例约 1∶1,造血组织三系细胞均可见到,三系细胞均增生,有核红细胞增生明显,巨核系及粒系细胞轻度增生,三系细胞形态及分布定位未见明显异常。淋巴细胞、浆细胞数目不增多,符合溶血性贫血骨髓造血组织改变。

中医四诊:面目皮肤发黄,色鲜明,发热,胁胀,腰痛,头晕口干不欲饮;甚则神志恍惚,尿色如茶或酱油色,大便干,苔黄腻,脉濡数,或舌红,舌边有瘀斑,脉弦滑。

初步诊断为西医诊断:自身免疫性溶血性贫血(温抗体性);中医诊断:虚劳(热壅血瘀型)。

治疗:患者入院后完善相关检查,诊断为原发性自身免疫性溶血性贫血(温抗体性)。予泼尼松 70mg qd 口服(1mg/kg),并予以抑酸、对症支持治疗。患者体温下降,尿色转清。复查血常规:RBC 3.2×10^{12}/L,HB 96g/L,HCT 27.9%,MCV 112.5fl,平均血红蛋白量 38.3pg,平均血红蛋白浓度 334g/L,PLT 222×10^{9}/L,WBC 11.3×10^{9}/L,N 74.5%,Ret 6.80%。肝功能 TB 36.4%,T 27.9%,MCV 11。予以激素减量至泼尼松 60mg qd 口服。

中医治,当清热利湿,凉血活血。方用:水牛角 60~120g(先煎),生地 30g,赤芍 10g,丹皮 10g,茵陈 45g,栀子 10g,大黄 18g,大青叶 15g,金银花 15g,金钱草 30g,柴胡 6g,泽泻 15g,丹参 15g,生甘草 6g。

2 周后症状和血象好转,出院。

(李园、郭晓珺)

第二节　冷凝集素综合征的中西医防治和管理

一、定义和流行情况

冷凝集素综合征(cold agglutinin syndrome,CAS),即冷凝集素相关自身免疫性溶血性贫血,典型特征为与冷暴露相关的临床症状、溶血性贫血和存在抗红细胞表面多糖抗原的抗体;这些抗体于低温时造成红细胞凝集,最常为 IgM,

罕见情况下为 IgA 或 IgG。

冷凝集素病较罕见，最常累及 60～69 岁女性，发病率为每年 1 例/1000000 人。例如，在经同一机构诊治的 43000 例单克隆丙球蛋白病患者中，仅不到 1％ 的患者有冷反应性自身抗体。

二、病因病机

约 90％的冷凝集素综合征均可找到继发性因素，另有约 10％患者原因不明，属于原发性 CAS。最常见的基础疾病是淋巴浆细胞增殖性疾病，如淋巴浆细胞淋巴瘤/巨球蛋白血症、意义未明的单克隆球蛋白血症等。少数病例因结缔组织病，病毒（EB 病毒、水痘病毒、腮腺炎病毒、麻疹病毒或巨细胞病毒）或支原体感染引起。对感染的应答，或单个淋巴细胞克隆的副肿瘤性或肿瘤性生长，都可导致机体产生病理性冷凝集素。无论属于哪种情况，病理性冷凝集素通常有相同的免疫化学特性及多糖特异性，并导致相同的临床表现。部分老年人可有生理性、一过性冷凝集素阳性。

中医病因：外因多由感受寒冷之邪所致；内因多与先天不足、脾肾阳虚有关。中医病机乃寒湿内停，熏蒸肝胆，胆汁不寻常道，浸淫肌肤，脾肾虚弱，气血不足，气不运血，瘀血内停。其病损部位主要在于肝胆脾肾，多为本虚标实之证。

三、临床表现及实验室检查

（一）临床表现

主要表现为贫血、肢端发绀、乏力、虚弱或劳力性呼吸困难、血红蛋白尿。

其他病例系列研究发现，超过 90％未经选择的冷凝集素病患者存在寒冷诱发的症状，轻则是中度肢端发绀，重则是轻微寒冷暴露而触发致残性雷诺现象；研究还发现冷凝集素病的表现（溶血）呈特征性的季节性变化，在环境温度较低时恶化，较高时改善。寒冷诱发的其他改变包括：网状青斑、荨麻疹，罕见情况下还有皮肤坏死。

（二）实验室检查

1 血常规及网织红细胞计数

冷凝集素病引起的贫血程度差异很大，但通常仅为中度，而且主要是由血管外溶血引起。但在罕见情况下，IgG 抗体与冷凝集素同时存在（所谓的"混合型"合型冷凝集），此时，溶血性贫血可能更严重，也可能有血管内溶血。由于患者贫血,网织红细胞计数大多会升高。

2 骨髓象

骨髓常有红系增生,并且可能存在淋巴浆细胞性聚集。分析显示后者常为单克隆性(轻链限制性),由正在产生抗体的细胞组成。若再发生淋巴瘤,聚集物可能变得更大并融合。

3 抗人球蛋白试验

在抗人球蛋白试验中,患者的红细胞上黏附的蛋白质被洗脱,红细胞与抗血清或单克隆抗体针对多种免疫球蛋白和补体 C3 片段(C3d)发生反应。使用抗 C3 时该试验总显示阳性,使用抗 IgG 时通常为阴性。但是,当同时存在冷凝集素和 IgG 抗体时,使用抗 IgG 也可使试验结果呈阳性。

4 冷凝集素

冷凝集素导致红细胞聚集(凝集),这种现象可见于采血管和/或外周血涂片。因此,用作冷凝集素滴定的采血必须格外小心;标本必须维持在 37℃～40℃,直到血凝块形成并收缩且已去除血清。

5 补体水平

持续消耗,大多数冷凝集素病患者的血清补体 C3 和 C4 水平低,这可能会限制进一步的血管外和血管内溶血。这些患者的补体水平可能在急性期的反应过程中升高,导致贫血在发热性疾病、创伤或手术后"反常性"恶化。

(三)中医证候

1 寒湿内蕴证

畏寒发热、黄疸(阴黄)、腰背酸痛,舌淡白,苔白腻,脉弦滑。

2 气血两虚证

全身乏力、心悸气短、面色苍白,舌淡,苔白,脉沉细等。

3 肾虚寒凝证

形寒肢冷、夜尿频多、腰背酸痛,口唇爪甲青紫、麻木甚至刺痛,遇寒则重,舌暗,苔白,脉沉涩。

四、诊断程序

(一)诊断标准

● 寒冷环境下出现外露凸起部位和肢体末梢发绀,升温后消失。

● 冷凝集素试验阳性。

● 直接抗人球蛋白试验（Coombs 试验）阳性，主要为 C3 型，而 IgC 阴性。

（二）鉴别诊断

1 阵发性冷性血红蛋白尿症

该病患者存在 IgG 抗体（通常有抗 P 特异性），多-兰二氏试验阳性，并且常有近期病毒感染史。针对结合型补体的 Coombs 试验可能为阳性，但冷凝集素滴度最多仅中度升高（即<1：160）。

2 药物诱导的 AHIA

该病患者的结合型补体 Coombs 试验结果可为阳性。阳性用药史和冷凝集素不高有助于诊断该病。

3 冷球蛋白血症/雷诺现象

冷球蛋白血症或雷诺现象患者可能有寒冷暴露诱发症状的病史。但 Coombs 试验往往呈阴性且冷凝集素水平不高。

4 阵发性睡眠性血红蛋白尿

PHN 和 CAS 均可出现酸溶血试验和糖水溶血试验弱阳性，但 PNH 患者无冷抗体，而 CAS 患者无 PNH 细胞（PNH 细胞缺乏 CD55 和 CD59 等 GPI 锚接蛋白）。

（三）中医辨证

中医学中无自身免疫性溶血性贫血的相应病名，按其临床表现可将其归属于"血虚""萎黄""黄疸"等范畴。

1 寒湿内蕴证

由于感受寒湿之邪或脾胃虚弱，失于运化，气血化源不足，同时湿浊内生，熏蒸肝胆，胆汁不循常道而外溢，出现正虚邪实之证。

2 气血两虚证

饮食所伤、劳倦过度，损伤脾胃，气血化源不足或久病经治疗后，邪去正虚，而见气血两虚证。

3 肾虚寒凝证

肾为先天之本，主一身之阳气，若先天禀赋不足、命火衰，或久病伤肾致肾阳亏虚，出现肾虚寒凝之证。

五、治 疗

(一)西医治疗

(1)避免寒冷。

(2)含利妥昔单抗的方案。

一些研究报告表明,抗 CD20 单克隆抗体——利妥昔单抗(单用或联合治疗)对重度溶血患者有用,有效率高达 76%～83%。

可以选用下列方案:

①利妥昔单抗＋苯达莫司汀。

②利妥昔单抗＋氟达拉滨。

③利妥昔单抗,联合或不联合干扰素。

④低剂量利妥昔单抗＋泼尼松。

(3)硼替佐米。

(4)细胞毒药物:尤其是环磷酰胺和苯丁酸氮芥,可以用于减少抗体生成。

(5)血浆置换:可作为辅助治疗以物理方法去除血浆中的 IgM 抗体,从而减缓溶血的速率。

(6)其他治疗:糖皮质激素、丙球、重组干扰素 α、促红细胞生成素、脾切除术、补体抑制剂。

(二)中医治疗

1 寒湿内蕴

治拟温阳化湿之法,方用实脾饮加减。

2 气血两虚

治拟补气养血之法,方选八珍汤加减。

3 肾虚寒凝

治拟温肾补阳之法,方用右归丸合阳合汤加减。

(三)中成药

1 益血生

健脾补肾,生血填精,用于脾肾两虚、精血不足所致证候治疗。

2 芪胶生白胶囊

补血益气,用于气血亏损证者。

3　再造生血胶囊

补肝益肾,补气养血,用于肝肾不足、气血两虚所致的血虚虚劳。

(以上中成药按辨证使用,用法详见药物说明书。)

六、预防和管理

(一)病房管理

1　入院医嘱

(1)长期医嘱。

①血液病护理常规,一/二级护理,饮食,视病情通知病重或病危。

②其他一般医嘱,如吸氧、心电血氧饱和度监护、记出入量等。

③如有感染,积极控制,重要脏器保护:抑酸、补钙等。

(2)临时医嘱。

①一般检查:血常规、网织及分类、网织红细胞、尿常规、大便常规＋隐血、肝肾功能、凝血功能、C反应蛋白、血型、输血前检查、胸片、心电图、腹部B超。

②骨穿:骨髓形态学。

③溶血相关检查:网织红细胞、血浆游离血红蛋白和结合珠蛋白、HBF、HBA2等、胆红素、尿胆原、尿含铁血黄素;免疫球蛋白和补体、抗人球蛋白试验、冷凝集试验;单价抗体测红细胞膜附着的IgG、IgA、IgM和C3;冷热溶血试验、地中海贫血基因全套检查。

2　护理干预

(1)病情观察:密切观察患者贫血的进展程度;皮肤黏膜有无黄疸,尿色、尿量的变化;倾听患者的主诉,发现患者出现头痛、恶心、呕吐、腹痛、腹泻、寒战、高热等表现,及时报告医生。

(2)休息:指导严重贫血或急性溶血的患者卧床休息,护士需做好生活护理;慢性期及中度贫血者应增加卧床休息的时间,减少活动,患者可进行生活自理。

(3)心理护理:注意关心患者,缓解心理压力。

3　贫血危急状况识别及应急管理

(1)如骨髓红细胞生成正常,由红细胞的破坏突然增加以引起的危象称为"溶血危象"。可能由某些原因(如感染、过劳等因素)造成,此时黄疸加重,贫血加上重,网织红细胞上升,肝脾肿大,轻者经数日而恢复,重者需住院治疗。

(2)危象的应急管理:首先去除诱因,补液治疗以纠正电解质紊乱和酸碱失衡的状态。输血应尽量避免,除非病情危重,必要时可酌情输洗涤红细胞。

(二)门诊管理

1 健康教育要点

在疾病健康宣教过程中,需要指导患者正确认识冷凝集素综合征,指导患者注意保暖和疾病随访。

2 基层医院或社区医院专病规范管理方案

基层/社区医院对冷凝集素综合征的规范化管理,主要还是围绕疾病溶血情况的评估和维持治疗。在上级医院完成疾病的明确诊断后,血象监测可在基层医院或社区医院进行。

(三)家庭预防及管理

1 认识疾病的性质和危害性

一般来说,冷凝集综合征的溶血发生与温度有关,其危害是慢性的,患者在平时要注意保暖,特别是遇到天气变化迅速时,如有不适,及时至医院就诊。

2 常用药物的不良反应及处理

糖皮质激素可能引起血糖升高而导致糖尿病、骨质疏松,注意监测血糖的情况,应给予钙剂及维生素 D,以预防骨质疏松的发生。

化疗药物可能引起感染,应注意监测感染指标。

3 饮食调护

糖皮质激素可能引起血糖升高,注意控制饮食。

平时的注意事项:①冷凝集素病患者需要采取特殊的预防措施,以避免暴露于低温的后果。②所有考虑行低温外科手术的患者最好在术前常规检查是否存在冷凝集素。③可能需要空间加热器以便将室温保持在适当的水平。④静脉用溶液和先前冷藏的血液制品必须在输注前加温。用于加温的加热线圈已有市售。⑤冷凝集素的患者使用冷却毯来退热,可能导致溶血加重及外周坏疽。

七、案 例

患者,女,70 岁,近年来每当秋末及冬季,多次出现棕红色尿,乏力,遇冷时四肢皮肤发紫并感麻木,遇热后症状可很快消失。2000 年 12 月 28 日再次发作前来就诊。查体:T 36.5℃,心、肺、肝、脾、肾无异常,皮肤黏膜苍白,轻度贫血貌,末梢皮肤遇冷时发紫并有麻木感,遇热后症状很快消失。实验室检查:冷凝集素试验效价＞1∶6400(正常凝集效＜1∶32)。直接抗人球蛋白试验阳性,抗C3 阳性,抗 IgG 阴性。冷溶血试验阴性。血清间接胆红素 45.6μmol/L。尿含铁血黄素试验阳性(正常为阴性)。血清支原体抗体 IgG 阴性(正常为阴性)。单克隆抗体尿隐血试验阳性(正常为阴性)。外周血细胞形态检查:破碎红细胞多见。网织红细胞 0.045,Hb 72g/L。多次采血时,血液凝于注射器内,考虑由冷凝集引(当时室温 12℃)。根据实验检查、临床表现等,该患者被诊断为原发性冷凝集素病。

治疗上给予大剂量甲泼尼龙、丙种球蛋白静滴,补充洗涤红细胞,并给予利尿、碱化尿液治疗。患者病情渐稳定,血压正常,Hb 升至 94g/L,RBC 3.68×10⁷L,患者要求配合中医药治疗。证见:皮肤巩膜黄染,乏力头晕,尿色呈酱油色,舌暗,舌体胖大,苔白腻,脉滑数。中医辨证为寒湿内蕴,中医治拟温阳化湿之法。

治疗:实脾饮加减:茯苓 12g,白术 12 个,制厚朴 9 个,大腹皮 12g,木香 6g,木瓜 9g,附子 3g,薏苡仁 30g,减剂。

(张蕴)

第三节　阵发性冷性血红蛋白尿的中西医防治和管理

一、定义和流行情况

阵发性冷性血红蛋白尿(paroxysmal cold hemoglobinuria,PCH)是一种罕见的 AIHA 形式,由一种依赖温度的冷抗体(7s IgG)介导,对红细胞上的 P 抗原具有特异性,由 Donath 和 Landsteiner 首次报道。

二、病因病机

西医病因病机:阵发性冷性血红蛋白尿自体抗体在寒冷条件下与患者的红细胞结合,当温度上升到 37℃时,抗体与红细胞分离,但最初结合的补体现在被激活并引起溶血。这种双相抗体称为冷热抗体,即 D-L(Donath-Landsteiner)抗体。

中医病因病机:外因多由感受寒冷之邪所致;内因多与先天不足、脾肾阳虚有关。病机乃寒湿内停,熏蒸肝胆,胆汁不寻常道,浸淫肌肤,脾肾虚弱,气血不足,气不运血,瘀血内停。其病损部位主要在于肝胆脾肾,多为本虚标实之证。

三、临床表现及实验室检查

(一)临床表现

临床表现有血红蛋白尿、溶血、黄疸、肝脾肿大、冷荨麻疹、肾功能衰竭。

PCH 患者于受寒冷后急性发作,表现为寒战、高热(可高达 40℃)、全身乏力、腰背及下肢疼痛,随之出现血红蛋白尿,上述表现可持续数小时至数天。反复发作者可出现面色苍白、轻度黄疸及脾肿大。继发性 PCH 患者应有原发病表现。

(二)实验室检查

1 血常规及网织红细胞计数、外周血涂片

外周血网织红细胞增多,部分患者可出现有核红细胞。

2 骨髓象

骨髓内红细胞系统显著增生。

3 冷热溶血试验

冷热溶血试验(Donath-Landsteiner test)又称 Donath-Landsteiner 冷溶血试验,是测定(冷热)双相溶血素的试验。PCH 患者在血清中有双相溶血素(D-L抗体和冷溶血素),为 IgG,在 0~4℃时溶血素与红细胞膜上的 P 抗原结合,并吸附补体,但不溶血。当温度升至 37℃时,抗体诱发的补体激活已完成而致溶血。pH7.5 比 pH6.5 的介质溶血力更强。如在冷相中去除补体,温相中再加入补体,则不能引起溶血,故冷相需要补体。本试验程序为系列稀释患者血清,加豚鼠血清(补体),分别与同型或 O 型正常人红细胞及患者红细胞在 4℃"冷却"30min 后,再放置 37℃2h。如有溶血为阳性,同时做各种对照。正常人为阴性,阳性见于 PCH。

病因学检查:当 AIHA 确诊后,应进一步寻找其可能的原发基础疾病。如出现下列免疫学指标异常,如丙种球蛋白量升高,C3 水平下降,出现抗链O、类风湿因子、抗核抗体和抗 DNA 抗体等指标的阳性,则提示其可能继发于结缔组织病。其他如骨髓及消化系统等检查,可进一步识别可能存在的有关原发病。

（三）中医证候

1 寒湿内蕴证

畏寒发热、黄疸（阴黄）、腰背酸痛，舌淡白，苔白腻，脉弦滑。

2 气血两虚证

全身乏力、心悸气短、面色苍白，舌淡，苔白，脉沉细等。

3 肾虚寒凝证

形寒肢冷、夜尿频多、腰背酸痛，口唇爪甲青紫、麻木甚至刺痛，遇寒则重，舌暗，苔白，脉沉涩。

四、诊断程序

（一）诊断标准

● 受寒后出现急性发作的血红蛋白尿。

● 冷热溶血试验（D-L 试验）阳性。

● Coombs 试验阳性，为 C3 型或 IgG 型。

（二）鉴别诊断

1 药物诱导的 AHIA

该病患者的结合型补体 Coombs 试验结果可为阳性。阳性用药史和冷凝集素不高有助于诊断该病。

2 冷球蛋白血症/雷诺现象

冷球蛋白血症或雷诺现象患者可能有寒冷暴露诱发症状的病史。但 Coombs 试验往往呈阴性且冷凝集素水平不高。

3 阵发性睡眠性血红蛋白尿

PHN 和 CAS 均可出现酸溶血试验和糖水溶血试验弱阳性，但 PNH 患者无冷抗体，而 CAS 患者无 PNH 细胞（PNH 细胞缺乏 CD55 和 CD59 等 GPI 锚接蛋白）。

（三）中医辨证

中医学中无自身免疫性溶血性贫血相应的病名，按其临床表现可将其归属"血虚""萎黄""黄疸"等范畴。辨证分型如下。

1 寒湿内蕴证

由于感受寒湿之邪或脾胃虚弱，失于运化，气血化源不足，同时湿浊内生，熏蒸肝胆,胆汁不循常道而外溢,出现正虚邪实之证。

2 气血两虚证

饮食所伤、劳倦过度,损伤脾胃,气血化源不足或久病经治疗后,邪去正虚,而见气血两虚证。

3 肾虚寒凝证

肾为先天之本,主一身之阳气,若先天禀赋不足、命火衰,或久病伤肾致肾阳亏虚,出现肾虚寒凝之证。

五、治 疗

(一)西医治疗

● 治疗原则:①病因治疗;②保暖;③急性发作期应加强支持治疗。

● 病因治疗:对继发性 PCH 患者应积极治疗原发病。

● 保暖:急性 PCH 患者的病程短,可自愈,不一定需要药物治疗,应以保暖及支持治疗为主。

● 输血:PCH 患者应尽量避免输血,因输血会带入体内新鲜补体进而加重溶血,急性发作期患者因重度贫血危及生命时可输注洗涤红细胞,并应注意以下事项:①输在不同温度(包括 4℃)下经过严格交叉配血的洗涤红细胞;②输注时,红细胞最好预温至 37℃,并同时注意患者的保暖;③输血速度宜慢。

● 血浆置换及单采:急性重型 PCH 患者于积极保暖及支持治疗下,可联合血浆置换和单采疗法,在短时间内清除部分冷抗体,但同时应配合给予免疫抑制治疗来减少冷抗体的产生。

● CD20 单克隆抗体。

● 肾上腺皮质激素和脾切除术治疗 PCH 无效。

(二)中医治疗

1 寒湿内蕴

治拟温阳化湿之法,方用实脾饮加减。

2 气血两虚

治拟补气养血之法,方选八珍汤加减。

3 肾虚寒凝

治拟温肾补阳之法,方用右归丸合阳合汤加减。

（三）中成药

1 益血生

健脾补肾,生血填精,用于脾肾两虚、精血不足所致证候治疗。

2 芪胶生白胶囊

补血益气,用于气血亏损证者。

3 再造生血胶囊

补肝益肾,补气养血,用于肝肾不足、气血两虚所致的血虚虚劳。
（以上中成药按辨证使用,用法详见药物说明书。）

六、预防和管理

（一）病房管理

1 入院医嘱

（1）长期医嘱。

①血液病护理常规,一/二级护理,饮食,视病情通知病重或病危。

②其他一般医嘱,如吸氧、心电血氧饱和度监护、记出入量等。

③如有感染,积极控制,重要脏器保护:抑酸、补钙等。

（2）临时医嘱。

①一般检查:血常规、网织及分类、网织红细胞、尿常规、大便常规＋隐血、输血前的感染相关标志物、肝肾功能、电解质、血沉、凝血功能、抗"O"、C反应蛋白、血型、输血前检查、胸片、心电图、腹部B超。

②骨穿:骨髓形态学。

③溶血相关检查:网织红细胞、血浆游离血红蛋白和结合珠蛋白、HBF、HBA2等、胆红素、尿胆原、尿含铁血黄素;免疫球蛋白和补体、抗人球蛋白试验、冷凝集试验;单价抗体测红细胞膜附着的 IgG、IgA、IgM 和 C3;冷热溶血试验。

2 护理干预

（1）病情观察:密切观察患者贫血的进展程度;皮肤黏膜有无黄疸,尿色、尿量的变化;倾听患者的主诉,发现患者出现头痛、恶心、呕吐、腹痛、腹泻、寒战、高热等表现,及时报告医生。

（2）休息:指导严重贫血或急性溶血的患者卧床休息,护士需做好生活护理;慢性期及中度贫血者应增加卧床休息的时间,减少活动,患者可进行生活自理。指导患者根据贫血程度安排活动量,以不出现心悸、气短、过度乏力为标准,饮食需要高蛋白、高维生素食物。

(3)心理护理:注意关心患者,缓解心理压力。

3 专病危急状况识别及应急管理

首先去除诱因,补液治疗以纠正电解质紊乱和酸碱失衡的状态。输血应尽量避免,除非病情危重,必要时可酌情输洗涤红细胞。

4 常用药物的不良反应及处理

糖皮质激素可能引起血糖升高而导致糖尿病、骨质疏松,注意监测血糖的情况,应给予钙剂及维生素 D,以预防骨质疏松的发生。

化疗药物可能引起感染,应注意监测感染指标。

5 预后及并发症

本病的临床表现多样,起病可急可缓,但以慢性型多见。慢性起病者常有贫血、黄疸及肝脾肿大。急性发病者多见于小儿,表现为重度贫血,可有寒战、高热、腰背痛、呕吐和腹泻。部分患者可出现休克及神经系统症状,如头痛、烦躁,甚至昏迷。继发性者可同时有原发病的临床表现。静脉血栓形成是 AIHA 常见的并发症,尤其以肺栓塞预后凶险。当患者有出血趋势时,应注意 Evans 综合征的可能。

(二)门诊管理

1 防治计划(基层医院,包括社区医院)

对于有输血依赖的患者,在基层/社区医院随访诊治过程中,同样要注意评估患者的脏器功能,提醒患者进行相关自我管控和规范治疗。

2 健康教育要点

在疾病健康宣教过程中,需要指导患者正确认识溶血性贫血,指导患者保持合理的饮食习惯和疾病随访。

3 基层医院或社区医院专病规范管理方案

基层/社区医院对溶血性贫血的规范化管理,主要还是围绕疾病溶血程度的评估和维持治疗。在上级医院完成疾病的明确诊断后,血象监测可以在基层/社区医院进行,主要包括:

(1)网织红细胞的监测。

(2)血常规和肝功能监测(每月 1 次)。

4 管理效果评估

通过规范化疾病管控,最终的评估效果还是针对患者溶血性贫血是否减轻;患者的输血间隔是否延长,造血功能是否改善。管控良好者的网织红细胞水平基本稳定或进行性下降,同时原发血液病疾病进展的可能性同样会降低。

(三)家庭管理

1　认识疾病的性质和危害性

健康宣教、自我监测,出现溶血和血栓,若可靠的实验室检查未证实 PNH 克隆存在,则无须密切监测 PNH 克隆。

2　饮食调护

糖皮质激素可能引起血糖升高,注意控制饮食。

七、案　例

患者,女,36 岁,因"反复乏力伴尿色深 5 年"来我院就诊。患者 5 年前因发现晨起后尿色深至当地医院就诊,诊断为阵发性冷性血红蛋白尿,予糖皮质激素治疗。患者长期服用糖皮质激素治疗,病情反复。既往有乙肝病史,长期服用拉米夫定抗病毒治疗。因要求中医治疗来我院就诊。自诉近期无酱油色或浓茶色尿,血常规:WBC 5.4g/L,Hb 74g/L,PLT 66g/L,肝肾功能指标基本正常。尿含铁血黄素(一)。刻下证见:激素面容,头晕乏力,面色暗,皮肤散在少量瘀点瘀斑,夜寐差,盗汗,腰酸,舌暗,苔白,脉沉涩。

证属肾虚寒凝,治拟温肾补阳之法,方用右归丸合阳合汤加减。

(张蕴)

第四节　药物诱发的溶血性贫血的中西医防治和管理

一、定义和流行情况

本病是指某些药物通过免疫机制对红细胞产生免疫性损伤所致的溶血性贫血。按免疫机制分为半抗原型、免疫复合物型、自身抗体型和非免疫蛋白吸附型。从广义上讲,药物作用于遗传性酶缺陷的红细胞或异常血红蛋白所致的溶血反应,亦属药物诱发的免疫性溶血性贫血范畴,但此两者不在本节讨论范围之内。另外,约有小于5%接受头孢菌素的患者呈现抗人球蛋白直接试验阳性,常在用药后1~2天发生,血浆蛋白包括免疫球蛋白、补体、白蛋白和纤维蛋白原等在红细胞膜上非特异性吸附,但尚无溶血发生,不属严格意义上的免疫性溶血性贫血。按照溶血性贫血的临床症状,属于中医学的"虚劳""黄疸""积聚"等范畴。

二、病因病机

(一)西医病因病机

多种药物可引起溶血性贫血,可分为:半抗原型、免疫复合物型、自身抗体型、非免疫蛋白吸附型、未明机制的免疫损伤。

1 半抗原型

本型由能与红细胞膜蛋白或血清蛋白牢固结合的药物所致,其代表药物是青霉素。药物作为半抗原与红细胞膜或血清蛋白形成全抗原,所产生的抗体(通常为IgG型)与吸附在红细胞上的药物发生反应,进而损伤破坏有药物结合的红细胞,而对正常的红细胞无作用。除青霉素外,头孢菌素类由于可与青霉素抗原产生交叉反应,因此可诱发相同病变;此外尚有四环素、甲苯磺丁脲、非那西汀和磺胺类药物等也可作为半抗原与膜蛋白质结合。

2 免疫复合物型

红细胞损伤的机制尚未完全明了。其致病机制涉及药物/药物代谢产物、靶细胞上药物的膜结合位点和抗体三者间相互作用。药物首次与机体接触时与血清蛋白结合形成抗原,刺激机体产生抗体,当重复应用该药后,导致药物-抗体(免疫)复合物吸附在红细胞膜上并随后激活补体,破坏红细胞,产生血管内溶血,伴有血红蛋白血症、血红蛋白尿、补体C,包裹的红细胞于脾及肝内被破坏,称为免疫复合物型溶血性贫血。

3 自身抗体型

药物诱导机体产生一过性自身抗体的机制尚未完全阐明,有研究表明少数接受α甲基多巴治疗的患者的血清出现自发性自身抗体,此类抗体能与34kDRh相关多肽产生反应,故推测其作用机制可能是药物改变了红细胞膜Rh抗原的蛋白,形成能与Rh蛋白起交叉反应的抗体。

4 非免疫蛋白吸附型

约有不足5%接受头孢菌素治疗的患者因血浆蛋白,包括免疫球蛋白、补体、白蛋白、纤维蛋白原或其他血浆蛋白等,对红细胞膜的非特异性吸附,呈现抗人球蛋白直接试验阳性,常在用药后1～2天发生,但未见溶血性贫血的病例报告。

(二)中医病机

本病病机关键为气血虚弱、湿热瘀滞。由于先天真赋不足,肾精亏虚,以及后天失养,脾胃不健,加上感受邪毒,饮食不节,内倦虚劳,情志刺激,加之药物影响而发病。饮食不节,损伤脾胃,温湿中阻,郁久化热,熏蒸肝胆,肝失疏泻而致黄疸,或邪毒入营,郁久化热,血败外漏发黄。病情反复,日久脾肾更亏,气血瘀阻,因气虚无力推动血液的正常运行而致瘀。本病病位在脾,涉及肝、胆、肾,为本虚标实之虚,平素以本虚为主,主要为脾肾两虚,气血不足。溶血发生时以标实为主,主要为湿热瘀并见。

(1)湿热内蕴证:由于感受湿热之邪或脾胃虚弱,失于运化,气血化源不足,同时湿浊内生,郁久化热,湿热内蕴,熏蒸肝胆,胆汁不循常道而外溢,出现正虚邪实之证。

(2)气血两虚证:饮食所伤、劳倦过度,损伤脾胃,气血化源不足或久病经治疗后,邪去正虚,而见气血两虚证。

(3)正虚瘀阻证:病程日久,湿热郁阻,阻碍气机,气为血之帅,气机不畅则血行不畅而见瘀血内停;或气血虚弱,气不运血,血行迟滞致瘀血内停,而见气血虚弱,湿热之邪留滞不去,瘀血内停之证。

三、临床表现及实验室检查

(一)临床表现

1 溶血性贫血表现

溶血性贫血表现有贫血、黄疸、肝脾肿大。

2 药物接触与溶血性贫血的关系

患者于发病前均有相关药物服用史,因此对所有溶血性贫血的患者和(或)直接抗人球蛋白试验阳性的患者,均应仔细询问近期药物的服用史。本病临床表现高度不一致,其贫血的严重程度与不同类型药物的致病机制相关,如半抗原型(青霉素型)和自身抗体型(α甲基多巴型)通常表现为轻中度贫血,贫血症状通常在数天至数周内隐匿发生;而免疫复合物型(奎宁型)则起病急骤,表现为突然发作严重血管内溶血,伴有血红蛋白尿和(或)急性肾衰竭,此型患者既往均有同种药物服用史,其溶血可于单剂药物应用后即刻发作。

(二)实验室检查

(1)血常规及网织红细胞计数、外周血涂片:外周血网织红细胞增多,部分患者可出现有核红细胞。

(2)骨髓象:骨髓内红细胞系统显著增生。

(3)Coombs 试验:阳性。

(三)中医证候

中医证候因发生溶血的患者都有用药史,也可能在长期用药过程中发生,部分患者在发生溶血前有药物过敏反应,如皮疹及发热等,而且多数患者的主要临床表现为头晕乏力,逐渐出现贫血、黄疸;也可见黄尿、寒战发热、腰背酸痛等表现。辨证分型如下:

● 湿热内蕴证:畏寒发热、黄疸、腰背酸痛,舌红,苔黄腻,脉弦。

● 气血两虚证:全身乏力、心悸气短、面色苍白,舌淡,苔白,脉沉细等。

● 正虚瘀阻证:身目发黄、小便色深、乏力、面色苍白、心悸、胁下积块、肌肤甲错、舌质暗或有瘀点瘀斑,脉沉涩。

四、诊断程序

(一)诊断标准

● 发病前有肯定服药史,停药后溶血迅速消失,贫血缓解。

● 有自身免疫性溶血性贫血的证据。

● 直接 Coombs 试验阳性。

● 间接 Coombs 试验阳性或相关药物孵育后阳性。

(二)鉴别诊断

● 遗传性球形红细胞增多症:有家族史;外周血小球形红细胞>10%;红细胞渗透脆性试验阳性;自溶试验:溶血>5%。

● 自身免疫性溶血性贫血:药物诱发性溶血的血清抗体仅与药物包裹的红细胞发生反应,并且有药物接触史对两者间鉴别诊断具有决定性意义。

● 阵发性睡眠性血红蛋白尿症:酸溶血试验、蛇毒因子溶血试验阳性,尿含铁血黄素试验阳性。红细胞、淋巴细胞和粒细胞的细胞膜上的 CD55 和 CD59 表达下降。

● 葡萄糖-6-磷酸脱氢酶(G6PD)缺乏症:高铁血红蛋白还原试验阳性;荧光斑点试验、硝基四氮唑蓝纸片法提示 G6PD 活性减低。

五、治　疗

(一)西医治疗

1　立即停药

首先应立即停用一切可疑药物,尤其是对于严重溶血者,同时监测血细胞比容、网织红细胞计数和 Coombs 试验效价。但有些药物应用后可出现 Coombs 试验阳性而无溶血表现,不必停药观察。

2　肾上腺皮质激素

对自身抗体型者,若溶血性贫血持续时间达数周甚或数月者,应停药并加用肾上腺皮质激素。皮质激素对免疫复合物型无效。青霉素引起的贫血较轻,一般无须使用肾上腺皮质激素。

3　并发症治疗

对严重免疫复合物型者,应注意积极处理肾衰竭或弥散性血管内凝血等并发症。

4　输血

对于严重半抗原型,若贫血严重危及生命时,于药物排除后可输注洗涤红细胞,应严格执行输血程序,并密切观察输血反应。应注意免疫复合型输血可能加重溶血。

(二)中医治疗

1　湿热内蕴

治拟清热利湿之法,方用茵陈蒿汤加减。

2　气血两虚

治拟补气养血之法,方选八珍汤加减。

3　正虚瘀阻证

治拟补气活血之法,方用四君子汤合桃红四物汤加减。

(三)中成药

1　芪胶生白胶囊

补血益气,用于气血亏损证者。

2　再造生血胶囊

补肝益肾,补气养血,用于肝肾不足、气血两虚所致的血虚虚劳。
(以上中成药按辨证使用,用法详见药物说明书。)

六、预防和管理

(一)病房管理

1 入院医嘱

(1)长期医嘱。

①血液病护理常规,一/二级护理,饮食,视病情通知病重或病危。

②其他一般医嘱,如吸氧、心电血氧饱和度监护、记出入量等。

③如有感染,积极控制,重要脏器保护:抑酸、补钙等。

(2)临时医嘱。

①一般检查:血常规、网织及分类、网织红细胞、尿常规、大便常规＋隐血、肝肾功能、凝血功能、C 反应蛋白、血型、输血前检查、胸片、心电图、腹部 B 超。

②骨穿:骨髓形态学。

③溶血相关检查:网织红细胞、血浆游离血红蛋白和结合珠蛋白、HBF、HBA2 等、胆红素、尿胆原、尿含铁血黄素;免疫球蛋白和补体、抗人球蛋白试验、冷凝集试验;单价抗体测红细胞膜附着的 IgG、IgA、IgM 和 C3;冷热溶血试验、地中海贫血基因全套检查。

2 护理干预

(1)病情观察:密切观察患者贫血的进展程度;皮肤黏膜有无黄疸,尿色、尿量的变化;倾听患者的主诉,发现患者出现头痛、恶心、呕吐、腹痛、腹泻、寒战、高热等表现,及时报告医生。

(2)休息:指导严重贫血或急性溶血的患者卧床休息,护士需做好生活护理;慢性期及中度贫血者应增加卧床休息的时间,减少活动,患者可进行生活自理。

(3)心理护理:注意关心患者,缓解心理压力。

3 贫血危急状况识别及应急管理

(1)如骨髓红细胞生成正常,由红细胞的破坏突然增加而引起的危象称为"溶血危象"。可能由某些原因(如感染、过劳等因素)造成,此时黄疸加重,贫血加上重,网织红细胞上升,肝脾肿大,轻者经数日而恢复,重者需住院治疗。

(2)危象的应急管理:首先去除诱因,积极输注红细胞,补液治疗以纠正电解质紊乱和酸碱失衡的状态。

4 预后判断

药物诱发的免疫性溶血性贫血的一般病情较轻,停用药物后预后良好,少见溶血严重危及生命者。

(二)门诊管理

1 健康教育要点

在疾病健康宣教过程中,需要指导患者正确认识冷凝集素综合征,指导患者注意保暖和疾病随访。

2 基层医院或社区医院专病规范管理方案

基层/社区医院对溶血性贫血的规范化管理,主要还是围绕疾病溶血情况的评估和维持治疗。在上级医院完成疾病的明确诊断后,血象监测可在基层医院或社区医院进行。

(三)家庭预防及管理

● 认识疾病的性质和危害性:健康宣教、自我监测。

● 常用药物的不良反应的监测:糖皮质激素可能引起血糖升高而导致糖尿病、骨质疏松,注意监测血糖情况,应给予钙剂及维生素 D,以预防骨质疏松的发生。化疗药物可能引起感染,应注意监测感染指标。

● 饮食调护:糖皮质激素可能引起血糖升高,注意控制饮食。

七、案　例

患者,女,15 岁,因突发腹胀、恶心呕吐、黄疸 1 天,于 2018 年 6 月 17 日收住院。既往体健,患者诉 3 天前因为全身不适,腹胀、乏力、恶心、发热,当时测试体温为 39℃,至当地医院就诊,诊断为上呼吸道感染,给予口服阿司匹林、阿尼利定、利巴韦林。服药 3h 后即出现恶心、呕吐,而且症状呈进行性加重,全身皮肤黄染加重,呈棕檬色。

实验室检查:Hb 45g/L,WBC 12×10^9/L,PLT 210×10^9/L,网织红细胞 0.071。尿呈酱油色,潜血(＋＋＋)。BUN 9.01mmol/L,Cr 78.74μmol/L,总胆红素 135.1μmol/L,直接胆红素 16.15μmol/L,间接胆红素 116.40μmolL。骨髓细胞学检查:各系血细胞增生活跃,以红系为主。骨髓及血液 Coombs 直接及间接试验均阳性,血补体 C 浓度明显下降。腹部 B 超示:肝、脾无肿大。结合临床表现及化验检查,诊断为急性重症溶血性贫血。给予大剂量甲泼尼龙、丙种球蛋白静滴,补充洗涤红细胞 8U,并给予利尿、碱化尿液治疗。患者病情渐稳定,血压正常,Hb 升至 94g/L,RBC 3.68×10^7L,患者要求配合中医药治疗。证见:皮肤巩膜黄染,乏力头晕,尿色呈酱油色,舌暗,舌体胖大,苔黄腻,脉滑数。中医辨证为湿热内蕴,中医治拟清热利湿之法。

治疗:茵陈五苓散合四物汤加减。茵陈 15g,白术 9g,茯苓 9g,猪苓 9g,泽泻 12g,山茱萸 15g,牛膝 9g,益母草 12g,鸡血藤 15g,熟地 15g,丹参 12g,川芎 9g,煅牡蛎 15g,海螵蛸 15g,散剂。

(张蕴)

第五节 阵发性睡眠性血红蛋白尿的中西医防治和管理

一、定义和流行情况

阵发性睡眠性血红蛋白尿(paroxysmal nocturnal hemoglobinuria,PNH)是一种由于体细胞 Xp22.1 上 PIG-A 基因突变导致的获得性造血干细胞克隆性疾病。

流行病学史:PNH 是一种获得性疾病,从无先天发病的报道(先天性 CD59 缺乏除外),也没有家族聚集倾向。在许多国家都有成组的病例报告,近年来我国广东、湖北等地采用更多的实验方法后,诊断 PNH 的患者也在增多。总之,本病在欧美相对少见,在亚洲较为常见,在我国以北方居多。各年龄组均有发病,患者年龄从 2 岁至 80 岁以上,但无论国内外,均以青壮年患者居多,20~40 岁约占 77%。男女均可发病。在欧美,女性患者比男性稍多,而在亚洲,男性患者明显比女性多。

二、病因病机

其发病机制包括造血干细胞 PIG-A 基因突变,使部分或完全血细胞膜糖化磷脂酰肌醇(glycophosphatidyl-inositol,GPI)锚合成障碍,造成血细胞表面 GPI 锚连蛋白缺失,细胞灭活补体等能力减弱,从而引起细胞容易被破坏,发生溶血等。临床主要表现为不同程度的发作性血管内溶血、阵发性血红蛋白尿、骨髓造血功能衰竭和静脉血栓形成。

由于 PNH 症状复杂,中医多数学者认为本病在发作期以身目俱黄、酱油色尿为主要临床表现,中医属"黄疸"范畴,未发作期以贫血为主要表现,中医属"虚劳"范畴。有医家认为,此病以本虚为主,与肝、脾、肾三脏关系密切,尤以脾肾为主。脾肾两虚则气血不能化生,故气血亏虚继而发为虚劳,气血继败从而内伤发黄。也有医家认为本病属虚实夹杂,在不同的病程阶段有不同的侧重,溶血发作期属于实证,而缓解期属于虚证。其病机可以概括为因先天禀赋不足,后天失于调养,而致脾肾两亏,精血化生乏源、水湿运化不力,又兼因外邪入里化热,抑或过劳而更伤脾气,抑或七情过激致气机逆乱,抑或用药不当反而伤正助邪等因素,终致湿热相搏,伤及血液,久而熏蒸发黄,脉络受损而动血的正虚邪实之候。

三、临床表现及实验室检查

(一)临床表现

● 　血管内溶血表现:以血红蛋白尿、尿含铁血黄素阳性和(或)血清游离血红蛋白增高为主要表现的血管内溶血。

● 　Coombs试验(一):无明显肝脾肿大、极少见红细胞碎片、非感染性溶血性贫血。

● 　无法解释的溶血伴有铁缺乏、腹痛或食管痉挛、血栓栓塞、血小板减少和(或)白细胞减少。

● 　骨髓衰竭症:①怀疑或确诊的再生障碍性贫血或低增生性贫血;②难治性血细胞减少伴一系列发育异常;③不明原因的血细胞减少症。

● 　不同寻常的血栓形成:①非常见部位血栓形成,肝静脉[布-加(Budd-Chiari)综合征],其他腹腔内静脉(门静脉、脾静脉等),海绵窦,皮肤静脉;②伴有溶血征象的血栓形成;③伴全血细胞减少的血栓形成。

(二)实验室检查

(1)血常规:呈正细胞或小细胞低色素性贫(长期慢性血管内溶血丢失血红蛋白所致);白细胞、血小板减少或正常;Ret增高;球形红细胞增多,易见红细胞碎片,可见幼红细胞。

(2)骨髓象:由增生明显活跃到增生不良不等,以幼红细胞增生明显。粒系、巨核细胞系正常。红细胞内外铁减少或缺如。

(3)溶血检查:血清间接胆红素增高,血清结合珠蛋白减少或消失,血浆游离血红蛋白增高。直接抗人球蛋白试验、间接抗人球蛋白试验均阴性。

(4)尿液检查:尿含铁血黄素试验[尿含铁血黄素(Rous)试验]阳性。

(5)流式细胞术检测:诊断PNH的金标准

流式细胞术检测CD55和CD59的特异性强,具有确诊价值。PNH时,红细胞、淋巴细胞和粒细胞的细胞膜上的CD55和CD59表达下降。

（三）中医证候

1 温热蕴结

白睛及皮肤黄染，尿成茶色活酱油色，倦怠乏力，食少恶心，或有发热，舌质淡，舌苔黄腻，脉滑数。

2 脾肾两亏

面色无华，四肢无力，腰酸腿软，夜尿频数，便溏，食纳不佳，畏冷，舌体胖，舌质淡，舌苔白，脉沉细。

3 血瘀气虚

肢体疼痛肿胀，或腹痛如刺，胁下症积，面色晦暗或苍白，恶心腹胀，或头痛，喝僻不遂，神疲乏力，心悸气短，唇舌淡暗，或瘀斑瘀点，脉弦细涩。

四、诊断程序

（一）诊断标准

（1）临床表现符合 PNH。

（2）临床表现分级。

①贫血分级：极重度，HGB≤30g/L；重度，HGB 31～60g/L；中度，HGB 61～90g/L；轻度，HGB＞90g/L。

②血红蛋白尿分级：频发，≤2 个月发作 1 次；偶发，＞2 个月发作 1 次；不发，观察 2 年无发作（观察不足 2 年未发为暂不发）。

（二）实验室检查

（1）酸溶血（Ham）试验、糖水试验、蛇毒因子溶血试验、尿潜血（或尿含铁血黄素）等试验中凡符合下述任何一种情况，即可诊断：①两项以上阳性。②1 项阳性，但须具备下列条件：a. 两次以上阳性，或 1 次阳性，但操作正规，有阴性对照，结果可靠，即时重复仍阳性者；b. 有溶血的其他直接或间接证据，或有肯定的血红蛋白尿出现；c. 能除外其他溶血，特别是遗传性球形红细胞增多症、自身免疫性溶血性贫血、葡萄糖-6- 磷酸脱氢酶（G6PD）缺乏症所致的溶血和阵发性冷性血红蛋白尿症等。

（2）流式细胞术检测（fluorescently labeled inactive toxin aerolysin，FLAER），针对血细胞膜上 GPI 缺乏的一种流式细胞检测技术，能特异性地与 GPI 锚结合，在细胞膜上形成通道，将其溶解；而没有 GPI 锚的细胞将完整存在。因此，特异性高,对微小 PNH 克隆敏感性高,不受输血影响。

临床表现符合,实验室检查具备(1)项或(2)项者皆可诊断,(1)、(2)项可以相互佐证。

(三)鉴别诊断

1 再生障碍性贫血

PNH 也可伴发全血细胞减少。①再生障碍性贫血(aplastic anemia,AA)骨髓增生低下,PNH 骨髓增生活跃,尤以红系为著。②PNH 常有溶血现象,Ret 轻度增高。③PNH 中性粒细胞碱性磷酸酶积分下降而 AA 增高。④流式细胞术检测 CD55 和 CD59 PNH 表达下降。⑤如骨髓增生低下,而又发现类似 PNH 的异常细胞,应疑为疾病的转化或是兼有两病。凡 AA 转化为 PNH,或 PNH 转化为 AA 的,或者兼而有之的,均为 AA-PNH 综合征。

2 骨髓增生异常综合征

骨髓增生异常综合征(myelodysplastic syndromes,MDS)和 PNH 均为造血干细胞克隆性疾病,均可为全血细胞减少及病态造血。但 PNH 为血管内溶血性疾病,有溶血的临床表现,病态造血常为一过性,CD55、CD59 表达下降。而 MDS 无溶血的临床表现,病态造血为持续性,并可向白血病转化,细胞 CD55 和 CD59 表达无异常。

3 缺铁性贫血

PNH 因反复溶血而发生缺铁。单纯 IDA 无血管内溶血证据,流式细胞术检测不到 PNH 的异常克隆血细胞,经补铁治疗后贫血改善。而 PNH 补铁治疗不能完全纠正贫血,而且会诱发血红蛋白尿,所以诊断 IDA 患者时务必注意排除 PNH。

4 自身免疫性溶血性贫血

个别 PNH 直接 Coombs 试验阳性,少数自身免疫性溶血性贫血糖水试验阳性,重复检查及 CD55 和 CD59 的检测可帮助鉴别。

(四)中医辨证

PNH 分为发作期和缓解期两个阶段进行辨证论治。在溶血发作期多表现为阳黄,黄疸症状明显,系湿热内蕴较重的结果。湿热为实邪,但患者常兼有气血两虚或脾虚、肾虚等虚劳现象。在缓解期,多表现为阴黄,患者主要表现为气血两虚或伴有脾虚、肾虚。

五、治　疗

(一)西医治疗

(1)糖皮质激素治疗。

(2)对于发生血栓者,应给予抗凝和肝素治疗。

(3)联合化疗:对于激素原发耐药、继发耐药或激素依赖的溶血不易控制、反复发作的骨髓增生良好的 PNH 患者,为有效地减少 PNH 异常克隆,最大限度地控制溶血,可采用化疗,利用正常克隆较 PNH 克隆耐受补体能力强,对造血生长因子反应好,正常造血恢复快的优势,使正常克隆逐步取代 PNH 克隆而达到治疗目的。

(4)异基因造血干细胞移植:适应证为有 HLA 相合的同胞供者且满足以下条件:①合并骨髓衰竭;②难治性 PNH,输血依赖性溶血性贫血;③反复出现危及生命的血栓栓塞事件。

(5)基因治疗。

(6)其他治疗:重组人源型抗补体蛋白 C5 单克隆抗体(Eculizumab,Soliris)。

(二)中医治疗

治疗遵循"急则治其标,缓则治其本"的原则,溶血急性发作期以祛风除湿、清热化瘀、健脾补肾为主要治法,溶血缓解期以补气养血、健脾补肾、祛湿热为主要治法。溶血发作期:清热利湿为主,兼补气血、益脾肾,随证选加补气血,益脾肾及化瘀血方药。缓解期:补气血、益脾肾,加用清热利湿退黄之品,有瘀血引起栓塞者,加用活血化瘀药,使补中有泻。

1　温热蕴结

治以清利湿热,佐以益气养血。方用茵陈五苓散加减。

2　脾肾两亏

治以补肾健脾。方用十四味建中汤加减。

3　血瘀气虚

治以通络祛瘀、活血益气。方用失笑散合补阳还五汤。

(三)中成药

1　益血生

健脾补肾,生血填精,用于脾肾两虚、精血不足所致证候治疗。

2　复方皂帆丸

温肾健脾,益气养阴,生血止血,用于肾阳不足、气血两虚证者。

3　芪胶生白胶囊

补血益气,用于气血亏损证者。

4　再造生血胶囊

补肝益肾,补气养血,用于肝肾不足、气血两虚所致的血虚虚劳。

(以上中成药按辨证使用,用法详见药物说明书。)

六、预防及护理

(一)病房管理

1　入院医嘱

(1)长期医嘱。

①血液病护理常规,一/二级护理,饮食,视病情通知病重或病危。

②其他一般医嘱,如吸氧、心电血氧饱和度监护、记出入量等。

③如有感染,积极控制,重要脏器保护:抑酸、补钙等。

(2)临时医嘱。

①一般检查:血常规、网织及分类、网织红细胞、尿常规、大便常规＋隐血、肝肾功能、凝血功能、C反应蛋白、血型、输血前检查、胸片、心电图、腹部B超。

②骨穿:骨髓形态学。

③溶血相关检查:网织红细胞、血浆游离血红蛋白和结合珠蛋白、HBF、HBA2等、胆红素、尿胆原、尿含铁血黄素;免疫球蛋白和补体、抗人球蛋白试验、冷凝集试验;单价抗体测红细胞膜附着的IgG、IgA、IgM和C3;冷热溶血试验、地中海贫血基因全套检查。

④有输血指征时输注红细胞。

2　护理干预

(1)病情观察:密切观察患者的贫血进展程度;皮肤黏膜有无黄疸,尿色、尿量的变化;倾听患者的主诉,发现患者出现头痛、恶心、呕吐、腹痛、腹泻、寒战、高热等表现,及时报告医生。

(2)休息:指导严重贫血或急性溶血的患者卧床休息,护士需做好生活护理;慢性期及中度贫血者应增加卧床休息的时间,减少活动,患者可进行生活自理。

(3)心理护理:注意关心患者,缓解心理压力。

3 贫血危急状况识别及应急管理

(1)如骨髓红细胞生成正常,由红细胞的破坏突然增加而引起的危象称为"溶血危象"。可能由某些原因(如感染、过劳等因素)造成,此时黄疸加重,贫血加上重,网织红细胞上升,肝脾肿大,轻者经数日而恢复,重者需住院治疗。

(2)危象的应急管理:首先去除诱因,积极输注红细胞,补液治疗以纠正电解质紊乱和酸碱失衡的状态。

4 预后判断

本病属良性慢性病。多数患者长期有中重度贫血,但其中半数仍可从事日常活动或参加适当工作,部分患者可自发缓解。患者临床缓解后,血中仍可查出有少量异常细胞持续存在。PNH 本身很少致命,主要死于并发症,其死因在国内主要为严重贫血衰竭和感染,而在欧美,本病的首位死因是重要器官的静脉栓塞。PNH 患者在妊娠期间的病死率较高,治疗主要以输注红细胞和血小板改善贫血与预防出血为主。

(二)门诊管理

1 健康教育要点

在疾病健康宣教过程中,需要指导患者正确认识冷凝集素综合征,指导患者注意保暖和疾病随访。

2 基层医院或社区医院专病规范管理方案

基层/社区医院对冷凝集素综合征的规范化管理,主要还是围绕疾病溶血情况的评估和维持治疗。在上级医院完成疾病的明确诊断后,血象监测可在基层医院或社区医院进行。

(三)家庭预防及管理

1 认识疾病的性质和危害性

健康宣教、自我监测。确诊 PNH 患者,应常规监测 PNH 克隆变化,若病情稳定,可每年监测 1 次;出现任何临床或血液学参数变化时,应缩短监测间隔。出现溶血和血栓时,若可靠的实验室检查未证实 PNH 克隆存在,则无须密切监测 PNH 克隆。

2 常用药物的不良反应的监测

糖皮质激素可能引起血糖升高而导致糖尿病、骨质疏松,注意监测血糖情况,应给予钙剂及维生素 D,以预防骨质疏松的发生。

化疗药物可能引起感染,应注意监测感染指标。

3 饮食调护

糖皮质激素可能引起血糖升高,应注意控制饮食。

七、案　例

患者,女性,22 岁。因"反复头晕乏力、皮肤瘀斑瘀点 1 年余"就诊,在外院行骨髓常规、骨髓活检、染色体等检查后诊断为再生障碍性贫血(aplastic anemia,AA),来我院予 ATG 免疫抑制治疗后,一直予环孢素免疫抑制治疗。期间,患者合并溶血,进一步行 CD55/CD59 等检查后,明确诊断为"CD 综合征"。故加予泼尼松免疫抑制治疗,间断性输血对症支持后,病情控制。患者的血三系低下,胆红素不高,小便呈浅黄色,查血常规:白细胞计数 $3.0×10^9$/L,血红蛋白 64g/L,血小板计数 $38×10^9$/L。尿含铁血黄素(一)。查体:皮肤巩膜无黄染,肝脾未及肿大。患者要求中药治疗,现证:面部、双下肢稍肿,头晕、乏力,面色萎黄,皮肤散在瘀点瘀斑,纳少,寐差,怕冷,手足不温,大便溏薄,口微渴,寐差。舌质淡,边有齿痕,苔薄白,脉细滑。

治疗予金匮肾气丸合补中益气汤加减:熟地黄 12g,山茱萸 12g,山药 15g,茯苓 12g,丹皮 9g,泽泻 15g,桂枝 3g,附子 3g,牛膝 9g,车前子 30g,黄芪 30g,党参 15g,当归 12g,白术 12g,陈皮 6g,升麻 9g,柴胡 9g,仙鹤草 15g,茜草 9g。3 剂,水煎服。

（张蕴）

第八章 微血管病性溶血性贫血的中西医防治和管理 ——

微血管病性溶血性贫血（microangiopathic hemolytic anemia，MHA）为微血管病变，或血管异常，或血管内有纤维蛋白沉着，或血管内凝血引起机械性红细胞破碎，而发生的溶血性贫血综合征。其血液学特点为在血液中出现形状各异的破碎红细胞。这种溶血性贫血可以发生在多种伴有微血管病变的疾病，如弥散性血管内凝血、血栓性血小板减少性紫癜、溶血尿毒症综合征、子痫、恶性高血压、急性肾小球肾炎、恶性肿瘤播散、结节性多发性小动脉炎等。

第一节 血栓性血小板减少性紫癜的中西医防治和管理

一、定义和流行情况

血栓性血小板减少性紫癜（thrombotic thrombocytapenic purpura，TTP）是一种罕见的威胁生命的疾病，是严重的弥散性血栓性微血管病，以微血管病性溶血性贫血、血小板聚集消耗性减少以及微血栓形成而造成器官损害（如肾脏、中枢神经系统等）为特征，目前国内尚无这方面的资料。国外报道的发病率为 $3.7/10^6$。如不及时治疗，则病死率可达 90%。该病有典型的临床五大特征，即血小板减少性紫癜、微血管病性溶血、中枢神经系统症状、发热以及肾脏损害，并称之为 TTP 五联征，仅有前三大特征的称为三联征。

国外报道发病率约为 1/100 万，国内尚无这方面的资料，近年来随着对该病认识的进一步深入，诊断率提高，继发于其他疾病和药物的患者增多，发病率呈上升趋势，大约在（2～8）/100 万。发病情况通常与种族差异无关，女性稍多，而且好发于育龄期。

二、病因及发病机制

(一)西医病因病机

绝大多数患者是由于 vWF 裂解蛋白酶(vWFCP)异常所致。vWF 是正常止血过程中必须有的成分,在高剪切力血流状态时内皮细胞表面、血小板表面受体和 vWF 多聚体三者之间相互作用,导致血小板与内皮细胞黏附。vWF 水平过高会造成慢性内皮细胞损伤,可导致血栓性疾病。1982 年 Joel Moake 等最先从在 TTP 患者的血清中发现并证实了存在一种超大分子的 vWF 因子。1996 年,Furlan 和 Tsai 分别证明在二阶金属离子条件下一种金属蛋白酶切割 vWF,其缺乏可导致超大 vWF 多聚体形成,这种金属蛋白酶即 vWFCP。vWFCP 结构缺陷与家族性 TTP 密切相关,而后天获得性 vWFCP 自身抗体则会造成非家族性 TTP。该蛋白为具有凝血酶敏感蛋白 I 基序的裂解素和金属蛋白酶家族新成员(a disintegrin and metalloproteinase with thrombospodin type 1 motif,ADAMTS),因而被命名为血管性血友病因子裂解酶(ADAMTS13)。

这一系列的研究深刻地揭示了 TTP 的发病与 ADAMTS13 有密切的关系,TTP 发病机制的认识也得到了更进一步的明确。vWFCP(ADAMTSl3)在 TTP 发病中起病因学作用,而其活性降低只是表现,本质的因素是其质、量或抗体存在。ADAMTS13 缺陷,活性下降,形成过多超大的 vWF 多聚体,可触发病理性血小板聚集,导致 TTP。

根据病因可将 TTP 分为遗传性 TTP 和获得性 TTP,后者又可根据病因是否明确分为特发性 TTP 和继发性 TTP。遗传性 TTP 的基本原因为 ADAMTS13 突变。

遗传性 TTP 患者大部分是有复合杂合子,也有个别纯合子的报道,还有部分血缘相关家族病例。大约 10% 的病例发生 ADAMTS13 基因突变,引起遗传性的蛋白酶缺乏,导致家族性隐性 TTP。

临床上,70%～80% 的 TTP 患者的 ADAMTS13 缺乏是获得性的,是由一种短暂的随疾病缓解而消失的循环型自身抗体所抑制,97%～100% 的患者可检测出 ADAMTS13 自身抗体。该抑制性抗 ADAMTS13 自身抗体主要是 IgG,部分是 IgG1 和 IgG4 亚型,也可以是 IgM 和 IgA 型。最近的研究表明,获得性 TTP 的抑制性自身抗体主要的作用位点在 ADAMTS13 的半胱氨酸富集区和间隔区,但也有仅仅直接攻击抗原表位的,主要是前导肽、凝血酶敏感区和补体结合区。这些研究结果提示,获得性 ADAMTS13 的缺失是一个多克隆的自身抗体反应。

在获得性 TTP 中,分为特发性以及继发性,如可继发于感染、药物、自身免疫性疾病、肿瘤、骨髓移植和妊娠等多种疾病和病理生理过程。特发性 TTP 发病分子机制基本得到阐明。

(二)中医病因病机

血栓性血小板减少性紫癜在中医学中依据其发病特征,属于"瘀血""血证"的范围内。血证是涉及多个脏腑组织。血是运行于脉络之中、环流周身濡养四肢百骸的物质,如果留着不行,则为瘀血。其病因主要为寒热之邪、气滞、气虚以及痰湿水饮停滞和外力之伤,以上原因具备其一即可发生瘀血。在《内经》中虽然没有"瘀血"一词,但却有恶血、留血、血不血,认为气血运行发生障碍,会引起多种疾病。

该病病机为:外邪入侵,正邪交争;进而邪郁化热,煎灼阴血,瘀血内生;急性期热迫血妄行,瘀血阻络,导致血不循经,溢于外,同时热陷心包,扰乱神明;慢性期耗伤气阴,脾气受损,统摄无权,出血不止;此外,中焦亏虚,病及肝肾,引起各脏器并发症。

三、临床表现与实验室检查

(一)临床症状

本病在任何年龄都可发病,新生儿和 90 岁以上老年人均可发病,但发病高峰年龄是 20~60 岁,中位年龄 35 岁。本病起病多急骤,少数起病缓慢,以急性爆发型常见,10%~20% 表现为慢性反复发作型。部分病例因累及心、肺、消化道,产生相应症状。值得注意的是,不同 TTP 患者的临床表现存在差异:一方面,原发病的临床表现可能掩盖本病的相关症状,应仔细辨别;另一方面,出现典型"五联症"者仅占 20%~40%,而且多为病程的晚期。而多数患者(60%~80%)表现为血小板减少性出血、微血管病性溶血及神经精神症状"三联症"。而在疾病早期,可能仅表现为血小板减少性出血和微血管病性溶血。如能在此时及时给予血浆置换等治疗,可以显著改善疾病的预后。因而,需要强调在出现血小板减少性出血和微血管病性溶血表现时做好鉴别诊断。

1　发热

90％以上患者有发热，在不同病期均可发热，多属中等程度。其原因不明，可能与下列因素有关：①继发感染，但血培养结果阴性；②下丘脑体温调节功能紊乱；③组织坏死；④释放溶血产物；⑤抗原抗体反应使巨噬细胞及粒细胞受损，并释放出内源性致热原。尽管发热很常见，但是如果伴随其他并发症，诸如全身不适、乏力、疲惫易倦、流感样症状就需要引起我们的警惕。还有 11％～14％患者会伴发一些不常见的症状，如突然的腹部不适、肌肉关节痛等。

2　神经系统改变

神经系统改变包括头痛、精神改变、局部运动或感觉缺陷、视觉模糊，甚至昏迷。这些症状可以时好时坏，初期为一过性，部分患者可改善，可以反复发作。可能是由于脑部的微量出血和微血管血栓变化所致。视觉并发症一般是由于视网膜脉络膜或玻璃体出血造成的，偶尔与视网膜剥离有关。神经系统表现的多变性为血栓性血小板减少性紫癜的特点之一，其严重程度常决定血栓性血小板减少性紫癜的预后。

3　肾脏改变

大约有 88％的 TTP 患者可以累及肾脏。最常见的是蛋白尿，15％的患者可以有大量血尿。严重病例可以发生急性肾衰竭，这些患者的肾小球毛细血管可以发现微血管堵塞现象。

4　血液学改变

血小板减少最为常见，一般可以小于 $20 \times 10^9 / L$。由于血小板减少而导致一系列出血表现，如皮肤紫癜。而鼻、咽、喉、视网膜、中枢神经系统、胃肠道、泌尿道和肺间质出血虽然少见，一旦发生，后果就很严重。在这些出血情况中，颅内出血预后较差。

5　微血管病性溶血性贫血

不同程度的贫血，约有 1/2 的病例出现黄疸，20％有肝脾肿大，少数情况下有雷诺（Raynaud）现象。

6　其他的临床改变

心脏方面可以出现心律失常和心衰。虽然活检提示有广泛的心肌微血管受累，但是大多数 TTP 患者在心脏方面的症状并不很严重。心电图变化包括各种传导阻滞和非特异性的 ST-T 改变，表明心肌受损。Chang 等回顾性分析一系列患者发现,有相当一部分患者以急性呼吸窘迫综合征起病。此外,继发于其他疾病的 TTP 患者同时也会出现相应疾病的特征。

(二)实验室检查

1 外周血细胞计数与涂片

血小板减少最为常见,一般可以小于 $20\times10^9/L$。大多数 TTP 患者表现为中度贫血,血红蛋白在 $100g/L$ 以下,仅有 3% 的患者血红蛋白正常。TTP 患者的外周血涂片可以见到大量的大小、形状各异的红细胞碎片(裂体细胞),碱性点彩红细胞也经常可见,网织红细胞增多。患者可以出现中度的白细胞增多伴随核左移,但是没有形态学异常和成熟障碍。

2 骨髓检查

本病患者的骨髓表现为代偿性增生,红系前体细胞和巨核细胞增多。骨髓偶尔会出现巨幼样改变,经过叶酸治疗后可以恢复。

3 根据溶血的程度

本病患者可表现为血浆结合珠蛋白水平降低,未结合胆红素水平上升,乳酸脱氢酶增加,血红蛋白尿,红细胞生存时间缩短。部分患者可以出现蛋白尿和氮质血症。本病患者的 Coombs 试验阴性。

4 出凝血检查

多数正常,可见纤维蛋白降解产物水平轻度增高。

(三)中医症候

1 热毒壅盛证

壮热不退,头痛较剧,面红目赤,心烦口渴,狂躁不安,甚或神昏谵语,痉厥,失语,肌肤瘀斑密集,吐血、便血、尿血,或小便短赤,大便秘结,舌绛或紫暗有瘀斑,苔黄,脉洪数和弦数。

2 湿热瘀血证

发热,身黄目黄,小便黄或赤,胁下积块,鼻出血齿龈出血,甚者吐血、尿血、肌肤瘀斑密布,色红,舌红或舌有瘀斑,苔黄厚,脉滑数。

3 气虚血瘀

起病缓慢,瘀斑渐发,色淡,气短乏力,心悸懒言,纳呆食少,或有鼻出血、牙龈出血、呕血,症较轻微,舌淡胖,苔白,脉缓弱。

4 阴虚火旺证

低热,五心烦热,心悸失眠,盗汗,头晕耳鸣,两目干涩,视物不清,皮肤瘀斑,或有鼻出血、咯血等,舌质红,有瘀斑或瘀点,苔少,脉弦细数。

四、诊断程序

(一)诊断标准

1 主要诊断依据

(1)血小板减少。

①血小板计数明显降低,血片中可见巨大血小板。

②皮肤和(或)其他部位出血。

③骨髓中巨核细胞数量正常或增多,可伴成熟障碍。

④血小板寿命缩短。

(2)微血管病性溶血贫血。

①正细胞正色素性中重度贫血。

②血片中可见较多的畸形红细胞($>2\%$)与红细胞碎片。

③网织红细胞计数升高。

④骨髓代偿性增生,以红系为主,粒红比值下降。

⑤黄疸、血胆红素升高,以间接胆红素为主。

⑥可有血浆游离血红蛋白升高,结合珠蛋白、血红素结合蛋白减少,乳酸脱氢酶升高。

⑦深色尿,偶可见血红蛋白尿。

以上(1)、(2)两项合称 TTP 二联征。

无明显原因可以解释上述二联征。具备以上(1)～(3)三项即可初步诊断 TTP。

2 其他诊断依据

(1)神经精神异常:精神异常与血小板减少、微血管病性溶血性贫血(microangiopathic hemolytic anemia,MAHA)同时存在成为 TTP 三联征(Triad)。

(2)肾脏损害:蛋白尿,镜下血尿。

(3)发热:多为低中度发热,如有寒战、高热,常不支持特发性 TTP-HUS 的诊断。

肾脏损害、发热与三联征同时存在,称为 TTP 五联征。

(4)消化系统症状:由于胰腺及胃肠道微血栓可导致腹痛,25%～50%的患者有肝脾肿大。

（5）软弱无力。

（6）辅助检查。

①ADAMTS13 测定：重度减低者具有诊断价值。

②组织病理学检查：可作为诊断辅助条件，无特异性。典型病理表现为小动脉、毛细血管中有均一性"透明样"血小板血栓，过碘酸-雪夫染色（periodic acid-schiff，PAS）染色阳性，并含有 vWF 因子，纤维蛋白/纤维蛋白原含量极低。此外，还有血管内皮增生、内皮下"透明样"物质沉积、小动脉周围同心性纤维化等，栓塞局部可有坏死，一般无炎性反应。目前已很少应用，除非为寻找原发性疾病。

③凝血象检查：有条件者应争取检查以辅助诊断。发生本病时 PT、纤维蛋白原等基本正常，D-二聚体、纤维蛋白降解产物、凝血酶-抗凝血酶复合体、纤溶酶原活化因子抑制物（PAI-1）、血栓调节素（thrombomodulin）等均可轻度增高。

④直接 Coombs 试验：本病时绝大多数应为阴性。

⑤其他：血浆中 vWF 因子升高，可发现抗血小板抗体，抗 CD36 抗体、UL-vWF 等，肝转氨酶也可增高。如果怀疑溶血尿毒综合征（hemolytic uremia syndrome，HUS）时，应进行大肠杆菌的细菌学检查。

（二）鉴别诊断

1 DIC

首先需要鉴别的疾病是弥漫性血管内凝血（disseminated intravascular coagulation，DIC），详见表 8.1.1。

表 8.1.1 DIC 与其他疾病的鉴别

诊断	TTP	HUS	HELLP	DIC
中枢神经系统症状/体征	+++	+/-	+/-	+/-
肾损害	+/-	+++	+	+/-
发热	+/-	-/+	-	+/-
肝损害	+/-	+/-	+++	+/-
高血压	-/+	+/-	+/-	-
溶血	+++	++	++	+
血小板减少	+++	++	++	+++
凝血异常	-	-	+/-	+++

注：HELLP 为 hemolysis，elevated liver enzymes，and low platelets syndrome。

2 HUS

关于 TTP 与 HUS 关系问题的争论已久,有人认为这是同一种血栓性微血管病的两种不同临床表现形式,也有人认为是两种不同的疾病,目前尚无定论。倾向于肾脏损害为主的诊断为 HUS,对于神经系统改变为主的考虑 TTP。对于实在难以区别的患者,可以暂定为 TTP-HUS 综合征。毕竟两者具有十分相似的发病机制(血管内皮损伤、血小板血栓形成)、临床表现(TTP 可以有肾脏表现,而 HUS 可以出现肾外症状)和实验室检查结果。近几年的研究结果表明,TTP 患者的 ADAMTS13 活性明显下降,而后者则表现为正常 ADAMTS13 活性,这在一定程度上为两者的鉴别提供了有利的依据。这虽然可以解释血浆置换为什么对 TTP 患者较 HUS 患者更有效,但是血浆置换对于初次发作的急性TTP 疗效欠佳,这可能与这类患者体内的 ADAMTS 抗体数量大、作用时间长有关。另外,对于胃肠道缺血症状(如腹痛)、血小板减少、溶血性贫血的严重程度以及 LDH 升高的水平,TTP 患者常比 HUS 患者发生的概率大一些,但是HUS 患者伴有高血压的较多,而且死亡率要低于 TTP。

3 HELLP 综合征

这是一种发生于妊娠期妇女的综合征,表现为子宫痛或溶血、肝脏酶学指标升高以及血小板减少。

4 Evans 综合征

该病也是免疫因素造成的自身免疫性溶血性贫血和血小板减少,容易误诊为 TTP,但是直接 Coombs 试验一般呈阳性,而且多无神经系统改变。

五、治 疗

(一)血浆置换

自从引入血浆置换法以后,原发性 TTP 的死亡率由过去的 90% 下降到现在的 10% 左右。血浆置换的作用原理可能是新鲜血浆的输入取代了原有的ADAMTS13,纠正了酶的缺乏,去除了自身抗体和 vWF 多聚体。血浆置换原则是:早期、足量、优质、联合,只要患者有明显的血小板减少与微血管病性溶血性贫血,不能用其他的疾病解释时,即开始使用。国外文献推荐血浆置换的血浆剂量为 $40 \sim 80 \text{mL}/(\text{kg} \cdot \text{d})$,血浆置换治疗终止的指征为血小板数目正常和神经系统症状恢复,血红蛋白稳定,乳酸脱氢酶正常。然后在 $1 \sim 2$ 周内逐渐减少置换量直至停止。血浆替代品多选用冷沉淀上清或新鲜冰冻血浆。虽然患者有严重的血小板减少,但避免输注血小板仍是非常关键的。血浆置换对慢性反复发作的家族性 TTP 患者的疗效欠佳。

如果患者对开始的血浆置换不敏感,一般不推荐将血浆置换的频率提高到 2 次/天,而是主张用新鲜冰冻血浆替代,因为血浆中的冻存上清被认为是 TTP 的有效治疗成分。

复发患者多发生在血浆置换减量后 1 周到 1 个月时间内。有 12%～40% 的患者在治疗后还会出现少量的并发症,但是一般都能够耐受。这些并发症的原因多与构橼酸毒性有关,常见症状包括感觉异常、抽动、肌紧张、低钙时的手足抽搐。与血浆输注/置换相关的并发症有发热、寒战、支气管痉挛、低血压、胸痛、心律失常、胃肠道症状等。

虽然 TTP 患者有严重的血小板减少,但是避免血小板输注还是非常关键的。许多报道提到了关于输注血小板以后患者病情迅速恶化甚至死亡。尸检发现这些血小板输注后死亡的患者血小板聚集在一起,特别是中枢神经系统更为明显,这表明血小板输注可能加剧 TTP 的病理生理学进展,造成更为严重的结果。

(二)血浆输注

对于遗传性 TTP 患者,血浆输注是首选的治疗措施。这类患者是由于 ADAMTS13 缺乏所致,而非存在 ADAMTS13 抗体。此外,对于无血浆置换条件的,也可以选择血浆输注。多与糖皮质激素、静脉免疫球蛋白、环孢素 A 等联合使用。

(三)糖皮质激素

能够稳定血小板和内皮细胞膜,抑制 IgG 产生。通常与血浆置换同时应用,一直持续到病情缓解,再逐渐减量。泼尼松 $1\sim2mg/(kg \cdot d)$ 或地塞米松 $20mg/d$,也可用大剂量甲泼尼龙 $1000mg/d$,静脉滴注。

(四)免疫抑制剂

有报道认为,硫唑嘌呤和环磷酰胺对于难治性 TTP 可以通过抑制自身抗体产生而达到治疗的目的。此外,抗 CD20 单抗—利妥昔单抗(美罗华)已在 100 余例复发或难治性 TTP 患者中使用,具体用法为每周 $375mg/m^2$,每周 1 次,共 4 周,95% 的患者获得完全缓解。环孢素 A 可以通过抑制钙神经素(calcineurin)介导的去磷酸化作用而抑制辅助性 T 细胞的功能,从而抑制 B 细胞的分化和产生效益型抗体,通常与血浆置换联用。也有报道用大剂量免疫球蛋白可以通过抑制血小板聚集和脾脏对血小板与红细胞的破坏而对部分血浆置换无效患者起一定的疗效。

(五)脾切除

脾脏在 TTP 的发病机制中的确切作用并不清楚,作为网状内皮系统,脾脏是自身抗体产生和抗原抗体复合物清除的主要场所,因此,通过脾切除术可以去除抗体产生部位。由于疗效不十分肯定,目前较少采用,多用于其他疗法无效或多次复发者。

(六)补充 ADAMTS13 蛋白

血浆纯化 ADAMTS13 蛋白。克隆 ADAMTS13 基因,获得功能性的 ADAMTS13 重组蛋白,仍处于实验研究阶段,为目前最具前景的 TTP 治疗方法。理论上讲,采用 rh-ADAMTS13 对遗传性 TTP 患者行替代治疗,将是一种有着良好前景的治疗手段。

(七)中医治疗

1　热毒壅盛证

治以清热解毒,活血化瘀止血。方用清瘟败毒饮合血府逐瘀汤加减化裁。加减:大便干结者加大黄(先煎)、全瓜蒌;出血重者可加地榆炭、藕节。

2　湿热瘀血证

治以清热利湿,活血化瘀止血。方用犀角散加减化裁。加减:小便不利者加木通、白茅根、车前草、大腹皮。

3　气虚血瘀

治以益气摄血,活血化瘀止血。方用四君子汤合血府逐瘀汤加减化裁。加减:出血重者去桃仁、红花,加地榆、槐角、蒲黄、藕节,或石灰散冲服。

4　阴虚火旺证

治以滋阴清热,活血化瘀止血。方用杞菊地黄丸合血府逐瘀汤加减化裁。加减:火旺明显、热灼血络者可加知母、黄柏、鳖甲、青蒿、地骨皮,以泻火清热止血。

(八)中成药

1　益气维血片/颗粒/胶囊

补血益气,用于血虚证、气血两虚证证候治疗。

2　生血宁

益气补血,用于气血两虚证者。

3　再造生血胶囊

补肝益肾,补气养血,用于肝肾不足、气血两虚所致的血虚虚劳。

4 **维血宁颗粒**

滋阴养血,清热凉血,用于阴虚血热证者。

(以上中成药按辨证使用,用法详见药物说明书。)

六、预防及管理

(一)病房管理

1 **入院医嘱**

(1)长期医嘱。

①血液病护理常规,一/二级护理,饮食(有精神异常和昏迷患者进行肠外营养),视病情通知病重或病危。

②其他一般医嘱,如吸氧、心电血氧饱和度监护、记出入量等。

③如有感染,积极控制,重要脏器保护:抑酸、补钙等。

(2)临时医嘱。

①一般检查:血常规、血涂片、网织红细胞、尿常规、大便常规＋隐血、血小板、大肠杆菌的细菌学检查。肝肾功能、电解质、血型、输血前检查、血沉、凝血功能、C反应蛋白、自身免疫性疾病筛查,血浆游离血红蛋白和结合珠蛋白、尿胆原、尿含铁血黄素、乳酸脱氢酶。免疫球蛋白、补体、抗人球蛋白试验(直接和间接试验)、冷凝集素试验,冷-热溶血试验。叶酸和维生素 B_{12} 测定。流式细胞仪检测外周血 CD55、CD59、Flear。发热或疑有感染者可选择:病原微生物培养、影像学检查。

②骨髓形态学检查;组织病理学检查。流式细胞仪检测外周血和骨髓淋巴细胞表型,排除淋巴细胞增殖性肿瘤。

③ADAMTS13 测定、血浆中 vWF 因子检测。

④根据患者病情可选择的检查项目:检测红细胞自身抗体 IgG、IgA、IgM 和补体 C3。冷-热溶血试验若阳性,应做梅毒、病毒等有关检查。凝血功能、尿游离血红蛋白。

2 **护理干预**

(1)精神症状的护理。如是昏迷患者,首先要保持患者呼吸道通畅,密切观察生命体征的变化。防止舌咬伤、坠床等现象发生。

(2)输血浆护理。患者在输血浆时,要按输血患者护理,及时巡视病房。如出现皮疹时,要观察皮疹的大小、数量及部位,避免抓破,而引起出血及感染。

(3)实验室检查。每天检查尿液变化。因累及肾脏损伤后,常会出现蛋白尿及肾衰。

（4）口腔护理。患者口腔黏膜由于血小板减少，刷牙时易有齿龈出血，甚至出现血泡，是合并感染的潜在部位。因此，必须进行口腔清洁，以预防感染。每天做口腔护理1～2次，对意识清醒者给1∶5000呋喃西林液含嗽，每日3次。

（5）饮食。患者必须摄入高蛋白、高维生素、易消化的软食，并合理补充营养。

（6）皮肤护理。保持皮肤清洁、干燥，提醒患者不可搔抓皮肤。严密观察患者皮肤的瘀斑和瘀点的多少、发生部位，有无新的出血部位。在采血和静脉注射时，要尽量减少穿刺的次数。

（7）体温。每6h测体温1次，观察并记录体温血压、脉搏和呼吸，如果体温在38℃或＞38℃时，患者即可发生感染。因此，必须采取相应的措施，予以降温，并同时报告医生，给予处理。

（8）会阴部护理。因为患者的血小板明显减少，女患者往往都有阴道流血，时间过长会发生逆行感染。所以，护士每日用1∶5000的高锰酸钾液或氯己定液为患者清洗会阴，同时嘱清醒的患者勤换内裤，以避免感染。

（9）心理护理。恰当运用支持、鼓励、安慰等方法做好心理护理，解决患者需求，并向家属耐心解释病情，取得理解及支持。

（10）出院指导。患者病情好转后，护理人员应做好出院宣教，指导患者严格按照医嘱用药，不要自行减量或停药。养成良好的生活习惯，按时休息，保证充足睡眠，避免过度劳累。勿去公共场所，注意保暖，避免受凉，预防感冒。定期门诊复诊，以了解疾病的恢复情况。对皮肤出现青紫或出血，立即检查是否疾病复发。

(二)门诊管理

（1）血栓性血小板减少性紫癜一般是不可以预防的。在平时治疗期间，应避免和感染的人接触，避免去人多的地方，去公共场所要带好口罩。血小板恢复正常之前尽量不要有剧烈活动。一旦发生磕碰、刺伤，立即冰袋冷敷、压迫止血。严重时要及时就医。

（2）TTP复发是指在完全缓解30天后，再次发生TTP的临床表现，约20％～50％患者可复发，多出现在疾病首次发作后的1年内。故临床上得了本病的患者必须严格按照医嘱用药，定期门诊复查，一般1～2周门诊复查相关指标，根据血象调整，如激素用量及是否需要巩固治疗。如在平时，有精神系统的行为，如头痛、意识混乱、皮肤黏膜等出血症状，应及时就诊。目前，此病尚无有效的预防手段，但是日常注意饮食、运动、休息等，对该病的预防依然有积极的意义。

(三)家庭管理

(1)原发性 TTP 患者经过血浆置换后的存活率达 85％～90％,甚至更高。在接受血浆置换术前,应给予患者及其家庭足够的心理疏导以避免其焦虑、恐惧心理,交谈中要重点告诉患者及其家庭此治疗方式的安全程度,以及在治疗过程中如何配合医务人员,使恐惧心理的患者及其家属建立面对疾病的信心,以积极的态度接受治疗。

(2)在接受血浆置换术后,应密切关注患者的心理状态,指导患者多饮水,多吃新鲜水果,严格按照医嘱用药,不要自行减量或停药。养成良好的生活习惯,按时休息,保证充足睡眠,避免过度劳累。注意保暖,避免受凉,预防感冒。定期门诊复诊,以了解疾病恢复情况。若再次出现精神紊乱、皮肤出现青紫或出血等,应立即检查是否疾病复发。

七、案 例

患者,女性,44 岁,因"头晕恶心呕吐伴血尿 3 天余"入院:小便色为浓茶色,无血块,右上肢及左肩部可见少量出血点。20 天前于嘉兴市妇保院行"子宫及附件切除术"查体:T 37.2℃,P 96 次/分,R 20 次/分,BP 128/84mmHg,神清,精神可,右上肢及左肩部少量出血点,其余皮肤未见瘀点瘀斑,皮肤巩膜无黄染,浅表淋巴结未及肿大,胸骨无压痛,颈软,双肺呼吸音清,未闻及干湿性罗音,心率 96 次/分,律齐,无杂音,腹平软,全腹无压痛及反跳痛,腹部可见腹腔镜手术疤痕,肝脾肋下未及,双下肢无浮肿,四肢肌力正常,病理反射未引出。实验室检查:血常规:WBC 9.3×10^9/L,HB 112G/L,PLT 10×10^9/L。尿常规见红细胞,大便隐血阴性。红细胞沉降率 45mm/h。肝功能:总胆红素 $52.3 \mu mol$/L,间接胆红素 $40.8 \mu mol$/L。肾功能:尿素氮 12.53mmol/L,肌酐 $146.8 \mu mol$/L。出凝血检测正常。

中医四诊:乏力,心悸懒言,纳呆食少,皮肤瘀斑,尿血,舌淡胖苔白,脉缓弱。

治法:益气摄血,活血化瘀止血。

方药:四君子汤合血府逐瘀汤加减化裁。

加减:出血重者去桃仁、红花,加地榆、槐角、蒲黄、藕节,或石灰散冲服。初步诊断:西医诊断血小板减少症。治疗。止血:卡洛磺那、酚磺乙胺抗免疫破坏;地塞米松 10mg ivgtt qd 提升血小板;预约血小板。发热:哌拉西林舒巴坦针抗感染治疗。患者经治疗,头痛、头晕较前有所好转,诉尿色较前变清,住院第三天出现胸闷,无胸痛;并逐渐出现精神症状,无头痛,无肢体活动障碍,无大小便失禁,对答偶有不切题,神志尚清,四肢肌力 V 级,病理征阴性。第四天出血昏迷。其余检查回报:外周血涂片可见红细胞大不等及异形、碎片,偶见晚幼红细胞,血小板罕见。抗核抗体、甲状腺系列阴性。骨髓象:红系增生活跃,巨核细胞系统明显增生伴成熟延长现象。脑电图:弥漫性异常。脑 CT 未见明显异常。住院后血色素变化:99-90-70-66(g/L);血小板变化 3-3-4-4(10^9/L),网织红细胞变化:2.8-9.0-8.9(%)。

诊断:西医诊断血栓性血小板减少性紫癜。中医诊断血症(气虚血瘀)。

治疗:立即行血浆置换,5 次置换血浆后患者清醒。中医予以益气摄血,活血化瘀止血。方用四君子汤合血府逐瘀汤加减化裁。住院 28 天后症状好转出院。

（郭晓珺　李园）

第二节　溶血尿毒症综合征的中西医防治和管理

一、定　义

溶血尿毒症综合征(haemolytic-uraemicsyndrome,HUS)是一种病因不明的、以微血管病变为基础的综合征。其临床特点是微血管病性溶血性贫血、急性肾衰竭和血小板减少。自 1955 年,Gasser 首次报道本病以来,国外已有数千例的报道,国内也有一些报道。TTP/HUS 实则为一个综合征,历史上曾认为TTP 与 HUS 是两种不同的疾病。但根据近年来的研究发现,尽管两者的表现不尽相同,如 HUS 的病变主要局限于肾脏,一般来说儿童与婴儿多见,常有特定的病因,其中尿毒症表现更为突出,血片中破碎红细胞较少,较少发生有发热与神经精神症状,预后相对较好,不少患者即使不通过血浆交换治疗,也可治疗痊愈,但其病理基础几乎与 TTP 无异,都同属血栓性微血管病,临床表现上有一定的重叠,其成年患者在治疗上也与 TTP 颇为相似,所以临床上多数已不主张将两者做严格的区别,而统称为 TTP/HUS。如果患者在病初即有典型表现,则仍可分别诊断为 TTP 或 HUS。

二、病因及发病机制

（一）发病因素

根据既往研究发现下列因素与本病的关系较为明确，对于其他原因目前尚不明确。

1 内毒素

内毒素是大多数溶血毒症综合征患者发病的主要原因。其中大肠杆菌0157：H7株产生的vero细胞毒素（verotoxins，VT）及志贺痢疾杆菌产生的shiga毒素在本病发病过程中尤为重要。这两种内毒素在功能及结构上极为相似，均由A和B亚单位组成。B亚单位有助于A亚单位与内皮细胞等细胞膜上的受体结合，进入细胞。毒性在A亚单位，它可灭活核糖体的60S亚基，从而抑制蛋白合成、损伤内皮细胞。内皮细胞受到损伤后，便暴露出胶原，从而激活凝血系统和血小板，使血小板发生黏附、聚集，导致血管内凝血的发生。内毒素还可通过同样的机制直接损伤红细胞和血小板。此外，内毒素还可以激活一种血浆因子，后者可与血小板膜上的糖蛋白a和b相互作用，引起血小板的聚集。血小板消耗是溶血尿毒症综合征患者血小板减少的主要原因。

内皮细胞损伤可使前列环素（PGI2）合成减少，而血栓素（TXA2）的血浆水平升高。前列环素（PGI2）有扩张血管、抑制血小板聚集的作用，而血栓素（TXA2）的作用恰好与此相反。因此，PGI2/TXA2比值的降低有利于微小血栓的形成。除了内皮细胞的损伤外，遗传性或获得性前列环素（PGI2）代谢异常也会造成其水平降低，譬如内皮细胞合成前列环素所必需的一种血浆因子的缺乏或抑制因子的出现及前列环素降解的增多。

还有研究表明腹泻相关HUS的血浆前降钙素水平升高，同时伴有血浆脂多糖、粘连蛋白和丙氨酸氨基转移酶水平的升高，但对于前降钙素水平升高是如何引起HUS的机制目前尚不清楚。

2 免疫因素

肺炎链球菌的神经酰胺酶可促使红细胞、血小板和内皮细胞等的TF隐蔽抗原（thomsen-friedenreich cryptantigen）暴露，如果血浆中有抗TF的IgM抗体，即可引起溶血、血小板减少、内皮细胞损伤和血栓形成。立克次体、病毒感染和预防接种也可能是由免疫机制介导所引起的溶血尿毒症综合征。

3 器官移植因素

患者在骨髓和肾等移植后，均可发生HUS。骨髓或肾移植后HUS的发生率可分别高达6％和3.4％。其发病的中心环节为内皮细胞损伤,移植相关血栓性微血管病患者水解vWF多聚体的金属蛋白酶活性是正常的,但可能与移植后放疗、大剂量化疗、急性移植物抗宿主病、感染以及CsA等多种因素密切相关。对于器官移植后发生HUS的患者,移植物坏死率高、失败率高以及预后较差。目前有研究表明,长春新碱治疗移植相关性血栓性微血管病有效。

4　遗传因素

本病可呈常染色体隐性或显性遗传,因此认为本病的发生与遗传因素有关。其中,补体C3和因子H遗传异常引人注目,有作者报道因子H的点突变(CyG)可能与HUS有关。因子H可以阻止补体旁路的激活,补体旁路上的C3bBb(即C3转化酶)中的Bb可被因子H置换出来,暴露出C3b,这样C3b就很容易被其灭活因子——因子I所灭活。所以,因子H的缺乏可造成免疫性损伤、内皮细胞脱落和内皮下胶原暴露,从而引起凝血反应。基因点突变、基因缺失和移码等原因可造成血浆因子H缺乏,有常染色体显性及隐性两种遗传方式。这类患者的微血管的血栓并非为单纯的血小板血栓,还有纤维蛋白多聚体,血栓中也没有异常巨大的von-Wille brand因子多聚体受体。

5　其他

研究发现在妊娠期间也有本病发生的报道,与先兆子痫类似,分娩后本病可缓解,提示两者的发病机制有其共同点,即微血管异常。

(二)发病机制

肾脏病变是本病的主要部位,严重者的病变可广泛累及心、脑等重要脏器的血管。肾脏一般表现为外观肿胀、苍白,表面呈点状出血。依据普通光学显微镜下病变主要部位所在,肾脏病变分为肾小球为主型和小动脉为主型。前者主要见于婴儿的经典型和流行地区的患者,预后好。而后者则多发生在15岁左右,预后差。有些患者可同时有两种病变类型。病变较轻的患者的毛细血管壁增厚,有嗜酸性、糖原染色呈弱阳性的透明物质沉积在内皮细胞与基底膜之间,系膜细胞增生也较明显。严重受累的肾小球可有充血、梗死,毛细血管内可见透明血栓。在电子显微镜下,内皮细胞损伤主要见于肾小球毛细血管和肾小动脉,颗粒状或纤维状电子致密物存在于内皮细胞及其与基底膜间的空隙。肾小球毛细血管内有大量血小板。毛细血管、内皮下和系膜有纤维素沉积。受累的入球小动脉和叶间动脉壁发生纤维素样坏死,可以见到内皮细胞的剥离,血栓内的纤维蛋白间的腔隙较肾小球毛细血管内形成的腔隙大。有小的动脉瘤形成,尤其是入球小动脉。肾皮质坏死可呈灶性,或累及全部。

(三)中医病因病机

中医学中无溶血尿毒症综合征的相应诊断,相关论述散见于中医学"血症""淤症""神昏""热症"等范畴。中医病机特点是邪实正虚。正虚以气阴亏虚为本,气虚无以生血,阴虚无以化血,日久肾阳虚衰,而致气虚阴阳俱虚。邪实指热毒和瘀血。本病邪实正虚共见,脏腑虚损,功能逆乱,变证百出。热伤血脉,迫血妄行则出血;热毒炽盛,邪毒入心包则神昏谵语;瘀血阻于上焦则胸闷气促;瘀血阻于中焦则腹痛。协胁胀痛,甚则泄泻或发为黄疸;瘀血阻于下焦则小便短赤不利、涩痛不畅甚则癃闭。病位在肾于膀胱,常心、肾同病。

三、临床表现

(一)临床症状

患者的症状往往突然出现且较严重。主要表现为腹痛、恶心呕吐,尿呈暗红色或酱油色。继之出现少尿,甚至无尿。查体可发现面色苍白、轻度黄疸、皮肤黏膜有瘀点或瘀斑。肝常常轻度肿大,但脾脏肿大的一般较少见。肾脏可被触及,并有压痛。约一半的患者有血压升高的表现,这一点有助于与其他原因(如腹泻、脱水或肾静脉血栓形成等)所导致的急性肾衰竭相鉴别。患者可发生心力衰竭、嗜睡和惊厥等表现,但神经系统症状较血栓性血小板减少性紫癜少见。

(二)中医症候

1 毒热蕴积

壮热,烦躁,口干口渴喜冷饮,小便短赤或癃闭,大便干结,舌苔黄厚或干黄,脉洪数或玄数;热甚迫血妄行,则出现各部位出血。

2 瘀血阻滞

多部位出血,可见鼻衄、齿衄、咯血、吐血、便血或黑便,尿血、紫斑、崩漏等,血色紫暗或出血质地黏稠;或身体多部位疼痛剧烈,痛如针刺,固定不移;发热;舌质紫暗或舌下动脉青紫,偶尔可见瘀点瘀斑,脉细涩或沉涩无力。

3 气血两虚

发热,气短,神疲,倦怠乏力,头昏眼花,心悸不宁,面白无华,唇甲色淡,多部位出血,血色较浅,质地稀薄,舌质淡,脉弱。

4 阴虚火旺

发热,以午后火夜间较重,五心烦热,盗汗,失眠多梦,腰酸膝软,口干咽燥,舌鲜红少苔或光红无苔,脉细数。

四、诊断程序

(一)类　型

1 经典型

此型最多见,主要发生于 2 岁以下的婴儿,2 岁以后发病率明显下降。发病与大肠杆菌内毒素有关,可在夏季暴发流行。散发的病例多在 1 岁左右。发病前的 7～10 天会有前驱症状,如呕吐、血便,或有不明原因的发热。典型病例常有多脏器受累,出现中枢神经系统并发症、心力衰竭和肺水肿等。有人将这一型合并于感染后型。

2 感染后型

发病与志贺痢疾杆菌、肺炎链球菌和伤寒沙门菌等的感染有关。也包括立克次体或病毒感染,以及与白喉、百日咳、破伤风、脊髓灰质炎、麻疹和天花等的预防接种相关的溶血尿毒症综合征。

3 遗传型

有家庭聚集倾向,兄弟姐妹相继发生本病的相隔时间在一年之内的,与环境有关,预后较好;而相隔一年以上的发病与 PGI2 代谢和补体功能异常有关,相对预后差。

4 成年人散发型

见于正常妊娠、使用口服避孕或细胞毒性药物者,以及自身免疫性疾病、肾脏病、免疫缺陷病和接受骨髓移植的患者。

(二)实验室检查

本病除具有微血管病性溶血性贫血的一些实验室检查特点外,贫血可以很严重。90％以上的患者有血小板减少,但减少的程度不严重,但可有聚集功能障碍。胆红素水平常常升高,但极少超过 2 ～ 3mg/dL。尿中可出现蛋白尿、红细胞、白细胞和管型等。血浆尿素氮和肌酐水平升高。

部分患者的凝血酶原时间、部分凝血活酶时间延长,出现纤维蛋白降解产物,但通常血浆凝血因子及纤维蛋白原水平正常或升高。抗凝血酶水平降低。可有典型的弥散性血管内凝血的实验室所见。

血清 C3、C4 可一过性降低,C3 和 b 因子降解产物水平也可升高,提示可能有补体系统旁路激活。

五、治 疗

(一)西医治疗

1 对症支持治疗

及时、正确地处理急性肾衰竭是本病治疗的关键。密切观察生命体征,监测水、电解质和酸碱平衡,并及时纠正可能出现的紊乱。有严重贫血时,可分次、少量给予浓缩的新鲜血,预防液体量超负荷。有透析指征者,可予以透析。成年人的急性肾衰竭常较儿童的严重,尤其是与妊娠或口服避孕药有关者。对这部分患者宜行透析。

2 新鲜冰冻血浆或血浆置换

对于成年人患者可能有效,但对儿童患者的疗效不肯定。在 Shiga 相关性 HUS 病例中通常不使用血浆置换。血浆置换可能对循环蛋白缺乏的病例有效,例如 H 因子突变;血浆治疗对膜锚定蛋白突变的病例无效,例如细胞膜协同蛋白 CD46 突变;相反,这种病例可能可以通过肾移植来治疗。在骨髓移植相关性 HUS 病例中应用血浆置换治疗的治疗效果不满意。

3 抗凝治疗

肝素仅对部分患者有效,但哪些患者宜用肝素尚不明确。纤溶剂的应用目前尚有争议。血小板功能抑制剂如乙酰水杨酸类和双嘧达莫的疗效也有待证实。

4 根据病情可选用环孢霉素及泼尼松等免疫抑制剂来控制病情,减少和防止复发

(二)中医治疗

1 毒热蕴积

予以清热解毒,方用黄连解毒汤合五味消毒饮。

2 瘀血阻滞

予以活血化瘀,方用血府逐瘀汤加减。

3 气血两虚

予以益气摄血,方用归脾汤加减。

4 阴虚火旺

予以养阴清热,凉血止血,方用知柏地黄丸合犀角地黄汤。

（三）中成药

1 益气维血片/颗粒/胶囊

补血益气,用于血虚证、气血两虚证证候治疗。

2 生血宁

益气补血,用于气血两虚证者。

3 芪胶生白胶囊

补血益气,用于气血亏损证者。

4 生血宝合剂

滋补肝肾,益气生血,用于肝肾不足、气血两虚证候者。

5 再造生血胶囊

补肝益肾,补气养血,用于肝肾不足、气血两虚所致的血虚虚劳。

6 维血宁颗粒

滋阴养血,清热凉血,用于阴虚血热证者。

（以上中成药按辨证使用,用法详见药物说明书。）

六、预防及管理

（一）病房管理

1 入院医嘱

（1）长期医嘱。

①血液病护理常规,一/二级护理,饮食(有精神异常和昏迷患者进行肠外营养),视病情通知病重或病危。

②其他一般医嘱,如吸氧、心电血氧饱和度监护、记出入量等。

③如有感染,积极控制,重要脏器保护:抑酸、补钙等。

（2）临时医嘱。

①一般检查:血常规、血涂片、网织红细胞、尿常规、大便常规＋隐血、大便细菌学检查。肝肾功能、电解质、血型、输血前检查、血沉、凝血功能、C反应蛋白、自身免疫性疾病筛查,血浆游离血红蛋白和结合珠蛋白、尿胆原、尿含铁血黄素、乳酸脱氢酶。免疫球蛋白、补体、抗人球蛋白试验(直接和间接试验)、冷凝集素试验,冷-热溶血试验。叶酸和维生素 B_{12} 测定。流式细胞仪检测外周血 CD55、CD59、Flear。发热或疑有感染者可选择:病原微生物培养、影像学检查。

②骨髓形态学检查;组织病理学检查。流式细胞仪检测外周血和骨髓淋巴细胞表型,排除淋巴细胞增殖性肿瘤。

③ADAMTS13 测定、血浆中 vWF 因子检测,排查 TTP。

④如小儿患病,需要排查家族遗传性因素。

2 护理干预

(1)精神症状的护理:如是昏迷患者,首先要保持患者呼吸道通畅,密切观察生命体征的变化。防止舌咬伤、坠床等现象发生。

(2)输血浆护理:患者在输血浆时,要按输血患者护理,及时巡视病房。如出现皮疹时,要观察皮疹的大小、数量及部位,避免抓破,而引起出血及感染。

(3)实验室检查:每天检查尿液变化。因累及肾脏损伤后,常会出现蛋白尿及肾衰。

(4)口腔护理:必须进行口腔清洁,以预防感染。每天做口腔护理 1～2 次,意识清醒者给 1∶5000 呋喃西林液含嗽,每日 3 次。

(5)饮食:患者必须摄入高蛋白、高维生素、易消化的软食,并合理补充营养。

(6)皮肤护理:保持皮肤清洁、干燥,提醒患者不可搔抓皮肤。严密观察患者皮肤的瘀瘢和瘀点的多少、发生部位,有无新的出血部位。在采血和静脉注射时,要尽量减少穿刺的次数。

(7)体温:每 6h 测体温 1 次,观察并记录体温血压、脉搏和呼吸,如果体温在 38℃或＞38℃时,患者即可发生感染。因此,必须采取相应的措施,予以降温,并同时报告医生,给予处理。

(8)心理护理:恰当运用支持、鼓励、安慰等方法做好心理护理,解决患者需求,并向家属耐心解释病情,取得理解及支持。

(9)出院指导:患者病情好转后,护理人员应做好出院宣教,指导患者严格按照医嘱用药,不要自行减量或停药。养成良好的生活习惯,按时休息,保证充足睡眠,避免过度劳累。勿去公共场所,注意保暖,避免受凉,预防感冒。定期门诊复诊,以了解疾病的恢复情况。对皮肤出现青紫或出血的患者,立即检查是否疾病复发。

(二)门诊管理

(1)在平时治疗期间,应避免和感染的人接触,避免去人多的地方,去公共场所要带好口罩。血小板恢复正常之前尽量不要有剧烈活动。一旦发生磕碰、刺伤,立即冰袋冷敷、压迫止血。严重时要及时就医。

(2)有家族倾向、反复发作,故临床上得了本病的患者必须严格按照医嘱用药,定期门诊复查,一般 1~2 周门诊复查相关指标,如平时有精神系统出现如头痛、意识混乱、腹痛腹泻、皮肤黏膜等出血症状,应及时就诊。目前,此病尚无有效预防手段,但是日常注意饮食、运动、休息等,对该病的预防依然有积极的意义。

(三)家庭管理

(1)该病经过血浆置换后的存活率较高,在接受血浆置换术前,应给予患者及其家庭足够的心理疏导以避免其焦虑、恐惧心理,交谈中要重点告诉患者及其家庭此治疗方式的安全程度,以及在治疗过程中如何配合医务人员,使恐惧心理患者及其家属建立面对疾病的信心,并以积极的态度接受治疗。

(2)在接受血浆置换术后,应密切关注患者的心理状态,指导患者多饮水,多吃新鲜水果,严格按照医嘱用药,不要自行减量或停药。养成良好的生活习惯,按时休息,保证充足睡眠,避免过度劳累。注意保暖,避免受凉,预防感冒。定期门诊复诊,以了解疾病恢复情况。若再次出现精神紊乱、皮肤出现青紫或出血等,应立即检查是否疾病复发。

七、案　例

患者,男性,25 岁。因上皮样血管内皮瘤欲行第 4 次化疗入院。入院前末次化疗时间为入院前 30 天,化疗方案为吉西他滨 1600mg(第 1、8 天)＋多西他赛 110mg(第 8 天)。化疗后第 7 天出现发热,体温 38.2℃,未再继续化疗,后一直反复低热收住入院诊治。

入院查体:体温 37.3℃,脉搏 119 次/分,呼吸 19 次/分,血压 109/61mmHg,右腹股沟区淋巴结肿大,右髋部、右髂腰部可及肿块轻、轻压痛,右大腿中段以下缺如、残端活动不利,余未见异常。

实验室检查:白细胞 $16.3 \times 10^9/L$,HB 68g/L,PLT $317 \times 10^9/L$,Scr 251μmol/L,CRP 85.0mg/L,Tbil 26.1μmol/L。

入院诊断:右下肢恶性肿瘤截肢术后伴全身多处转移。

入院治疗:生理盐水补液,肾衰宁胶囊口服。

病情变化:入院第 4 天,患者出现尿失禁,导尿管引流出酱油色液体 900mL,24h 尿量为 3400mL,实验室检查:WBC $17.8 \times 10^9/L$,HB 63g/L,PLT $257 \times 10^9/L$,Scr 560μmol/L,Tbil 28.9μmol/L。泌尿系统超声检查:双肾双侧输尿管未见明显异常,舌苔黄腻,脉玄数。

诊断考虑:溶血性尿毒症综合征(可能与吉西他滨相关)。

中医诊断:血症(毒热蕴积)。

治疗:予以前列地尔注射液、还原性谷胱甘肽对症处理。重组人促红素治注射液刺激造血,头孢哌酮舒巴坦针抗感染对症处理。中医治以当以予以清热解毒,方用黄连解毒汤合五味消毒饮,黄连、黄芩、黄柏、天葵子各 10g,栀子、菊花、紫花地丁各 15g,金银花 30g,蒲公英 20g。

入院第 7 天的治疗结果:WBC 11.9×10^9/L,HB 46g/L,PLT 205×10^9/L,Scr 41μmol/L,尿素氮 2.86μmol/L,CRP 157.6 mg/L,肾功能好转,但贫血进一步加重,给予悬浮红细胞输注。入院第 11 天的治疗结果:患者出现双下肢水肿,血压上升。WBC 14×10^9/L,HB 64g/L,PLT 89×10^9/L,Scr 30μmol/L,Tbil 28μmol/L,CRP 206 mg/L,继续对症处理后,好转回当地医院继续支持治疗。

分析:吉西他滨为嘧啶类抗肿瘤药物,用于治疗多种实体肿瘤。HUS 是吉西他滨的少见不良反应,发生率为 $0.015\% \sim 0.31\%$,致死率高达 43.5%。吉西他滨所致的 HUS 的临床表现为急性肾衰竭、微血管溶血性贫血及血小板减少为主。新发生及控制不佳的高血压也可能是 HUS 的表现。目前对于及其他病所致 HUS 的治疗尚无统一方案。但均认为应立即停药,治疗措施包括应用糖皮质激素、输注新鲜冰冻血浆、血浆置换、血液透析等。

(郭晓珺、李园)

第三节　妊娠相关的微血管病溶血性贫血的中西医防治和管理

一、定　义

血栓性微血管病(thrombotic microangiopathy,TMA)与微血管病性溶血性贫血和血小板减少相关,表现为微血管血栓形成和终末器官损伤。妊娠相关性 TMA,包括先兆子痫,溶血,肝酶升高,血小板减少,血栓性血小板减少性紫癜(thrombotic thrombocytopenic purpura,TTP)或补体介导的溶血尿毒症综合征(heomlytic uremic syndrome,HUS)。TTP 和补体介导的溶血性尿毒综合征较为罕见,由于缺乏临床特异性症状和体征,易被漏诊,被误诊为其他妊娠相关的 TMAs,如高血压、蛋白尿、胎儿生长受限或子宫内胎儿死亡。TTP 的表现多出现于妊娠晚期,而补体介导的溶血性尿毒综合征出现于产后,与妊娠相关的 TMAs 很少发生于妊娠中期之前,通常发生于妊娠晚期。

二、病因及发病机制

(一)先兆子痫及子痫妊娠

先兆子痫主要表现为孕期高血压、蛋白尿和水肿。子痫除了这几个特点之外,还有癫痫发作。两者均可出现肝肾及心脏的病变。血液系统的表现为微血管病性溶血性贫血、血小板减少和凝血指标异常。HELLP 综合征是先兆子痫的一个亚型,其特点是微血管病性溶血性贫血、转氨酶升高和血小板减少。患者有慢性血管内凝血的实验室依据。血小板聚集功能增强,生存期缩短。因子Ⅷ消耗增加,血浆抗凝血酶Ⅲ明显下降,纤溶活性明显降低。胎盘前列环素和血栓素失衡。纤维蛋白沉积于肝和肾。但纤维蛋白原水平可正常。常危及母儿生命。HELLP 综合征发病率约占所有妊娠的 0.12%～0.16%,在重度子痫前期中,HELLP 综合征发病率约占 4%～16%,我国报道的发病率明显低于国外,仅占重度子痫前期的 2.7%。

HELLP 综合征的病因和发病机制尚不清楚,其主要病理改变与妊娠期高血压疾病相同。多数学者认为,本症是由于血小板被激活和微血管内皮细胞受损害所致:血管内皮细胞受损,胶原组织暴露,血小板与之接触、黏附并被激活。前列环素(PGI2)合成减少,血小板激活释放血栓素 A2(TXA2),TXA2/ PGI2 比值上升,使血管进一步痉挛和血小板聚集消耗,血小板减少。由于血液黏度增加,血流缓慢,红细胞通过狭窄的微血管时破碎变形,发生溶血;妊娠期高血压疾病脂质代谢发生异常,红细胞膜成分改变,也增加了溶血的易感性。肝脏血管痉挛,血管内皮损伤和纤维素沉积使肝窦内血流受阻,肝细胞肿胀灶性坏死,细胞内酶释放至血循环,导致肝酶升高。也有研究认为,HELLP 综合征发生与自身免疫机制有关,可能与内皮素(ET-1)、一氧化氮(NO)、瘦素(leptin)、凝血因子 V 基因突变及肼屈嗪诱发肝损害有关,也可能与过量的固有脂肪酸氧化失调、人类内源型反转录病毒基因(syncytin)表达下降、抗磷脂抗体(α-PL)的效价升高有关系。

(二)妊娠相关的血栓性血小板减少性紫癜

本病的孕妇死亡率达 44%,造成胎儿死亡的机会可高达 80%。临床血小板减少及功能障碍、生存期缩短均提示止血指标异常。有微血管病性溶血的实验室发现。血浆置换疗法可使孕妇死亡率明显降低。血浆置换的疗效优于血浆输注,可能是前者所给予的血浆量较多的缘故。

(三)产后溶血尿毒症综合征

患者在正常分娩后,经过一无症状阶段,突发急性肾衰竭和微血管病性溶血性贫血,常伴有高血压。实验室检查可见外周血中有破碎红细胞、血小板减少及氮质血症。纤维蛋白(原)降解产物主要来自纤维蛋白原。其他凝血指标,如凝血酶时间、凝血酶原时间、部分凝血活酶时间和抗凝血酶Ⅲ活性等多正常。

(四)中医病因病机

中医无"妊娠相关的微血管病溶血性贫血"的病名,按症状和病机属"子痫"和"血晕"范畴。

■1 肝风内动

孕妇素体阴虚,孕后精血养胎,肾精愈亏,肝失所养,横逆犯脾,健运失司而致水肿。水不济火,心火偏亢,则心烦。水不涵木,肝阳上亢,是以眩晕。进一步发展,亢极火盛风动,风火相煽,遂发子痫。

■2 痰火上扰

素体脾虚湿盛,孕后胎体渐长,有碍气机升降,致水湿停聚遂发肿胀;痰湿中阻,清阳不升,故为眩晕;痰郁日久化火,痰火扰心,是以心中烦闷,进一步发展,痰火交结,上蒙清窍,则发为子痫。

■3 血瘀气逆

产时摄身不慎,感受寒邪,血为寒凝,壅滞不行,淤浊滞内,阻碍气机,升降失常,气机逆乱,瘀血随逆乱之气并走于上,扰乱心神而致血晕。

三、临床表现

(一)西医临床表现

■1 HELLP 综合征

有报道 HELLP 综合征多发生在妊娠的中后期,在产前发病者占 69%,产后发病者占 31%,患者平均年龄为 25 岁,其中经产妇 HELLP 综合征发生率高于初产妇。临床症状不典型,表现多样化,主要临床表现为不适感,右上腹部疼痛,恶心、呕吐,头痛,视觉异常,出血及黄疸等。HELLP 综合征患者的体格检查可以没有任何阳性体征,但 90% 的孕妇有右上腹或上腹部肌紧张、轻压痛,部分患者还可能有显著的体重增加和水肿。HELLP 综合征的发生和妊娠期高血压疾病严重程度并无一致性关系,85% 的病例存在高血压,66% 患者血压升高严重,但仍有 15% HELLP 综合征患者无血压升高,所以临床上常因孕妇血压升高不明显而忽略本病。HELLP 综合征严重的并发症是由于凝血因子、血流动力学和肝肾功能的严重紊乱所致。Sibai 报道，HELLP 综合征的并发症中发生的 DIC（21％）、胎盘早剥（16％）、急性肾衰竭（8％）、腹水（8％）、肺水肿（6％）、肝被膜下血肿（1％）和胸腔积液（1％），常常是母婴高病死率的主要原因；因胎盘供血供氧不足，胎盘功能减退，可导致胎儿生长受限、死胎、死产和早产，围生儿的死亡率明显增高。

2 妊娠相关的血栓性血小板减少性紫癜

血栓性血小板减少性紫癜（TTP）为一罕见的微血管血栓-出血综合征，其主要特征为发热、血小板减少性紫癜、微血管性溶血性贫血、中枢神经系统和肾脏受累等，称为五联征，有前三者称为三联征。女性多于男性，大部分的病例为女性，任何年龄均可发病，大多数在 15～30 岁，以年轻成年人多见。妊娠可能为该病的诱发因素，而表现为妊娠合并血栓性血小板减少性紫癜，起病往往急骤，典型病例有发热、乏力、虚弱，少数起病较缓慢，有肌肉和关节痛前驱症状，以后迅速出现其他症状。亦有以胸膜炎、雷诺现象、妇女阴道流血为最初主诉。患者表现为典型的五联征或三联征，包括：

（1）血小板减少引起出血。

以皮肤黏膜为主，表现为瘀点、瘀斑或紫癜、鼻出血、视网膜出血、生殖泌尿道和胃肠出血，严重者颅内出血。主要是因为微血管内血栓形成过程中消耗了大量的血小板所致，同时有血管损害。

（2）微血管病性溶血性贫血。

40％的患者出现溶血性贫血，主要是因血流经过病变血管时（特别是小动脉），红细胞受到机械性损伤及破坏而引起不同程度的贫血。约 1/2 的病例出现黄疸，间接胆红素升高，20％有肝脾大，少数情况下有雷诺现象。

（3）神经精神症状。

典型患者首先出现神经系统症状，与脑循环障碍有关，其严重程度常决定本病的预后。其表现多样，可表现为头痛、性格改变、精神错乱、癫痫、感觉异常、昏迷等。

（4）肾脏症状。

约 85％患者出现肾脏损害，表现为蛋白尿、血尿和管型尿，以及肾功能不全。重者可发生急性肾衰。

（5）发热。

90％以上患者有发热，不同病期均可发热，多为中等程度，其原因不明，可能为感染、下丘脑体温调节功能紊乱、组织坏死、溶血产物的释放、抗原抗体反应使巨噬细胞及粒细胞受损并释放出内源性至热源。

(6)其他。

心肌多灶性出血性坏死,心肌有微血栓形成,并可发生心力衰竭或猝死。心电图示复极异常或各种心律失常。亦有报告出现肺功能不全,有的出现腹痛、肝脾大,少数有淋巴结轻度肿大、各种类型的皮疹、恶性高血压、皮肤和皮下组织有广泛性坏死、动脉周围炎以及无丙种球蛋白血症等。

3 产后溶血尿毒症综合征

产后溶血性尿毒症综合征(postpartum hemolytic uremic syndrome, PHUS)也称为产后自发性肾功能衰竭,系产后当天至10周内发生不可逆急性肾功能衰竭伴血小板减少及微血管病性贫血,是一种比较少见、原因不明、预后不良、死亡率甚高的疾病。此病有特定的临床表现和病理改变。临床表现妊娠过程平稳,产后10周内发病,以经产妇多见,少数患者在起病前有一系列前驱症状,包括呕吐、腹泻等,病情急剧,先出现高血压和水肿,迅速发展至急性肾功能衰竭。典型者表现为发热、少尿或无尿、血尿和血红蛋白尿、管型尿,急剧进展的氮质血症伴微血管溶血性贫血或消耗性凝血病,血小板减少。肾外表现包括中枢神经系统症状,如抽搐、癫痫发作和昏迷,常伴有心肌病和心力衰竭。

(二)中医症候

1 肝风内动

妊娠晚期或临产时及新产后,头痛眩晕,颜面潮红,突然四肢抽搐,昏不知人。舌红苔薄黄,脉弦滑数。

2 痰火上扰

妊娠晚期或临产时及新产后,突然昏不知人,而气粗痰鸣。舌红苔黄腻,脉弦滑而数。

3 血瘀气逆

恶露不下或所下甚少,小腹阵痛拒按,心下满闷,气粗喘促,恶心呕吐,甚则头晕口噤,不省人事,面色青紫,两手握拳。唇舌紫暗,脉涩有力。

四、诊断程序

本病多表现非特异性症状,诊断的关键是对有右上腹或上腹部疼痛、恶心和呕吐的妊娠期高血压疾病患者保持高度警惕,通过实验室检查确诊。包括:①血管内溶血:血红蛋白60～90g/L,外周血涂片可见红细胞变形、破碎或见三角形、头盔形红细胞,血清总胆红素$\geq 20.5\mu mol/L$,以间接胆红素为主;②肝酶升高：天门冬氨酸转氨酶（AST）≥70U/L，乳酸脱氢酶（LDH）≥600U/L；③血小板减少：PLT＜100×10⁹/L。LDH升高出现最早，是诊断早期溶血的敏感指标；AST和ALT升高多出现在血小板下降之前，与血小板减少的程度有关；血小板计数和LDH水平与该病的严重程度关系密切；溶血在最后才表现出来，血细胞比容可能正常或降低，在血细胞比容正常时，结合珠蛋白的降低能提示溶血的发生；各种指标的变化常持续到产后第2天开始恢复。D-二聚体是亚临床凝血功能障碍的敏感指标，如妊娠期高血压疾病患者发生D-二聚体阳性，发生HELLP综合征的可能性较大，同时纤维蛋白原＜3g/L，应考虑DIC。

五、治　疗

（一）对症支持治疗

要积极解痉、降压对症治疗，并及时纠正凝血功能障碍和弥散性血管内凝血（disseminated intravascular coagulation，DIC）。对不足35妊娠周、母儿情况稳定者，可给予大剂量糖皮质激素静注24~48h后分娩，对母体情况恶化，或有胎儿宫内窘迫，或已超过35妊娠周、激素治疗不能满足局麻要求者，应立即分娩。HELLP综合征分娩指征是已超过妊娠35周或是出现危及母儿生命者。HELLP综合征不是立即剖宫产的指征，多数患者可经阴道分娩。剖宫产术前要纠正血小板减少，术后预防手术部位出血和血肿的形成，对于肝包膜下血肿破裂者可行外科手术。产后仍应注意解痉、降压、糖皮质激素治疗，必要时可给予血浆置换疗法。

（二）中医治疗

1　肝风内动

予以平肝潜阳，熄风定惊。方用羚羊钩藤汤加减。

2　痰火上扰

予以清热开窍，豁痰熄风。方用牛黄清心丸加减。

3　血瘀气逆

予以活血逐淤，开闭醒神。方用夺命散加减。也可用针刺中极、三阴交、内关、人中、支沟。点刺十宣放血。

（三）中成药

1　再造生血胶囊

补肝益肾，补气养血，用于肝肾不足、气血两虚所致的血虚虚劳。

2 维血宁颗粒

滋阴养血,清热凉血,用于阴虚血热证者。

(以上中成药按辨证使用,用法详见药物说明书。)

六、预防和管理

(一)病房管理

1 入院医嘱

(1)长期医嘱。

①产科护理常规,一/二级护理,饮食(有精神异常和昏迷患者进行肠外营养),视病情通知病重或病危。

②其他一般医嘱,如吸氧、心电血氧饱和度监护、记出入量等。

③如有感染,积极控制,重要脏器保护:抑酸、补钙等。

(2)临时医嘱。

①一般检查:血常规、血涂片、网织红细胞、尿常规、大便常规＋隐血、血小板寿命,大肠杆菌的细菌学检查。肝肾功能、电解质、血型、输血前检查、血沉、凝血功能、C反应蛋白、自身免疫性疾病筛查,血浆游离血红蛋白和结合珠蛋白、尿胆原、尿含铁血黄素、乳酸脱氢酶。免疫球蛋白、补体、抗人球蛋白试验(直接和间接试验)、冷凝集素试验,冷-热溶血试验。叶酸和维生素 B_{12} 测定。流式细胞仪检测外周血 CD55、CD59、Flear。发热或疑有感染者可选:病原微生物培养、影像学检查。

②必要时骨髓穿刺检查。

③ADAMTS13测定、血浆中 vWF 因子检测,排除 TTP。

④根据患者病情可选择的检查项目:检测红细胞自身抗体 IgG、IgA、IgM 和补体 C3。冷-热溶血试验若为阳性,应做梅毒、病毒等有关检查。检查凝血功能、尿游离血红蛋白。

2 护理干预

(1)精神症状的护理:安置于单人暗间,保持室内空气流通,避免声光刺激,绝对安静。

(2)输血浆护理:患者在输血浆时,要按输血患者护理,及时巡视病房。如出现皮疹时,要观察皮疹的大小、数量及部位,避免抓破,而引起出血及感染。

(3)实验室检查:每天检查尿液变化。因累及肾脏损伤后,常会出现蛋白尿及肾衰。

(4)口腔护理:患者口腔黏膜由于血小板减少,易有齿龈出血,甚至出现血泡,是合并感染的潜在部位。因此,必须进行口腔清洁,以预防感染。每天做口腔护理1~2次,意识清醒者给1:5000呋喃西林液含嗽,每日3次。

(5)饮食:患者必须摄入高蛋白、高维生素、易消化的软食,并合理补充营养。

(6)皮肤护理:保持皮肤清洁、干燥,提醒患者不可搔抓皮肤。严密观察患者皮肤的瘀瘢和瘀点的多少、发生部位,有无新的出血部位。在采血和静脉注射时,要尽量减少穿刺的次数。

(7)体温:每6h测体温1次,观察并记录体温血压、脉搏和呼吸,如果体温在38℃或>38℃时,患者即可发生感染。因此,必须采取相应的措施,予以降温,并同时报告医生,给予处理。

(8)会阴部护理:因为患者的血小板明显减少,女患者往往都有阴道流血,时间过长会发生逆行感染。所以,护士每日用1:5000的高锰酸钾液或氯己定液为患者清洗会阴,同时嘱清醒的患者勤换内裤,以避免感染。

(9)心理护理:恰当运用支持、鼓励、安慰等方法做好心理护理,解决患者需求,并向家属耐心解释病情,取得理解及支持。

(10)出院指导:患者病情好转后,护理人员应做好出院宣教,指导患者严格按照医嘱用药,不要自行减量或停药。养成良好的生活习惯,按时休息,保证充足睡眠,避免过度劳累。注意保暖,避免受凉,预防感冒。定期门诊复诊,以了解疾病恢复情况。

(二)门诊管理

(1)子痫的治疗,重在预防。在平时治疗期间,对预测阳性的对象[孕中期平均动脉压>11.3kPa(85mmHg)],中医辨证肝肾阴虚,口服杞菊地黄丸;脾肾阳虚者,改服金匮肾气丸。

(2)产后出现头晕乏力、恶心呕吐、血象异常、酱油样尿,及时到医院住院治疗。

(三)家庭管理

(1)应给予患者及其家庭足够的心理疏导以避免其焦虑、恐惧心理,交谈中要重点告诉患者及其家庭此治疗方式的安全程度,以及在治疗过程中如何配合医务人员,使有恐惧心理的患者及其家属建立面对疾病的信心,并以积极的态度接受治疗。

(2)应密切关注患者的心理状态,指导患者多饮水,多吃新鲜食物。养成良好的生活习惯,按时休息,保证充足睡眠,避免过度劳累。注意保暖,避免受凉,预防感冒。定期门诊复诊,以了解疾病的恢复情况。

七、案 例

患者,女性,31 岁。因"孕七个半月,头晕浮肿半月,胸闷七天"入院。既往健康,无浮肿、高血压及血红蛋白尿病史。无近期服药史,平素月经正常。26 岁结婚,孕 4 产 1。第一胎自然流产,第二胎 8 个月早产一女婴健在。第三胎人工流产。

入院查体。血压:180/130mmHg。面部、下肢轻度浮肿。心肺正常。腹椭圆,肝肋下 1cm 脾未触及,宫底剑脐之间,胎位左枕前,胎心 150 次/分。

治疗经过:患者入院后 4h 忽然出现全身抽搐,意识丧失,经冬眠Ⅱ号及硫酸镁肌注而得以控制,尿酱油样,面色苍白,巩膜轻度黄染。第 3 天发现右臀部,左上臂紫癜。

实验室检查:血常规:WBC 6.9×10^9/L,HB 97g/L,PLT 58×10^9/L。血涂片可见多数红细胞碎片及少数中、晚幼红细胞。

尿常规:深褐色,蛋白(+++),高倍镜下颗粒管型 0~1,红、白细胞少许。尿胆原(+++)胆红素(-)。

网织红细胞 5.2%。

毛细血管脆性实验强阳性。

肝功能:黄疸指数 10 单位,谷丙转氨酶 546IU/L,纤维蛋白原 0.55g/L;红细胞脆性实验 0.44%,开始溶血。0.30% 完全溶血。

酸溶血实验阴性,抗人球蛋白直接试验阴性。

西医诊断:妊娠中毒症并发微血管病性溶血性贫血。

中医诊断:子痫(肝风内动)。

治疗:碳酸氢钠、氢化可的松静注;利舍平与双氢克尿噻内服;酚磺乙胺肌注,并配合中药治疗,方用羚羊钩藤汤加减。羚羊片 4.5g、桑叶 9g、菊花 9g、钩藤 15g、生地 15g、白芍 9g、川贝母 12g、淡竹叶 9g、伏神 9g、甘草 3g,以予以平肝潜阳,熄风定惊。患者逐日好转,第 6 天尿色转清,黄疸消退,肝功能恢复,出血现象消失。后顺利早产一男婴,出院后贫血迅速改善,婴儿发育正常。

(郭晓珺、李园)

第九章　再生不良相关贫血的中西医防治和管理

　　再生障碍性贫血(aplastic anemia, AA),简称再障。它是一种由物理、化学、生物因素或不明原因引起的骨髓衰竭(bone marrow failure, BMF)综合征,骨髓造血细胞增生减低和外周血全血细胞减少为其特征,贫血、出血和感染为其临床主要表现。该病由 Ehrlich 于 1888 年首先报告,Chauffand 在 1904 年提出"再生障碍性贫血"。再障分为先天性及获得性。先天性 AA 罕见,由遗传异常所致。绝大多数 AA 属获得性,其中又包括继发性和原发性。中医学文献无再障病名记载,但依其临床表现、病因与发病特点,可归属于"髓劳""血虚""血证""血枯"等范畴,后在全国再障中医协作组会议上,统一为"髓劳病"病名。

　　先天性再生障碍性贫血是属于先天性骨髓造血衰竭的一类疾病,它是一组少见的遗传性异质性疾病,多以先天性躯体畸形、骨髓造血衰竭及易患肿瘤为主要特点。患者多于出生或幼年时发病,部分在起病或疾病进展中可转变为骨髓增生异常综合征或急性髓系白血病。主要包括范可尼贫血、先天性角化不良、先天性纯红细胞再生障碍、胰腺功能不全并中性粒细胞减少综合征等。

　　骨髓增生异常综合征也是一种骨髓再生不良的疾病,可伴有原始细胞增多,向急性白血病转化危险性高,与再生障碍性贫血性质不同的是,其为一类血液系统恶性疾病。

第一节　范可尼贫血的中西医防治和管理

一、定义及流行情况

　　范可尼贫血(fanconi anemia, FA)是 1927 年在瑞士由 Guido Fanconi 博士首先报道,至目前共报告大约 2000 多例患者,是先天性造血衰竭中最常见的一种,发病率约为 $1/10^6$,大部分属常染色体隐性遗传,少数(FANCB 亚型)为 X 染色体性联遗传。本病发生在各种族人群,多于 10 岁前发病,75%的患者在 3～14 岁时诊断,4%的患者在 1 岁以前诊断,10%的患者在 16 岁以后诊断。

二、病因病机

(一)西医发病机制

由于 FA 基因(FANCA,FANCB,FANCC,FANCD1,FANCD2,FANCE,FANCF,FANCG,FANCI,FANCJ,FANCL,FANCM,FANCN 等)改变,导致患者常规染色体自发断裂,FA 通路缺陷,细胞 DNA 损伤修复障碍,细胞周期(G2/M 期)阻滞,细胞凋亡增加,最终致 FA 患者骨髓干、祖细胞凋亡增加,干细胞逐渐耗竭,发生 AA,这是目前认为的 FA 发生骨髓衰竭的主要机制。另外,也有研究认为氧化应激、细胞端粒缩短加速、细胞因子生成及表达调控异常与 FA 引起骨髓衰竭也相关。

(二)中医病因病机

先天骨髓衰竭性疾病的病因大多可归于先天禀赋薄弱,瘀毒侵袭;或饮食不节,损伤脾胃;或劳欲过度,情志不畅所致。此病归于中医"虚劳""血虚"范畴。《张氏医通》云:"人之虚,非气即血,五脏六腑莫能外焉。而血之源头在乎肾,气之源头在乎脾。"肾为先天之本,藏精生髓化血;脾为后天之本,气血生化之源。相对于获得性再障而言,先天性再障的病机更注重气血之源头在于脾肾。肾亏则髓骨枯,脾虚则气血竭,故其发病机制归纳为脾肾俱虚,气血俱亏,阴阳俱损以肾阳虚更为常见。

三、临床表现

(一)主要症状

FA 的临床表现复杂多样,主要临床表现有先天性躯体畸形、骨髓造血衰竭、肿瘤易感性。

(1)常见的先天畸形有生长迟缓、小头畸形、小眼畸形、皮肤色素沉着(咖啡牛奶斑)、拇指缺如、多指、第一掌骨发育不全、尺骨畸形、脊柱侧凸等。内脏畸形如马蹄肾、生殖器畸形、十二指肠闭锁、心脏和神经系统异常。10%的患者有智力发育迟缓。约三分之一患者无明显躯体畸形。

(2)骨髓造血衰竭是 FA 患者最常见的致病和致死原因,多数患者出生时检查血常规正常,在 5～10 岁(中位 7 岁)时出现进行性骨髓造血衰竭,多进展为重度全血细胞减少,表现为重型再生障碍性贫血。

(3)患者易患血液和非血液系统肿瘤,血液系统肿瘤主要为骨髓增生异常综合征/急性髓细胞白血病(myelodysplastic syndromes/acute myelocytic leukemia,MDS/AML),中位发生 AML 的时间为 14 岁。常见的染色体异常有 7、3、1 号染色体。中位发生实体肿瘤时间为 26 岁。实验室检查有大细胞贫血,MCV 大于 100fl,HBF 增高。

(二)中医证候

1 脾肾阳虚

证见面色㿠白,颜面虚浮,神疲嗜卧,气短乏力,腹胀便溏,自汗气喘,动则更甚,畏寒肢冷,下肢浮肿,尿昼少夜频,舌淡胖,苔薄白,脉沉细。

2 脾胃气虚

证见气短乏力,面色苍白,神疲肢倦,食欲不振,脘腹痞胀,食后尤甚,大便溏泻,易出血,舌淡,脉弱。

3 气虚血瘀

证见面色淡白或晦滞,身倦乏力,气少懒言,疼痛如刺,常见于胸胁,痛处不移,拒按,舌淡暗或有紫斑,脉沉涩。

四、诊断及鉴别诊断

1 诊断

FA 患者的临床表现多样,无躯体畸形的患者诊断困难。因此,应对所有年轻再障患者尤其儿童,要仔细讯问病史和家族史、近亲结婚史,家族中有无其他肿瘤患者,仔细查体,注意皮肤改变、头面部畸形等。FA 的诊断、实验室筛查和目前的基因检查非常重要。常用的实验室检查包括如下。

(1)染色体断裂试验:以二环氧丁烷、丝裂霉素 C 处理 FA 患者的外周血淋巴细胞,染色体断裂明显增多是目前诊断 FA 的金标准。但 MMC/DEB 试验在体细胞嵌合患者中常为阴性(这是由于回复突变引起病理性的 FA 基因突变成为野生型的基因,外周血中部分细胞功能恢复正常,可能导致 MMC/DEB 试验阴性)。如果 MMC/DEB 试验阴性,而临床表现高度怀疑 FA,可做皮肤成纤维细胞的 MMC/DEB 试验。

(2)彗星试验:单细胞凝胶电泳检测。

(3)流式细胞仪检测细胞周期:FA 患者的淋巴细胞在 G2/M 期阻滞,G2 期明显延长(除外合并有 MDS 或急性白血病时)。

（4）互补群分析：一旦确诊为 FA，则需进行细胞融合分析，确定互补群。亚型的分析对临床方案的决策很重要，如 FA-A 亚型患者倾向于晚期发生骨髓衰竭，而 FA-C 和 FA-G 亚型患者的临床过程表现更严重，可能需要较早期进行造血干细胞移植。FA-D1 亚型患者的家族成员可能携带 BRCA2 基因突变，从而易患乳腺及卵巢肿瘤。确定互补群后，最好进行基因突变分析，确定突变位点。

（5）基因检测：FA 主要由 DNA 损伤反应关键成分中致病变异的常染色体隐性遗传引起，基因 FANCB 与 X 链接隐性遗传有关。至少 22 个基因中的突变（即致病变异）与 FA 相关，包括 FANCA、FANCB、FANCC、FANCD1、FANCD2、FANCE、FANCF、FANCG、FANCI、FANCJ、FANCL、FANCN、FANCP、FANCQ、FANCT、FANCU、FANCV 和 FANCW；另外 4 个基因（FANCM、FANCO、FANCR 和 FANC）被认为是 FA 样，因为它们在骨髓衰竭患者中尚未被描述过。FANCM 不被认为是真正的 FA 基因，因为在发生的患者中，也报告了基因 FANCA 突变。FANCA 致病性变异是 FA 的最常见原因，65% 的患者携带此基因突变，其次是 FANCC（14%）和 FANCG（9%），其余 14% 为其他基因。采用全外测序等方法对基因的检测，有助于 FA 的诊断。

2　鉴别诊断

FA 应与其他先天性造血衰竭综合征相鉴别，如舒瓦克曼（Shwachman-Diamond）综合征、先天性角化不良、先天性无巨核细胞血小板减少症等。

（1）Shwachman-Diamond 综合征：明显表现是外分泌缺陷，消化吸收不良。

（2）DC 有三联征：皮肤色素沉着、指趾甲角化不良、黏膜白斑。

（3）有些 FA 以血小板少发病，还要与先天性无巨核细胞血小板减少症相鉴别，主要的区别是后者 DEB 试验均阴性。

五、治　疗

（一）西医治疗

骨髓造血衰竭是 FA 患者致死的主要原因，少数人也可能死于非血液并发症，如实体瘤或先天性器官异常。在残存造血的早期，可考虑给予雄激素治疗，起效较慢，往往需要几个月甚至 1 年时间且反应不完全。治疗药物可选羟甲烯龙 2～5mg/(kg·d)，与泼尼松联合使用能够降低肝脏毒性。副作用为雄性化体征、身材矮小，并可能导致肝腺瘤和肝细胞癌。EPO、G-CSF、GM-CSF 等造血细胞生长因子对部分患者可有一过性疗效。

造血干细胞移植是目前唯一可治愈 FA 的治疗方法。但是 FA 遗传特征决定了寻找同胞供者的机会较低，因而多数需要行无关供者造血干细胞移植。由于 FA 细胞对环磷酰胺及放射线敏感,早期经典的预处理包含大剂量环磷酰胺和全身照射毒性大,移植物抗宿主病导致的脏器损伤强,也较非 FA 患者强,因而移植相关死亡率高。目前,以氟达拉宾为基础的预处理方案得到广泛认可,成为 FA 患者造血干细胞移植的标准预处理方案。当患者血红蛋白<80g/L,血小板<30×10^9/L,中性粒细胞绝对值<0.5×10^9/L,或出现贫血、感染、出血症状时可考虑做移植。如果持续存在克隆异常,如 1、3、7 号染色体或 MDS/AML,也应该行造血干细胞移植。输血引起铁过载,会影响移植效果,因此移植时机应选择在铁过载较轻时或移植前进行去铁处理。对于初始表现为 MDS/AML 的患者,如果可能,最好直接行造血干细胞移植,以避免化疗带来的毒性。对于移植后的患者,需监测实体瘤的发生,移植后 8～9 年为继发肿瘤的高峰时期,移植后 20 年发生实体瘤的风险为 42%。FA 基因治疗目前仍处于研究中。

(二)中医药认识及治疗

1 补肾为本

先天性骨髓衰竭性疾病的治疗,多以肾虚为本,辅以调节后天脾胃,使生化有源。这类患者的中医临床证候多见头晕乏力、面色苍白、心悸气短、纳差等,脾肾不足等贫血症候。《医宗金鉴·杂病心法要诀》谓:"后天之治本气血,先天之治法阴阳。"因此,该类疾病治疗当从脾肾论治,以补肾益髓为本,同时健脾益气,调和阴阳,共资生化之源。补肾中药可以明显刺激骨髓干细胞的增殖,扶正中药可调节免疫功能,改善骨髓造血,活血化瘀中药可改善骨髓造血微环境,这为中医药治疗先天性再障提供了理论依据。《素问·阴阳应象大论》云:"形不足者,温之以气,精不足者,补之以味。"临床可予左右归丸为主方加减,取其阴中求阳、阳中求阴之效,避免重阴、重阳之品。温阳药物中,可加入菟丝子、巴戟天等温而不热的药物,对于阳虚相对较甚的患者,可适量加肉桂补命门之不足,导引阳气、宣通血脉,从而调和营卫之气,使气血同行。对于滋阴之品,在患者血虚明显的阶段可以女贞子、枸杞子等性味平和的药物为主,循序渐进,逐渐恢复肾阴。

2 顾护脾胃

《脾胃理论与临床》提到"有形之血,不能自生,生于无形之气"。对于贫血严重的患者,早期在用药方面应以黄芪、党参、白术等补气药物为主,"气为血之帅",通过补益脾胃之气,以资生化之源。临床可适量使用中药黄芪,黄芪补气升阳,长于升举之力,为上中下内外三焦之药,同时配伍当归,取当归补血汤之意,使气旺则血生,气盛则血充。顾护脾胃之法应贯穿治疗之始终。一方面,脾胃乃后天之本、气血生化之源;另一方面,生血滋补药物多滋腻,易妨碍脾胃运化,同时先天性骨髓衰竭疾病患者往往长时间使用雄激素等药物,亦会对脾胃功能产生影响。在治疗方中加入白术、陈皮、山药、薏苡仁、木香等健脾理气化湿之品,以助脾胃运化。

3 祛瘀生新

先天骨髓衰竭性疾病往往病史较长,骨髓生血不足加之久病耗伤气血,则脏腑失养。脾主运化及统血,运化无力则痰湿内生,统血无权则血溢脉外,离经之血则为瘀,痰瘀互结则进一步导致骨髓生血受阻。"单行瘀则痰不消,独豁痰则瘀难除",临床上多以痰瘀同治之法。化痰药可选择陈皮、薏苡仁、茯苓等相对温和而兼有健脾之效者,避免使用过于猛烈的涤痰之品。而活血祛瘀可采用养血活血之法,如加用功善活血补血之鸡血藤,其具有祛瘀而不伤正的特点。除此以外,常用的活血药物还有川芎、当归、丹参、赤芍、丹皮等,若非瘀血症状非常明显,一般不选择三棱、莪术等破血消癥之品。在补肾的基础上辅以痰瘀同治之法,痰瘀除则新血生,对于久病患者会有较好的疗效。

(三)中成药

1 益血生

健脾补肾,生血填精,用于脾肾两虚、精血不足所致证候治疗。

2 复方皂帆丸

温肾健脾,益气养阴,生血止血,用于肾阳不足、气血两虚证者。

3 芪胶生白胶囊

补血益气,用于气血亏损证者。

4 再造生血胶囊

补肝益肾,补气养血,用于肝肾不足、气血两虚所致的血虚虚劳。

5 维血宁颗粒

滋阴养血,清热凉血,用于阴虚血热证者。

(以上中成药按辨证使用,用法详见药物说明书。)

六、预防和管理

(一)医院管理

一般来说,先天性再障患者在骨髓衰竭严重时需要治疗(通常定义为血红蛋白<8g/dL,血小板<30×10^9/L,中性粒细胞计数<0.5×10^9/L)。先天性骨

髓衰竭性疾病行造血细胞移植(hematopoietic cell transplantation,HCT),需要多学科的方法和评估,如以年龄和每年导致特定危险率为条件的无事件生存率(event free survival,EFS)来估算,其假设是骨髓移植消除了骨髓衰竭和急性骨髓性白血病的风险,而不是实体肿瘤的风险。这种方法为决定 FA 患者何时或是否应该接受 HCT 提供了视角,并建议在年轻的时候进行移植,在老年患者中这种益处并不明显。非清髓性预处理方案可用于无 MDS 或 AML 的 FA 患者的HCT 治疗,因为他们对化疗和全身照射的敏感性更高。建议使用匹配的同胞供者,但需要进行相关基因的突变识别和检测。对于患者及其家人来说,了解 HCT可以治愈骨髓衰竭性疾病是重要的,但它不能治愈 FA 的非造血并发症。

雄激素是不能接受 HCT 的 FA 患者的 BMF 的一种选择。但雄激素有多种副作用,包括生长板过早关闭、行为变化、肝酶升高、肝腺瘤、肝细胞癌、肝病、痤疮和高血压等。半数到四分之三的患者在 3 个月内对雄激素有反应。雄激素不防止进展到 AML,一旦发展,可能会增加与移植相关的风险。

(二)门诊管理

先天性骨髓衰竭患者患实体瘤的风险非常高。到 65 岁,FA 患者报告的实体肿瘤的累计发病率约为 20%,因此,多学科护理和自主筛查非常重要。适当的健康维护包括必要时及时到耳鼻喉科、血液科、肿瘤科、胃肠病科、骨科、内分泌、皮肤科、牙科和儿科就诊。头颈部鳞状细胞癌是 FA 患者中最常见的实体肿瘤,监测应从 10 岁开始,必要时行喉镜等检查,此检查应每 6 个月进行一次,对于可疑病变应活检,如果发现前恶性或恶性病变,应进行适当治疗,筛查应增加至每 2~3 个月,患者需要勤快,进行自我检查,将任何可疑发现提请医生注意。患者还要用帽子、衣服和防晒霜保护皮肤。FA 患者需要涂抹 SPF 至少为30 或更高的防晒霜。应该每年看一次皮肤科医生,并努力保持足够的维生素 D水平。在血液学监测方面,及时行血常规检查(每周到每月)和骨髓常规和活检(至少每年 1 次),评估患者的病情及疾病进展演变。

(三)家庭管理

先天性骨髓衰竭疾病为先天基因异常或缺陷存在遗传可能的疾病。一家可见兄弟姐妹多人发病。如 Fanconi 贫血为常染色体隐性遗传病,多数于5~10 岁发病,其发病率为$(1\sim3)/10^7$,基因携带频率为 1/300。男∶女＝1.5∶1。因此,对于这类疾病,为减少下一代新生儿再次患病的可能,相关家族成员进行基因检测及孕前优生优育的检查非常重要,通过孕前相关基因检查可提升计划生育夫妇对该病的认知,意识到孕前风险防范对预防出生缺陷儿的重要性。

该病的家庭管理可由在家用药管理、饮食管理和日常生活管理组成。具体如下:一是用药管理。遵医嘱按疗程、按剂量服用药物,注意服药禁忌。如服用雄激素类药物,要定期监测血常规、肝肾功能、铁蛋白、腹部 B 超、心脏 B 超,注意女性男性化等副作用。严重贫血时及时到医院输血支持治疗,铁过载时在医生指导下行去铁治疗。二是饮食管理。指导患者多吃易消化的食物,为了增加食物口感,患者可自己制定食谱,如早餐为紫菜蛋花汤,午餐为清蒸鲤鱼,晚餐为海带炖土豆等,纠正素食主义者的饮食观念。三是日常生活管理。患者每日按时休息,对于出现失眠症状的患者,向患者及家属讲解一些简单可行的促进睡眠的方法,如睡前温水足浴、聆听节奏舒缓的音乐,或者在头部和足部按摩等。指导患者适当进行锻炼,勿选择球类和长跑等强度大的运动,否则可引起头晕和发生摔倒等。患者可选的运动有骑自行车、慢跑和广场舞等,可增强体质、愉悦身心。

七、案 例

患者,男性,25 岁,2020 年 1 月,因"头晕乏力不适"于当地医院就诊,查血常规:白细胞计数 2.5×10^9/L↓,中性粒细胞绝对数 0.47×10^9/L↓,血红蛋白 42g/L↓,血小板计数 2×10^9/L↓。多部位骨髓穿刺。骨髓常规:涂片油滴较多,骨髓小粒可见,呈空网状,有核细胞增生极度减低,巨核细胞未见。流式:未见原始细胞。骨髓活检:有核细胞增生极度低下,网染阴性。染色体:正常核型。考虑:重型再生障碍性贫血。查体:发育基本正常,未见头面部及肢体、皮肤发育异常。行先天性骨髓衰竭基因检测(全外):FANCG 阳性,FANCM 阳性。彗星细胞率 16%。MMC 试验阳性。诊断:先天性骨髓衰竭性疾病(Fanconi 贫血)。住院期间给予雄激素、促红细胞生成素、输血等对症支持,与其母亲 HLA 配型 6/12 相合。

中医辩证分析治疗:患者病来时头晕乏力,动则加重,面色淡白,时感心悸,动则气促汗出,腰膝酸软,胃纳不佳,夜寐欠安,二便尚调。唇舌色淡,苔薄白,脉沉细。初诊表现为脾肾阳虚之候,首诊治以补肾健脾益气,平补阴阳,兼以顾护中焦。方子:炙黄芪 30g,党参 15g,熟地 9g,茯苓、炒白术各 12g,当归、炒白芍各 9g,菟丝子 12g,补骨脂、六神曲、陈皮各 9g,炒枣仁 15g,防风 9g。上药 14 剂,每天 1 剂,水煎服,分 2 次服。

复诊:测 WBC 6.8×10^9/L,Hb 63g/L,PLT 12×10^9/L,近半月期间患者

共输血 2 次,1 次输注悬浮红细胞 1.5U,1 次数血小板 12U。患者自觉腰酸乏力,症状较前有所好转,纳寐较前改善。仍时感头晕,午后至夜间自觉发热,伴少量汗出,自测体温无明显升高,双手久置后自觉麻木不适。考虑患者的病程较长,"久病多瘀""久患者络",予前方增加炙黄芪用量至 40g,补气生血,并加鳖甲、女贞子、墨旱莲各 9g,取二至丸之意益气滋阴,同时加入鸡血藤 9g,活血通络,继服 21 剂。3 周后复诊,患者诉头晕乏力较前明显好转,汗出症状改善,面色较前红润,胃纳欠佳,查 Hb 68g/L,Ret 4.85%,输血间隔明显延长,雄激素治疗同前,中药予前方去滋阴之鳖甲,加薏苡仁 15g,佛手 9g,玫瑰花 6g,健脾理气,继服 1 个月。1 个月后复诊,查 Hb 72g/L,自诉偶感乏力,程度较轻,余无明显不适,胃纳可,二便调,考虑患者目前脾运渐复,予前方去佛手,加山茱萸、枸杞子各 9g,增加熟地剂量为 12g,益肾填精生血,继服 1 个月。定期复查血常规Hb,PLT 逐渐升高。目前,患者定期门诊复查血常规。

（武利强）

第二节　先天性角化不良的中西医防治和管理

一、定义和发病情况

先天性角化不良(dyskeratosis congenita,DC)又称 Zinsser Cole Engman综合征,1910 年由 Zinsser 首次报道,是一种少见的先天性黏膜和造血衰竭性疾病,与端粒维持相关基因缺陷导致的先天性外胚层及中胚层发育不良有关,常累及多系统,以更新较快的组织为主,如黏膜、上皮及骨髓组织等。发病率约为1/106,男女比例 13∶1。目前文献报道 570 余例。典型临床表现为黏膜白斑、皮肤色素异常、指(趾)甲营养不良三联征。DC 患者骨髓衰竭、骨髓增生异常综合征(myelodysplastic syndromes,MDS)、急性髓系白血病(acute myeloblocyticleukemia,AML)、肺纤维化和实体瘤的患病风险较健康人群高,是导致患者死亡的主要原因。DC 发病年龄较早,该病在临床表现和遗传学方面都存在着很大的异质性,因此确诊年龄相对滞后。遗传方式有 X 连锁的遗传、常染色体显性和隐性遗传。

二、病因和发病机制

（一）西医发病机制

DC 是一种遗传性短端粒综合征，DC 患者存在过早的端粒缩短和复制老化，导致细胞早衰和组织损伤。端粒维持与人体生命事件密切相关，包括衰老和肿瘤倾向等。目前研究认为导致 DC 突变的相关基因至少有 11 种，包括 DKC1、TERC、TERT、TINF2、RTEL1、CTC1、NHP2、NOP10、C16orf57（PARN）、TCAB1（WRAP53）和 ACD（TPP1），但仍有 30％～40％的 DC 患者的遗传基础不明。其中，1986 年发现 X 染色体连锁隐性遗传的 DKC1 基因是第一个发现的 DC 基因；后续又发现常染色体显性遗传包括 TERC 和 TINF2；常染色体隐性遗传包括 NOP10、NHP2、TCAB1、C16orf57 及 CTC1；常染色体隐性及显性遗传为 TERT、RTEL1 及 ACD。端粒维持障碍和缩短是导致 DC 发生的原因。研究显示，DC 患者的淋巴细胞凋亡增加、增殖减少都是由于端粒的缩短导致，因此 DC 被认为是端粒维持缺陷的疾病。DC 患者骨髓干祖细胞培养显 CFU-GEMM、BFU-E、CFU-E 和 CFU-GM 减少或缺如，骨髓长期培养也显示仅有极少的克隆形成细胞、造血重度缺陷。

（二）中医病因病机

先天骨髓衰竭性疾病的病因大多可归于先天禀赋薄弱、瘀毒侵袭；或饮食不节，损伤脾胃；或劳欲过度，情志不畅。此病归于中医"虚劳""血虚"范畴。肾为先天之本，藏精生髓化血；脾为后天之本，气血生化之源。相对于获得性再障而言，先天性再障的病机更注重气血之源在于脾肾。肾亏则髓骨枯，脾虚则气血竭，故其发病机制归纳为脾肾俱虚，气血俱亏，阴阳俱损（以肾阳虚更为常见）。

三、临床表现

（一）主要症状

DC 是一种累及多器官、多系统的疾病。皮肤黏膜三联征，即黏膜白斑、皮肤色素异常、指（趾）甲营养不良是 DC 经典的临床表现。年龄较小的 DC 患者通常具有典型三联征中的 1～3 项和（或）多系统异常；而伴发肿瘤的 DC 患者发病年龄较晚，常缺乏上述经典的临床表现。现将 DC 的临床表现总结如下。

（1）黏膜异常：包括口腔黏膜、泌尿生殖道黏膜、食道胃肠道黏膜、呼吸道黏膜、眼结膜等黏膜组织，出现吞咽、排尿、呼吸困难及溢泪等。约 80％的 DC 患者表现为口腔黏膜白斑。

（2）皮肤及其附属器异常：80％～90％的 DC 患者有指（趾）甲病变及皮肤色素异常，通常在 10 岁以前发生。甲异常表现为甲纵嵴沟裂、甲萎缩变性，甚至缺甲无甲等。

（3）口腔表现：DC 患者的口腔损害也表现为多发性龋齿、牙冠根比失调、严重牙周破坏、牙槽骨缺失及牙列不齐等。

（4）造血系统异常：超过 80％的患者在 30 岁以前，可出现一系列三系血细胞减少，发生进行性骨髓衰竭。有些患者的骨髓异常先于皮肤黏膜的改变。

（5）肿瘤易感性：DC 患者易发生肿瘤，通常在 30 岁以后发生，50 岁以下恶性肿瘤的累积发病率为 40％～50％，如鳞状细胞癌、霍奇金淋巴瘤、胃肠道腺癌、支气管喉癌以及泌尿生殖系统癌等。

（6）肺部疾病：20％的 DC 患者可出现肺部异常，包括肺动静脉畸形、肺纤维化及恶性肿瘤等，特别是行骨髓或造血干细胞移植术后患者肺部并发症的发生率更高。

（7）神经系统异常：50％的儿童 DC 患者和 75％的成年人 DC 患者患有神经精神疾病，可表现为神经发育迟滞、共济失调、脑发育不全、小头畸形、精神分裂症、颅内钙化、耳聋、周围神经病变、学习困难等。

（8）骨骼系统异常：约 20％的 DC 患者具有骨骼系统异常，包括下颌骨发育不良、骨质疏松、股骨头缺血性坏死及脊柱侧凸等。

总之，DC 的临床表现复杂多样，以黏膜表现、骨髓衰竭、肿瘤易感为主要特征，少数骨髓异常出现在黏膜表现之前，临床易误诊为获得性 AA，约 10％患者进展为 MDS/AL。诊断的中位年龄 15 岁。HHS（Hoyeraal Hreidarsson 综合征）为 DC 的严重类型，表现为生长迟缓，小头畸形，小脑发育不全，免疫缺陷，骨髓衰竭，常早期死亡。

（二）中医证候

1 脾肾阳虚

证见面色㿠白，颜面虚浮，神疲嗜卧，气短乏力，腹胀便溏，自汗气喘，动则更甚，畏寒肢冷，下肢浮肿，尿昼少夜频，舌淡胖，苔薄白，脉沉细。

2 脾胃气虚

证见气短乏力，面色苍白，神疲肢倦，食欲不振，脘腹痞胀，食后尤甚，大便溏泻，易出血，舌淡，脉弱。

3 气虚血瘀

证见面色淡白或晦滞，身倦乏力，气少懒言，疼痛如刺，常见于胸胁，痛处不移,拒按,舌淡暗或有紫斑,脉沉涩。

四、诊　断

DC诊断需根据特征性的临床表现、基因突变检测、全血细胞计数、胸部X线检查、腹部CT、肺功能试验、大便隐试验、免疫功能检查、端粒长度检测及组织病理检查等进行综合判断。

多数学者认为的DC诊断标准,符合以下两点即可确诊DC:①存在4个主要特征(皮肤异常色素沉着、黏膜白斑、甲营养不良和骨髓衰竭)中的至少2个;②合并2个系统(呼吸系统、免疫系统、泌尿系统等)受累。

也有学者提出具有以下特征中的任意一项即可考虑DC:①具有典型的皮肤黏膜三联征的体征(甲营养不良、异常皮肤色素沉着和黏膜白斑);②具有三联征中的1个体征+骨髓衰竭+2个其他系统受累体征;③具有与端粒酶基因突变相关的再生障碍性贫血或MDS或肺纤维化的表现;④具有Hoyeraal Hreidarsson综合征的临床症状(如发育落后、生长发育迟缓、小头畸形、小脑发育不全、骨髓衰竭和免疫缺陷)中的4个或更多体征;⑤具有2个或多个临床症状,同时合并端粒变短(小于第一个百分位数)。实验室检查包括端粒长度的测定和热点基因(DKC1、TERC、TINF2、TERT、RTEL1、NOP10、NHP2、TCAB1、C16orf57、CTC1、ACD)突变的检测。

五、治　疗

(一)西医治疗

对于DC的一些症状,主要以对症支持治疗为主,免疫抑制治疗对于DC患者通常无效。对于骨髓衰竭者,早期50%～70%患者对雄激素治疗有反应,对G-CSF和EPO有一过性治疗反应。异基因造血干细胞移植是DC严重骨髓衰竭的主要治疗手段,但移植并不能改变患者其他系统的症状及易患恶性疾病的倾向。由于部分DC患者有肺纤维化等肺部疾患,移植后致命的肺部并发症发生率高,疗效不如FA。移植预处理方案也要避免损伤肺的药,如白消安。其他治疗方法,如纠正端粒缩短的方法,将TERC、DCK1基因转入患者的骨髓造血细胞是否可行,值得进一步研究。

(二)中医治疗

1 补肾为本

予左右归丸为主方加减,取其阴中求阳,阳中求阴之效,避免重阴、重阳之品。温阳药物中,可加入菟丝子、巴戟天等温而不热的药物,对于阳虚相对较甚的患者,可适量加肉桂补命门之不足,导引阳气、宣通血脉,从而调和营卫之气,使气血同行。对于滋阴之品,在患者血虚明显的阶段可以女贞子、枸杞子等性味平和的药物为主,循序渐进,逐渐恢复肾阴。

2 顾护脾胃

对于贫血严重的患者,早期在用药方面应以黄芪、党参、白术等补气药物为主,通过补益脾胃之气,以资生化之源。临床可适量使用中药黄芪,黄芪补气升阳,长于升举之力,为上中下内外三焦之药,同时配伍当归,取当归补血汤之意,使气旺则血生,气盛则血充。顾护脾胃之法应贯穿治疗之始终。在治疗方中加入白术、陈皮、山药、薏苡仁、木香等健脾理气化湿之品,以助脾胃运化。

3 祛瘀生新

临床上多以痰瘀同治之法。化痰药可选择陈皮、薏苡仁、茯苓等相对温和而兼有健脾之效者,避免使用过于猛烈的涤痰之品。而活血祛瘀可采用养血活血之法,如加用功善活血补血之鸡血藤,具有祛瘀而不伤正的特点。除此以外,常用的活血药物还有川芎、当归、丹参、赤芍、丹皮等,若非瘀血症状非常明显,一般不选择三棱、莪术等破血消癥之品。在补肾的基础上辅以痰瘀同治之法,痰瘀除则新血生,对于久病患者会有较好的疗效。

(三) 中成药

1 益血生

健脾补肾,生血填精,用于脾肾两虚、精血不足所致证候治疗。

2 复方皂帆丸

温肾健脾,益气养阴,生血止血,用于肾阳不足、气血两虚证者。

3 芪胶生白胶囊

补血益气,用于气血亏损证者。

4 再造生血胶囊

补肝益肾,补气养血,用于肝肾不足、气血两虚所致的血虚虚劳。

5 维血宁颗粒

滋阴养血,清热凉血,用于阴虚血热证者。

(以上中成药按辨证使用,用法详见药物说明书。)

六、预防和管理

(一)医院管理

一般来说,血红蛋白<8g/dL,血小板<30×10⁹/L,中性粒细胞计数<0.5
×10⁹/L,发生这种情况时需及时就医。先天性骨髓衰竭性疾病行造血细胞移
植(hematopoietic cell transplantation,HCT),需要多学科的方法和评估,并建
议在年轻的时候进行移植,在老年患者中这种益处并不明显。非清髓性预处理
方案可用于无 MDS 或 AML 的 DC 患者的 HCT 治疗,因为他们对化疗和全身
照射(total body irradiation,TBI)的敏感性更高。建议使用匹配的同胞供者,
但需要进行相关基因的突变识别和检测。对于患者及其家人来说,了解 HCT
可以治愈骨髓衰竭性疾病(bone marrow failure disease,BMF)是重要的,但它
不能治愈 DC 的非造血并发症。

雄激素是不能接受 HCT 的 DC 患者的 BMF 的一种选择。但雄激素有多
种副作用,包括生长板过早关闭、行为变化、肝酶升高、肝腺瘤、肝细胞癌、肝病、
痤疮和高血压等。半数到四分之三的患者在 3 个月内对雄激素有反应。雄激
素不防止进展到 AML,一旦发展,可能会增加与移植相关的风险。

(二)门诊管理

先天性骨髓衰竭患者患实体瘤的风险非常高。因此,多学科护理和自主筛
查非常重要。适当的健康维护包括必要时及时到耳鼻喉科、血液科、肿瘤科、胃
肠病科、骨科、内分泌、皮肤科、牙科和儿科就诊。如果发现前恶性或恶性病变,
应进行适当治疗,筛查应增加至每 2～3 个月,患者需要进行自我检查,将任何
可疑发现提请医生注意。在血液学监测方面,及时行血常规检查(每周到每月)
和骨髓常规和活检(至少每年 1 次),评估患者的病情及疾病进展演变。

(三)家庭管理

先天性骨髓衰竭疾病为先天基因异常或缺陷存在遗传可能的疾病,因此对
于这类疾病,为减少下一代新生儿再次患病的可能,对相关家族成员进行基因
检测及孕前优生优育检查非常重要,通过孕前相关基因检查可提升计划生育夫
妇对该病的认知,意识到孕前风险防范对预防出生缺陷儿的重要性。该病的家
庭管理可由在家用药管理、饮食管理和日常生活管理组成。具体如下:一是用
药管理。遵医嘱按疗程、按剂量服用药物,注意服药禁忌。如服用雄激素类药
物,要定期监测血常规、肝肾功能、铁蛋白、腹部 B 超、心脏 B 超,注意女患者男
性化等副作用。严重贫血时及时到医院输血支持治疗,铁过载时在医生指导下

行去铁治疗。二是饮食管理。指导患者多吃易消化的食物,为了增加食物口感,患者可自己制定食谱,如早餐为紫菜蛋花汤,午餐为清蒸鲤鱼,晚餐为海带炖土豆等,纠正素食主义者的饮食观念。三是日常生活管理。患者每日按时休息,对于出现失眠症状的患者,向患者及家属讲解一些简单可行的促进睡眠的方法,如睡前温水足浴、聆听节奏舒缓的音乐,或者在头部和足部按摩等。指导患者适当进行锻炼,勿选择球类和长跑等强度大的运动,否则可引起头晕和发生摔倒等。患者可选的运动有骑自行车、慢跑和广场舞等,可增强体质、愉悦身心。

七、案 例

患者,男性,62 岁,2020 年 3 月因"头晕乏力不适 33 年"就诊我院,患者于 1987 年 7 月(29 岁)时无明显诱因下头昏乏力,就诊当地医院和上海某医院,血象和骨髓检查后诊断再生障碍性贫血,予以 654-2、司坦唑醇治疗,血象好转(具体不详),继续工作。3 年后停药。2011 年头昏乏力再次出现,就诊当地医院,仍诊断再生障碍性贫血,予以环孢素和中药治疗,无明显效果,同时肾功能异常,依赖输注红细胞,为进一步明确诊断和治疗来我院。查血常规:白细胞计数 $2.11×10^9/L↓$,中性粒细胞绝对数 $0.8×10^9/L↓$,血红蛋白 67g/L↓,血小板计数 $91×10^9/L↓$。肾功能:肌酐 152μmol/L,尿素氮 11.5mmol/L。多部位骨髓穿刺。骨髓常规:有核细胞增生减低,粒系增生前活跃,红系增生减低,淋巴细胞增多,巨核细胞减少。流式:未见原始细胞。骨髓活检:有核细胞增生极度低下,网染阴性。染色体:正常核型。考虑:再生障碍性贫血。查体:发育基本正常,未见头面部及肢体、皮肤发育异常,两手指甲粗糙,无光泽。行先天性骨髓衰竭基因检测(全外):RTEL1 阳性。诊断:先天性骨髓衰竭性疾病(先天性角化不良 DC)。

中医辨证治疗分析:患者先天禀赋不足,天葵不充,后天失养,加之外邪侵袭,内犯髓海,致髓不生血,发为髓劳,病程日久,久病损阳,肾阳虚推动无力,气血生化乏源,爪甲失养则爪甲粗糙无光泽。中医属髓劳范畴。证属肾阳亏虚,患者属先天性骨髓衰竭性疾病,年轻患者只有造血干细胞移植是唯一治愈的方法,可惜患者的误诊时间较长,损及肾功能。我们给予停环孢素、输血等对症支持治疗,中药予以拟温补肾阳,方用金匮肾气丸加减。

(武利强)

第三节　获得性再生障碍性贫血的中西医防治和管理

一、定义和流行情况

获得性再生障碍性贫血占再生障碍性贫血总发病的 65% 左右,其年发病率在我国为 0.74/10 万人口,可发生于各年龄组,老年人的发病率较高,男女的发病率无明显差异。

二、病因病机

(一)西医病因病机

可能引起再生障碍性贫血的原因较多,包括物理因素、化学因素和生物因素等。但超过半数的再生障碍性贫血患者无明显病因可查。再生障碍性贫血可继发于放射治疗和细胞毒药物化疗,此外还可继发于病毒感染和某些疾病,但这些病因与再生障碍性贫血发生大多缺乏直接的因果关系。

异常免疫反应是本病重要的发病机制,目前认为 T 淋巴细胞异常活化、功能亢进造成骨髓损伤,从而导致造血干细胞数量减少和内在缺陷及造血微环境支持功能缺陷在获得性 AA 发病机制中占主要地位。此外,研究显示遗传背景在 AA 发病及进展中也可能发挥一定的作用,如端粒酶基因突变、体细胞突变等。

(二)中医病因病机

中医学认为再生障碍性贫血的发病多因患者禀赋薄弱,接触毒物,或邪气过盛,直伤骨髓精气,导致肾虚髓枯精伤,本源受损,气血无以复生,而致四肢百骸失养所致。此病可归属于"髓劳""血虚""血证""血枯"等范畴。

再生障碍性贫血在国内有急性再生障碍性贫血与慢性再生障碍性贫血之分。一般认为急性再生障碍性贫血的始动因素是外感毒邪,毒邪入血伤髓,致髓不生血,血不归经,故出血;正邪相争,遂发热,故急性再生障碍性贫血初期多表现为热毒壅盛,或为阴虚血热;随着疾病发展中期温热毒邪已去,气阴已伤,多表现为气阴两虚征象；到后期病情稳定，元阴渐复，多表现为阴阳两虚症候。急性再生障碍性贫血发病急、进展快，虽然初期发热、出血症状重，但本质仍为本虚，以精气内夺为病理基础，病机以虚损为本，其根本在于脾肾两脏亏损，先天之本不足，后天生化无源，不能抵御外邪致邪毒内侵，邪毒乘虚入侵，进一步耗伤正气，气血不能化生。

慢性再生障碍性贫血的病程较长，病久必虚，虚久及肾。因肾藏精生髓"精血同源"，故肾虚是慢性再生障碍性贫血的病机之本。此外再生障碍性贫血的病程较长，久病致瘀，血瘀则痰凝，痰瘀胶着而致病程迁延不愈。此外，肝肾乃藏精血之脏，肾精与肝血之间可以互生互化。如清初医家张志聪所言："精不泄，归精于肝而化清血。"肝调气，气机畅达则脾胃化生血液正常，气血即生，行于体内，更有赖于肝之疏泄作用；肝藏血，与脾统血相辅相成。

三、临床表现

（一）主要症状

贫血、出血、感染为再生障碍性贫血的主要临床表现。临床表现轻重与骨髓衰竭和外周血细胞减少发生的急缓程度相关。

出血往往是再生障碍性贫血最常见的症状。其中，皮肤紫癜、鼻衄、齿龈出血最为常见，育龄女性也可表现月经过多，严重血小板减低患者可有消化道、泌尿道和其他内脏出血。贫血症状往往不具特征性，患者可有乏力、头晕、心悸、气短、耳鸣等。感染以细菌为主，常见部位为口腔、呼吸系统、皮肤软组织和会阴肛门周围，其中革兰氏阴性细菌占大多数。另外，也有再生障碍性贫血患者缺乏明显临床症状，由常规查体检出，或者就诊其他疾病时发现。出血和感染常为急性再生障碍性贫血起病时的主要症状，贫血可呈进行性加重。慢性再生障碍性贫血往往为首起和主要表现，出血、发热症状一般相对较轻。

（二）中医证候

1　急性再生障碍性贫血

（1）热毒壅盛：常见于急性再生障碍性贫血起病初期。热毒直入，灼伤血络，迫血妄行。证见：起病急，面色苍白，壮热不退或低热持续，皮肤瘀点瘀斑，斑色红紫，鼻衄齿衄，烦躁口渴，便干尿黄，头晕乏力，舌红苔黄，脉洪大数疾。

（2）阴虚火旺：常见于急性再生障碍性贫血起病初期，热毒入里，耗精伤阴，迫血妄行。证见:头晕乏力,面色苍白,两颧潮红,五心烦热,夜寐多梦,腰膝酸软,潮热盗汗,口渴喜饮,皮肤瘀点瘀斑,出血色鲜,舌嫩紫红苔薄少津或少苔,脉细数。

(3)气阴两虚证:常见于急性再生障碍性贫血中期,温热毒邪已去,气阴已伤。证见:少气懒言,手足心热,面白颧红,咽干口燥,少寐多梦,心悸易惊,腰膝酸软,出血色鲜,舌嫩红苔薄少津或少苔,脉细数。

(4)肾阴阳两虚证:常见于急性再生障碍性贫血后期,元阴渐复,肾气亏虚,以阴阳两虚多见。证见:神情倦怠,面色苍白,时冷时热,自汗盗汗,食少纳呆,腰膝酸软,四肢少温,舌淡苔薄白或无苔,脉沉细无力或沉细数。

2 慢性再生障碍性贫血

(1)肾阴虚型:证见潮热盗汗,手足心热,头晕目眩,面白颧红,夜寐不安,心悸易惊,舌嫩红苔薄少津或少苔,脉细数。

(2)肾阳虚型:证见面色㿠白,形寒肢冷,自汗,食欲不振,头晕目眩,唇甲色淡,气短懒言,便溏,出血色淡,舌胖大苔白边有齿痕,脉沉弱。

(3)肾阴阳两虚型:证见面色㿠白,形寒肢冷,自汗盗汗,食欲不振,头晕目眩,唇甲色淡,气短懒言,腰膝酸软,出血色淡,舌胖大边有齿痕苔白或无苔,脉沉弱或沉细数。

四、诊断程序

(一)诊断标准

1 血常规检查

全血细胞(包括网织红细胞)减少,淋巴细胞比例增高。至少符合以下三项中的两项:HGB<100 g/L;PLT<50×10⁹/L;中性粒细胞绝对值(ANC)<1.5×10⁹/L。

2 骨髓穿刺

多部位(不同平面)骨髓增生减低或重度减低;小粒空虚,非造血细胞(淋巴细胞、网状细胞、浆细胞、肥大细胞等)比例增高;巨核细胞明显减少或缺如;红系、粒系细胞均明显减少。

3 骨髓活检(髂骨)

全切片增生减低,造血组织减少,脂肪组织和(或)非造血细胞增多,网硬蛋白不增加,无异常细胞。

4 除外检查

必须除外先天性和其他获得性、继发性 BMF。

5 AA 严重程度确定(Camitta 标准)

(1)重型 AA 诊断标准:①骨髓细胞增生程度小于正常的 25%;如不低于正常的 25%但小于 50%,则残存的造血细胞应小于 30%。②血常规:需具备下列三项中的两项:ANC$<0.5\times10^9$/L;网织红细胞绝对值$<20\times10^9$/L;PLT$<20\times10^9$/L。③若 ANC$<0.2\times10^9$/L,为极重型 AA。④近年来文献报道,若治疗前 2 周 ANC 为 0×10^9/L,为暴发性 AA。

(2)非重型 AA 诊断标准:未达到重型标准的 AA。

(二)鉴别诊断

1 AA 与其他原发性 BMF 鉴别

(1)源于造血干细胞质量异常的 BMF,如 PNH 和骨髓增生异常综合征(MDS)。

(2)意义未明的特发性血细胞减少(idiopathic cytopenia of uncertain significance,ICUS),包括非克隆血细胞减少、意义未明克隆性血细胞减少。

2 AA 与继发性 BMF 鉴别

(1)造血系统肿瘤,如毛细胞白血病、T 细胞型大颗粒淋巴细胞白血病、多发性骨髓瘤等。

(2)其他系统肿瘤浸润骨髓。

(3)骨髓纤维化。

(4)严重营养性贫血。

(5)急性造血功能停滞。

(6)肿瘤性疾病因放化疗所致骨髓抑制等。

五、治　疗

(一)西医治疗

1 支持治疗

支持治疗包括成分血输注、感染治疗、去铁治疗及保护性隔离等。

2 目标治疗

(1)重型 AA 及输血依赖的非重型再生障碍性贫血:根据患者的年龄及是否有合适造血干细胞移植供者,结合自身特点及基础疾病情况,选择个体化的治疗方案。如 ATG/ALG 和环孢素 A 的强化免疫抑制治疗;HLA 相合或半合的造血干细胞移植;CsA 联合促造血(雄激素、造血生长因子)治疗。CsA 治疗 AA 有效血药浓度窗较大,一般目标血药浓度(谷浓度)为成年人 $100\sim200\mu g/$L、儿童 $100\sim150\mu g/L$。CsA 减量需缓慢减量,疗效达平台期后持续服药至少 12 个月。

(2)促造血治疗:包括雄激素,如司坦唑醇、十一酸睾酮或达那唑等。GM-CSF、G-CSF、EPO、重组人血小板生成素及白细胞介素 11(IL-11)配合免疫抑制剂使用可发挥促造血作用。艾曲波帕是血小板受体激动剂,美国已批准其用于难治性重型 AA 的治疗。

(3)随访:对于接受 ATG/ALG 和 CsA 治疗的患者应密切随访,定期检查以便及时评价疗效和不良反应(包括演变为克隆性疾病,如 PNH、MDS 和急性髓系白血病等)。

(4)伴有明显 PNH 克隆的 AA 患者的处理:在 AA 患者中可检测到少量 PNH 克隆,患者骨髓细胞减少但并不出现溶血。推荐对这些患者的处理同无 PNH 克隆的 AA 患者。伴有明显 PNH 克隆($>50\%$)及伴溶血临床及生化指标的 AA 患者慎用 ATG/ALG 治疗。AA-PNH 或 PNH-AA 综合征患者的治疗以 PNH 为主,兼顾 AA。推荐对于 PNH 克隆进行长期监测。

3 AA 的疗效标准

(1)基本治愈:贫血和出血症状消失,HGB 男性达 120g/L、女性达 110g/L,ANC$>1.5\times10^9/L$,PLT$>100\times10^9/L$,随访 1 年以上未复发。

(2)缓解:贫血和出血症状消失,HGB 中男性达 120g/L、女性达 100 g/L,WBC 达 $3.5\times10^9/L$ 左右,PLT 也有一定程度的增加,随访 3 个月,病情稳定或继续进步。

(3)明显进步:贫血和出血症状明显好转,不输血,HGB 较治疗前 1 个月内常见值增长 30g/L 以上,并能维持 3 个月。无效:经充分治疗后,症状、血常规未达明显进步。

判定以上三项疗效标准者,均应 3 个月内不输血。

(二)中医治疗

再生障碍性贫血的中医病因病机多为患者禀赋薄弱,接触毒物,或邪气过盛,直伤骨髓精气,导致髓亏肾虚精耗,本源受损,气血无以复生,而致四肢百骸失养。临床所见,急性再生障碍性贫血与慢性再生障碍性贫血的证候演变存在差异,疾病转归亦有不同,治疗上需要区别对待。急性再生障碍性贫血初期表现或为热毒壅盛,或为阴虚血热,治疗当清热解毒或滋阴降火,凉血止血;中期温热毒邪已去,气阴已伤,表现为气阴两虚征象,可用健脾补肾类药以助温煦生化;后期病情稳定,元阴渐复,则可加用温肾壮阳的热性药,促进骨髓造血,以温肾填精为主,兼顾气血。慢性再生障碍性贫血则自 20 世纪 80 年代以来已达成统一的认识,要以补肾为主,随着临床经验的不断积累,针对各型的临床特点并参阅有关文献,对其三型分别予以滋阴益肾、凉血止血,温肾壮阳、益气养血,滋阴壮阳、健脾养血,并在具体用药上应考虑到久病必瘀,可适当加入活血化瘀之品,以增强疗效。

1 急性再生障碍性贫血

(1)热毒壅盛证:治以清热解毒,凉血止血。方用清瘟败毒饮合犀角地黄汤加减。水牛角片先煎 30g,生地 20g,丹皮 15g,白芍 15g,生石膏先煎 30g,知母 10g,米仁(薏苡仁)30g,黄芩 15g,板蓝根 15g,玄参 15g,甘草 6g,白茅根 30g,金银花 15g,连翘 15g,羚羊角粉冲服 0.6g。

加减:若有高热、便秘者可加大黄 9~12g、枳实 12~15g 等;若出血明显,根据不同出血部位酌加仙鹤草 15g,紫珠草 30g,藕节 15g,白及 15g,小蓟 15g,生地榆 10g,侧柏叶 10g,花蕊石 10g 等。

(2)阴虚火旺证:治以滋阴降火,凉血止血。方用知柏地黄丸合犀角地黄汤加减。水牛角片先煎 30g,生地 20g,丹皮 15g,白芍 15g,知母 10g,黄柏 9g,熟地黄 15g,山萸肉 15g,淮山药 20g,泽泻 18g,鳖甲 15g,白茅根 30g,仙鹤草 30g,鲜藕节 30g。

加减:若出血明显,根据不同出血部位酌加紫珠草 30g,白及 15g,小蓟 15g,生地榆 10g,侧柏叶 10g,花蕊石 10g 等。

(3)气阴两虚证:治以益气养阴,温中健脾。方用生脉散合左归丸加减。人参 12g,麦冬 9g(麦冬 15g),五味子 9g,黄芪 30g,鹿角胶烊化 15g,菟丝子 12g,熟地 10g,枸杞 10g,山萸肉 10g,山药 20g,牛膝 10g,炙龟板先煎 30g。

(4)肾阴阳两虚证:治以滋阴壮阳,益气生髓。方用左归丸合右归丸加减。熟地黄 15g,山萸肉 15g,制首乌 18g,女贞子 15g,旱莲草 15g,黄芪 30g,补骨脂 15g,鹿角胶烊化 15g,炙龟板先煎 30g,肉苁蓉 9g,仙灵脾 15g,淮山药 15g,茯苓 15g,仙鹤草 30g,茜草 15g,当归 15g,鸡血藤 15g,焦山楂 15g。

2 慢性再生障碍性贫血

(1)肾阴虚型:治以滋阴益肾,填精益髓。方用左归丸加减。熟地 15g,生地黄 15g,山萸肉 15g,淮山药 15g,制首乌 18g,黄精 15g,女贞子 15g,旱莲草 15g,菟丝子 15g,补骨脂 15g,茯苓 15g,当归 15g,鸡血藤 15g,仙鹤草 30g,茜草 15g,炙鳖甲 15g,焦山楂 15g,枸杞子 18g,阿胶烊化 15g,炙龟板先煎 30g。

(2)肾阳虚型:治以温肾壮阳,填精益髓。方用右归丸加减。熟地 15g,山萸肉 15g,淮山药 15g,制首乌 18g,茯苓 15g,黄精 15g,菟丝子 15g,补骨脂 15g,仙灵脾 15g,仙茅 15g,巴戟天 9g,当归 15g,鸡血藤 15g,仙鹤草 30g,茜草 15g,焦山楂 15g,肉桂 6g,黄芪 30g 人参 20g,鹿角胶烊化 10g。

(3)肾阴阳两虚型:治以滋阴壮阳,填精益髓。方用左归丸合右归丸加减。熟地黄 15g,山萸肉 15g,制首乌 18g,女贞子 15g,旱莲草 15g,补骨脂 15g,鹿角胶烊化 15g,肉苁蓉 9g,仙灵脾 15g,淮山药 15g,茯苓 15g,仙鹤草 30g,茜草 15g,当归 15g,鸡血藤 15g,黄芪 30g,焦山楂 15g,炙龟板先煎 30g。

(三) 中成药

1 益血生

健脾补肾,生血填精,用于脾肾两虚、精血不足所致证候治疗。

2 复方皂帆丸

温肾健脾,益气养阴,生血止血,用于肾阳不足、气血两虚证者。

3 芪胶生白胶囊

补血益气,用于气血亏损证者。

4 生血宝合剂

滋补肝肾,益气生血,用于肝肾不足、气血两虚证候者。

5 再造生血胶囊

补肝益肾,补气养血,用于肝肾不足、气血两虚所致的血虚虚劳。

6 维血宁颗粒

滋阴养血,清热凉血,用于阴虚血热证者。

(以上中成药按辨证使用,用法详见药物说明书。)

六、预防和管理

(一)病房管理

1 入院医嘱

(1)长期医嘱。

①血液病护理常规,一/二级护理,饮食,视病情通知病重或病危。

②其他一般医嘱,如吸氧、心电血氧饱和度监护、记出入量等。

③如有感染,积极控制,如贫血症状明显或有出血情况输注红细胞和血小板,重要脏器保护:抑酸、补钙等。

(2)临时医嘱。

①一般检查:血常规、血涂片、网织红细胞、尿常规、大便常规+隐血、肝肾功能、电解质、血型、输血前检查、血沉、凝血功能、C反应蛋白、甲状腺功能、自身免疫性疾病筛查。叶酸和维生素 B_{12} 测定。流式细胞仪检测外周血 CD55、CD59、Flear。

②骨髓形态学检查,常规和骨髓活检检测。

③流式细胞仪检测外周血淋巴细胞亚群和细胞因子检查。

④发热或疑有感染者可选择:病原微生物培养、影像学检查。

2 护理干预

(1)病情观察:密切观察患者贫血的进展程度;皮肤黏膜颜色变化;倾听患者的主诉,发现患者出现头痛、恶心、呕吐、腹痛、腹泻、寒战、高热等表现,及时报告医生。

(2)休息:指导严重贫血患者卧床休息,护士需做好生活护理;关注心、肝功能异常所致不适,慢性期及中度贫血者应增加卧床休息的时间,减少活动,患者可进行生活自理。指导患者根据贫血程度安排活动量,以不出现心悸、气短、过度乏力为标准,饮食需要高蛋白、高维生素食物。

(3)心理护理:要学会调节自己的心理。正确对待疾病,积极治疗。保持平和乐观的心情。避免做过多的体力活动而导致身体疲累。在精神方面要控制情绪。情绪过于激烈会伤害到五脏六腑。平日注意身体锻炼。值得注意的是,如果患者气血两亏,避免练气功,因为气功会动气耗血,会加重气血亏虚的情况。

(4)运动管理。血液科患者的康复运动计划需要多学科团队合作,在血液科医生、护士及康复科等团队共同合作,不仅需要个体化,还需要及时调整。康复医生需定期评估血液学指标及身体耐受的变化,并对运动强度、方式及时间等进行调适,以保证再生障碍性贫血患者康复运动的安全性和有效性,也有利于提高康复运动的依从性。

PLT$<20\times10^9$/L者,通常以卧床休息为主,不进行康复运动,但可进行放松训练;20×10^9/L$\leqslant$PLT$<30\times10^9$/L者予以低强度的室内活动,如床上足泵运动、步行等;30×10^9/L$\leqslant$PLT$<50\times10^9$/L者可进行中低强度的运动,以伸展柔缓型为主,如瑜伽、太极等;PLT$\geqslant50\times10^9$/L者则进行中等强度的联合运动,如有氧运动联合关节阻力训练、弹力带运动等。

(5)肠外营养的管理。再生障碍性贫血患者具有代谢应激及代谢率波动大、基础能量消耗大的特点,而应用肠外营养支持可以预防患者营养状况的恶化并维持其免疫力,降低并发败血症的风险,提高患者的耐受力。有研究者进行最佳证据总结如表9.3.1。

表 9.3.1 关于最佳证据的总结

主题	最佳证据
评估	1.输注胃肠外营养前,应对患者进行营养筛查及评估,包括患者 BMI 体质量减轻百分比 2.胃肠外营养的监测应包括常规评估和临床状况评估
预防外渗及导管并发症	3.输注胃肠外营养液时使用中心静脉导管 4.监测患者中心静脉导管穿刺部位有无感染迹象 5.对导管进行安全监测及管理,每日监测有无感染等 6.胃肠外营养本身与重要的不良反应相关,主要是导管相关血流感染,因此必须进行仔细的风险评估 7.所有胃肠外营养的给药装置和过滤器应随每个新的胃肠外营养容器更换,或者每24h更换1次 8.除非外周静脉无法采血,否则不可使用输注胃肠外营养液的中心静脉通路采血 9.应及时使用正确的方法冲洗导管,预防导管堵塞
预防代谢异常	10.监测患者血糖、液体出入量及生命体征 11.每周称体重至少2次 12.造血干细胞移植后患者应每周监测营养状况,以获得足够的营养摄入 13.每日监测患者出入量
标签管理	14.胃肠外营养的标签应包括患者标识、产品名称、给药途径起始时间、输注速度及有效期

(6)慢性再生障碍性贫血中医调护。具体见表9.3.2。

表 9.3.2　慢性再生障碍性贫血中医调护

证型	辩证施居	辩证施音	辩证施膳	辩证施技
肾阳虚型	注意保暖，选择向阳的病室，避免风寒。注意休息，适当活动	予羽调水乐，如《二泉映月》《寒江残雪》等，以振奋阳气，增加活力	饮食以温肾壮阳、益气养血为重，如鸡肉、猪肚、韭菜、刀豆等。烹调不宜煎炸、腊腌、凉拌，忌生冷寒凉之品	(1)耳穴贴压：取穴神门、肾、肝、脾、肺、大肠等穴 (2)艾灸：肾俞、足三里等穴 (3)掌根揉关元穴、命门穴，配合循经推拿足少阴肾经，以皮肤温热为度，达到温肾助阳之功效
肾阴虚型	环境宜背阴通风、光线柔和。阴虚火旺者，室温偏凉，衣被忌过暖	给予商调式音乐，如《江河水》《汉宫秋月》等舒缓音乐，分散心烦焦虑感	饮食宜滋阴清热、凉血止血，如木耳、山药、芝麻、糯米、蜂蜜、豆腐、鱼类等。烹调不宜煎炸、腊腌，忌辛辣刺激之品	(1)耳穴贴压：取神门、枕、肝、心等穴 (2)中药泡足：选用桃仁9g、板蓝根10g、红花9g、莪术9g、苦参9g、大青叶10g、皂角刺10g、木贼草10g。水煎后候温足浴
肾阴阳两虚型	环境宜安静、舒适，避免强光，鼓励患者多活动筋骨	气虚者给予商调的音乐，如《阳春白雪》等，以平衡肺气、滋阴潜阳	饮食宜益气健脾、养血摄血，如小米、粳米、糯米、扁豆、胡萝卜、香菇、豆腐、马铃薯、牛肉、猪肚、鸡肉等	(1)耳穴贴压：取肺、三焦、大肠等穴 (2)中药泡足：选用苦参9g、土茯苓15g、马齿苋10g、大青叶10g、制远志10g、麦冬10g，候温足浴

3 专病危急状况识别及应急管理

(1)出血或出血倾向：血小板数目减少及其功能异常、毛细血管脆性或通透性增加、中凝血因子缺乏以及循环血液中抗凝血物质增加，均可导致出血或出血倾向。

①皮肤出血的预防与护理：重点在于避免人为的损伤而导致或加重出血。保持床单平整、被褥衣裤轻软；注意避免肢体的碰撞或外伤。沐浴或清洗时避免水温过高和过于用力擦洗皮肤；勤剪指甲，以免抓伤皮肤。高热患者禁用酒精擦浴降温，护理操作动作轻柔；可能减少注射次数；静脉穿刺时，应避免用力拍打及揉擦，扎压脉带不宜过紧和时间过长；穿刺部位拔针后需适当延长按压时间，必要时局部加压包扎。此外，穿刺部位应交替使用，以防局部血肿形成。

②鼻出血的预防与护理：防止鼻黏膜干燥而出血：保持室内相对湿度在50％～60％左右，秋冬季节可局部使用液状石蜡或抗生素软膏。避免人为诱发出血：指导患者勿用力擤鼻，以防止鼻腔内压力增大而导致毛细血管破裂出血或渗血；避免用手抠鼻痂和外力撞击鼻部。少量出血时可用棉球或吸收性明胶海绵填塞，无效者可用0.1％肾上腺素棉球或凝血酶安棉球填塞，并局部冷敷。出血严重时，尤其后鼻腔出血，可用凡士林油纱条行后鼻腔填塞术，术后定时用无菌液状石蜡滴入，以保持黏膜湿润，3天后可轻轻取出油纱条，若仍出血，需更换油纱条再予以重复填塞。

③口腔、牙龈出血的预防与护理：为防止牙龈和口腔黏膜损伤而导致或加重局部出血，应指导患者用软毛牙刷刷牙，忌用牙签剔牙；尽量避免食用煎炸、带刺或含骨头的食物、带壳的坚果类食品以及质硬的水果（如甘蔗）等；进食时要细嚼慢咽，避免口腔黏膜损伤。牙龈渗血时，可用凝血酶或0.1％肾上腺素棉球、吸收性明胶海绵片贴敷牙龈或局部压迫止血，并及时用生理盐水或1％过氧化氢清除口腔内陈旧块，以免引起口臭而影响患者的食欲和情绪。

④关节腔出血或深部组织血肿的预防与护理：减少活动量，避免过度负重和易致创伤的运动。一旦发生出血，应立即停止活动，卧床休息；关节腔出血者宜抬高患肢并固定于功能位，深部组织出血者要注意测量血肿范围，局部可用冰袋冷敷，以减少出血，同时可采取局部压迫止血。当出血停止后，应改为热敷，以利于瘀血消散。

⑤内脏出血的护理：消化道大出血。A.取平卧位。并将下肢略抬高，呕吐时头偏向一侧，防止窒息或误吸；必要时用负压吸引器清除气道内的分泌物、血液或呕吐物，保持呼吸道通畅，给予吸氧。B.饮食护理。急性大出血伴恶心、呕吐者应禁食。少量出血而无呕吐者，可进温凉、清淡流质，这对消化性溃疡患者尤为重要，因进食可减少胃收缩运动并可中和胃酸，促进溃疡愈合。出血停止后改为营养丰富、易消化、无刺激性半流质、软食，少量多餐，逐步过渡到正常饮食。C.心理护理。观察患者有无紧张、恐惧或悲观、沮丧等心理反应，解释安静休息有利于止血，关心、安慰患者。呕血或解黑便后及时清除血迹、污物，以减少对患者的不良刺激。解释各项检查、治疗措施，听取并解答患者或家属的提问，以减轻他们的疑虑。对于月经量过多者，可遵医嘱给予三合激素治疗。

⑥眼底及颅内出血的预防与护理：保证充足睡眠，避免情绪激动、剧烈咳嗽和过度用力排便等；伴有高血压者需监测血压，若突发视野缺损或视力下降，常提示眼底出血。应尽量让患者卧床休息，减少活动，避免揉擦眼睛，以免加重出血。若患者突然出现头痛、视力征模糊、呼吸急促、喷射性呕吐，甚至昏迷，双侧瞳孔变形不等大、对光反射迟钝，则提示有颅内出血。颅内出血是血液病患者

死亡的主要原因之一。一旦发生,应及时与医生联系,并做好相关急救工作的配合:立即去枕平卧,头偏向一侧;随时吸出呕吐物,保持呼吸道通畅;吸氧;迅速建立两条静脉通道,按医嘱快速静滴或静注 20％甘露醇、50％葡萄糖液、地塞米松、呋塞米等,以降低颅内压的同时进行输血或成分输血;留置导尿管;观察并记录患者的生命体征、意识状态以及瞳孔、尿量的变化,做好重病交接班。

(2)发热:血液病患者的常见症状,具有持续时间长、热型不一的特点,是一般的抗生素治疗效果不理想的特点。其主要原因是由于白细胞数减少和(或)功能缺陷、免疫抑制剂的应用以及贫血或营养不良等致机体抵抗力下降,易于继发各种感染,而且感染不易控制。感染部位常见于呼吸道、泌尿道、口腔黏膜及肛周皮肤。

①休息:卧床休息,减少机体的消耗,必要时可吸氧。维持室温在 20～24℃,湿度在 55％～60％,并经常通风换气。患者宜穿透气、棉质衣服,若有寒战,应给予保暖。

②补充营养及水分:鼓励患者进食高热量、高维生素、营养丰富的半流质或软食,以补充机体基本需要和因发热所造成的额外消耗。指导患者摄取足够的水分,每天至少 2000mL 以上,必要时可遵医嘱静脉补液,维持水和电解质的平衡。若为重症贫血和慢性心力衰竭的患者,则需限制液体摄入量并严格控制补液速度。

③降温:高热患者可先给予物理降温,如冰敷前额及大血管经过的部位,如颈部、腋窝和腹股沟;伴出血者禁用酒精擦浴,以防局部血管扩张而进一步加重出血。必要时,遵医嘱给予药物降温。降温过程中,需密切监测患者体温与脉搏的变化,及时更换衣物,保持皮肤清洁、干燥,防止受凉,并观察患者降温后的反应,避免发生虚脱。

■4 常见药物的不良反应及处理

(1)抗人淋巴细胞球蛋白/抗人胸腺球蛋白(ALG/ATG):最常见于刚刚输注 ATG 后数分钟内,常表现为寒战、发热、血压低、心跳过速、呕吐和呼吸困难。这是由于输入异种生物蛋白导致的。虽然我们在应用前和应用期间用过抗过敏药,但这种反应仍时有发生,大部分患者不是很严重。处理的办法有:暂停药物输注,给予抗过敏药物(如激素等),反应过后,再次输注 ATG 时一般会比较顺利。对于初次输注即出现过敏性休克、喉头水肿的情况,以及再次输注仍有严重反应(如声音嘶哑、低血压、高热不退或呼吸困难等)的患者,建议停止应用该药,可更换药物品种治疗。其次是类血清病反应,这种反应多见于应用 ATG 过程中以及用毕 14 天以内。发热、皮肤瘙痒、皮疹、骨痛及关节痛是主要表现。这是一类迟发的免疫反应,治疗主要以退热、抗过敏治疗为主,如加大激素用量、抗组胺药物以及止痛对症处理。需要注意的是,血清病反应的发热,应当与感染引起的发热相区别。因为出现血清病反应的时间往往是患者粒细胞减少、容易并发感染的时间,因此在应用激素抗过敏的同时,需要注意患者有无感染灶、有无进行细菌真菌等病原学检测,必要时需加用抗生素联合治疗。

(2)环孢素:属于钙调磷酸酶抑制剂,肾毒性是此类药物的主要副作用之一,而且随着剂量增加而增加。其他常见的不良反应包括高血压、高血脂、高血糖以及胃肠道不良反应等。相对于他克莫司,环孢素引起肝毒性和高脂血症的发生率稍高;环孢素和他克莫司血药浓度的高低与不良反应的发生有很大关系,因此,浓度监测是服用该类药物的重要环节。

(二)门诊管理

1 输血依赖患者的管理

对于有输血依赖的患者,在基层/社区医院随访诊治过程中,要注意评估患者的脏器功能及铁负荷情况,及时输血支持治疗,避免严重脏器功能损伤。提醒患者进行相关自我管控和规范治疗。

2 长期服用雄激素及环孢霉素患者的管理

每月至少检测一次血常规和肝肾功能,注意患者女性男性化,以及牙龈、毛发增多现象,做好心理辅导。

3 专病危急状况识别及应急管理

出现严重贫血而影响脏器功能或严重出血情况及粒细胞缺乏继发感染,建议到血液病专科住院进行进一步评估和治疗。

4 门诊康复护理和管理

门诊康复是再生障碍性贫血患者康复方式中的一种,与住院康复相比,其更接近于家庭模式,有家庭、亲友的支持,同时也有完整的社交,并可保持一定的工作状态。能够调动患者对康复治疗的积极性,患者能过正常人的生活,能够更多地自我约束、自我管理。有利于患者保持良好心态,去除焦虑情绪。康复是一个漫长的过程,最终还要依靠患者在家庭和社区中的康复过程。门诊康复有利于患者更好地从住院康复过渡到家庭社区康复。

同时,因为受到人口流动性、地理条件的限制,患者不易于坚持。因此,应建议患者按要求接受门诊随访,至少每3个月1次,医护人员通过互联网平台关注患者病情并接受咨询和指导。通过阶段性健康教育结合随访的方式,有利于提高患者的遵医行为,改善其生活质量。

(三)家庭康复自我管理指导

随着我国带病生存的再生障碍性贫血患者逐年增多及生存时间的延长,家庭康复的重要性日益凸显。虽然患者生命得到延长,但是部分患者由于承受家庭角色、形象的改变(如皮肤色素沉着、关节僵硬活动受限等),加上昂贵的治疗费用、长期用药、经济负担等原因,患者感觉自己是家人的负担和拖累,部分患者在移植后担心疾病是否会复发、是否会出现并发症等,出现焦虑、抑郁等不良情绪,对于回归正常的生活和学习还存在诸多顾虑。

(1)良好的社会支持系统能缓解患者的无助感,改善患者的焦虑、抑郁等负性情绪,加强正向心理情感的引导,告知家人其关心和爱护对于患者保持良好情绪的重要性,以期消除患者的负面性情绪。

(2)针对患者的不同情况,呼吁其家庭、单位、同事、社团组织等加强对移植患者的关爱和联系程度。

(3)完善患者的健康教育,提高患者对疾病的认知水平,如应用再生障碍性贫血健康教育手册等指导患者自我管理,包括用药、饮食、生活、心理调节等,促进患者养成良好的健康行为,同时及早发现并发症的先兆加以预防。

(4)通过电话或上门随访、护理门诊、社区联动等方式,将医院护理服务延续至社区,重视社区和家庭护理,通过加强医院、社区间的延续护理合作。

(5)提供给照顾者相应的医疗知识与技能,提供关于经济援助及医疗保险报销的信息,给予照顾者心理疏导,帮助照顾者获得社会支持。

(6)教会照顾者及其家人在饮食、运动、药物、感染控制等多方面的知识,给患者建议、指导和督促。

(7)对于自制力比较差的患者,建议照顾者协助患者制订饮食计划,陪同其一起运动,督促患者定期复查、按时服药。

(8)注意环境卫生,房间内不能养宠物、养花草,保持环境干燥。禁用地毯。每日通风 2 次,上下午各 30min。房间内的物品不宜放置过多,以免有卫生死角。

七、案　例

患者,女,28 岁。因"反复头昏乏力 4 年余"于 2016 年 4 月 1 日就诊我院门诊。患者 4 年前,感冒后出现头晕乏力,面色苍白,伴心悸、气短,偶有咽痛,无发热,就诊当地医院。查血常规:WBC $2.0 \times 10^9/L$,ANC $0.4 \times 10^9/L$,HB 65g/L,PLT $22 \times 10^9/L$,Ret 0.15%。骨髓常规及活检:骨髓增生减低,粒系增生欠活跃,红系增生减低,全片可见巨核细胞 2 个,小粒非造血细胞比例占 46.5%。活检提示:造血组织增生极度低下,髓内多为脂肪组织。染色体:46,

XX。MDS基因检测,未见异常基因突变。当地诊断考虑:慢性再生障碍性贫血。患者服用十一酸睾酮80mg,每日分2次,用药近2年。血象未见明显好转,症状未改善。后就诊我院,拟"慢性再生障碍性贫血"收治。

四诊摘要:面色无华,倦怠乏力,腰膝酸软,诉易感冒,舌质淡嫩、苔薄白稍腻,边有齿痕,脉沉细。

化验检查:WBC $2.4×10^9/L$,ANC $0.3×10^9/L$,HB69g/L,PLT $20×10^9/L$,Ret 0.1%。抗核抗体(ANA)阴性,甲状腺功能,肿瘤类均阴性。血清铁蛋白、叶酸、维生素B_{12}均在正常范围;血红蛋白电泳未见异常;抗人球蛋白试验(Coombs)阴性,酸化血清试验(Ham's)阴性。病毒类:EBV和CMVIgG阳性,IgM阴性;乙肝病毒表面抗体阳性,其余均阴性;流式细胞术检测:CD55/CD59未见异常。骨髓常规报告提示:骨髓增生减低,粒系增生欠活跃,红系增生减低占7%,全片可见巨核细胞2个,非造血细胞比例占68.5%。染色体:正常核型。基因突变检查:未见突变。

诊断:西医诊断,慢性再生障碍性贫血;中医病名,髓劳病(肾阳虚证)。

治疗经过:首诊患者西药继续服用十一酸睾酮80mg,每日分2次;中医辨证:肾阳虚,兼脾肺气虚。中药给予温肾健脾益肺,四维生血处方:选用上十六味方加减化裁:黄芪30g,当归20g,生熟地黄各15g,仙灵脾20g,肉桂6g,仙茅15g,鹿角霜15g,红参6g,枸杞12g,白术10g,防风15g,陈皮15g,白豆蔻3g,茯苓皮20g,赤芍15g,丹参15g,焦东楂15g,甘草6g。7剂,水煎服。

二诊:乏力腰酸有所改善,同时舌根腻已退去,舌苔稍罩淡黄,诉月经半年未至后今复来潮。复查血常规:WBC $3.3×10^9/L$,ANC $1.5×10^9/L$,Hb 79g/L,PLT $43×10^9/L$,Ret 0.1%。原方去防风、赤芍、白豆蔻,加紫草30g,益母草20g,继服14剂。

三诊:前乏力倦怠明显减轻。舌质淡、苔白腻,体胖大、有齿痕,舌脉迂曲,脉沉细无力。血常规:WBC $3.1×10^9/L$,ANC $1.2×10^9/L$,HB 82g/L,PLT $43×10^9/L$,Ret 0.2%。上方基础上加制白附片9g先煎,丹参加至30g,加鸡血藤15g。14剂。

四诊:服药半年左右来诊,体质较前明显好转,偶感冒,可自愈。自觉平素无特殊不适,舌质淡红、苔薄白,体胖大、有齿痕,舌脉迂曲,脉沉细。血常规:WBC $3.8×10^9/L$,ANC $1.7×10^9/L$,HB 106g/L,PLT $78×10^9/L$,Ret 0.8%。患者血常规明显好转,脾肾阳虚舌象仍在,予滋髓生血胶囊6粒,每日3次,口服。

(武利强、谭小雪、程秋琴)

第四节　骨髓增生异常综合征的中西医防治和管理

一、定义和流行情况

骨髓增生异常综合征（myelodysplastic syndromes，MDS）是一组异质性后天性克隆性疾病，其基本病变是克隆性造血、祖细胞发育异常，导致无效造血以及恶性转化危险性增高。表现为骨髓中各系造血细胞数量增多或正常，但有明显发育异常的形态改变，外周血中各系血细胞明显减少，而且演变为急性髓系白血病的危险性很高。美国年发病率为（2.10～4.95）/10 万，日本为（2.4～3.8）/10 万，中国上海地区为 1.51/10 万。随着年龄的增长，发病率逐渐增加，70 岁以上 MDS 年发病率可达 20.1/10 万至 44.5/10 万，总体 5 年生存率为 30.8%。

二、病因机制

（一）西医病机

尚未完全清楚 MDS 病因，目前已经证明，MDS 发病可能与逆转录病毒作用或（和）细胞原癌基因突变、抑癌基因缺失或表达异常等因素有关。涉及 MDS 患者发病的常见原癌基因为 Nras 基因，亦有报告 MDS 患者 p53、Rb 抑癌基因表达异常，但上述基因改变多在 MDS 较晚期 RAEB、RAEB-T 型患者中发生，在 MDS 早期 RA、RAS 中较少，提示用基因突变尚难解释全部 MDS 患者的发病原因。继发性 MDS 者常有明显发病诱因，苯类芳香烃化合物、化疗药物（尤其是烷化剂）、放射线均可诱导细胞基因突变而导致 MDS 或其肿瘤发生。

造血干细胞在不同的增生分化阶段受不同的原癌基因和抑癌基因调控，这种调控是通过其表达产物，如生长因子、细胞表面受体、酪氨酸激酶类、ATP、胞质苏氨酸/丝氨酸类、核蛋白类等完成的。这些表达产物按严格的程序直接参与细胞增生分化的各个生理步骤，如某一生理环节由于原癌基因或抑癌基因调控失常，会引起细胞增生分化的紊乱，导致 MDS 或其他疾病。

（二）中医病机

中医并无骨髓增生异常综合征病名，中国中西医结合学会血液病专业委员会于 2008 年召开"常见血液病中医命名规范化研讨会",将 MDS 命名为"髓毒劳"并得到中医血液界专家的认可,并已发表在 2009 年《中国中西医结合杂志》上。

髓毒劳总的病机在于素体正气虚损,复感毒邪,邪毒内蕴,扶于精血骨髓,因毒致瘀,毒瘀互阻,精血生化失司,导致精亏血少,行羸气弱,呈现一派虚损之象。其病机特点为虚实夹杂,邪实证虚,以毒邪为本,并贯穿于疾病的始终,正虚为标。

三、临床表现和实验室检查

(一)临床表现

MDS 一般起病比较缓慢渐进,往往在起病数周甚至数月后开始就诊。患者的症状和体征主要是各类血细胞减少的反应。

几乎所有的 MDS 患者都有贫血症状,如乏力、疲倦。由于同时存在中性粒细胞功能低下,使得 MDS 患者容易发生感染;同时可能出现血小板进行性下降,而出现出血症状。

(二)实验室检查

1 外周血

全血细胞减少是 MDS 患者最普遍也是最基本的表现。少数患者在病程早期可表现为贫血和白细胞或血小板减少。极少数患者可无贫血而只有白细胞和(或)血小板减少。但随着病程进展,绝大多数都发展为全血细胞减少。MDS 患者的各类细胞可有发育异常的形态改变。外周血可出现少数原始细胞、不成熟粒细胞或有核红细胞。

2 骨髓

(1)穿刺液涂片:有核细胞增生程度增高或正常,原始细胞比例正常或增高,红系细胞比例明显增高,巨核细胞数目正常或增多,淋巴细胞比例减低。红、粒、巨核系细胞有明确的发育异常的形态改变,常至少累及两系。

(2)活组织切片。

①造血组织面积增大($>50\%$)或正常。

②造血细胞定位紊乱:红系细胞和巨核细胞不分布在中央窦周围,而分布在骨小梁旁区或小梁表面;粒系细胞不分布于骨小梁表面而分布在小梁间中心区,并有聚集成簇的现象。

③(粒系)不成熟前体细胞异常定位(abnormal localization of immature

precursors,ALIP)现象:原粒细胞和早幼粒细胞在小梁间中心区形成集丛(3~5个细胞)或集簇(>5个细胞)。每张骨髓切片上都能看到至少3个集丛和(或)集簇为 ALIP(+)。

④基质改变:血窦壁变性、破裂,间质水肿,骨改建活动增强,网状纤维增多等。

3 细胞遗传学

经过很多学者的反复证实,MDS 患者有无染色体异常以及异常的类型对于诊断分型、评估预后和治疗决策都具有极为重要的意义。因此,将细胞遗传学检查必须列为 MDS 常规检测项目之一。常见染色体异常与临床预后如下:

(1)MDS 临床预后非常佳的染色体异常包括-Y,del(11q)。

(2)MDS 临床预后好的染色体异常包括正常染色体核型,del(5q),del(12p),del(20q)。

(3)MDS 临床预后中等的染色体异常包括 del(7q),+8,+19,i(17q)等。

(4)MDS 临床预后差的染色体异常包括-7,inv(3)/t(3q)/del(3q),复杂染色体异常,3 个染色体异常。

(5)MDS 临床预后极差的染色体异常包括复杂染色体异常,3 个以上染色体异常。

4 其他

MDS 患者可有血清铁和铁蛋白水平增高,血清乳酸脱氢酶活力增高,血清尿酸水平增高,血清免疫球蛋白异常,红细胞血红蛋白 F 含量增高等。这些都属非特异性改变,对于诊断无重要价值,但对于评估患者病情有参考价值。

(三)中医证候

1 气阴两虚、毒瘀阻滞证

证见面色无华,气短乏力,自汗或盗汗,五心烦热,重者衄血或便血,或皮肤紫斑,舌淡嫩苔少,脉虚大无力。

2 脾肾两虚、毒瘀阻滞证

证见面色苍白或虚浮,纳呆便溏,腰膝酸软,畏寒怕冷,重者衄血或便血,或皮肤紫斑,舌淡胖苔水滑,脉沉细。

3 热毒炽盛、毒瘀阻滞证

证见发热,汗多,常见衄血或便血,或皮肤紫斑,口干、口苦,喜饮,大便干结,小便黄赤,舌红苔黄,脉洪数。

四、诊断程序

（一）MDS 的最低诊断标准（2017 年）

MDS 诊断需满足两个必要条件和一个主要标准。

1 必要条件（两条均须满足）

（1）持续 4 个月一系或多系血细胞减少（如检出原始细胞增多或 MDS 相关细胞遗传学异常，无须等待可诊断 MDS）。

（2）排除其他可导致血细胞减少和发育异常的造血及非造血系统疾病。

2 MDS 相关（主要）标准（至少满足一条）

（1）发育异常：骨髓涂片中红细胞系、粒细胞系、巨核细胞系发育异常细胞的比例≥10％。

（2）环状铁粒幼红细胞占有核红细胞比例≥15％，或≥5％且同时伴有 SF3B1 突变。

（3）原始细胞：骨髓涂片原始细胞达 5％～19％（或外周血涂片 2％～19％）。

（4）常规核型分析或荧光原位杂交（fluorescence in situ hybridization，FISH）检出有 MDS 诊断意义的染色体异常。

3 辅助标准

对于符合必要条件、未达主要标准、存在输血依赖的大细胞性贫血等常见 MDS 临床表现的患者，如符合 2 条及以上辅助标准，诊断为疑似 MDS。

（1）骨髓活检切片的形态学或免疫组化结果支持 MDS 诊断。

（2）骨髓细胞的流式细胞术检测发现多个 MDS 相关的表型异常，并提示红系和（或）髓系存在单克隆细胞群。

（3）基因测序检出 MDS 相关基因突变，提示存在髓系细胞的克隆群体。

（二）鉴别诊断

● 先天性或遗传性血液病：如先天性红细胞生成异常性贫血、遗传性铁粒幼红细胞性贫血、先天性角化不良、范可尼贫血、先天性中性粒细胞减少症和先天性纯红细胞再生障碍等。

● 其他累及造血干细胞的疾病：如再生障碍性贫血、阵发性睡眠性血红蛋白尿症、原发性骨髓纤维化、大颗粒淋巴细胞白血病、急性白血病（尤其是伴有血细胞发育异常的患者、低增生性 AML 或 AML-M7）等。

● 维生素 B_{12} 或叶酸缺乏。

● 接受细胞毒性药物、细胞因子治疗或接触有血液毒性的化学制品或生物制剂等。

● 慢性病性贫血(感染、非感染性疾病或肿瘤)、慢性肝病、慢性肾功能不全、病毒感染(如 HIV、CMV、EBV 等)。

● 自身免疫性血细胞减少、甲状腺功能减退或其他甲状腺疾病。

(三)中医辨证

髓毒劳总的病机在于正气虚损,复感邪毒,邪毒内蕴,伏于精血骨髓,阻遏气血生化,因毒致瘀,毒瘀互阻,不能化生精血,导致精亏血少,形羸气弱,呈现一派虚损之象。其病机特点为虚实夹杂,邪实正虚,以邪毒为本,正虚为标。临床上以气阴两虚、毒瘀阻滞证和脾肾两虚、毒瘀阻滞证为常见证型。气阴两虚、毒瘀阻滞证,以气血两虚症状为主,处于脏腑辨证定位不明显的阶段,常为病之初期。以气短乏力、自汗或盗汗、燥热或动血为主症;脾肾两虚,毒瘀阻滞证为进展至脏腑阶段,以面白虚浮、纳呆便溏、腰膝酸软、畏寒怕冷为主症;邪热炽盛,毒瘀阻滞证,常表现为壮热、衄血或便血、口干喜饮、便干浪黄为主症,表现为气分证或气血两虚证。因毒致瘀、毒瘀互阻、因实致虚是本病至关重要的病机,既有骨髓衰竭特性,又有恶性克隆存在。故治疗中应坚决贯彻解毒化瘀、去瘀生新的原则,佐以扶正。

(四)分型与预后分组

1 **MDS 的 WHO 分型**(2016 年 ASH)(表 9.4.1)

表 9.4.1　WHO 的 MDS 分型及其标准

疾病类型		骨髓和外周血原始细胞
MDS 伴单系血细胞发育异常(MDS-SLD)		骨髓<5%,外周血<1%,无 Auer 小体
MDS 伴多系血细胞发育异常(MDS-MLD)		骨髓<5%,外周血<1%,无 Auer 小体
MDS 伴环状铁粒幼红细胞(MDS-RS)	MDS-RS-SLD	骨髓<5%,外周血<1%,无 Auer 小体
	MDS-RS-MLD	骨髓<5%,外周血<1%,无 Auer 小体
	MDS 伴单纯 del(5q)	骨髓<5%,外周血<1%,无 Auer 小体
MDS 伴原始细胞增多(MDS-EB)	MDS-EB-1	骨髓 5%～9%或外周血 2%～4%,无 Auer 小体
	MDS-EB-2	骨髓 10%～19%或外周血 5%～19%或有 Auer 小体
MDS,不能分类型(MDS-U)	外周血原始细胞 1%	骨髓<5%,外周血=1%[a],无 Auer 小体
	单系血细胞发育异常伴全血细胞减少	骨髓<5%,外周血<1%,无 Auer 小体
	伴有诊断意义核型异常	骨髓<5%,外周血<1%,无 Auer 小体

注:MDS 骨髓增生异常综合征;血细胞减少定义为血红蛋白<100g/L,血小板计数<$100×10^9$/L,中性粒细胞绝对计数<$1.8×10^9$/L,极少情况下 MDS 可见这些水平以上的轻度贫血或血小板减少,外周血单核细胞必须<$1×10^9$/L;a 表示外周血=1%的原始细胞必须有两次不同时间检查的记录。

2 国际预后积分系统

(1)修订的国际预后积分系统(IPSS-R)(表 9.4.2)

表 9.4.2 IPSS-R 国际预后积分系统

预后变量	积分						
	0	0.5	1	1.5	2	3	4
细胞遗传学[a]	极好		好		中等	差	极差
骨髓原始细胞(%)	≤2		>2~<5		5~10	>10	
血红蛋白(g/L)	≥100		80~<100	<80			
血小板计数(×10^9/L)	≥100	50~<100	<50				
中性粒细胞绝对计数(×10^9/L)	≥0.8	<0.8					

注:a 表示极好:-Y,de(l,11q);好:正常核型,de(l,5q),12p-,de(l,20q),de(l,5q)附加另一种异常;中等:de(l,7q),+8,+19,(i,17q),其他 1 个或 2 个独立克隆的染色体异常;差:-7,inv(3)/(t,3q)/de(l,3q),-7/de(l,7q)附加另一种异常,复杂异常(3 个);极差:复杂异常(>3 个)。IPSS-R 危险度分类:极低危:≤1.5 分;低危:>1.5~3 分;中危:>3~4.5 分;高危:>4.5~6分;极高危:>6 分。

(2)WHO 分型为基础的预后积分系统(表 9.4.3)。

表 9.4.3 WHO 分型预后积分系统(世界卫生组织分型预后积分系统,2011 版)

预后变量	积分			
	0	0.5	1	1.5
WHO 分类	RCUD、RARS、伴有单纯 5q-del MDS	RCMD	RAEB-1	RAEB-2
核型[a]	好	中等	差	—
严重贫血[b]	无	有		

注:RCUD:refractory cytopenia with monocytic dysplasia,难治性血细胞减少伴单系发育异常;RARS:refractory anemia with ringed sideroblasts,难治性贫血伴有环状铁粒幼红细胞;RCMD:refractory cytopenia with multilineage dysplasia,难治性血细胞减少伴有多系发育异常;RAEB:refractory anemia with excess blasts,难治性贫血伴有原始细胞过多。a 表示预后好

核型:正常核型,-Y,de(1,5q),de(1,20q);预后中等核型:其余异常;预后差核型:复杂(≥3 个异常)或 7 号染色体异常。b 表示男性患者血红蛋白<90g/L,女性患者血红蛋白<80g/L。WPSS 危险度分类:极低危,0 分;低危,1 分;中危,2 分;高危,3~4 分;极高危,5~6分。

3 基因突变与 MDS 预后

目前,MDS 临床应用的 IPSS-R 预后评分系统是对染色体核型、骨髓原始细胞数和血细胞减少程度进行了分组积分,将 MDS 分为极低危、低危、中危、高危、极高危。但由于当时分子生物学检测技术还没有广泛普及,IPSS-R 评分系统没有将分子生物学异常放在预后评分系统中,有些正常核型的 MDS 患者通常被划分在中危预后组,但临床结局却大不一样,提示他们之间存在较大的异质性。目前,许多文献已陆续揭示出更多的 MDS 患者重现性基因组异常。数据显示,当把这些新发现基因组水平异常融入 IPSS-P 分类系统时,对 MDS 患者的结果预测会更加准确。

在 MDS 患者较常见的突变中,单个基因与预后的研究证实,SF3B1 基因突变常见于 80%的 MDS-RS 类型中,预后较好,SRSF2 见于 40%CMML 中,预后差,而 ASXL1、EZH2、U2AF1、ZRSR2、RUNX1、TP53、STAG2、NRAS、ETV6、GATA2、IDH2、BCOR、FLT3、WT1、NPM1 等常提示预后差。

Makishima 等将基因突变分为 4 组:第 1 组包括 FLT3、PTPNII、WT1、IDHI、NPMI、IDH2 和 NRAS7 基因;第 2 组包括 GAT42、KRAS、TP53、RUNXI、STAG2、ASXL1、ZRSR2 和 TET28 基因;第 3 组为第 1 组、第 2 组和 SF3Bl 基因,以上基因均为野生型;第 4 组为 SF3B1 基因突变,但第 1 组和第 2 组基因皆为野生型。总体生存期依次为第 4 组好于第 3 组,第 3 组好于第 2 组,第 2 组好于第 1 组,均有显著的统计学差异。

五、治　疗

(一)西医治疗

1 支持治疗

支持治疗最主要的目标为提升患者的生活质量,包括成分输血、细胞因子和去铁治疗。

(1)成分输血:一般在 HGB<60g/L 或伴有明显贫血症状时可给予红细胞输注。患者为老年、机体代偿能力受限、需氧量增加时,建议 HGB≤80g/L 时给予红细胞输注。PLT<10×10⁹/L 或有活动性出血时,应给予血小板输注。

(2)造血生长因子:G-CSF/GM-CSF,推荐用于中性粒细胞缺乏且伴有反复或持续性感染的 MDS 患者。输血依赖的较低危组 MDS 患者可采用 EPO±G-CSF 治疗,治疗前 EPO 水平<500IU/mL 和红细胞输注依赖较轻(每月<8U)的 MDS 患者的 EPO 治疗反应率更高。

(3)去铁治疗:对于红细胞输注依赖的患者应定期监测血清铁蛋白(SF)水平、累计输血量和器官(心、肝、胰腺)功能监测,评价铁过载程度(有条件的单位可采用 MRI 评估心脏和肝脏的铁沉积程度)。去铁治疗可有效降低 SF 水平及脏器中的铁含量。对于预期寿命≥1 年、总量超过 80U、SF≥1000μg/L 至少 2 个月、输血依赖的患者,可实施去铁治疗,并以 SF 为主要监测及控制指标(目标是将 SF 控制在 500~1000μg/L)。常用的去铁药物有去铁胺和地拉罗司等。

2 免疫调节剂治疗

常用的免疫调节药物包括沙利度胺和来那度胺等。部分患者接受沙利度胺治疗后可改善红系造血,减轻或脱离输血依赖,然而患者常难以耐受长期应用后出现的神经毒性等不良反应。对于伴有 del(5q)±1 种其他异常(除-7/7q-外)的较低危组 MDS 患者,如存在输血依赖性贫血,可应用来那度胺治疗,部分患者可减轻或脱离输血依赖,并获得细胞遗传学缓解,延长生存。对于不伴有 del(5q)的较低危组 MDS 患者,如存在输血依赖性贫血且对细胞因子治疗效果不佳或不适合采用细胞因子治疗,也可以选择来那度胺治疗。来那度胺的常用剂量为 10mg/d×21d,每 28d 为 1 个疗程。伴有 del(5q)的 MDS 患者,如出现下列情不建议应用来那度胺:①骨髓原始细胞比例>5%;②复杂染色体核型;③IPSS-中危-2 或高危组;④TP53 基因突变。

3 免疫抑制剂治疗

免疫抑制治疗包括抗胸腺细胞球蛋白(ATG)和环孢素 A,可考虑用于具备下列条件的患者:预后分组为较低危、骨髓原始细胞比例<5%或骨髓增生低下、正常核型或单纯+8、存在输血依赖、HLA-DR15 阳性或存在 PNH 克隆。

4 去甲基化药物

常用的去甲基化药物包括 5-阿扎胞苷(Azacitidine,AZA)和 5-阿扎-2-脱氧胞苷(Decitabine,地西他滨)。

(1)AZA:推荐用法为 75mg·m²/d×7d,皮下注射,28d 为 1 个疗程。接受 AZA 治疗的 MDS 患者,首次获得治疗反应的中位时间为 3 个疗程,约 90%治疗有效的患者在 6 个疗程内获得治疗反应。因此,推荐 MDS 患者接受 AZA 治疗 6 个疗程后评价治疗反应,有效患者可持续使用。

(2)地西他滨:地西他滨的最佳给药方案仍在不断探索中,较低危组 MDS 患者的地西他滨最佳给药方案迄今尚未达成共识。推荐方案之一为 $20mg \cdot m^2/d \times 5d$,每 4 周为 1 个疗程。推荐 MDS 患者接受地西他滨治疗 4～6 个疗程后评价治疗反应,有效患者可持续使用。

5　化疗

较高危组尤其是原始细胞比例增高的患者的预后较差,化疗是选择非造血干细胞移植患者的治疗方式之一。可采取 AML 标准 3+7 诱导方案或预激方案。预激方案在国内广泛应用于较高危的 MDS 患者,为小剂量阿糖胞苷($10mg/m^2$,每 12h 1 次,皮下注射,14d)基础上加用 G-CSF,并联合阿克拉霉素或高三尖杉酯碱或去甲氧柔红霉素。预激方案治疗较高危 MDS 患者的完全缓解率可达 40%～60%,而且老年或身体机能较差的患者对预激方案的耐受性优于常规 AML 化疗方案。预激方案也可与去甲基化药物联合。

6　异基因造血干细胞移植(allo-HSCT)

allo-HSCT 是目前唯一能根治 MDS 的方法,造血干细胞来源包括同胞全相合供者、非血缘供者和单倍型相合血缘供者。allo-HSCT 的适应证为:①年龄<65 岁、较高危组 MDS 患者;②年龄<65 岁、伴有严重血细胞减少、经其他治疗无效或伴有不良预后遗传学异常(如-7、3q26 重排、TP53 基因突变、复杂核型、单体核型)的较低危组患者。拟行 allo-HSCT 的患者,如骨髓原始细胞≥5%,在等待移植的过程中可应用化疗或去甲基化药物或两者联合桥接 allo-HSCT,但不应耽误移植的进行。

其他:雄激素对部分有贫血表现的 MDS 患者有促进红系造血的作用,是 MDS 治疗的常用辅助治疗药物,包括达那唑、司坦唑醇和十一酸睾酮。

(二)中医治疗

1　气阴两虚、毒瘀阻滞证

治以益气养阴,解毒化瘀。方用生脉饮合大补元煎加减。太子参、麦门冬、五味子、生地黄、山茱萸、女贞子、枸杞子、白芍、天冬、黄芪、当归等。可加用青黛及雄黄。

2　脾肾两虚、毒瘀阻滞证

治以健脾补肾,解毒化瘀。方用:六味地黄丸合香砂六君子汤加减。熟地黄、山茱萸、山药、泽泻、牡丹皮、茯苓、木香、砂仁,太子参、炒白术、炙甘草等。

阳虚甚者加仙茅、淫羊藿、巴戟天等;脾虚明显者加炒苡仁、莲子肉、炒扁偵等。可加用青黛及雄黄。

3 热毒炽盛、毒瘀阻滞证

治以清热解毒,化瘀。方用人参白虎汤合化斑汤加减:生石膏、知母、人参、玄参、生地黄、蒲公英,栀子、白花蛇舌草、半枝莲、苦参、生甘草等。可加用青黛及雄黄。

(三)中成药

1 益气维血片/颗粒/胶囊

补血益气,用于血虚证、气血两虚证证候治疗。

2 益血生

健脾补肾,生血填精,用于脾肾两虚、精血不足所致证候治疗。

3 生血宁

益气补血,用于气血两虚证者。

4 复方皂帆丸

温肾健脾,益气养阴,生血止血,用于肾阳不足、气血两虚证者。

5 芪胶生白胶囊

补血益气,用于气血亏损证者。

6 生血宝合剂

滋补肝肾,益气生血,用于肝肾不足、气血两虚证候者。

7 再造生血胶囊

补肝益肾,补气养血,用于肝肾不足、气血两虚所致的血虚虚劳。

(以上中成药按辨证使用,用法详见药物说明书。)

六、预防和管理

(一)医院管理

1 入院医嘱

(1)长期医嘱。

血液病护理常规,视病情通知病重或病危,对于严重贫血和肺部感染给予吸氧、心电血氧饱和度监护等,积极控制感染,如有出血倾向或活动性出血,可使用止血药物,中/高危患者可择期使用去甲基化药物和/或化疗,低危患者可使用雄激素、免疫抑制剂等。

(2)临时医嘱。

一般检查:三大常规、白细胞手工分类、网织红细胞、生化类、凝血类、胸片、心电图、B超,必要时复查骨髓常规、骨髓活检、流式免疫分型、微小残留病灶。

2 护理干预

(1)病情观察:密切观察患者的贫血程度、是否存在陈旧性出血或活动性出血等;倾听患者的主诉,发现患者出现头痛、畏寒、发热、恶心、呕吐、咳嗽、咳痰、腹泻、血尿、黑便等表现,及时报告医生。

(2)休息:指导严重贫血、高危出血倾向或活动性出血患者卧床休息,护士需做好生活护理;中度及以上贫血者应增加卧床休息的时间,减少活动。指导患者根据贫血程度安排活动量,以不出现心悸、气短、过度乏力为标准,饮食需要高蛋白、高维生素食物,劝阻血小板较低患者少食较为坚硬的食物(如坚果)以防划伤口腔及消化道黏膜。

(3)心理护理:引导患者平时要保持心情舒畅,避免精神过度紧张,避免情绪波动或精神刺激。认识本病知识,减轻紧张及恐惧心理,树立战胜疾病的信心。

3 血象危急状况识别及应急管理

(1)粒细胞缺乏伴发热:骨髓增生异常综合征常会发现粒细胞减少,甚至粒细胞缺乏的患者。此类患者极易感染,一旦有发热不退症状,即便无呼吸道症状、胃肠道症状,也需要尽快就诊,及时合理使用抗菌药物,对症支持治疗。

(2)重度、极重度贫血:可能出现头晕、头痛、耳鸣、心悸、气短、乏力、胃肠道不适等,应及时输注红细胞支持治疗。长期中度以上贫血,可能会有造血脏器的永久性损害,为后续治疗带来极大的不利因素。

4 治疗中常见的一些问题和解决方法

(1)输血反应:①发热反应:反应严重时需立即停止输血,体温较高时需物理降温或药物降温。②过敏反应:立即停止输血,应用肾上腺素或地塞米松静脉输注。③溶血反应:立即停止输血,扩容利尿,碱化小便,保护肾脏。④细菌污染:停止输血,行血培养,静脉应用抗生素。

(2)常用药物的不良反应:①免疫调节剂相关不良反应:血细胞减少,深静脉血栓,皮疹,便秘,腹泻等;对轻度的不良反应可对症处理,可使用促升血小板药物,活血或抗血小板聚集药物,抗过敏药物,通便或止泻药物;对重度不良反应,需考虑更换其他治疗方案。②免疫抑制剂相关不良反应:常使用的免疫抑制剂如环孢素,不良反应通常与剂量相关,常见有肾功能损害、高血压、震颤、无力、头痛、抽搐、牙龈增生、胃肠功能紊乱、多毛、痤疮、皮疹、恶性肿瘤等;一般降低剂量可减轻不良反应,需监测血药浓度,调整剂量。③去甲基化药物相关不良反应:最常见的有恶心、呕吐、发热、瘀斑、腹泻、便秘,也有血细胞减少、肾功能损害、肿瘤溶解综合征等;可使用促升血细胞药物,或输注成分血支持治疗,充分水化碱化利尿,有严重的脏器功能衰竭时需停药。④其他:雄激素类药物的常见不良反应有肝功能损害、血脂异常、红细胞增多、瘙痒、代谢营养紊乱(水钠潴留)、胃肠道功能紊乱等,轻度者可通过减少雄激素用量来减轻不良反应,严重者需停药来更改治疗方案。

(3)去铁治疗:①关节痛、关节炎:停药观察,必要时可予药物镇痛;②粒细胞减少或缺乏:定期复查血常规,必要时停药;③白内障、骨发育障碍、听力障碍:停药,进行相关专科检查。

(二)门诊管理

1 防治计划

骨髓增生异常综合征的发病机制复杂,与遗传、免疫、环境等多重因素相关,预防困难,但应根据不同的危险度分层来制定不同的治疗策略,对于低危患者、中高危化疗期间患者及异基因造血干细胞移植术后的患者都应进行长期门诊随访。

低危患者:不依赖输注红细胞、血小板,可门诊定期复诊,检测血常规、白细胞手工分类、肝肾功能;若血三系进行性降低,需复查骨髓常规、骨髓活检等。

中高危化疗期间患者:监测血常规、肝肾功能、白细胞手工分类,若粒细胞低于$0.5×10^9/L$伴发热患者,伴或不伴血小板计数$<20×10^9$且有明显出血倾向患者,仍需收治入院,住院治疗及监测血象。

异基因造血干细胞移植术后,需门诊监测血常规、肝肾功能、环孢浓度、白细胞手工分类,骨髓常规、微小残留病灶等,如有血象波动、肝功能异常、皮疹、瘙痒、腹痛、腹泻等情况,需及时治疗。

2 健康教育

加大对骨髓增生异常综合征的宣教力度,开展知识普及,提高社区人群对骨髓增生异常综合征的认知率,对于体检发现的血象异常,应及时就诊,不要抱"无症状即无病"的观点,以免延误病情。

3　基层医院或社区医院规范治疗

基层医院或社区医院应掌握血液系统疾病的一般诊治,对于血象的异常应有判断力,警惕体检发现血三系异常的患者,应进一步检查,如在外周血中发现原始细胞的患者,应及时骨髓穿刺检查或建议患者到上级医院就诊,切勿继续随诊观察,以免延误病情。

4　管理效果评估

通过规范化疾病管控,最终评估效果还是针对患者的血象是否好转,症状是否消除;对于输血依赖的骨髓增生异常综合征,可以评估患者输血间隔是否延长,造血功能是否改善。管控良好者的疾病进展的可能性明显降低。

(三)家庭管理

1　认识疾病的性质和危害性,做好健康宣教、自我监测

(1)限制不必要的活动,只做最重要的事情,多休息以节省体能的消耗。

(2)减慢动作以减少头晕的现象,比如下床前先坐在床沿一会儿,避免立即站起来。

(3)如果血色素低于 7g/L,需进行吸氧,如感觉软弱疲倦、头晕、怕冷或呼吸短促,应通知医生,并注意避免晕倒。

(4)注意空气流通,避免出入人多的公共场合,必要时戴口罩,经常洗手,注意口腔、肛周等个人卫生。

2　如何就诊

骨髓增生异常综合征属于内科血液系统疾病,可至基层医院、社区医院内科就诊,症状明显、病情严重者可至三级综合医院血液病专科就诊。

3　如何化验和检查

确诊骨髓增生异常综合征需要全面系统的检查:血常规、白细胞手工分类、叶酸、维生素 B_{12}、EPO、骨髓常规(＋铁染色)、骨髓病理、骨髓染色体、流式免疫分型、突变基因、免疫系统疾病排查,可选做全外显子测序,骨髓先天衰竭基因筛查(根据病史)。

4　治疗方案的建立和调整

对于无临床症状、无须输血支持治疗、血红蛋白＞100g/L、中性粒细胞绝对

计数$>1\times10^9$/L、血小板计数$>75\times10^9$/L 的患者,可随诊观察,给予必要的心理支持,并进行生存质量评估。对于有明显发热、贫血、出血等症状的患者,需及时就诊。对于 IPSS-R 评分中危、高危、极高危患者,需及时至有专科的医院进行综合系统评估及治疗。

5 非药物治疗

患者在平时生活中应注意以下几点:避免劳累,避免感冒,避免剧烈运动,慎用退热药、止痛药、磺胺药及抗感冒药。患者在饮食方面没有特别的禁忌,饮食应清洁、新鲜、易消化,忌食生冷,避免引起腹泻,少食铁含量丰富的食物,如猪肝、羊肝、蛋黄、菠菜等。

6 药物治疗疗程

(1)免疫抑制剂:主要为环孢素,起效时间一般为 3~6 个月,需根据血药浓度进行药物剂量调节,需长期甚至终生服药。

(2)免疫调节剂:主要为雷那度胺,起效时间不等,目前尚无明确的停药时间,疗程不佳者需更换治疗方案。

(3)去甲基化药物:主要为地西他滨、阿扎胞苷,有多种使用方案,可单药使用,也有联合其他化疗药物使用,有不同的治疗方案,使用 4~8 个疗程不等。

(4)其他:雄激素类药物,在脏器功能无异常的情况下,需长期甚至终生服药。

7 随访

定期复查血常规、白细胞手工分类、肝肾功能。有服用免疫抑制剂的患者,需监测血药浓度;依赖输血患者,需监测铁蛋白;必要时复查骨髓常规、流式免疫分型。对于异基因造血干细胞移植术后患者,需监测血常规、白细胞手工分类、肝肾功能、T 细胞亚群、细胞因子、免疫抑制血药浓度(停药者无须此项)、病毒等指标,监测时间根据血象、症状、移植后时间而定,每月监测骨髓常规、微小残留病灶,若结果阴性,逐步延长监测时间。

8 自我监测方法

患者可以通过检测血常规、白细胞手工分类、肝肾功能等评估病情,对于指标明显变化,建议进一步到专科门诊进行系统评估。

9 病情稳定或进展指征

血常规提示血三系数值稳定,无明显变动,同时无明显症状,不依赖输血者可继续门诊随访；若血三系进行性下降或伴有发热、贫血、出血症状的，需及时就诊。

七、案　例

患者，男，34 岁，因"反复低热、乏力、皮肤瘀点瘀斑 40 天"于 2014 年 6 月 20 日入我院。既往体健。入院查体：重度贫血貌，余无明显阳性体征。血常规：白细胞计数 $2.78×10^9/L$，血红蛋白浓度 56g/L，血小板计数 $36×10^9/L$。骨髓穿刺涂片分类计数：增生活跃，粒系 31.5%，红系 36.5%，原粒细胞 11.5%，全片见巨核细胞 358 个。骨髓病理：增生极度活跃，巨核细胞明显增多，网状纤维染色（＋＋）。骨髓单个核细胞流式细胞术免疫表型分析：异常细胞群占有核细胞的 8.81%，表达 CD7、CD117、CD34、CD10、HLA-DR、CD33，绕表达 CD13，部分表达 CD38。染色体核型：47，XY，＋8［13］/48，xy，＋6，＋8，-10，＋19［1］/46，XY［1］。确诊为 MDS RAEB-2。IPSS-R 预后分组：高危组。患者因经济原因暂不考虑造血干细胞移植术，于 2014 年 7 月 26 日开始使用地西他滨联合 HAG 方案化疗。2015 年 2 月 6 日血常规：白细胞计数 $4.12×10^9/L$，血红蛋白浓度 105g/L，血小板计数 $143×10^9/L$。骨髓穿刺涂片分类计数：增生活跃，粒系 47.0%，红系 32.5%，原始粒细胞 1.0%，全片见巨核细胞 18 个。

中医四诊：患者面色无华，气短乏力，重者衄血或便血，或皮肤紫斑，舌淡嫩苔少，脉沉细。

辨证：气阴两虚、毒瘀阻滞证。

治法：益气养阴，解毒化瘀。

方药：太子参、麦门冬、五味子、生地黄、山茱萸、女贞子、枸杞子、白芍、天冬、黄芪、当归、茜草等。

（王博）

第十章　纯红细胞再生障碍性贫血的中西医防治和管理 ————

纯红细胞再生障碍性贫血(pure red-cell anemia,PRCA)是多种原因引起的骨髓单纯红细胞系造血衰竭,严重贫血,网织红细胞和骨髓红系细胞比例减少或缺如,而粒细胞、巨核细胞系生成并无异常。PRCA 分为先天性和后天获得性两种。

第一节　先天性纯红细胞再生障碍性贫血的中西医防治和管理

一、定义和流行情况

先天性纯红细胞再生障碍性贫血又称 Diamond-Blackfan 综合征(DBA),是红细胞内源性生成缺陷所致,骨髓中红系发育停滞在定向造血干细胞和早幼红细胞阶段,而粒系和巨核系发育通常正常。绝大多数患儿起病发生于 1 岁以内,以大细胞性贫血为主要的临床表现,可累及多系统组织,伴有发育畸形和肿瘤易感性增高等。

DBA 于 1936 年由学者 Josephs 首次报道,由于 DBA 颇为少见,其确切的发病率难以确定。欧洲回顾性研究表明,DBA≤15 岁儿童的中年发病率约为 1.5/100 万～5.0/100 万。此病发生于婴幼儿,多数患儿在出生后 2 周至 2 年发病,超过 90% 患儿在 1 岁内确诊,其中 35% 是在出生 1 个月内诊断的。本病男女患者之比约为 1.1∶1。本病多数为散发,约 10%～25% 有家族遗传史,可呈常染色体显性或隐性遗传。

二、病因病机

(一)西医病因病机

DBA 是一种核糖体合成障碍性疾病,是影响核糖体合成的基因突变所致。目前认为核糖体功能缺陷引起选择性红系生成不良,表现为红系定向祖细胞存在增殖、分化、凋亡及对细胞因子无反应的内在缺陷。

现已明确,DBA 患者 EPO 与 EPO-R 基因表达及其蛋白质结构均无异常,亦不存在抗 EPO-R 抗体,但尚不能完全除外 DBA 存在 EPO 与 EPO-R 结合后信号传递的异常,与同等贫血程度的其他良性贫血患者比较,DBA 患者血清EPO 水平升高更为显著,此变化对于保护体内残存的红系祖细胞避免过多过快凋亡可能具有重要的生理学意义。

(二)中医病因病机

中医对于先天性纯红细胞再生障碍性贫血尚无确切病名,其病因可归于禀赋薄弱,瘀毒侵袭。先天不足,禀赋薄弱,使瘀毒之邪易于侵入机体。瘀毒入髓,气血生化乏源而发为本病。

三、临床表现及实验室检查

(一)临床表现

1 贫血

35％患儿出生时即表现为贫血,常于生后 2 周至 2 年确诊。可表现出进行性面色苍白、精神疲乏和食欲不振。

2 先天发育异常

30％～50％DBA 患者可能存在先天发育异常,主要涉及头部、上肢、心脏和泌尿生殖系统。然而,RPS19 基因连锁突变的患者则不会伴有生长迟缓。

3 癌症易感性增加

DBA 患者的肿瘤发生率约为 4％,高于同年龄正常人群,而且肿瘤发生年龄早,中位年龄为 15 岁。

(二)实验室检查

1 血常规及网织红细胞计数

对于疑似 DBA 者,一般是进行大细胞性贫血,红细胞平均容积增大。网织红细胞计数明显降低。

2 骨髓象

提示骨髓造血组织比例正常伴红系前体细胞减少或缺失,90％以上患者的骨髓增生程度正常,仅早期红系细胞明显减少或缺如。

3 血红蛋白电泳分析

因 DBA 患儿多表现为胎儿造血特征,6 个月内血红蛋白 F(HbF)百分比也比正常同龄儿升高,6 个月后 HbF 仍持续升高,多保持在 5％～10％,这些胎儿样红细胞特征表明应激性红细胞生成。

4 红细胞中腺苷脱氨酶(eADA)活性

患者通常存在嘌呤核苷代谢异常,可表现为 47％～100％患者出现红细胞腺苷脱氨酶的活性升高。

5 心脏超声和肾脏影像检查

推荐进行心脏超声和肾脏影像检查筛查器官发育异常的可能。根据病情、临床表现、症状、体征选择做心电图、B 超、X 线等检查。

6 基因检测

随着二代测序技术的发展,基因检测在 DBA 诊断中的逐步普及,诊断价值也逐渐提高。

(三)中医证候

先天性纯红再生障碍性贫血的临床证候主要为进行性面色苍白、精神疲乏和食欲不振。早期表现为烦躁不安,严重者可影响心脏,导致充血性心力衰竭,呼吸困难因而更加严重。

四、诊 断

(一)诊断标准

1 符合以下 4 条诊断标准的患者可以诊断 DBA

(1)发病年龄小于 1 岁。

(2)大细胞性(或正细胞性)贫血,白细胞正常或稍降低,血小板正常或稍增高。

(3)网织红细胞明显减少。

(4)骨髓增生活跃伴红系前体细胞明显减少。

2 对于不满足以上所有诊断标准的患者,可增加支持标准,分为主要和次要支持标准以做出"拟诊"

(1)主要支持标准:包括存在与 DBA 相关的基因突变和阳性家族史。

(2)次要支持标准:包括 eADA 活性增高、与 DBA 相关的先天畸形、HbF 增高和排除其他遗传性骨髓衰竭综合征的证据。

3 在以下情况下可拟诊 DBA

(1)满足 3 项诊断标准并有阳性家族史。

(2)满足 2 项诊断标准和 3 项次要支持标准。

(3)阳性家族史和 3 项次要支持标准。

对于临床高度怀疑 DBA 的患者,也建议进行与 DBA 相关基因突变的基因筛查。最有效的方法是首先进行 RPS19 基因突变的序列分析,然后通过分子学检测方法来检测其他 8 个与 DBA 相关的基因。此外,如果患者具有 DBA 相关的基因突变,但不满足 DBA 的诊断标准,则可诊断为非典型 DBA。

(二)鉴别诊断

1 范可尼贫血(FA)

DBA 的慢性病程、先天畸形易与 FA 混淆,而且部分 DBA 后期会进展为全血细胞减少,但是 DBA 特征是血中网织红细胞和骨髓中幼红细胞真正缺乏,具有 DBA 家族史或 RPS19 基因突变有助于诊断。

2 儿童期暂时性幼红细胞减少症

儿童期暂时性幼红细胞减少症是儿童红细胞生成减少最常见的病因,通常是由微小病毒 B19 感染引起的获得性短暂的红细胞生成不良,表现为一过性的自身免疫介导的疾病,多发生于 1 岁以后,病程呈自限性,于发病后 1～2 个月内恢复,预后良好。

3 Aase 综合征

Aase 综合征是以上肢畸形合并 DBA 为主要表现的综合征。受累儿童也可能有心血管和颅面部(唇腭裂)畸形。此综合征很可能是 DBA 的一种变异型而不是一种独立的临床疾病。

(三)中医辨证

DBA 患儿因先天禀赋薄弱、气血生化乏源,加之瘀毒侵袭而发病,临床多见头晕乏力,面色苍白,心悸气短,纳差等脾肾不足及气血亏虚证候。其辨证多属脾肾两虚、气血不足之证。

五、治　疗

(一)西医治疗

DBA 的治疗以维持生长发育所需的血红蛋白水平(80～100g/L)为目的,不建议为提高血红蛋白达正常水平而应用过多、过量的治疗。

1 糖皮质激素

80%以上的患者对激素治疗有反应。推荐 DBA 患儿于 1 岁之后开始口服泼尼松,初始剂量为 1～2mg/(kg·d),晨起顿服,规律足量服药 4～6 周血红蛋白有所提高或输血间隔延长,血红蛋白稳定＞100g/L 后可考虑逐渐减量至达到最小维持剂量＜0.5mg/(kg·d),甚至停药,目标血红蛋白为 80～100g/L。无效者可试验性应用大剂量甲泼尼龙 100mg/(kg·d)静脉输注,连续 3 天,以后逐渐减量。

2 环孢素(CsA)

单用激素无效的患者可联合 CsA 治疗。推荐 CsA 起始剂量为 3～5mg/(kg·d),检测 CsA 血药浓度及肝肾功能。连续应用 6 个月无效者应逐步减停。

3 输血

对于 1 岁以内的 DBA 患儿,以及皮质类固醇治疗无效、不能耐受或存在使用禁忌的患者,输血是主要的治疗手段。

(二)中医治疗

DBA 患者大多为婴幼儿,治疗以西药为主。对于可饮用中药汤剂的患儿,可适当联合温补脾肾、调补阴阳气血的中药,但起效较慢。

(三) 中成药

1 益血生

健脾补肾,生血填精,用于脾肾两虚、精血不足所致证候治疗。

2 复方皂帆丸

温肾健脾,益气养阴,生血止血,用于肾阳不足、气血两虚证者。

3 芪胶生白胶囊

补血益气,用于气血亏损证者。

4 再造生血胶囊

补肝益肾,补气养血,用于肝肾不足、气血两虚所致的血虚虚劳。

5 **维血宁颗粒**

滋阴养血,清热凉血,用于阴虚血热证者。

(以上中成药按辨证使用,用法详见药物说明书。)

(四)预后及并发症

不同的遗传方式、多变的临床表现以及各异的体外生物学反应等提示本病可能为不同病因所致的一组异质性疾患,患者的存活期及存活质量取决于其临床疗效反应。

DBA 患者经治疗后脱离输血及其他治疗,血红蛋白大于 80g/L,持续至少 6 个月,定义为缓解。需要药物或输血维持血红蛋白大于 80g/L,定义为持续状态。研究表明,DBA 患者 40 岁以上总体生存率为 75.1%。虽然多数 DBA 患者对激素治疗有反应,但易产生依赖,部分患者仍需长期药物及输血维持。

六、预防及护理

(一)病房管理

1 **入院医嘱**

(1)长期医嘱。

血液病护理常规、饮食,视病情通知病重或病危中/重度贫血患者可选择输血及静脉补铁治疗。

(2)临时医嘱。

①一般检查:血常规+C 反应蛋白、网织红细胞、生化类、凝血功能、铁蛋白、血清铁、总铁结合力、血型、输血前的感染相关标志物、胸片、心电图、心脏 B 超,必要时复查骨髓常规、骨髓活检;必要时输注红细胞。

②贫血相关检查:抗人球蛋白试验、免疫球蛋白及补体,叶酸、维生素 B_{12}、铁蛋白、促红细胞生成素测定、血红蛋白电泳分析、红细胞中腺苷脱氨酶(eADA)活性。

③必要时行 DBA 相关基因突变的基因筛查。

2 **护理干预**

(1)病情观察:密切观察患者贫血的进展程度;关注患儿的生命体征,发现患儿出现头痛、恶心、呕吐、腹痛、腹泻、寒战、高热等表现,及时报告医生。

(2)休息:指导严重贫血的患儿卧床休息,护士需做好生活护理;中度贫血者应增加卧床休息的时间,减少活动。指导患儿根据贫血程度安排活动量,以不出现心悸、气短、过度乏力为标准。

(3)心理护理:让患儿参加各种适当的活动,对于其保持良好的心态、积极回归社会具有促进意义。

3 专病危急状况识别及应急管理

DBA一般不常见危急重症,但对于长期免疫抑制剂用药的患儿,需注意急性感染发生,及时至专科进行进一步的评估和治疗。

4 治疗中常见的一些问题和解决方法

(1)输血反应和发热反应:反应严重时需立即停止输血,体温较高时需物理降温或药物降温。

(2)过敏反应:立即停止输血,应用肾上腺素或地塞米松静脉输注。

(3)溶血反应:立即停止输血,扩容利尿,碱化小便,保护肾脏。

(4)细菌污染:停止输血,行血培养,静脉应用抗生素。

(5)循环超负荷:按急性左心衰处理,控制输液量及速度。

(二)门诊管理

1 防治计划(基层医院,包括社区医院)

对于有输血依赖的患儿,在基层/社区医院随访诊治过程中,同样要注意评估患者的铁负荷和脏器功能,提醒患儿家属进行相关自我管控和规范治疗。

2 健康教育

DBA有家族遗传倾向,因为受下降的外显率及轻重两种形式共存在同一家谱内等因素的影响,DBA的遗传规律很难预测,建议在DBA家族中应进行遗传咨询来指导优生优育。

3 基层医院或社区医院专病规范管理方案

基层/社区医院对DBA的规范化管理,主要还是围绕贫血的评估和维持治疗。在上级医院完成疾病的明确诊断后,治疗可以在基层/社区医院进行,定期监测患儿的血常规,必要时输血治疗。

4 管理效果评估

通过规范化疾病管控,评估患儿输血间隔是否延长,造血功能是否改善。

(三)家庭管理预防和管理

1 认识贫血的性质和危害性

儿童贫血的危害性较大,不仅影响儿童的生长发育,降低机体免疫和抗感染能力,还可影响儿童的学习能力和损害儿童的智力发育。

2 诊治找什么科

可到儿童医院血液科或血液病医院相关科室或综合医院儿科、血液科等相关科室就诊。

3　如何化验和检查

根据家族史、临床表现及实验室检查不难确诊。可行血常规、网织红细胞检测、骨髓穿刺检查、血红蛋白电泳分析、红细胞中腺苷脱氨酶活性,必要时行DBA 相关基因突变的基因筛查等相关检查。

4　治疗方案的建立和调整

对于 1 岁以内的 DBA 患儿,当贫血症状显现出严重的表现时,可行间断性输血治疗,保证生长发育及日常活动需要。对于 1 岁以上的患儿可进行免疫抑制治疗,首选糖皮质激素。

5　非药物治疗

对于 DBA 患者,生活上尽量保持室内清洁,空气清新,定期消毒,保持卫生,尽可能减少感染因素。若患者无严重的贫血时,可适当活动。饮食以清淡为主,给予高蛋白、富含维生素、易消化的食物。

6　药物治疗疗程

先天性小儿纯红细胞再生障碍性贫血为终身疾病,需要终身间歇性治疗。主要记录以下内容:输血治疗的种类、量、日期,输血前后血红蛋白含量。

7　随访

小儿纯红细胞再生障碍性贫血治疗刚开始时,建议每个月复查一次,病情稳定时可 3～6 个月复查一次。

8　家庭监测方法

由于患儿不能清楚地表达自己的诉求,护理者要紧密观察患儿的意识状态和生命体征。若出现哭闹不止和易激惹,说明患儿身体不适,需要及时寻求医生帮助。

9　病情稳定或进展指征

如患儿出现面色苍白、心悸气短、乏力加重等表现,需及时就医。

七、案　例

男婴,52 天。因面色苍白 52 天入院。患儿生后即面色苍白,家长未注意。于满月接种疫苗时医生见其面色苍白,即查血红蛋白 72g/L,血小板、白细胞正常,考虑生理性贫血,未予以治疗,面色苍白进行性加重。入院前 2 天再次查血红蛋白 65g/L,即来我院就诊,以贫血(重度)原因待查收住院。查体:体温

36.7℃,脉搏 140 次/min,呼吸 38 次/min,体重 5kg。重度贫血貌,精神差,全身皮肤无黄染及出血点。头颅、五官无畸形,毛发稀疏,双瞳孔等大等圆,对光反射灵敏,颈软,双肺呼吸音清。心界不大,心率 140 次/min,心音有力,胸骨左缘第 3～4 肋间可闻及 2/6 级收缩期吹风样杂音,无传导,未触及震颤。腹部查体无殊。脊柱、四肢无畸形。神经系统检查无明显阳性体征。初步诊断:贫血(重度)原因待查,先天性心脏病。

入院后检查:白细胞 3.12g/L,红细胞 $1.72×10^{12}$/L,血红蛋白 48g/L,血小板正常,肝、肾功能、血糖均正常。行骨髓穿刺检查示正常骨髓象。结合母亲病史,按营养不良性贫血予多次输红细胞、对症支持治疗,期间多次查血红蛋白 53～105g/L,网织红细胞(Ret)0.2%～0.23%,Ret 绝对值(0.006～0.007)g/L,白细胞、血小板正常。每次予输血后血红蛋白均上升,但 2 或 3 天复查血红蛋白又下降。于入院 10 天后再次行骨髓穿刺检查示:增生轻度不良,退化细胞可见,以粒细胞系为主,红细胞系受抑制。心脏 B 超检查示:房间隔缺损(中央型)。患儿病史、体征及医技检查结果符合先天性纯红再生障碍性贫血性贫血的诊断标准。

明确诊断后予口服泼尼松、司坦唑醇及对症治疗,10 天后复查血红细胞 $2.59×10^{12}$/L,血红蛋白 81g/L,Ret 1.4%,Ret 绝对值 0.036g/L,白细胞、血小板正常。比较治疗前后 Ret 值明显上升,病情好转,出院。嘱出院后继续口服泼尼松、司坦唑醇等,随访 3 个月病情明显好转。

中医辨证:患儿先天禀赋薄弱、气血生化乏源,加之瘀毒侵袭而发病,其辨证属脾肾两虚、气血不足之证。该例患儿为婴幼儿,因年龄较小,中药汤剂引用较困难,后期可适当联合温补脾肾、调补阴阳气血的中药,以十全大补汤合左归丸,或以无比山药丸加减服用,补肾滋阴,温肾益精,填髓生血。

(孙晓)

第二节 获得性纯红细胞再生障碍性贫血的中西医防治和管理

一、定义和流行情况

获得性纯红细胞再生障碍性贫血是一组异质性疾病,以骨髓红系造血障碍,外周血网织红细胞和成熟红细胞减少为特征的疾病,而白细胞和巨核细胞基本正常。获得性 PRCA 患者的年龄多为 20～67 岁,多见于中年人,其中胸腺瘤合并纯红细胞再生障碍性贫血者约占全部胸腺瘤患者的 7%。

二、病因病机

(一)西医病因病机

1 发病病因

(1)原发性:原发性 PRCA 多数为特发性,其病因尚未明确,其发病可能与自身免疫异常或脾内某种体液因子的作用相关。

(2)继发性:可继发于以下情况。

①胸腺瘤:约 50% 患者合并胸腺瘤,大多为良性。

②细菌、病毒感染:B19 微小病毒、肝炎病毒、EB 病毒、巨细胞病毒、HIV 病毒、链球菌等感染,PRCA 可继发于传染性单核细胞增多症、腮腺炎、呼吸道感染、病毒性肝炎、支原体肺炎等感染性疾病。

③自身免疫病:如系统性红斑狼疮、类风湿性关节炎、成年人 Still 病、甲亢等。

④肿瘤性疾病:如恶性淋巴瘤、慢性淋巴细胞白血病、慢性粒细胞白血病、血管免疫母细胞淋巴结病、胆管癌、甲状腺癌、乳腺癌、支气管肺癌等。

⑤药物因素:如氯霉素、异烟肼、硫唑嘌呤、苯妥英钠、对乙酰氨基酚(扑热息痛)等可诱发 PRCA,多数属于急性过程,停药时大多病例可完全恢复。

⑥其他:妊娠、造血干细胞移植、放疗等。

2 发病机制

(1)免疫因素。

克隆性 T 细胞增殖抑制红系造血:γδT 细胞呈克隆性增殖,引起 Th1/Th2 值升高,继之一些负调控因子(如 IL-2、TNF、IFN 等)增高,抑制红系祖细胞生长。

①T 细胞介导的细胞免疫:约有 10% 的胸腺瘤患者会继发 PRCA,而约有 50% 的继发 PRCA 患者罹患胸腺瘤,可能与胸腺瘤患者体内 T 淋巴细胞克隆性增殖有关。

②体液免疫介导的 PRCA:早期研究曾将 PRCA 患者血浆注入实验动物体内,抑制骨髓红系造血,而体外抑制自身及其正常骨髓红系祖细胞(BFU-E 和 CFU-E)生长,而且呈浓度依赖性,但对其自身及正常粒-单核系祖细胞(CFU-GM)生长无明显影响。

(2)感染因素。

①肝炎病毒:肝炎病毒相关的 PRCA 多为丙型肝炎病毒,也偶见其他类型肝炎病毒引起的 PRCA。

②微小病毒 B19:B19 作为一种 DNA 病毒,对红系祖细胞具有趋向性,可以结合在红细胞膜的 P 抗原上,直接对红系祖细胞发挥细胞毒作用,引起红系造血障碍。

(3)药物因素:临床上常见的药物均有引起 PRCA 的报道,如异烟肼、氯霉素、硫唑嘌呤、利奈唑胺、甲基多巴和拉米夫定等,其机制尚未明确。

(4)ABO 血型不合异基因造血干细胞移植:主要 ABO 血型不合不再是移植的禁忌证,移植后发生 PRCA 与供者和受者主要 ABO 血型不相合有关,是由于受者体内残存的浆细胞分泌抗 A 或抗 B 同种凝集素持久存在,抑制了供者的红系祖细胞。

(三)中医病因病机

获得性纯红细胞再生障碍性贫血可归于中医"虚劳""血虚"范畴。肾为先天之本,藏精生髓化血;脾为后天之本,气血生化之源,气血之源在于脾肾。肾亏则髓骨枯,脾虚则气血竭,故可将纯红再生障碍性贫血的中医发病机制归纳为以下两个方面。

1 饮食不调,损伤脾胃

饮食不节,损伤脾胃,使其运化水谷、化生气血的功能受到影响,日久累及先天。气血生化无源,易致本病。

2 劳欲过度,情志不调

劳欲过度或情志不畅,可损伤脏腑功能,消烁脏腑阴精,尤以早婚、多育、房劳伤肾较多见且严重。因精血同源,肾精不充,则气血枯竭,而导致本病。

三、临床表现及实验室检查

(一)临床表现

获得性 PRCA 以贫血表现为主,如疲乏无力、面色苍白、头晕、眼花、耳鸣、心悸等,一般无发热和出血现象。

(二)实验室检查

1 血常规

红细胞计数、血红蛋白含量、网织红细胞百分比;白细胞计数及分类、血小板计数;血细胞涂片等。

2 血清促红细胞生成素(erythropoietin，EPO)水平、EPO 抗体检测

EPO 相关 PRCA 患者的血清 EPO 水平与贫血程度呈负相关。原发性 PRCA 多与异常免疫有关，自身抗体作用于定向干细胞或 EPO 受体上，或原发产生 EPO 的自身抗体。

3 病毒学检测

病毒学检测包括细小病毒 B19、肝炎病毒、EB 病毒(epstein-barr virus，EBV)、人类免疫缺陷病毒(human immunodeficiency virus，HIV)、成年人 T 细胞白血病/淋巴瘤病毒、巨细胞病毒(cytomegalovirus，CMV)等。

4 免疫相关指标检测

免疫相关指标检测至少包括 ANA、ENA、dsDNA、RF、ASO 等筛查。

5 甲状腺功能检查及血清肿瘤标志物检测

6 造血原料相关检查

血清铁、总铁结合力、不饱和铁结合力、转铁蛋白及铁蛋白水平;血清叶酸、维生素 B_{12} 水平测定。

7 溶血相关检查

酸溶血试验(Ham 试验)及抗人球蛋白试验(Coombs 试验)、尿含铁血黄素试验(尿 Rous 试验)、锚链蛋白等检测，以及各种先天性溶血性贫血的相关检查。

8 骨髓涂片、骨髓活检，骨髓细胞组织化学染色

骨髓涂片、骨髓活检，骨髓细胞组织化学染色包括碱性磷酸酶阳性率及积分、有核红细胞糖原染色、铁染色。

9 流式细胞术检测

获得性 PRCA 常继发于其他血液系统疾病,包括急慢性白血病、淋巴瘤、多发性骨髓瘤、骨髓增生异常综合征、骨髓增殖性疾病等,根据具体情况进行必要的流式细胞术免疫分型检测。

10 细胞遗传学检测

染色体核型检测除外以 PRCA 为早期表现的 MDS,T 细胞受体重排检测应作为常规检测,除外淋巴系统恶性增殖性疾病。

11 影像学检查

影像学检查包括 B 超、CT、磁共振等,目的在于发现胸腺瘤、血液系统肿瘤

及其他实体瘤存在的证据。

(三)中医证候

1 气血两虚证

少气懒言,乏力自汗,心悸失眠,面色淡白或萎黄,唇甲淡白,脉细弱舌淡嫩。

2 肾阴虚证

腰膝酸痛,眩晕耳鸣,失眠多梦,男子阳强易举、遗精,妇女经少经闭,或见崩漏,形体消瘦,潮热盗汗,五心烦热,咽干颧红,溲黄便干,舌红少津,脉细数。

3 肾阳虚证

腰膝酸软而痛,畏寒肢冷,尤以下肢为甚,头目眩晕,精神萎靡,面色㿠白或黧黑,男子阳痿,妇女宫寒不孕,或大便久泻不止,完谷不化,五更泄泻,或浮肿,腰以下为甚,按之凹陷不起,甚则腹部胀满,全力肿胀,心悸咳喘,舌淡胖苔白,脉沉弱。

四、诊断程序

(一)西医诊断标准

1 有贫血的临床表现

无出血,无发热,无肝脾肿大。

2 部分患者有胸腺瘤

有些继发患者发病前有氯霉素或苯等接触史,有的患者合并恶性肿瘤或自身免疫性疾病或其他血液病。

3 EPO 相关 PRCA

长期应用重组人 EPO 可导致患者体内产生抗 EPO 抗体,它既针对外源性 EPO,也针对内源性 EPO,最终导致红细胞生成障碍。其诊断标准为:①rhEPO 治疗 4 周以上,在 rhEPO 剂量不变或增加的情况下,突然出现血红蛋白每周下降 5～10g/L,或每周需要输注 1～2 个单位的红细胞才能维持血红蛋白水平;②网织红细胞绝对值$<10\times10^9$/L,而白细胞计数及血小板计数正常;③骨髓涂片可见红系严重增生不良,幼红细胞$<5\%$;抗 EPO 抗体检测阳性。

4 实验室检查

①血常规:血红蛋白低于正常值(男性<120g/L,女性<110 g/L);网织红

细胞<1%,绝对值减少;白细胞计数及血小板计数均在正常范围内(患者可有少数轻度的白细胞或血小板减少);白细胞分类正常,红细胞及血小板形态正常。

②血细胞比容较正常减少。

③红细胞平均体积(MCV)、红细胞平均血红蛋白量(MCH)、红细胞平均血红蛋白浓度(MCHC)在正常范围内。

④骨髓象:骨髓红细胞系统的各阶段显著低于正常值,幼稚红细胞应少于5%,粒系及巨核系的各阶段在正常范围内。红系严重减少时,粒系的百分比相对增加,但各阶段比例正常。

⑤Ham 试验及 Coombs 试验阴性,尿 Rous 试验阴性(频繁输血者 Rous 试验可阳性),无 PNH 克隆。

(二)鉴别诊断

1 骨髓增生异常综合征(MDS)

其中难治性贫血型(MDS-RA)易与纯红细胞再生障碍性贫血相混淆,MDS-RA 骨髓细胞可见病态造血,染色体检查核型异常占 20%～60%,骨髓组织切片可见造血前细胞异常分布沉淀。

2 阵发性睡眠性血红蛋白尿

尤其是血红蛋白尿不发作者易与纯红细胞再生障碍性贫血相混淆,本病网织红细胞常增高,骨髓幼红细胞增生尿含铁血黄素,扩大试验及 Ham 试验呈阳性,均有助于鉴别。

3 急性再生障碍性贫血

主要为全血细胞减少,淋巴细胞相对增多,骨髓细胞增生减低,各系列细胞明显减少,非造血细胞增多。

(三)中医辨证

气血两虚证,以气虚与血虚的证候共见为审证要点。少气懒言,乏力自汗为肺脾气虚之象;心悸失眠,为血不养心所致;血虚不能充盈脉络,见唇甲淡白,脉细弱;气血两虚不得上荣于面、舌,则见面色淡白或萎黄,舌淡嫩。肾阴虚证,以肾病主要症状和阴虚内热证共见为辨证要点。肾阴不足,腰府失养,故腰膝酸痛;脑海失充,则头晕耳鸣;肾水亏虚,心肾不交,以致心神不宁,而见失眠多梦;相火妄动,则阳强易举;君火不宁,扰动精室,而致精泄梦遗;妇女以血为用,阴亏则经血来源不足,所以经量减少,甚至闭经;阴虚则阳亢,虚热迫血可致崩中;形体消瘦、潮热盗汗、五心烦热、咽干颧红、溲黄便干、舌红少津,脉细数等症均为阴虚内热之候。肾阳虚证,肾阳虚衰,失于温煦,则腰膝酸软疼痛;畏寒肢冷。肾处下焦,阳气不足,阴寒盛于下,故下肢为著;阳气亏虚,推动无力,故精神萎靡不振;肾主水,阳虚不能运化水湿,则见水肿,水湿上凌心肺,则见心悸咳喘。肾主生殖,肾阳亏虚,则生殖机能减退。面色㿠白、黧黑无泽、舌淡胖苔白、脉沉弱皆为阳虚之候。

五、治　疗

(一)病因治疗

1 胸腺切除术

胸腺瘤患者获得性 PRCA 的发生率为 5%～15%,是继发性 PRCA 的最常见病因。胸腺瘤者应尽早切除胸腺,术后缓解率可达 25%～50%。

2 其他

对于继发性 PRCA,要注意去除病因。对于药物引起的 PRCA,应立即停用可疑药物;对于病毒感染导致的 PRCA,应给予抗病毒治疗;对于恶性肿瘤引起的 PRCA,应积极治疗原发病。

(二)对症支持治疗

1 输血

12% 的获得性 PRCA 具有自限性,因此,在发病最初的 1 个月,可以治疗原发病的同时予以输血支持治疗,监测血常规变化,观察患者红系造血是否有恢复趋势。

2 抗感染治疗

对于获得性 PRCA 患者长期贫血,长期应用免疫抑制剂,如 CS、CsA、CTX 等,容易合并感染,尤其是真菌及机会致病菌感染,应根据细菌学证据及药敏结果选择有效的抗生素。

3 去铁治疗

获得性 PRCA 患者的长期输血可引起铁蛋白升高,血清铁蛋白＞1000μg/L 时,应给予去铁治疗。

(三)西医药物治疗

1 免疫抑制治疗

目前对于原发性 PRCA 和大多数继发性 PRCA 的主要治疗方法仍然是免

疫抑制治疗。

①肾上腺皮质激素(CS)：CS是目前治疗获得性PRCA的首选药物，特别是对于年轻患者，有效率为30％～62％。常用剂量为泼尼松0.5～1.0g/(kg·d)，至红细胞压积达到35％后逐渐减量至停用。约40％的患者4周见效，80％的患者在停药24个月内复发，但多数复发患者再次应用CS治疗是仍然有效的。

②环孢素(cyclosporin A，CsA)：CsA目前被认为是获得性PRCA(特别是特发性PRCA)的一线治疗药物，推荐剂量为3～8mg/(kg·d)，根据血药浓度来调整剂量，疗程不短于3个月。其有效率为65％～87％。可与CS合用，提高CS治疗的缓解率。由于CsA存在肾毒性，应用时应监测药物浓度和肾功能，CsA水平应当在150～250ng/mL，剂量原则应个体化。

③细胞毒免疫抑制剂：常用的细胞毒免疫抑制剂如环磷酰胺，用于CsA禁忌或无效患者、继发于大颗粒淋巴细胞白血病(large granular lymphocytic leukemia，LGLL)的PRCA，单用有效率为7％～20％，一般与CS联用。可从小剂量开始，逐渐加量至起效或骨髓抑制发生。起效后开始减量，至红细胞压积恢复正常后3～4个月停用。

④抗人胸腺/淋巴细胞球蛋白(ATG/ALG)：对部分获得性PRCA有效，但价格较贵，可酌情应用。

2 单克隆抗体

①利妥昔单抗：为抗CD20单克隆抗体，可选择性地杀灭B细胞，已广泛应用于B细胞淋巴瘤及自身免疫性疾病的治疗。可用于其他药物治疗无效的PRCA、继发于淋巴系统恶性肿瘤的PRCA、ABO血型不合异基因造血干细胞移植后继发PRCA有效，剂量为375mg/m²×4周。

②达利珠单抗：为抗白细胞介素2(IL-2)受体的单克隆抗体。IL-2受体表达在活化T细胞上，阻断IL-2受体可降低T细胞的活化与增殖。

③阿仑珠单抗：为抗CD52单克隆抗体(CD52表达在T和B淋巴细胞表面，抑制后可显著降低淋巴细胞活性)，可应用于CS或CsA效果不佳者。

3 丙种球蛋白

丙种球蛋白有免疫调节、中和抗体、抗感染的功效，可用于HIV、细小病毒B19等病毒感染后继发PRCA患者。

4 EPO相关PRCA治疗

该病一经确诊，应立即停用rhEPO，给予输血支持治疗及免疫抑制治疗。首选方案为泼尼松1mg/(kg·d)联合口服环磷酰胺。其次为环孢素。持续至抗体转阴,网织红细胞计数$>20\times10^9$/L。有条件者可行肾移植。

(四)中医治疗

1 气血两虚证

予以八珍汤加减:人参、白术、茯苓、甘草、熟地黄、当归、川芎、白芍、炙黄芪、阿胶。四君四物气血双调。

2 肾阴虚证

予以滋补肝肾,左归饮加减:熟地、山药、枸杞子、炙甘草、茯苓、山萸、女贞子、菟丝子、炙黄芪、当归等。重用熟地为君以补肾填精,可酌加温阳药以求阳中求阴。

3 肾阳虚证

予以温肾填精,右归饮加减:熟地、山药、山茱萸、枸杞子、甘草、杜仲、肉桂、制附子、仙茅、巴戟天等。组方时应注意阴阳互根及脾肾双补之用。

对于慢性纯红细胞再生障碍性贫血的治疗还应注重脾胃和痰瘀两方面兼证。顾护脾胃:脾胃乃后天之本、气血生化之源,脾肾是后天与先天的关系,两者互相促进。脾胃键运则气血生化有源,可充实先天之精,肾精充盛又可化髓生血,故治疗时应注意酌加健脾和胃之品;防治痰瘀:慢性纯红细胞再生障碍性贫血患者病程较长,久病耗伤气血,脾失健运,化生痰湿,气机推动无力,日久成瘀,痰瘀互结则进一步导致骨髓生血受阻,故应注重健脾运湿、养血活血、痰瘀虚同治之法。

(五)中成药

1 益血生

健脾补肾,生血填精,用于脾肾两虚、精血不足所致证候治疗。

2 复方皂帆丸

温肾健脾,益气养阴,生血止血,用于肾阳不足、气血两虚证者。

3 芪胶生白胶囊

补血益气,用于气血亏损证者。

4 再造生血胶囊

补肝益肾,补气养血,用于肝肾不足、气血两虚所致的血虚虚劳。

5 维血宁颗粒

滋阴养血,清热凉血,用于阴虚血热证者。

（以上中成药按辨证使用，用法详见药物说明书。）

（六）疗效及预后

1 国内疗效标准

①基本治愈：贫血症状消失，血红蛋白上升达到男 120g/L，女 110g/L。白细胞、血小板正常。骨髓象恢复正常。停药随访 1 年以上无复发。

②缓解：症状消失，血红蛋白达到男 120g/L，女 110g/L。白细胞、血小板正常。骨髓象恢复正常。停药随访 3 个月稳定或继续进步。

③明显进步：症状好转。不输血，血红蛋白较治前增加 30g/L 以上。维持 3 个月不下降。

④无效：治疗后血红蛋白不增加或增加不到 30g/L。

2 国外疗效标准

国外文献一般均以血红蛋白恢复正常（120g/L），骨髓象恢复正常为本病的缓解条件。

本病约半数患者经治疗可达完全缓解或治愈，但仍有部分患者复发，经治疗还可达完全缓解。部分患者早期对治疗敏感，贫血症状得以改善，但后期治疗效果较差，主要靠输血改善症状，故易引起血色病、肝大等。

六、预防和管理

（一）病房管理

1 医嘱

（1）长期医嘱。

血液病护理常规、饮食、视病情通知病重或病危中/重度贫血患者可选择输血及静脉补铁治疗。

（2）临时医嘱。

一般检查：血常规＋C 反应蛋白、网织红细胞、生化类、凝血功能、铁蛋白、血清铁、总铁结合力、血型、输血前的感染相关标志物、胸片、心电图、心脏 B 超，必要时复查骨髓常规、骨髓活检；必要时输注红细胞。

贫血相关检查：抗人球蛋白试验、免疫球蛋白及补体、叶酸、维生素 B_{12}、铁蛋白、促红细胞生成素测定。

2 护理干预

（1）病情观察：密切观察患者贫血的进展程度；皮肤黏膜的颜色变化；倾听

患者的主诉,如有不适,及时报告医生。

(2)休息:指导严重贫血患者卧床休息,护士需做好生活护理;慢性期及中度贫血者应增加卧床休息的时间,减少活动,患者可进行生活自理。

(3)心理护理:让患者参加各种适当的活动,对于其保持良好的心态、消除疾病带来的自卑、积极回归社会具有促动意义。

3 治疗中常见的一些问题和解决方法

(1)输血反应和发热:反应严重时需立即停止输血,体温较高时需物理降温或药物降温。

(2)过敏反应:立即停止输血,应用肾上腺素或地塞米松静脉输注。

(3)溶血反应:立即停止输血,扩容利尿,碱化小便,保护肾脏。

(4)细菌污染:停止输血,行血培养,静脉应用抗生素。

(5)循环超负荷:按急性左心衰处理,控制输液量及速度。

4 常用药物的不良反应及处理

(1)肾上腺皮质激素:该药常见的不良反应包括感染、高血糖、骨质疏松、消化道出血、电解质紊乱等。为了减少激素对胃肠道的刺激作用,可在饭后 $0.5h\sim1.0h$ 服药,同时可加用胃黏膜保护药和制酸药。应用激素的患者的机体防御功能降低,应注重预防感染。在激素使用的同时,可服用钙片,以有效预防骨质疏松。一旦发现有严重骨质疏松或骨坏死,应尽可能停药。

(2)环孢素:环孢素治疗中最重要的问题是其肾毒性,该药可引起肾小管及肾血管的结构和功能改变。环孢素的急性肾毒性与肾血流量的下降有关,这种功能性的肾毒性通常不会引起永久性的肾损害,减量或停用后可以恢复。

(3)细胞毒免疫抑制剂:常见的不良反应包括骨髓抑制、脱发、消化道症状、出血性膀胱炎、性腺毒性、肝功能损害、第二肿瘤等。在选用免疫抑制剂时必须权衡利弊后慎重选择适应证,遵循个体化原则。

(二)门诊管理

1 防治计划(基层医院,包括社区医院)

对于长期口服免疫抑制剂的患者,需注意肝肾功能的监测。对于有输血依赖的患者,同样要注意评估患者的铁负荷和脏器功能,提醒患者进行相关自我管控和规范治疗。

2 健康教育要点

在疾病健康宣教过程中,需要指导患者正确认识贫血,指导患者保持合理的饮食习惯和疾病随访。告知患者维持治疗的重要性。

3　基层医院或社区医院专病规范管理方案

基层/社区医院对纯红细胞再生障碍性贫血的规范化管理,主要还是围绕疾病贫血的评估和维持治疗。在上级医院完成疾病的明确诊断后,输血治疗可以在基层/社区医院进行,主要包括:血常规监测(每半个月);肝肾功能监测(每月1次);若为输血依赖患者,3~6个月行铁蛋白的监测。

4　贫血危急状况识别及应急管理

纯红细胞再生障碍性贫血一般不常见危急重症,但对于长期免疫抑制剂用药的患者,需注意急性感染的发生,及时至专科进行进一步评估和治疗。对于贫血急性加重者,首先去除诱因,积极输注红细胞。

5　管理效果评估

通过规范化疾病管控,最终评估效果还是通过评估患者的血红蛋白水平,输血间隔是否延长、骨髓造血功能是否改善。

(三)家庭预防及管理

1　认识疾病的性质和危害性

(1)在工农业生产中,应严格执行防护措施,严格遵守操作规程,防止有害的化学和放射性物质污染周围环境。

(2)对各种有毒的物理、化学物品,要尽量避免直接接触,更不要随便使用,如多种溶剂、洗染发剂等。

(3)加强药品和毒物的管理,尽量不要随便使用对造血系统有害的药物(特别是氯霉素、保泰松类药物)。

2　如何就诊

可到血液病专科医院或综合医院血液科就诊。

3　如何确诊

根据临床表现及实验室检查,不难确诊。可行血常规、网织红细胞、血涂片、骨髓穿刺等相关检查。

4　治疗方案的建立和调整

对于伴有胸腺瘤者,应尽早切除胸腺,但对于继发于胸腺瘤的 PRCA 患者,仅仅切除胸腺是不够的,需要同时进行免疫抑制治疗。对于继发性 PRCA,如药物、病毒感染等相关者,要注意去除病因。

5 非药物治疗

饮食上要避免辛辣、刺激、过冷、过硬食物,进食清淡易消化、富含维生素的食物。日常生活要有规律,情绪稳定,适当活动,避免劳累。

6 药物治疗疗程

纯红细胞再生障碍性贫血为慢性疾病,需长期治疗,一般肾上腺皮质激素有效者约 4 周见效。环孢素疗程至少 3 个月,一般 3～6 个月起效。

7 随访

纯红细胞再生障碍性贫血治疗刚开始,建议每个月复查一次,病情稳定可3～6个月复查一次。

8 家庭监测方法

患者可以通过检测血常规、网织红细胞、肝功能评估贫血情况及脏器功能情况,对于指标明显变化的患者,建议进一步到专科门诊进行系统评估。

9 病情稳定或进展指征

患者出现血红蛋白进行性下降、头晕乏力、胸闷气急症状加重等表现,需及时就医。若除贫血以外出现白血病或血小板减少,需考虑疾病转变,尽快行骨髓检查评估。

七、案 例

患者,女,45 岁,于 2014 年 2 月中旬无明显诱因出现周身乏力,面色㿠白,就诊于外院,经骨髓穿刺确诊为纯红细胞再生障碍性贫血,住院间断输注悬浮红细胞,定期注射促红素(EPO,10000IU 隔日 1 次),并口服泼尼松 40mg 1 天 1 次及环孢素 50mg 1 天 2 次治疗,但患者的症状无明显改善,血常规示 RBC 波动在$(1.5\sim2.5)\times10^{12}$/L、HGB 波动在 50～80g/L 之间,为求中西医结合治疗就诊。就诊时患者已自行减用泼尼松至 15mg 一天 1 次,EPO 仍维持 10000IU 隔日 1 次治疗,环孢素已自行停服。时患者面色㿠白,周身乏力,腰膝酸软,间断发热,无明显汗出,心悸气短,口中乏味,胃纳欠佳,夜寐欠安,二便可。舌淡苔白腻,脉沉细。时查血常规:WBC 3.53g/L,HGB 57g/L,PLT 119g/L。中医辨证:脾肾亏虚。治法:益气生血,补肾健脾。处方:生黄芪 30g,当归 20g,阿胶(烊化)20g,龟甲(先煎)20g,鸡内金 10g,砂仁(后下)6g,菟丝子 20g,山药30g,女贞子 20g,墨旱莲 20g,山萸肉 15g,太子参 20g,麦冬 20g,五味子 15g,柏子仁 10g,远志 10g,焦山楂 10g,金银花 10g。西药暂维持原用药剂量。

二诊：患者服药后未再出现发热，面色较前红润，乏力及心悸气短较前好转，腰膝酸软偶作，胃纳可，夜寐可，出现腹泻，日 2～3 次。舌淡苔白腻，脉沉细。时查血常规示：WBC 5.21g/L，HGB 85g/L，PLT l59g/L。患者气血渐复，但脾虚湿盛尤为显著，故去墨旱莲，加入健脾益气收涩之黄精 20g，茯苓 15g，莲子 20g。泼尼松改为 10mg 1 天 1 次。

三诊：患者诉腰膝酸软缓解，但服药后腹泻未明显缓解。舌色较前红润，舌苔白滑，脉沉细。查血常规示：WBC 5.66g/L，HGB 108g/L，PLT 155g/L。结合化验分析，患者血象好转，但脾阳亏虚较为显著，去麦冬、金银花，加炒白术 10g，薏苡仁 20g，菟丝子 15g 以助健脾温阳止泻。泼尼松改为 5mg 1 天 1 次。患者血象较前明显好转，症状改善，遂停用 EPO。

四诊：患者腹泻较前缓解，自汗出，量多。舌淡红，苔白腻，脉弱。查血常规示：WBC 5.35×10⁹/L，HGB 135g/L，PLT 160×10⁹/L。患者血象虽已恢复正常，脏腑亏虚虽已明显好转，但病程日久，耗伤正气，气虚失于固摄，故前方加浮小麦 20g 以益气敛汗。

五诊：患者未诉明显不适。舌淡红，苔薄白。查血常规示：WBC 4.69g/L，HGB 130g/L，PLT 136g/L。患者血象恢复正常，诸症消失，故守方继进以加强巩固疗效。停用泼尼松。后患者停服中药，定期于门诊复查血常规，至今 RBC、WBC 及 PLT 均维持在正常范围内。

（孙晓）

第十一章 慢性病贫血的中西医防治和管理 ——

第一节 炎症性贫血的中西医防治和管理

一、定义和流行情况

慢性病贫血是临床上继缺铁性贫血之后的第二常见贫血,常继发于慢性感染、炎症和恶性肿瘤等疾病,其发病与炎症细胞因子增多密切相关,故现在通常称为炎症性贫血。这是一组综合征,不包括骨髓肿瘤浸润、失血、溶血、肾功能不全、肝病或内分泌疾病引起的贫血。

二、病因病机

(一)西医病因

1 慢性感染

(1)肺部感染:肺脓肿、肺气肿、肺结核。

(2)肺炎。

(3)亚急性感染性心内膜炎。

(4)骨盆炎症性疾病。

(5)骨髓炎。

(6)慢性泌尿道感染。

(7)慢性真菌感染。

(8)脑膜炎。

(9)人类免疫缺陷病毒感染。

2　慢性非感染性炎症性疾病

（1）类风湿性关节炎。

（2）风湿热。

（3）系统性红斑狼疮。

（4）严重外伤。

（5）烧伤。

（6）血管炎。

（7）结节病。

（8）炎性肠病。

（9）慢性肾病和炎症。

3　严重外科创伤持续 1～2 个月

（二）西医发病机制

炎症性细胞因子增多：促炎症刺激物，如脂多糖、γ 干扰素（IFN-γ）、肿瘤坏死因子 α（TNF-α），上调二价金离子转运蛋白 1（DMT1），使网状内皮系统吸收铁增多，同时这些刺激物引起膜转运蛋白下调，使网状内皮系统储存铁释放减少。食物中的铁从十二指肠上皮细胞转运到血循环时需要膜转运蛋白，所以此时饮食中的铁也转运减少。抗炎症细胞因子，如白细胞介素 10（IL-10）刺激巨噬细胞上的转铁蛋白，增加铁蛋白的储存。

促红细胞生成素（EPO）反应迟钝：一般情况下组织缺氧或血红蛋白水平降低时，体内 EPO 合成数量增多，反应能力增强，并与贫血的严重程度成正比，但是基础慢性疾病越严重，血循环中炎症细胞因子数量越多，骨髓红系祖细胞对 EPO 的反应能力越差。在炎症细胞因子的作用下，EPO 及其受体结合后，刺激细胞膜上信号转导系统，激活蛋白激酶和使络氨酸激酶磷酸化，EPO 功能受到抑制。炎症细胞因子还可以下调 EPO 受体表达，使 EPO 的反应能力下降。

铁稳态失调：铁调素（hepcidin）是肝细胞合成和分泌的小分子量多肽铁调节激素，是机体铁稳态调控中关键性的负性调节分子。人类 hepcidin 基因定位于 19 号染色体，含 3 个外显子，基因和 mRNA 的长度分别为 2.5kb 和 0.4kb。hepcidin 表达受饮食中铁水平、机体铁状况、各类致炎因子和细胞因子等因素的调节。急性炎症反应时，脂多糖、IL-6 和 IL-1 释放增多，增加 hepcidin 的产生，引起铁从肠道吸收障碍、从储存的肝细胞和巨噬细胞中释放障碍，导致贫血。

骨髓红系生成受抑：IFN-γ 是红系生长的重要抑制因子，IL-1 和 INF-a、IFN-a 和 IFN-β 也有同样作用。这些炎症介质影响红系爆炸式形成单位（BFU-

E)和红系集落形成单位(CFU-E)的生长,也加速红系祖细胞的凋亡、下调 EPO 受体、拮抗造血生长因子。细胞因子可以通过产生一氧化氮或过氧化物,直接对红系祖细胞产生毒性作用,这些均使红系祖细胞的造血功能受到损伤和抑制。

(三)中医病因

久病必虚、久病入络以及久病毒聚的中医学病机理论认为虚、毒、瘀是其发生与进展过程的关键环节和发病机制。其中,虚是内伤基础,毒是关键环节和致病条件,瘀是病理结局。阴阳失节,内环境稳态遭到破坏,正气渐亏,成为患者内伤的基础;毒邪侵袭,毒伤经络、气血、脏腑导致气血进一步亏虚;久病入络,瘀阻骨髓,则致新血不生。脾为后天之本、气血生化之源,主受纳水谷,运化精微物质,脾失健运则不能消化吸收造血所需的原料,造成铁代谢紊乱;故在当机体内在平衡紊乱、发生虚损的状态下,毒邪、瘀血乘虚而起到致病原作用,更加导致脏腑、气血、阴阳等功能紊乱或失调,进而发生贫血。

三、临床表现和实验室检查

(一)主要症状

由于导致贫血的基础疾病不同,临床症状和体征也千差万别。多数情况下因为慢性炎症贫血往往是轻至重度的,症状不明显,基础疾病的临床表现掩盖了贫血的症状。贫血的炎症程度与基础疾病的严重程度成正比,持续高热、寒战、化脓的感染比没有这些症状的感染造成的贫血要严重得多。

(二)实验室检查

1 血常规和外周血涂片

慢性炎症性贫血一般为轻度或中度,多数为正细胞正色素性贫血,2%～8%的患者表现为小细胞性贫血[红细胞平均体积(MCV)<80fl]。低色素性贫血[红细胞平均 Hb 浓度(MCHC),<260g/L]比小细胞性常见,在慢性感染性贫血患者为 23%～50%。在慢性炎症性贫血患者中 MCV 下降不似缺铁性贫血中明显,MCV<72fl 比较少见。低色素性改变早于小细胞性改变,而在缺铁性贫血中却是先出现小细胞性贫血,再出现低色素性贫血。可以有轻度的红细胞大小不一,红细胞分布宽度中度增大。网织红细胞正常或轻度减低,偶有轻度升高。外周血涂片可见小细胞、低色素性改变,红细胞大小不一,一般没有其他形态学异常。

2　骨髓象

骨髓铁染色发现细胞外铁即巨噬细胞内的铁增多,而幼红细胞内铁减少。正常时铁粒幼红细胞占所有幼红细胞的 30％～50％,慢性炎症性贫血仅占 5％～20％。

3　铁代谢指标

血清铁、总铁结合力减少,转铁蛋白饱和度轻度减少,但是血清铁蛋白正常或升高。炎症性疾病时,血清铁蛋白明显升高,血清铁在损伤或炎症后几个小时就可下降。如果疾病短期内好转,血清铁恢复正常,不会发生贫血。血清铁半寿期短(90min),正常人每天波动比较大,所以单独测定血清铁的意义不大。铁蛋白是一种急性时相反应蛋白,在发热、感染因素存在时,肝脏合成增多,所以慢性炎症时明显升高。

4　血清 EPO 水平

5　一些生化指标(如 C 反应蛋白,纤维蛋白原等)

(三)中医证候

参照国家标准 GB/T 16751.1-1997《中医临床诊疗术语疾病部分》中血劳拟定。

1　脾胃虚弱

证见面色萎黄,食欲不振,脘腹痞胀,肢体倦怠,疲乏无力,大便溏薄,舌淡苔白,脉象沉细。

2　心脾两虚

证见心悸健忘失眠、盗汗虚热,食少体倦,面色萎黄,舌淡苔薄白,脉象细缓。

3　肝肾阴虚

证见眩晕耳鸣,五心烦热,午后颧红,口渴咽干,舌红少苔,脉象细数。

4　脾肾阳虚

证见面色虚浮,畏寒肢冷,腰膝酸软,大便不调,舌质淡胖。

四、诊断程序

(一)诊断标准

1 临床表现

(1)有明显的感染、炎症等基础疾病。

(2)贫血多为轻度、中度。

2 实验室检查

(1)多为正细胞、正色素性贫血,也可以为小细胞、低色素性贫血,但 MCV 很少小于 72fl。

(2)网织红细胞正常或轻度升高。

(3)骨髓铁染色示幼红细胞中铁颗粒减少,但巨噬细胞中铁颗粒增多。

(4)血清铁和总铁结合力下降,转铁蛋白的饱和度正常或轻度减少。

(5)血清铁蛋白升高。

(6)红细胞游离原卟啉增多。

(7)血清 EPO 水平低于不同程度贫血时相应的 EPO 水平。

以上诊断标准中,较重要的是有基础疾病、血清铁和总铁结合力下降,但血清铁蛋白升高,骨髓铁染色示细胞内铁含量低而细胞外铁含量高,提示铁利用障碍。

(二)鉴别诊断

1 缺铁性贫血(IDA)

单纯性慢性病贫血(anemia of chronic disease,ACD)与 IDA 容易鉴别,根据血清铁、转铁蛋白饱和度和血清蛋白均降低,总铁结合力升高,骨髓铁染色示铁粒幼红细胞内铁和巨噬细胞铁均减少等可以诊断 IDA,排除 ACD。对于较易混淆的 ACD 合并缺铁与单纯 ACD 的鉴别,因为诊断对治疗有指导作用,所以需要明确诊断 ACD 是否合并缺铁。

2 稀释性贫血慢性病

尤其高度进展期肿瘤患者可以发生稀释性贫血,但不常见,在临床上可见到慢性病伴有稀释性贫血的疾病,主要是骨髓瘤或巨球蛋白血症。

3 其他类型贫血

恶性肿瘤出 ACD 外,还有因恶性肿瘤细胞骨髓转移引起的骨髓病性贫血,外周血涂片见幼粒幼红细胞,骨髓中见肿瘤细胞浸润;由抗肿瘤药物引起的药物性巨幼细胞性贫血和再生障碍性贫血,通过红细胞形态和骨髓检查可以明确诊断;结缔组织可以合并自身免疫性溶血性贫血等,均可通过相应的实验室检查进行鉴别。

五、治　疗

(一)西医治疗

1　治疗基础性疾病

治疗基础性疾病包括急性和慢性感染、类风湿、慢性肾病等,有时基础疾病不能得到治愈,但是治疗有症状的贫血可以提高生活质量和改善预后。

2　促红细胞生成药物

有重组人促红细胞生成素(rHu-EPO)、持续性 EPO 受体活化剂、红细胞生成素受体激动剂肽(hematide)等。

3　造血原料的补充

(1)铁剂:根据缺铁程度及患者的实际情况合理选择口服或注射铁剂。口服补铁药包括多糖铁复合物、琥珀酸亚铁等,注射铁剂常用低分子右旋糖酐铁注射液、蔗糖铁注射液、葡萄糖酸铁钠注射液三种。

(2)维生素 B_{12}、叶酸等。

4　输血

红细胞的输注可纠正贫血、提高血液携氧能力,是治疗贫血的有效措施。是否输血需要结合患者对缺氧的耐受能力,一般要求 Hb<60g/L 或 HCT<0.18 时考虑输注。

5　铁调素激素(hepcidin)

由肝脏合成并分泌富含半胱氨酸的抗菌多肽,可作为铁负性调节激素,本身可成为一种降低机体铁水平的外源性药物来治疗铁过载疾病。

(二)中医治疗

1　脾胃虚弱

治以补中益气,方用补中益气汤加减。黄芪、人参、白术、炙甘草、当归、陈皮、升麻、柴胡、生姜、大枣,或具有同类功效的中成药。

2　心脾两虚

治以补益心脾。方用归脾汤加减,人参、黄芪、白术、当归、甘草、茯苓、远志、酸枣仁、木香、龙眼肉、生姜、大枣,或具有同类功效的中成药。

3 肝肾阴虚

治以滋补肝肾。方用知柏地黄汤合当归补血汤,知母、黄柏、熟地黄、山药、山茱萸、丹皮、白茯苓、泽泻、黄芪、当归,或具有同类功效的中药。

4 脾肾阳虚

治以温补脾肾。方用右归丸合当归建中汤。熟地黄、炮附子、肉桂、山药、山茱萸、菟丝子、鹿角胶、枸杞子、当归、杜仲、桂枝、芍药、生姜、甘草、大枣,或具有同类功效的中成药。

(三)中成药

1 益血生

健脾补肾,生血填精,用于脾肾两虚、精血不足所致证候治疗。

2 复方皂帆丸

温肾健脾,益气养阴,生血止血,用于肾阳不足、气血两虚证者。

3 生血宝合剂

滋补肝肾,益气生血,用于肝肾不足、气血两虚证候者。

4 再造生血胶囊

补肝益肾,补气养血,用于肝肾不足、气血两虚所致的血虚虚劳。

(以上中成药按辨证使用,用法详见药物说明书。)

六、预防和管理

(一)病房管理

1 入院医嘱

(1)长期医嘱。

①血液病护理常规,一/二级护理,饮食,视病情通知病重或病危。

②其他一般医嘱,如吸氧、心电血氧饱和度监护、记出入量等。

③治疗基础疾病,重要脏器保护:抑酸、补钙等。

(2)临时医嘱。

①一般检查:血常规、C 反应蛋白、白细胞手工分类、网织红细胞、PCT、血培养、痰培养、痰涂片、T-Spot、尿常规、大便常规+隐血、肝肾功能、甲状腺功能、细胞因子、血沉、凝血类、免疫类、淋巴细胞亚群、抗人球蛋白试验、冷凝集试

验、叶酸、维生素 B_{12}、血清铁、铁蛋白、转铁蛋白、血型、输血前的感染相关标志物、胸片、CT、心电图、腹部 B 超、甲状腺 B 超、心超等。

②骨穿：骨髓形态学检测。

③有输血指征时输注红细胞。

2 护理干预

(1)进行健康宣教，做好疾病感染的防护，减少并发症。

(2)密切观察患者贫血的进展程度，注意患者感染指标的变化，倾听患者的主诉，发现患者出现高热、头晕、头痛、恶心、呕吐、腹痛、腹泻、寒战等表现，及时报告医生。

(3)严重贫血患者需增加卧床休息的时间，减少活动，可给予饮食宣教。

(4)心理疏导，消除患者焦虑、恐惧的情绪，让患者树立正面、积极的态度来面对疾病。

3 治疗中常见的一些问题和解决方法

(1)输血反应：①发热反应：反应严重时需立即停止输血，体温较高时需物理降温或药物降温。②过敏反应：立即停止输血，应用肾上腺素或地塞米松静脉输注。③溶血反应：立即停止输血，扩容利尿，碱化小便，保护肾脏。④细菌污染：停止输血，行血培养，静脉应用抗生素。⑤循环超负荷：按急性左心衰处理，控制输液量及速度。

(2)肝功能异常：在药物治疗期间出现肝功能异常，排除其他因素后，考虑药物引起，可减少药物剂量或停药观察。多数患者在护肝治疗或减量后肝功能会恢复正常。

(3)肾功能异常：在药物治疗期间出现肾功能异常，排除其他因素后，考虑药物引起，可减少药物剂量或停药观察。多数患者在护肾治疗或减量后肾功能会恢复正常，必要时给予专科就诊。

(二)门诊管理

(1)健康行为改变：记录患者现有的不健康生活方式和危险因素，对患者开展有针对性的健康教育，普及健康知识，降低感染风险。

(2)药物治疗：了解患者就诊和药物使用情况，评价药物治疗效果，降低药物副作用，对于效果不佳的患者督促其去综合医院调整治疗方案。

(3)督促定期化验检查：督促患者定期到医院做血常规、感染指标等检查，以及心、肝、肾功能等其他检查。

（三）家庭管理

1 认识贫血的性质和危害性

贫血的炎症程度与基础疾病的严重程度成正比,持续高热、寒战、化脓的感染比没有这些症状的感染造成的贫血要严重得多,需提高警惕。

2 如何就诊

可到综合医院专科、感染科、血液科等相关科室就诊。

3 如何化验和检查

可行血常规、C反应蛋白、白细胞手工分类、网织红细胞、PCT、血培养、细菌培养、T-Spot、尿常规、大便常规＋隐血、肝肾功能、血沉、凝血类、免疫类、淋巴细胞亚群、叶酸、维生素B_{12}、血清铁、铁蛋白、CT、心电图、B超等。

4 治疗方案的建立和调整

确认贫血类型和程度后,给予不同的治疗方案。对危重症患者可考虑给予输血治疗。

5 非药物治疗

患者在平时生活中应合理饮食,避免劳累,避免感冒,加强锻炼,增强体质。

6 药物治疗

治疗原发病时,控制感染,给予补充造血原料、EPO治疗等,严重贫血患者可进行输血治疗。

7 随访

定期门诊随访,建议每个月复查相关指标,以评估治疗效果,以及是否需要调整药物剂量。后期病情稳定时可延长随访周期。

8 自我监测方法

患者可以通过检测血常规、网织红细胞、肝肾功能、C反应蛋白、白细胞手工分类、PCT、细菌培养、叶酸、维生素B_{12}、血清铁、铁蛋白、CT等指标,对于指标明显有变化的患者,建议进一步到专科门诊进行系统评估。

9 病情稳定或进展指征

如患者持续发热,出现头晕加重、面色苍白、晕厥、胸闷心悸等表现,需及时就医。

七、案 例

患者,女,48岁。因反复对称性关节肿痛4年,再发伴乏力半月,收住入院。

患者 4 年前在无明显诱因下出现双踝、膝、腕、肘关节肿胀疼痛,伴双手晨僵,持续时间最长超过 1h,无面部红斑、复发性口腔溃疡、脱发,随即赴某医院就诊,拟诊"类风湿关节炎",予"莫比可"等药物间断治疗半年,后改以服"中药"(具体不详)为主治疗半年后,症状反复发作,而且右肘和肩关节逐渐出现活动障碍。半月前无明显诱因下再次出现双膝关节、右腕关节、右足背肿胀疼痛,伴乏力、纳差,赴当地医院查血红蛋白 72g/L,当时未予重视。现因上述症状逐渐加重,故赴我院门诊,拟"类风湿关节炎,贫血原因待查"收住入院。体格检查:T 37.2℃,P 102 次/min,R 20 次/min,BP 115/65mmHg,面色、眼睑、口唇和甲床苍白,皮肤、巩膜无黄染,心肺听诊无殊,腹部无压痛及反跳痛,肝脾肋下未及,双下肢无浮肿,右足背、双膝关节、右腕关节肿胀压痛,双腕关节屈伸障碍,右肘及肩关节外展活动受限。入院后查血常规:WBC 3.7×10^9/L,RBC 1.82×10^{12}/L,Hb 70g/L,平均红细胞体积 75fl,平均红细胞血红蛋白浓度 320g/L,PLT 282×10^9/L;网织红细胞计数为 2.70%;尿常规、大便常规和隐血试验均无殊;血生化:白蛋白 29.8g/L,球蛋白 46.6g/L,总胆红素 27.8μmol/L,直接胆红素 9.3μmol/L,肾功能指标正常;免疫功能:血 IgG 18.50g/L,IgA、IgM 及补体正常;类风湿因子 54.6IU/mL,抗"O"845.0IU/mL,血沉 157mm/h,C 反应蛋白 64.9mg/L;抗核抗体全套:ANA1:100(欧蒙法),余阴性;抗中性粒细胞胞浆抗体阴性;甲状腺功能:正常;肿瘤指标正常;贫血三项:铁蛋白 45.80ng/mL(4.63~204.00ng/mL),维生素 B_{12} 190pg/mL(189~883pg/mL),叶酸 3.2ng/mL(2.7~34.0ng/mL);直接抗人球蛋白试验(Coombs 试验)阴性;Ham 试验、Rous 试验均阴性;双手 X 线提示:符合类风湿关节炎表现;腹部 B 超提示未见异常;骨髓常规提示粒系增生欠活跃,以中幼粒以下阶段增生为主,红系增生明显活跃,以中、晚幼红细胞为主,铁染色示细胞内铁低而细胞外铁高,提示铁利用障碍,成熟淋巴细胞比例、形态无殊,巨核细胞数量、功能正常。

中医四诊:面色虚浮,畏寒肢冷,腰膝酸软,右足背、双膝关节、右腕关节肿胀压痛,双腕关节屈伸障碍,右肘及肩关节外展活动受限,大便溏,舌质淡胖。

入院诊断:西医诊断,类风湿关节炎,继发慢性病性贫血。中医诊断,痹病(脾肾阳虚)。

治疗:予多糖铁复合物胶囊,EPO 针,并予甲氨碟呤片 10mg/w 抑制免疫治疗。后因复查血红蛋白 75g/L,关节肿痛和乏力明显缓解,而改用 MP 针 60mg/d 续用 3d 后,复查血白细胞 6.2×10^9/L,血红蛋白 85g/L,ESR 15mm/h,CRP 2.0mg/L;1 个月后复查血红蛋白 90g/L。治以温补脾肾。方用右归丸合当归建中汤。

分析讨论:根据 1987 年美国风湿病协会提出贫血常见的原因为慢性病贫

血和缺铁性贫血。根据文献报道 1/4 的慢性病贫血患者对铁剂治疗有效。根据本例血常规分析,该患者为小细胞低色素性贫血,而血清铁蛋白却正常,但其值为正常低限水平,结合患者的病史,慢性病炎症性贫血存在的可能性较大;同时根据骨髓象结果提示该例尚存在缺铁性贫血。通过上述分析,笔者认为该病例同时存在慢性炎症性贫血、缺铁性贫血,结合中医四诊,属于痹病,为脾肾阳虚,治以温补脾肾。方用右归丸合当归建中汤。

(周秀杰、高雁婷)

第二节　风湿免疫系统疾病相关性贫血的中西医防治和管理

一、定义和流行情况

风湿免疫系统疾病属于自身免疫性疾病,包括类风湿性关节炎(rheumatoid arthritis,RA)、系统性红斑狼疮(systemic lupus erythematosus,SLE)、干燥综合征(sjogren syndrome,SS)、皮肌炎(dermatomyositis,DM)、硬皮病等,病种繁多,发病原因复杂,因其产生各种不同的自身抗体而引发自身免疫应答反应,累及多系统多脏器,从而出现相应的临床症状。当累及血液系统时可出现血细胞减少,其中贫血最为常见,部分患者早期即以贫血首发,不仅影响患者的生活质量,也干扰了原发疾病的治疗及预后。

二、病因病机

风湿免疫系统疾病合并贫血的发病机制尚未完全明确,红细胞寿命缩短、红细胞生存障碍、治疗相关性贫血为其主要发病原因,均可分别从非免疫性和免疫性两方面进行阐述,有些患者的贫血可能为多种病理机制同时存在。

(一)西医发病机制

1 红细胞寿命缩短

红细胞的平均寿命约 120 天,衰老的红细胞在单核/巨噬细胞系统中被吞噬破坏,尤其脾脏是破坏红细胞的重要场所。在非免疫性贫血方面,在风湿免疫系统疾病中,慢性炎性刺激导致单核细胞吞噬系统活性增强,脾脏对微小损伤的红细胞识别度也相应增高,两者都使红细胞破坏增多,寿命缩短。在免疫性方面,风湿免疫系统疾病患者在体内存在自身抗体,结合在红细胞膜上,导致红细胞破坏加速,例如 SLE 通过抗原—抗体和(或)补体反应引起红细胞破坏增加,导致自身免疫性溶血性贫血(autoimmune hemolytic anemia,AIHA);部分抗磷脂抗体也可作为 Coombs 抗体而导致溶血;风湿免疫系统疾病本身存在 T 细胞及 B 细胞处于过度活化状态的情况,其中 B 淋巴细胞功能亢进会产生抗骨髓造血细胞的自身抗体,导致骨髓造血破坏或抑制引起外周血细胞减少,包括贫血发生。

2　红细胞生成障碍

在非免疫性贫血方面,单核/巨噬系统增生引起铁摄取过度,造成血清铁降低而储存铁增加,以及铁的释放及利用障碍,导致骨髓对贫血的代偿能力不足;促红细胞生成素(erythropoietin,EPO)产生于肾脏,可刺激骨髓造血,使骨髓红系集落形成单位分化成熟为红细胞,当部分风湿性疾病合并肾损害时,EPO 生成减少,红系生成障碍。在免疫性方面,风湿免疫系统疾病患者体内存在血清红细胞生成素受体的抗体,使 EPO 受体受损,EPO 分泌不足,抑制红系发育生长;多项研究证明,在 SLE 及 RA 患者中细胞因子对贫血的发生影响很大,肿瘤坏死因子 α(tumor necrosis factor α,TNF-α)抑制 EPO 的产生,下调 EPO 受体表达,对骨髓具有直接抑制作用,并使骨髓对 EPO 的反应能力变低,抑制红系爆式集落形成单位(burst forming units-erythroid,BFU-E)及红系集落形成单位(colony forming units-erythroid,CFU-E)的形成,抑制红系生长,从而导致贫血,与此同时,风湿免疫病激活的巨噬细胞及成纤维细胞分泌高水平的白介素-1(interleukin-1,IL-1)、白介素-6(IL-6)可刺激 B 细胞合成抗体,增强 TNF-α 对红系的抑制作用;T 细胞亚群的失衡可能是风湿性疾病导致骨髓功能衰竭的因素之一。有报道发现,SLE 合并再生障碍性贫血(aplastic anemia,AA)的病例中,CD4 减低,CD8 升高,CD4/CD8 倒置,异常激活的 CD8$^+$ T 细胞可直接损害造血干细胞,也可介导造血调控因子的失调,引起骨髓造血细胞生成减少、凋亡亢进。

3　与治疗相关

在非免疫方面,风湿免疫病患者长期口服的非甾体抗炎药(nonsteroidal antiinflammatory drugs,NSAIDs)及糖皮质激素可损害胃肠道黏膜。口服质子泵抑制剂、H2 受体阻断药会减少铁和维生素 B$_{12}$ 的吸收。口服甲氨蝶呤会降低叶酸水平,干扰脱氧核糖核酸(deoxyribonucleic acid,DNA)合成。以上药物均导致造血原料不足,红细胞生成减少,临床诊断为缺铁性贫血(iron deficiency anemia,IDA)或巨幼细胞性贫血(megaloblastic anemia,MA)。在免疫方面,治疗风湿病的某些药物,也可通过免疫机制对红细胞产生免疫性损伤,例如长期使用免疫抑制剂甲氨蝶呤、环磷酰胺、硫唑嘌呤等药物,通过抑制 T 细胞或 B 细胞的活化来控制原发疾病,但也具有骨髓抑制的副作用,导致血细胞生成减少。

总之,风湿免疫性疾病发生的贫血机制有免疫性因素和非免疫性因素两种。免疫性因素主要包括各种自身抗体的产生,T、B 细胞过度活化引起的 T 细胞亚群失衡、细胞因子异常作用等,以 AIHA 最为常见,免疫因素也可导致骨髓红系造血受到抑制从而引起纯红细胞再生障碍性贫血(pure red-cell aplasia,PRCA)或 AA。非免疫性因素主要指慢性炎症、肿瘤性疾病及慢性肾病、药物所致的继发性因素,以慢性病贫血(anemia of chronic disease,ACD)最常见,其次是慢性肾病贫血、IDA 及药物性贫血等。

(二)中医病因

中医从整体观念出发,重视人体正气的强盛。与五脏中的肺、脾、肾三脏的功能联系最大。脏腑理论中认为肺主气,合皮毛,主卫表,故外邪外袭首先犯肺,肺和卫气是抵御外邪内侵的第一道防线,类似于现代医学中的非特异性免疫的作用。脾主运化,是水谷生化之源,脾的功能影响到饮食中营养物质的吸收及能量代谢的转化,与免疫功能联系密切。肾是人体元阴、元阳所在,被称为"先天之本"。有实验研究证明:肾具有"下丘脑—垂体—肾上腺皮质轴"和"下丘脑—垂体—甲状腺轴"的功能,而脑下垂体是调节免疫反应的环节;另外,肾调节机体的细胞免疫功能,而且肾与免疫活性细胞和胸腺有关。

三、临床表现及实验室检查

(一)临床表现

贫血的临床症状与病因、红细胞下降程度、患者的耐受能力等有关,全身症状多为疲倦、乏力、头昏耳鸣、面色苍白等。当风湿免疫性疾病并发贫血时,除出现贫血的一般症状外,还具有一些原发疾病的特殊表现。

(1)病程多较长,缓解和发作交替。

(2)常有发热、关节痛、皮疹、肌痛、口干及眼干等症状。

(3)多系统受累表现:当累及肾脏时,可出现血尿、蛋白尿及管型尿等;累及心血管系统时,可引起心包炎、心肌炎等损害,出现胸闷气短、心前区痛、心律失常、心力衰竭等症状;累及呼吸系统时,可出现肺间质病变、胸膜炎,患者常有活动后气促、干咳和低氧血症;累及神经系统时,轻者表现为头痛、记忆力减退、认知障碍等,重者可出现脑血管意外、昏迷及癫痫等;多数患者存在消化道症状,常见食欲减退、恶心呕吐、腹痛、腹胀及腹水等情况;眼部的症状在 SLE、SS、强直性脊柱炎(ankylosing spondylitis,AS)等疾病中多见,包括结膜炎、葡萄膜炎、眼底改变、视神经病变等;累及血液系统的患者,除出现贫血外,可能还同时伴有白细胞及(或)血小板减少。

(二)实验室检查

1 血常规、网织红细胞

血常规检查可明确有无贫血,贫血是否伴有白细胞或血小板数量的异常。红细胞参数的变化(MCV、MCH、MCHC)因贫血的病理机制不同而异,正细胞性贫血、小细胞低色素性贫血、大细胞性贫血均有可能。网织红细胞计数间接反映了骨髓红系增生情况,当红细胞破坏增多、骨髓代偿旺盛时网织红细胞增高,而骨髓红系受到抑制时网织红细胞计数下降,对于部分多种病因共存的患者,网织红细胞计数的意义需根据实际情况具体分析。

2 骨髓象

根据贫血的发生机制,骨髓表现也不尽相同。除原发病引起骨髓抑制继发的贫血骨髓象表现为增生不良外,其他类型贫血的骨髓都有不同程度的幼红细胞增生现象。在由风湿病导致的贫血中,以慢性病贫血最为常见,特点为骨髓有核细胞增生活跃,粒红比例大致正常,有核红细胞形态无明显异常,骨髓细胞铁染色提示红系细胞中铁粒减少,而巨噬细胞内铁粒增多。

3 风湿免疫系统疾病特异性检查

患者血清中出现自身抗体是风湿性疾病的重要特点,有助于原发病的诊断、鉴别诊断及病情活动度的判断。

(1)抗核抗体(ANAs):分成抗 DNA、抗组蛋白、抗非组蛋白、抗核仁抗体及抗其他细胞成分抗体五大类,其中抗非组蛋白抗体中包括一组可被盐水提取的可溶性抗原抗体,对于风湿性疾病的鉴别诊断尤为重要。

(2)类风湿因子:类风湿因子阳性不仅可见于 RA、DM、SS、SLE 等多种风湿免疫性疾病,也可见于感染性疾病、肿瘤等其他疾病。

(3)抗中性粒细胞胞浆抗体:该抗体对血管炎的诊断有帮助。

(4)抗磷脂抗体:目前临床常检测抗心磷脂抗体、狼疮抗凝物、抗 β_2GP1 抗体,主要引起凝血系统改变,常为血栓形成、血小板减少和习惯性流产。

(5)抗角蛋白抗体谱:临床常检测抗核周因子、抗角蛋白及抗环瓜氨酸多肽,有助于 RA 的早期诊断。

4 铁代谢指标

(1)在风湿免疫系统疾病并发的贫血中,绝大多数患者体内的铁总量并不少,慢性炎性因子刺激巨噬细胞对铁过度摄取,不能释放供幼红细胞合成血红蛋白,临床称之为 ACD,铁代谢常常表现为血清铁下降,总铁结合力正常或下降,运铁蛋白饱和度正常或稍低(一般大于 15%),血清铁蛋白高于正常,骨髓铁染色细胞外铁增多,血清运铁蛋白受体(sTfR)正常,sTfR/log 铁蛋白下降<1。

(2)当原发疾病引起铁吸收障碍而导致有单纯 IDA 时,血清铁及血清铁蛋白下降,总铁结合力上升,运铁蛋白饱和度下降,骨髓铁染色细胞外铁阴性,sTfR 上升,sTfR/log 铁蛋白上升>2。

(3)风湿病经常会有 ACD 同时合并 IDA,当 SF<100μg/L 时,就需警惕此类情况。如果同时检测 sTfR,sTfR 增高或 sTfR/log 铁蛋白>2,可判断有无合并缺铁。网织红细胞血红蛋白量(CHr)不受炎症等急性时相反应的影响,如 CHr<28pg,可以判断合并缺铁。

5 细胞因子

(1)风湿病在慢性炎症刺激下,巨噬细胞被激活,产生的 IL-6、IL-1、IFN、TNF-α 等细胞因子增多,抑制体内 EPO 产生,使骨髓对 EPO 的反应迟钝,抑制红系祖细胞形成,使骨髓红细胞的生成受到影响。这类因子的检测,对贫血性质的判断及风湿病病情评估有重要意义。

(2)EPO 是一种酸性糖蛋白,由肾脏合成和分泌,主要促使红细胞增殖分化。EPO 用化学免疫发光法/RIA 法测定,参考区间随年龄增长而增多,成年人为 4.2~27.8mIU/mL。风湿免疫性疾病并发慢性病贫血时,部分患者 EPO 表达下降,部分患者因 EPO 与血红蛋白浓度之间的负相关关系仍然存在,负反馈调节机制并未完全破坏,EPO 浓度也可增高,但骨髓对 EPO 的反应迟钝;而对合并缺铁性贫血的患者,EPO 浓度增高;如合并肾性贫血,EPO 产生绝对或相对不足;对于合并红系增生不良的患者,EPO 并不缺乏,甚至高于正常。风湿免疫系统疾病继发贫血的机制复杂,有些患者存在几种机制共同作用,所以 EPO 水平也各不相同,需具体情况具体分析。

(3)风湿免疫病伴贫血是多种细胞因子协同作用的结果,对患者 IL-6、IL-1、IFN、TNF-α 及 EPO 进行检测,可对这类患者的早期治疗、改善预后起到积极作用。

6 血清或尿铁调素(hepcidin)

hepcidin 是调节体内铁稳态的重要的铁调节激素,调节饮食中铁吸收和巨噬细胞中铁的释放,当贫血和缺氧时分泌减少,以促进红细胞对铁的利用,在风湿免疫系统疾病中,炎症细胞因子诱导 hepcidin 分泌增多,使血浆中游离铁浓度减低,导致铁利用障碍。

(三)中医诊候

1 气血亏虚

证见面色苍白,唇甲色淡,神疲乏力,或易受外感,汗多,心悸,腹胀,气短,舌质淡苔白,脉细弱。

2 脾肾两虚

证见面色萎黄或㿠白,食少纳呆,腹胀或便溏腹泻,腰酸腿软,形寒肢冷,乏力懒言,或有腹内结块,发育落后,舌质淡,苔薄白,脉沉无力。

3 肾阴虚

证见头晕耳鸣、腰膝酸痛、失眠多梦、潮热盗汗、五心烦热、咽干颧红、齿松发脱、形体消瘦、小便短黄或大便干结、舌红少津、脉细数,男子兼见阳强易举、遗精、早泄,女子经少或经闭、崩漏等。

4 肾阳虚

证见腰膝酸软而痛;男子阳痿早泄,女子宫寒不孕;畏寒肢冷,浮肿,腰以下为甚,下肢为甚;面色白,头目眩晕;面色黧黑无泽、小便频数,清长,夜尿多;舌淡胖苔白,脉沉弱而迟。

四、诊断及鉴别诊断

贫血是一种症状,而不是具体的疾病,可以是部分风湿免疫系统疾病的首发症状,也可在风湿病的病程中逐渐出现。诊断过程中,对有贫血症状的患者,临床医师需判断贫血的性质及确定继发贫血的原发病。

1 贫血性质方面

可从红细胞的形态入手,在风湿免疫系统疾病中,小细胞低色素性贫血以 ACD 及 IDA 最常见,可通过铁代谢检查及骨髓铁染色检查明确;大细胞性贫血可经骨髓检查及叶酸、维生素 B_{12} 浓度测定来区分巨幼细胞性贫血及非巨幼细胞性贫血;肾性贫血的细胞形态可呈小细胞低色素性,也可为正常细胞性,通过肾功能检查及 EPO 测定可明确;正常细胞性贫血在风湿病中多见于 AIHA,可通过从血清抗人球蛋白试验 Coombs 检查进行鉴别,药物及异常免疫导致骨髓红系受到抑制也会出现正常细胞性贫血,这类贫血判断的重点为骨髓象的检查。

2 原发病的诊断

贫血原发疾病的诊断十分重要,需要详细询问病史、用药史,全面体格检查、完善相关辅助检查。风湿免疫病的病史采集中需要重视患者的发病年龄、性别,对风湿病的诊断具有重要的参考价值,关注患者关节、肌肉等疼痛的部位、诱因、起病形式、疼痛性质、伴随症状等特点,关节外的全身症状也有助于风湿病的诊断。体格检查应系统且全面,包括关节肿痛体征、关节外形变化、皮损的分布特点等。药物可致多种类型的贫血,也是病史询问中的重要环节之一。合并贫血的风湿免疫疾病的种类繁多,最终根据实验室检查、影像学检查等进一步诊断,其中自身抗体是诊断风湿病的重要项目。抗核抗体中不少抗体对某些风湿病具有高度特异性,成为诊断的标志性抗体,抗 CCP 抗体、抗中性粒细胞胞浆抗体、抗磷脂抗体等都有助于风湿病的鉴别诊断;免疫球蛋白、补体 C3C4 等免疫学指标有助于评判风湿病病情的活动程度。影像学检查对骨关节病变的鉴别诊断及病程分期意义重大,需根据临床情况合理选用 X 线、B 超、CT/双源 CT、MRI、同位素骨扫描等协助诊断。

3 除考虑风湿病合并血液系统受累引起贫血外,还应积极鉴别存在潜在的血液病可能

原发性干燥综合征患者的恶性淋巴瘤的发病率是普通人群的 40 倍之高,整个病程中都应警惕有血液病发生,以免误诊漏诊。

五、治 疗

(一)西医治疗

1 基础疾病的治疗

治疗风湿免疫系统原发疾病,是改善贫血的关键。抗风湿病药物种类很多,主要有非甾体抗炎药、改善病情的抗风湿药、免疫调节剂(包括抑制剂)、糖皮质激素、中草药等;近年来,靶向治疗药物也在国内外广泛应用,如肿瘤坏死因子-α(TNF-α)拮抗剂、抗 CD20 单抗(利妥昔单抗)等,生物制剂和靶向治疗成为风湿病研究的热点。以上药物均需临床医生结合患者的实际情况合理选择应用,制定个体化治疗方案。在药物治疗的同时,还需要通过滑膜切除、矫形手术、康复治疗等措施恢复受损关节的功能。

2 输血治疗

对于风湿免疫系统疾病合并贫血,红细胞的输注可纠正贫血、提高血液携

氧能力,是治疗贫血的有效措施。

(1)输注少浆血或浓集红细胞:为全血移去部分血浆后制成,与全血相似,但容量较全血减少,同时可以避免由血浆抗原和抗体所引起的反应。是否输血需要结合患者对缺氧的耐受能力,一般要求 Hb<60g/L 或 HCT<0.2 时考虑输注。

(2)输注洗涤红细胞:为用生理盐水洗涤 3 次的浓缩红细胞,除去了白细胞、血小板、血浆及代谢产物,可避免因血浆蛋白、白细胞或血小板引起的输血反应,适用于风湿免疫系统疾病出现的 AIHA。

(3)少了白细胞的红细胞:利用过滤法或沉淀技术将全血中的白细胞大部分除去,用于反复多次输血的患者,可避免因白细胞抗体引起的发热反应。

3　EPO 治疗

风湿免疫性疾病合并贫血的机制不同,EPO 治疗也不相同。

(1)慢性病贫血:因 EPO 产生受抑制或 EPO 相对不足,在积极治疗原发病的基础上,EPO 的作用已得到公认,提高患者的 Hb 水平,纠正患者的缺氧状态。

(2)肾性贫血:在使用 EPO 前需处理好各种导致贫血的可逆性因素,如缺铁或炎症状态。肾性贫血的患者的血红蛋白<100g/L 时可考虑开始 EPO 治疗。

(3)骨髓红系增生不良性贫血:这类患者的 EPO 水平高,可联合其他药物如免疫抑制剂共同治疗,同时需要根据骨髓反应调整剂量。

(4)对于存在溶血性贫血的患者,不主张进行 EPO 治疗。EPO 具体使用方法:最初剂量 50～100U/kg,每周 3 次,或者 10000U 每周 1 次,皮下给药。在用药期间,控制血红蛋白每月增加 10～20g/L,用药 1 个月后根据治疗疗效调整剂量;如血红蛋白升高未达到目标值,可将 EPO 剂量增加 20U/kg,每周 3 次,或 20000U 每 2 周 3 次。EPO 在治疗过程中可增加心血管事件、血栓栓塞事件发生率,有血栓形成高危因素的患者可以用低分子肝素预防。EPO 也可继发高血压,罕见并发症为纯红细胞再生障碍性贫血。

4　铁剂治疗

对于风湿免疫性疾病合并 IDA 的患者,建议积极补铁治疗。根据缺铁程度及患者的实际情况,合理选择口服或注射铁剂。口服补铁中有机铁的反应小,包括多糖铁复合物、琥珀酸亚铁等,生物利用度高,不良反应小,成年人治疗量以每天 150～200mg 元素铁为宜。注射铁剂常用低分子右旋糖酐铁注射液、蔗糖铁注射液、葡萄糖酸铁钠注射液三种。注射铁剂推荐静脉注射,需注意可能出现的全身反应,包括低血压、头痛、恶心、荨麻疹等即刻反应,以及淋巴结肿大、肌痛、发热、关节痛等延迟反应。在注射铁剂前需按公式计算注射铁剂的总量,以免出现铁过载。对有铁吸收障碍疾病,如胃肠道疾病等的患者需积极治疗基础疾病。

(二)中医治疗

1 气血亏虚

治以益气补血,调和营卫。方用八珍汤加减。药用人参、白术、白茯苓、当归、川芎、白芍药、熟地黄、甘草。

2 脾肾两虚

治以健脾益肾,温运助阳。方用十四味建中汤加减。药用人参、白术、茯苓、甘草、黄芪、当归、白芍、熟地、制附片、炮姜、巴戟天、补骨脂、陈皮。

3 肾阴虚

治以滋阴补肾。方用六味地黄丸加减。药用熟地黄、酒萸肉、牡丹皮、山药、茯苓、泽泻。

4 肾阳虚

治以温补肾阳。方用金匮肾气丸加减。白茯苓、附子、川牛膝、桂、泽泻、车前子、山茱萸、山药、牡丹皮、熟地黄。

(三)中成药

1 益气维血片/颗粒/胶囊

补血益气,用于血虚证、气血两虚证证候治疗。

2 益血生

健脾补肾,生血填精,用于脾肾两虚、精血不足所致证候治疗。

3 生血宁

益气补血,用于气血两虚证者。

4 复方皂帆丸

温肾健脾,益气养阴,生血止血,用于肾阳不足、气血两虚证者。

5 芪胶生白胶囊

补血益气,用于气血亏损证者。

6　生血宝合剂

滋补肝肾,益气生血,用于肝肾不足、气血两虚证候者。

7　再造生血胶囊

补肝益肾,补气养血,用于肝肾不足、气血两所致的血虚虚劳。

8　维血宁颗粒

滋阴养血,清热凉血,用于阴虚血热证者。

(以上中成药按辨证使用,用法详见药物说明书。)

六、预防与管理

(一)病房管理

1　入院医嘱

(1)长期医嘱。

①血液病护理常规,一/二级护理,饮食,视病情通知病重或病危。

②其他一般医嘱,如吸氧、心电血氧饱和度监护、记出入量等。

③风湿免疫疾病原发病的治疗。

④根据病情选择 EPO 或补铁等治疗,重要脏器保护:抑酸、补钙等。

(2)临时医嘱。

①一般检查:血常规,网织及分类,网织红细胞,尿常规,大便常规＋隐血,输血前的感染相关标志物,肝肾功能,电解质,血沉,凝血功能,抗"O",C 反应蛋白,血型,输血前检查,抗核抗体,类风湿因子,抗中性粒细胞胞浆抗体,抗磷脂抗体,抗核周因子,抗角蛋白,抗环瓜氨酸多肽,血清铁,总铁结合力,运铁蛋白饱和度,血清铁蛋白,sTfR/log 铁蛋白,血清或尿铁调素,IL-6、IL-1、IFN、TNF-α 及 EPO 浓度测定,胸片,心电图,腹部 B 超。

②骨穿:骨髓形态学。

③溶血相关检查:网织红细胞、胆红素、尿胆原、尿含铁血黄素;免疫球蛋白和补体、抗人球蛋白试验、冷凝集试验;冷热溶血试验。

④有输血指征时输注红细胞。

2　护理干预

(1)饮食调护:对于合并 IDA 的患者,建议口服含铁丰富及铁吸收率高的食物,如蛋类、肉类、鱼、动物的肝及血等食物,减少对咖啡、茶等抑制铁吸收的食物的摄入。如口服药物干扰叶酸形成时,需进食新鲜蔬菜和动物蛋白质,必要时口服叶酸进行预防性治疗。对骨髓增生受抑制的患者,应进食高热量、高蛋白、易消化的食物。如风湿病继发肾性贫血时,患者需注意饮食以优质蛋白为主,补充充足的钙质和维生素。

(2)心理调护:风湿免疫系统疾病伴贫血的治疗是个漫长的过程,在整个病程中,需要积极鼓励患者树立乐观的情绪,正确对待疾病,建立战胜疾病的信心,根据贫血及原发疾病的程度适当运动,注意劳逸结合,饮食合理,生活规律。

(3)用药期间的护理:对于风湿免疫系统疾病患者口服 NSAIDs 及糖皮质激素、环孢素等药物时,需告知患者相关的副反应,指导患者观察药物的不良反应并及时就医;使用环磷酰胺期间多饮水,观察尿液颜色;甲氨蝶呤的使用比较特殊,为每周 1 次,需向患者强调服用时间,避免错误服用而导致严重的副反应;使用 EPO 的患者,可使用弹力袜等预防深静脉血栓形成风险,监测血压变化;在输血过程中注意观察患者的输血反应及心功能耐受情况;风湿免疫系统疾病患者合并贫血,往往服用的药物种类较多,护理人员需与医生密切配合,做好用药期间不良反应的预防和处理。

(二)门诊管理

1 常用药物的不良反应及处理

(1)在风湿免疫系统原发病的治疗方面,使用 NSAIDs,如布洛芬缓释胶囊、双氯芬酸及美洛昔康等药物,特别需要注意消化道溃疡的发生,积极随访,及时处理;长期使用糖皮质激素的常见不良反应除消化道反应、肝肾损害外,血糖血压增高、骨质疏松、继发感染等也不容忽视,使用前需充分与患方沟通,联合其他作用机制的药物治疗,可减少激素用量和不良反应,提高疗效,密切监测血压、血糖、血脂、血钾和骨密度等指标;免疫抑制剂中环磷酰胺在应用中需充分水化及碱化尿液,预防出血性膀胱炎,副作用还包括性腺抑制,尤其是女性患者可有卵巢功能衰竭,也会有脱发情况及远期的致癌作用,需在用药前对其进行知情告知;环孢素的使用中应检测血药浓度以便调整药物剂量;甲氨蝶呤的特殊不良反应为口腔黏膜糜烂和骨髓抑制,注意同时服用叶酸以预防并检测血常规;使用生物制剂之前必须先排除乙型肝炎、丙型肝炎及活动性结核等情况,使用过程中观察有无过敏反应,应用利妥昔单抗时还应警惕继发重症感染。

(2)风湿免疫病合并贫血的相关治疗中,严格掌握输血适应证,积极处理溶血性输血反应、过敏性输血反应,输注过程中根据患者的年龄及心肺功能控制输注速度;EPO 使用中,具有深静脉血栓高危风险的患者可用低分子肝素预防由 EPO 导致的血栓栓塞事件,如出现高血压副反应,应用抗高血压药物或 EPO 减量治疗可控制血压,应用 EPO 时如继发纯红细胞再生障碍性贫血时,需立即停用此药。风湿免疫系统疾病伴贫血的补铁治疗指征为明确存在缺铁,口服补铁应强调患者的依从性及观察消化道不良反应,静脉补铁需注意铁过载及过敏反应,用药前计算补铁总量,用药中注意密切观察。

2　重视随访工作

医疗工作者应正确认识风湿免疫系统疾病与贫血的关系,全面分析贫血机制,进行个体化治疗。同时对患者进行正确的健康宣教,提供合理的饮食及生活保健方案,指导规范化用药。与诊治中的患者保持联系,可以动态地了解疾病的疗效、发展状况,及时调整治疗方案。

(三)家庭预防及管理

1　认识疾病的性质和危害性

风湿免疫系统疾病合并贫血,影响患者的生活质量,而且贫血严重程度还与风湿病的活动度相关,给临床诊断及治疗带来一定的困难。患者需要加强对风湿病伴贫血危害的重视程度,积极自我监测,认识到动态监测血常规和免疫指标的变化,也是病程治疗与监控的重要组成部分。

2　提高治疗的依从性

风湿免疫系统疾病合并贫血的治疗是个漫长的过程,患者及家属需建立治疗的信心,配合医生治疗,切勿有病乱投医和使用道听途说的“偏方”而耽误病情的诊治。在治疗中,患者应与主治医师取得良好沟通,了解药物作用及相关不良反应,正确认识药物治疗的重要性,提高治疗依从性,不可自行停药或更改剂量。发现不适情况,如头昏乏力、面色苍白、日常活动耐受力下降等,及时专科就诊。在非药物治疗方面,不同类型的贫血对食物营养素的需求不同,患者需遵循护士给予的饮食指导,日常生活中根据医生的指导进行适当锻炼,劳逸结合,提高体能状态。

3　随访

患者定期来医院复查,进行追踪观察是十分必要的,在疾病早期通常每半月随访 1 次,随着疾病的稳定,逐渐降低随访频率至 1～3 个月 1 次。

七、案　例

患者,女,55 岁,农民,因“反复多关节肿痛 3 年,加重 2 月”入院,患者 3 年前多关节疼痛最初累及双膝关节,后逐渐进展为双肩、双肘、双腕、双手掌指关节、双手近端指间关节、双踝、双足趾小关节等部位持续性钝痛,伴晨僵,时间大于 1h,有口干及口腔溃疡,未重视,近 2 个月疼痛加重,多关节活动受限,为进一步诊治来诊。查体:T 36.8℃,R 20 次/分,神志清楚,呼吸平稳,皮肤、睑结膜、甲床苍白,巩膜无黄染,全身皮肤无瘀点、瘀斑,全身浅表淋巴结未扪及肿大,口腔黏膜可见溃疡,心率 114 次/分,律齐,各瓣膜区未闻及病理性杂音,双肺呼吸音清,未闻及干湿罗音,腹软,无压痛,肝脾肋下未触及,脊柱未见急性,活动度可,双肩关节 S+T+,双肘关节 S+T+,双腕关节 S+T+,双手 MCP1-5 S+T+,双手 PIP S+T+,双手手指轻度畸形,双膝关节 S+T+,双踝关节 S+T+,双下肢无胫前凹陷性浮肿。辅助检查:血常规示白细胞 $7.63×10^9$/L,红细胞 $3.11×10^{12}$/L,血红蛋白 69g/L,MCV73.7fl,MCH22.7pg,MCHC308g/L,血小板 $425×10^9$/L。CRP95.35mg/L(↑),血沉 90mm/h(↑),类风湿因子444.0IU/L(↑),抗 CCP 抗体 194U/mL(↑),免疫球蛋白 IgG18.70g/L(↑),IgA 及 IgM 正常,补体 C3、C4 均正常范围,降钙素<0.50pg/mL 为正常范围,肝功能示总胆红素及直接胆红素、间接胆红素正常,肾功能正常,甲状腺功能正常,血糖、电解质正常,抗核抗体 1∶100 阳性,ENA 示均阴性,结核杆菌 T 细胞免疫反应(T-SPOT)阴性,叶酸及维生素 B_{12} 正常,铁蛋白 28.5ng/mL(正常范围),血清铁 $3.20μmol$/L(↓),转铁蛋白饱和度 4.17%(↓),总铁结合力 $9.8μmol$/L(↓),血清运铁蛋白受体(sTfR)正常,sTfR/log 铁蛋白 2.2(↑),EPO 浓度 338mIU/mL(↑),胸部 CT 未见明显异常,双手 X 线正位片未见明显 X 线异常。腹部 B 超:肝、胆、胰、脾、肾及腹腔未见明显异常。骨髓涂片示骨髓增生活跃,粒系增生活跃,红系增生活跃,巨核系统增生活跃,铁染色红系细胞中铁粒减少,巨噬细胞内铁减少;骨髓活检提示红系增生活跃伴部分胞体小型,巨核细胞轻度增多。骨髓染色体示正常核型。

分析:首先根据患者关节疼痛的性质、伴随症状、体格检查、类风湿因子、抗 CCP 抗体、抗核抗体、血沉等指标,诊断类风湿性关节炎(活动期)明确。对于贫血的性质,需从几个方面入手,患者的贫血为小细胞低色素性贫血,小细胞低色素性贫血以 ACD 及 IDA 最常见,我们需要思考的问题为判断本例患者是ACD? 还是 IDA? 还是 ACD 合并 IDA? 根据患者骨髓铁染色,提示细胞外铁阴性,是缺铁性贫血的金标准,故此例患者存在缺铁性贫血明确;但患者的铁蛋白正常,血清铁下降,转铁蛋白饱和度下降,总铁结合力下降,其中 sTfR 是转铁蛋白膜受体片段的分解产物,在 ACD 中因为炎症因子的负调节作用正常或减少,提示存在 ACD;本例患者的 sTfR/log 铁蛋白大于 2,也符合 ACD 合并 IDA的铁代谢表现。所以,本例患者诊断为类风湿性关节炎(活动期),慢性病贫血伴缺铁性贫血。

治疗:确诊后给予患者硫酸羟氯喹 0.1g 口服 bid、甲氨蝶呤片 10mg 口服 qw 治疗原发病,同时给予多糖铁复合物胶囊 0.3g 口服 qd、EPO 10000U 皮下注射 qw 治疗贫血。中医诊见:头晕耳鸣、失眠、潮热盗汗、五心烦热、咽干颧红、形体消瘦、关节疼痛,大便干结、舌红少津、脉细数。诊为肾阴虚,治以滋阴补肾,方药:熟地黄 12g、山茱萸(制)12g、山药 15g、牡丹皮 9g、茯苓 15g、泽泻 12g、当归 10g、夜交藤 12g、五味子 9g、鸡血藤 15g、白芍 12g、威灵仙 9g、独活 9g、生地 12g、防风 9g,每天 1 剂,水煎服。经过 3 个月的治疗,患者目前的关节疼痛症状减轻,血沉 19mm/h,类风湿因子 39.0IU/L,抗 CCP 抗体 92U/mL,血红蛋白 121g/L,主要指标均明显好转,目前仍在治疗随访之中。

(韩艳霞、王宙政、高雁婷)

第三节　内分泌疾病相关性贫血的
中西医防治和管理

一、定　义

多种内分泌激素参与红细胞生成的调节,包括甲状腺素、糖皮质激素、睾酮和生长激素。因此,甲状腺功能减退症、甲状腺功能亢进症、肾上腺皮质功能减退症、垂体功能减退症、甲状旁腺功能亢进等导致的贫血,称为内分泌疾病相关性贫血。

二、病因病机

(一)西医病因病机

1　甲状腺机能亢进性贫血

甲状腺机能亢性贫血多为轻度或中度,因发病机理的不同,可表现为小细胞性、正细胞性及大细胞性贫血。其发病机理如下。

(1)营养不良:甲亢时常因蛋白质、维生素等吸收代谢障碍致营养不良性贫血。

(2)铁代谢紊乱:甲亢时甲状腺激素分泌增多,使迷走神经活动减弱而交感神经活动亢进,引起胃黏膜病变,胃酸低,铁吸收不良。另有研究发现,甲亢伴贫血的患者的血清铁水平正常,甚至偏高,认为甲亢时血红素合成酶的活性降低,导致铁利用障碍。

(3)维生素 B_{12} 和叶酸代谢紊乱。

(4)甲状腺机能亢性贫血与红细胞寿命缩短有关。

(5)甲亢的发生和自身免疫有关,甲亢患者常并发其他自身免疫性血液系统疾病,如溶血性贫血、Evans 综合征、纯红细胞再生障碍性贫血等。

(6)甲亢治疗的常用药物甲巯咪唑和丙硫氧嘧啶,可引起血液系统疾病,可能与药物抑制骨髓造血干细胞、药物致免疫反应等有关。

2 甲状腺机能减退性贫血

甲状腺功能减退症是由于各种原因引起甲状腺激素的合成、分泌不足或生理效应不能发挥,导致机体功能降低的一组临床综合征。甲状腺功能减退(甲减)时可合并贫血,发生率约占甲状腺功能减退患者的 $30\%\sim50\%$。甲状腺功能减退发病女性多于男性,但在合并贫血者方面则男性多于女性。多为轻度或中度贫血。

其发病机理为:

(1)甲状腺激素缺乏,骨髓造血功能受到抑制。同时,由于甲状腺激素减少导致机体组织代谢率降低,组织耗氧量下降,引起红细胞生成素分泌减少,导致红细胞生成减少,表现为正细胞正色素性贫血。这是机体适应代谢率低下的结果,故又称为适应性贫血,是甲减合并贫血的最常见类型。

(2)甲状腺激素分泌减少,胃酸减少,消化吸收功能减退,可影响铁的吸收;同时,如有铁的摄入减少及妇女月经过多等原因,均可导致缺铁而引起贫血。此型多表现为小细胞低色素性贫血。

(3)在慢性、亚急性甲状腺炎等自身免疫性疾病引起的甲状腺功能减退时,血液中可存在抗红细胞抗体、抗胃壁细胞抗体、抗内因子抗体等,可造成胃黏膜萎缩、内因子缺乏,导致叶酸、维生素 B_{12} 吸收障碍而缺乏。此型表现为大细胞性贫血。部分患者还可引起自身免疫性溶血性贫血。

3 垂体缺陷性贫血

垂体机能障碍或切除可引起正细胞、正色素性贫血,网织红计数正常,白细胞正常或减少。动物试验表明,垂体前叶的分泌与贫血的发生有关。其发病机理为:

(1)垂体前叶机能减退,生长激素、促肾上腺皮质激素、促甲状腺激素、皮质醇、甲状腺激素、雄激素等分泌减少,肾小球旁细胞分泌 EPO 减少,影响骨髓有核红细胞的增殖而产生贫血。

(2)垂体前叶机能减退时靶腺功能障碍,分泌激素减少,致胃肠功能紊乱,引起营养不良性贫血。

(3)席汉氏病多因产后大流血而导致失血性贫血。

4　肾上腺机能障碍性贫血

慢性肾上腺皮质功能减退症又称 Addison 病,是由肾上腺本身疾病所致。最常见的原因是肾上腺结核病和伴有肾上腺萎缩的自身免疫性肾上腺炎,其他可见于转移癌、白血病、淀粉样变性、手术外伤、肾上腺内出血等疾病,但较少见。慢性肾上腺皮质功能减退症中,部分患者可合并轻中度贫血。多为正细胞正色素性贫血,部分合并有内因子缺乏者可引起巨幼细胞性贫血,少数为恶性贫血及自身免疫性贫血。其发病机理为:

(1)红细胞生成减少。典型的慢性肾上腺皮质功能减退时,肾上腺破坏一般都在 90% 以上,对束状带、网状带及球状带均有影响。糖皮质激素缺乏,可表现为糖原异生能力减弱,应激能力下降,还可使机体的新陈代谢水平下降,红细胞生成素分泌减少,导致红细胞生成减少。

(2)铁代谢异常。正常状态下,肾上腺皮质激素可激活网状内皮系统,使之增加储存铁的能力。肾上腺皮质功能减退后机体内储存铁的能力下降。同时,因肾上腺皮质功能减退,患者多有不同程度的乏力、食欲下降、体重减轻、胃酸分泌下降、胃肠道吸收障碍,常导致全身营养状态不佳和影响铁的吸收,进而导致贫血。

(3)骨髓造血功能下降。肾上腺皮质功能低下时,不但糖皮质激素减少,还影响性激素等分泌,间接影响骨髓造血功能而引起贫血。

(4)叶酸、维生素 B_{12} 代谢障碍。皮质醇减少时可影响叶酸、维生素 B_{12} 等造血物质的代谢,并表现出大细胞性贫血。

(5)自身免疫因素。自身免疫性的肾上腺皮质功能减退在患者体内除可产生抗肾上腺抗体,使肾上腺皮质逐渐破坏外,还可产生抗壁细胞抗体和抗甲状腺抗体。少数患者体内还可有抗自身红细胞抗体,引起自身免疫性溶血性贫血。

5　性腺机能障碍性贫血

雄激素可直接作用于肾脏而促进红细胞生成素生成,增加红细胞生成素对骨髓祖细胞的作用,从而刺激红细胞生成。正常男性血红蛋白水平比女性高 $1\sim2g/dL$,但性腺机能障碍男性的血红蛋白水平与正常女性相似。雌激素对造血有抑制作用,其机理可能是雌激素抑制了肝脏内促红细胞生成素的合成,具体机制尚不清楚。

(二)中医病因病机

中医认为本病多由多种原因引起,常与体质、饮食、情志相关。

体质因素:素体肥胖或素体阴虚,是造成本病原因之一。"肥人多痰",痰浊中阻可致本病。阴虚者多肝肾不足,肝肾阴虚,肝阳上亢,木旺克土,脾虚生湿,或劳欲过度,更伤肾脏,而至气化生病。

饮食因素:恣食肥甘厚腻,嗜酒无度,脾胃受损,脾失健运,水谷不正化,化生湿痰,痰湿中阻,精微物质输布失司,酿为本病。

情志因素:长期情志抑郁不随,肝失条达,疏泄失常,气血运行不畅,气滞血瘀,膏脂布化失度。伤及脾胃,内生湿痰,可导致本病。

三、临床表现及实验室检查

(一)临床表现

原发病症状,如甲减性贫血可有畏寒、颜面部及肢体浮肿,对外界刺激反应迟钝,体检表情淡漠、毛发稀疏、皮肤干燥等。贫血的共性表现:头晕乏力、面色苍白等。

(二)实验室检查

1 血常规

贫血程度多为轻中度。因发病机理的不同,可表现为小细胞性、正细胞性及大细胞性贫血。

2 骨髓检查

通常属于正常骨髓象,增生程度及粒红比例均无异常。骨髓铁染色具有重要价值,铁粒幼红细胞明显减少,但巨噬细胞质内铁颗粒明显增加,表明体内铁储存增多。

3 铁代谢指标

有血清铁、转铁蛋白饱和度、血清铁蛋白。其中,血清铁蛋白是反映体内铁储存等敏感指标,但需排除发热、感染、肿瘤等引起铁储存增加的假象。

4 内分泌激素测定

怀疑内分泌相关性贫血者,可进一步完善相关内分泌激素测定等的检查。

(三)中医证候

1 痰浊中阻

证见四肢倦怠,胸脘痞闷,腹胀纳呆,大便溏薄,形体肥胖,心悸眩晕,舌体胖,边有齿痕,胎腻,脉滑。

2 肝郁脾虚

证见精神抑郁或心烦易怒,肢倦乏力,胁肋胀满串痛,月经不调,口干,不思饮食,腹胀纳呆,舌苔白,脉弦滑。

3 胃热滞脾

证见多食,消谷善饥,体胖壮实,脘腹胀满,面色红润,口干口苦,心烦头昏,舌红苔黄腻,脉弦滑。

4 肝肾阴虚

证见头晕目眩,腰膝酸软,失眠多梦,耳鸣健忘,咽干口燥,五心烦热,胁痛,颧红盗汗,舌红少苔,脉细数。

5 肝肾阳虚

证见畏寒肢冷,腰膝酸软,面色晄白,大便稀溏,腹胀纳呆,耳鸣眼花,腹胀不舒,舌淡胖,苔白滑,脉沉细。

四、诊断程序

(一)诊断标准

结合临床表现及实验室检查等,一般不难做出诊断。

(二)鉴别诊断

1 缺铁性贫血

内分泌相关性贫血,有时可呈小细胞低色素性贫血,故需与缺铁性贫血相鉴别。缺铁性贫血时血清转铁蛋白常明显增高,而铁蛋白明显减少,骨髓铁染色细胞内外铁均减少,仔细检查可发现引起缺铁原因的疾病,以及铁剂试验性治疗1个月左右可纠正贫血,以此可和内分泌相关性贫血相区别。必须指出,部分内分泌相关性贫血可和缺铁性贫血同时存在,使实验室检测结果不典型,如经试验性补铁治疗后,贫血仅得到部分纠正,需考虑两者并存的可能。

2 治疗相关性贫血

慢性炎症性疾病有时使用的免疫抑制剂,肿瘤化疗常应用的抗癌药物,感染性疾病使用的某些抗生素,均有可能出现抑制骨髓造血的副作用,贫血是常见的并发症。但上述药物引起的白细胞和(或)血小板减少常先于贫血的发生,血清铁及转铁蛋白大多数正常或增高,停药后血象可自行逐渐恢复,通常不难鉴别。

3 自身免疫性溶血性贫血

某些风湿性疾病与少部分恶性淋巴瘤可合并自身免疫性溶血性贫血(AIHA)。由于AIHA有明确的溶血特征,如黄疸、以血清间接胆红素升高为主、网织红细胞增高、周围血出现有核红细胞、骨髓红系明显代偿性增生及粒红细胞比例倒置,同时常伴脾肿大、特异性的抗人球蛋白试验阳性、皮质激素治疗有效。

五、治 疗

(一)西医治疗

原发病治疗是纠正此类贫血的根本措施。当贫血产生相应的症状时,需给予相应的支持治疗。

1 病因治疗

治疗基础疾病。例如,甲状腺功能减退引起的贫血:甲状腺制剂替代治疗;慢性肾上腺皮质功能减退引起的贫血:激素替代治疗;垂体前叶功能障碍引起的贫血治疗:用甲状腺素的同时也必须给予皮质类固醇及雄激素。

2 支持对症治疗

补充造血原料(铁与叶酸等)、输注血液制品、促红细胞生成素等。

(二)中医治疗

1 痰浊中阻

治以化痰降浊。方用导痰汤加减。药用:制半夏、橘红、茯苓、枳实(麸炒)、南星、甘草。

2 肝郁脾虚

治则以疏肝解郁,健脾和胃。方用逍遥散加减。药用:甘草、当归、茯苓、芍药、白术、柴胡。

3 胃热滞脾

治以清胃泄热。方用保和丸合小承气汤加减。方药:山楂(焦)、六神曲(炒)、半夏(制)、茯苓、陈皮、连翘、莱菔子(炒)、麦芽(炒)、大黄、厚朴(制)、枳实(煨)。

◼4 肝肾阴虚

治以滋养肝肾。方用杞菊地黄汤加减。方药:熟地黄、山茱萸(制)、山药、牡丹皮、茯苓、泽泻、枸杞子、菊花。

◼5 肝肾阳虚

治则:温补脾肾。方用附子理中汤加减。方药:人参、白术、干姜(炮)、附子(炮)、炙甘草。

(三)中成药

◼1 益血生

健脾补肾,生血填精,用于脾肾两虚、精血不足所致证候治疗。

◼2 复方皂帆丸

温肾健脾,益气养阴,生血止血,用于肾阳不足、气血两虚证者。

◼3 生血宝合剂

滋补肝肾,益气生血,用于肝肾不足、气血两虚证候者。

◼4 再造生血胶囊

补肝益肾,补气养血,用于肝肾不足、气血两虚所致的血虚虚劳。

(以上中成药按辨证使用,用法详见药物说明书。)

六、预防和管理

(一)病房管理

◼1 入院医嘱

(1)长期医嘱。

①血液病护理常规,一/二级护理,饮食,视病情通知病重或病危。

②其他一般医嘱,如吸氧、心电血氧饱和度监护、记出入量等。

③治疗基础疾病,重要脏器保护:抑酸、护肝、补钙等。

(2)临时医嘱。

①一般检查:血常规、C反应蛋白、白细胞手工分类、网织红细胞、尿常规、大便常规＋隐血、肝肾功能、甲状腺功能、糖化血红蛋白、血沉、凝血类、免疫类、淋巴细胞亚群、抗人球蛋白试验、冷凝集试验、叶酸、维生素 B12、血清铁、铁蛋白、转铁蛋白、血型、输血前的感染相关标志物、胸片、心电图、腹部 B 超、甲状腺

B超、心超等。

②骨穿：骨髓形态学。

③有输血指征时，输注红细胞。

2 护理干预

(1)进行健康宣教，疏导心理，让患者认识疾病的性质和危害性，提醒患者特殊药物的使用规范，注意药物的副作用。

(2)密切观察患者的贫血进展程度，注意患者的血糖、激素水平变化；皮肤黏膜有无黄疸，尿色、尿量的变化；倾听患者的主诉，发现患者出现头晕、头痛、恶心、呕吐、腹痛、腹泻、寒战、高热等表现，及时报告医生。

(3)指导严重贫血或急性溶血的患者卧床休息，护士需做好生活护理；慢性期及中度贫血者应增加卧床休息的时间，减少活动，患者可进行生活自理。指导患者根据贫血程度安排活动量，以不出现心悸、气短、过度乏力为标准，饮食需要高蛋白、高维生素食物。

3 治疗中常见的一些问题和解决方法

(1)肝功能异常：在服药期间出现肝功能异常，排除其他因素后，考虑为贫血药物引起，可减少药物剂量或停药观察。多数患者在护肝治疗或减量后肝功能会恢复正常。

(2)输血反应：①发热反应：反应严重时需立即停止输血，体温较高时需物理降温或药物降温。②过敏反应：立即停止输血，应用肾上腺素或地塞米松静脉输注。③溶血反应：立即停止输血，扩容利尿，碱化小便，保护肾脏。④细菌污染：停止输血，行血培养，静脉应用抗生素。⑤循环超负荷：按急性左心衰处理，控制输液量及速度。

(3)促红细胞生成素使用过程中要保持注射口的干净，尽量不要多沾水，以免感染。注射后局部有短暂的不适，请勿抓挠。少数患者用药初期有头痛、低热、乏力等，个别患者可出现肌痛、关节痛等症状，绝大多数不良反应经对症处理后可以好转。

(二)门诊管理

1 血糖、血压动态情况

指导患者进行自我监测与记录，为患者测量、记录、分析和评价上述指标的控制情况。

2 健康行为改变

记录患者现有的不健康生活方式和危险因素，对患者开展有针对性的健康教育,普及健康知识,提供健康处方,督促其改变或消除。

3　药物治疗

了解患者就诊和药物的使用情况,评价药物的治疗效果。对于效果不佳的患者,督促其去综合医院调整治疗方案。

4　督促定期化验检查

督促患者定期到医院做血糖、糖化血红蛋白、甲状腺功能、激素水平等检查,以及心、肝、肾功能等其他检查。

(三)家庭预防及管理

1　认识贫血的性质和危害性

内分泌疾病引起的贫血程度多为轻中度。因发病机理的不同,可表现为小细胞性、正细胞性及大细胞性贫血。长期贫血降低机体免疫和抗感染能力,严重者影响心肺功能。

2　如何就诊

可到综合医院内分泌科、血液科等相关科室就诊。

3　如何化验和检查

可行血常规、C反应蛋白、白细胞手工分类、网织红细胞、尿常规、大便常规＋隐血、肝肾功能、甲状腺功能、糖化血红蛋白、抗人球蛋白试验、叶酸、维生素B_{12}、血清铁、铁蛋白、转铁蛋白等检查。

4　治疗方案的建立和调整

确认贫血的类型和程度后,给予不同的治疗方案。对危重症患者可考虑给予输血治疗。

5　非药物治疗

患者在平时生活中应合理饮食,避免劳累,避免感冒,加强锻炼,增强体质。

6　药物治疗

在原发病治疗的基础上,给予补充造血原料、EPO治疗等,重视遵医嘱服药。

7　随访

定期门诊随访,建议1个月复查相关指标,以评估治疗效果,以及是否需要调整药物剂量。后期病情稳定后可延长随访周期。

8　自我监测方法

患者可以通过检测血常规、网织红细胞、肝肾功能、糖化血红蛋白、甲状腺功能等指标评估,必要时可进行甲状腺 B 超、腹部 B 超等检查,对于指标有明显变化的,建议进一步到专科门诊进行系统评估。

9 病情稳定或进展指证

如患者出现头晕加重、面色苍白、晕厥、胸闷心悸等表现,需及时就医。

七、案 例

患者,男,81 岁。因头昏,乏力 1 个月余入院。患者于入院前 1 个月余,自觉头昏、乏力不适,有腰膝酸软、咽干口燥、盗汗,平时无心悸、胸闷、双下肢水肿,无纳差、腹痛、腹胀或黄疸,无血便、黑便等不适。查体:一般情况尚可,心率 70 次/分,血压 120/80mmHg,心、肺、腹未见明显异常,双下肢无水肿。住院后复查血常规结果提示:白细胞 WBC 3.78×10^9/L,中性粒细胞比例 60%,血红蛋白 Hb 89g/L,红细胞平均血红蛋白 33.3pg(27~33pg),红细胞平均体积 104.5fl(80~94fl),早期网织红细胞 2.30%(0~2%),中期网织红细胞 13.1%(5%~10%),晚期网织红细胞 84.6%(85%~90%),未成熟红细胞 15.4%(5%~12%)。查血生化以及电解质、血 CEA、AFP 等指标均正常。行胃肠镜检查结果未见异常。腹部超声检查、胸片、心电图检查未见明显异常。行骨髓穿刺检查提示骨髓增生活跃。诊断为"大细胞性贫血"。予补充维生素 B_{12}、叶酸,2 个月后复查血常规变化不大,血红蛋白 90g/L。进一步行甲状腺功能检查结果提示:三碘甲状腺原氨酸 T_3 0.84nmol/L,甲状腺素 43.2nmol/L,游离三碘甲状腺原氨酸 3.50pmol/L,游离甲状腺素 15.60pmol/L,促甲状腺素 1.160IU/L,甲状腺过氧化物酶抗体 9.51 IU/mL,诊断为"甲状腺功能减退症"。

诊见:头晕目眩,腰膝酸软,咽干口燥,夜寐不安、颧红盗汗,舌红少苔,脉细数。诊为肝肾阴虚,治以滋养肝肾,方药:熟地黄 12g、山茱萸(制)12g、山药 15g、牡丹皮 9g、茯苓 15g、泽泻 12g、枸杞子 10g、菊花 10g、当归 10g、黄芪 15g、夜交藤 12g、酸枣仁 10g、制首乌 12g,每天 1 剂,水煎服。经补充左甲状腺素钠片 50μg/日,1 个月后复查血常规结果提示血红蛋白 105g/L。3 个月后复查血红蛋白 115g/L。以后停止口服甲状腺素片 1 年,复查血红蛋白下降至 85g/L,再次复查肝肾功能、电解质以及肿瘤相关指标正常,复查胃肠镜以及胸腹部 CT 检查均未见明显异常,考虑贫血与甲状腺功能减退有关,予再次口服左甲状腺素钠片。

从病例的诊治情况可以看出,患者为老年男性,有轻度贫血,经检查为"大细胞性贫血"。予补充维生素 B_{12} 以及叶酸后,患者的贫血无明显改善。在进一步检查后提示有甲状腺功能减退,并口服左甲状腺素钠片后,患者的贫血得到改善。考虑贫血与甲状腺功能减退有关。可能因为患者甲状腺功能减退影响胃酸分泌,胃酸缺乏后使得机体对叶酸、维生素 B_{12} 等吸收障碍,在甲状腺激素未达标时补充叶酸、维生素 B_{12} 后贫血也不能得到改善。但是具体机制尚不清楚,值得深入研究。

(宋红转、高雁婷)

第四节　肿瘤相关性贫血的中西医防治和管理

一、定义和流行情况

肿瘤相关性贫血(cancer related anemia,CRA)主要是指肿瘤患者在其疾病的发展过程中以及治疗过程中发生的贫血。贫血可以对肿瘤患者的生活质量产生负面影响。加重肿瘤细胞低氧,引起肿瘤细胞在基因水平发生改变,诱导侵袭性表型的产生,进而造成肿瘤耐药和进展。其贫血表现类型和程度因恶性肿瘤的种类、病程、治疗方法不同而各异。临床表现随肿瘤的种类、发生部位及转移扩散程度不同而各异。消化道肿瘤贫血发现较早,症状重,常与其易引起出血和合并营养吸收障碍有关,甚至因贫血为肿瘤的首发症状而引起注意。

肿瘤相关性贫血是各国肿瘤学者关注的常见肿瘤的并发疾病,美国临床肿瘤学会(American Society of Clinical Oncology,ASCO)在 2000 年总结的 45 个肿瘤中心 21000 例肿瘤患者资料显示,初诊时血红蛋白(Hb)<10.0g/dL 者的比例为 27.9%,而化疗及放疗后贫血(Hb<10.0g/dL)发生率为 62%。欧洲癌症贫血调查组对 24 个欧洲国家的 15367 例肿瘤患者进行的前瞻性流行病学研究显示,随访 6 个月,对包括肿瘤类型、体能状态、Hb 水平、肿瘤治疗方案和贫血在内的治疗方案进行了分析。初诊时贫血发生率为 39.3%,治疗后贫血发生率为 67%,而晚期肿瘤可达到 86%。2019 年宋正波等对全国 97 家医院成年恶性肿瘤患者进行开放性、多中心、单次探访、非干预性的横断面调查。共纳入来自全国 97 家医院的 7324 例有效病例,患者平均血红蛋白(Hb)为(114.36±19.60)g/L,贫血发生率为 49.24%(3606/7324),其中 1 级贫血 28.84%,2 级贫血 15.91%,3 级贫血 3.66%,4 级贫血 0.83%。不同肿瘤类型中,泌尿系统肿瘤伴贫血的发生

率最高(62.89%),其次是妇科肿瘤(60.32%)和胃肠道肿瘤(51.13%)。在贫血患者中,高达92.84%未给予任何纠正贫血的措施和治疗;在接受贫血治疗的患者中,促红细胞生成素治疗的比例为44.96%,输血治疗的比例为31.39%,铁剂治疗的比例为6.59%。

二、病因病机

(一)西医病因病机

1 肿瘤方面因素

肿瘤出血、肿瘤侵犯骨髓造血系统、恶性肿瘤消化功能紊乱、纳差、叶酸摄入不足、铁代谢异常、肾脏功能损伤和肿瘤释放相关的细胞因子对骨髓造血功能的影响等因素都会引起肿瘤相关性贫血。一般情况下,肿瘤相关性贫血是低增生性、正常细胞性、正色素性、实验室检查血清铁与转铁蛋白饱和度降低,而血清铁蛋白正常或者升高。目前,肿瘤相关性炎症越来越得到大家的关注。肿瘤相关性炎症会加大释放炎性细胞因子(如 TNF、IL-1 和 IFN-γ),上述因子不仅能抑制红细胞生成素的生成,也能抑制储存铁的释放与红系祖细胞的增殖,尤其是炎症细胞因子导致了铁调素的升高,而后者具有阻止铁释放至其转运子-转铁蛋白的分子,最终的结果就是造血系统对贫血反应迟钝。炎症引起的贫血在临床检查上,往往没有特异性,无法辨别引起贫血的特异性原因。故在临床实践上,在排除了所有引起贫血的显著原因以后,要重点考虑是否由炎症引起贫血。

2 抗肿瘤治疗的影响

长期、多种肿瘤治疗,如化疗的骨髓抑制作用、肿瘤放射治疗等,化疗药物可促进红系细胞凋亡,同时还能造成肾脏损害,损伤肾小管细胞导致内源性EPO减少而引起贫血。

3 机体营养吸收因素

恶性肿瘤患者机体由于手术、放化疗等各种原因,出现长期的营养吸收障碍、铁代谢异常等,导致了造血相关原料的摄入或者丢失过多等。

(二)中医病因病机

贫血在祖国医学中属于"虚劳""虚损""血虚"范畴。对于血的生成及血与五脏的关系早在《黄帝内经》中就有详细的论述,如《灵枢决气篇》曰:"中焦受气取汁,变化而赤,是为血。"《类证治裁》曰:"凡虚损起于脾胃。"《医宗必读》曰:"一有此身,必资谷气,谷入于胃,洒陈于六腑而气至,和调于五脏而血生,而人资之以为生者也,故曰后天之本在脾。"《景岳全书》曰:"血者水谷之精也。源源而来,而实生化于脾。",同时《黄帝内经》又曰:"肾者主蛰,封藏之本,精之处也。"《素问阴阳应象大论》云:"肾主骨生髓。"肾中精气既可化生元气,促进脾胃化生水谷精微进而奉心化赤为血,又可与血互化即精血同源。可见在五脏中,脾、肾对于血的生成起着非常重要的作用。

中医学认为,放疗及大部分化疗药物具"火热之性",是一种有毒之品,对癌毒病邪能够起到"以毒攻毒"的效果。但对机体正气,包括脏腑、阴阳、气血、津液等均有明显损害作用,特点可归纳为以下几个方面:一是它会直接损伤机体正气,耗伤气血,损及阴阳,甚则败坏精血;多次放疗化疗,损及肾脏,影响骨髓,致使肾精不足,骨髓空虚,影响气血精髓之生化。二是呕吐等不良反应中伤脾胃,影响脾胃运化功能,不能受纳水谷,水谷精微不能化生气血,痰湿内生,导致气血生化无源。三是晚期肿瘤,扩散他处,容易耗血伤精,乃至动血,出现咯血、呕血、便血、衄血等血溢脉外而大量丢失。综上所述,肿瘤相关性贫血发生的主要病机在于"脾肾不足,气血双亏,夹杂痰湿瘀血内阻"。

三、临床表现及实验室检查

(一)临床表现及影响

1 贫血

临床表现随肿瘤种类、发生部位及转移扩散程度不同而异。消化道肿瘤贫血发现较早,症状重,常与其易引起出血和合并营养吸收障碍有关,甚至贫血为肿瘤的首发症状而引起注意。相反,呼吸系统或者妇科系统等贫血发现较晚,贫血轻,贫血症状往往被肿瘤自身症状掩盖。一般的肿瘤晚期贫血症状较初期严重,多为化疗或放疗引起骨髓抑制、癌骨髓转移、患者免疫低下继发感染、营养吸收不良等综合因素引起。临床上常见的变化如下。

(1)生命体征:确认患者有无体位性低血压。观察患者从卧位转为直立位1min后,是否收缩压下降10mmHg和(或)心率增加20次/分。体位性改变提示有急性失血或症状性贫血的存在。

(2)皮肤:毛细血管扩张、肝掌和黄疸可提示肝脏疾病,出血表现和全血细胞减少提示造血系统恶性肿瘤。

(3)特征性表现:舌炎通常见于铁和维生素 A 缺乏。

(4)腹部:检查有无肝脾肿大。肝硬化、肝脾肿大患者,会出现全血细胞减少。

(5)粪便潜血试验:是否存在急性或慢性胃肠道失血。

2 患者生活质量下降

肿瘤相关性贫血与患者生活质量的关系密切。目前,多个研究证实,肿瘤相关性贫血和乏力是导致肿瘤患者生活质量下降的一个重要因素。肿瘤相关性乏力和贫血普遍存在,而且乏力和贫血是相关的,并严重影响生活质量,这就是为什么乏力和贫血治疗已成为癌症治疗的重要组成部分。

3 癌症易感性增加及耐药

肿瘤相关性贫血会加剧肿瘤乏氧。越来越多的证据表明乏氧不仅产生影响肿瘤播散的蛋白质组学改变,导致肿瘤恶性进展,同时乏氧也会影响多种抗肿瘤治疗的效果,从而影响肿瘤患者的预后。乏氧诱导蛋白质组和基因组的改变,有可能对放射抗拒有明显的影响,这一过程是通过增加热休克蛋白的水平,或者是通过减少能够降低肿瘤凋亡潜力或增加增强增殖潜力相关的细胞数量实现的。而这两者和放射抗拒皆有联系。肿瘤氧分压低于 $25\sim30mmHg$ 时,放射敏感性明显下降。乏氧也可以导致肿瘤细胞对化疗药物的耐药,例如抑制细胞增殖,乏氧导致药物细胞毒性下降和组织酸中毒,并伴随糖酵解率增高。而且,乏氧应激蛋白和凋亡潜能缺失也能产生对化疗药物的耐药。

(二)实验室检查

1 外周血涂片

观察白细胞、红细胞以及血小板的形态分布,另外还观察是否有异常细胞。特别要注意的是红细胞的大小和形态,有核红细胞、网织红细胞、破碎红细胞、镰状细胞、靶形红细胞有助于诊断。检查白细胞形态是否有中性粒细胞分叶过多或未成熟的幼稚细胞。

2 网织红细胞计数

网织红细胞是红细胞的未成熟阶段,是反映骨髓红系造血功能以及判断贫血和相关疾病疗效的重要指标,是除外周血片后最重要的实验室检查之一。正常参考值:成年人和儿童,$0.005\%\sim0.015\%$;新生儿,$0.02\%\sim0.06\%$。网织红细胞计数绝对值$(24\sim84)\times10^9/L$。网织红细胞计数增加,提示对贫血的适当反应或因为失血或溶血而致红细胞寿命缩短。而网织红细胞计数减少,则提示营养缺乏、免疫抑制、骨髓纤维化或骨髓抑制。

3 血清铁、总铁结合力或转铁蛋白测定

这三项检查反映体内缺铁的情况,如果患者为小细胞贫血时,要测定铁蛋白水平。血清铁、铁蛋白下降及转铁蛋白、总铁结合力升高,有助于缺铁性贫血的诊断。

4　维生素 B_{12} 和叶酸

缺乏维生素 B_{12} 和叶酸会影响红细胞的发育,从而引起贫血,常见于恶性肿瘤患者,存在消化系统疾病中,比如手术或者吸收障碍等。在治疗肿瘤相关性贫血(cancer related anemia,CRA)输血前对所有怀疑为维生素 B_{12} 和叶酸缺乏的患者都要测定其水平。如果叶酸缺乏是继发于营养不良,在 $1\sim2$ 次均衡饮食后血清叶酸水平可以转为正常。如果患者进食后仍有叶酸缺乏,则需要考虑检查红细胞内的叶酸水平。

5　病理学评估

除非有非常直接或明确的贫血病因,否则所有贫血的患者都有行骨髓穿刺和活检的指征。即使是怀疑缺铁性贫血的患者,骨髓铁储存减少也支持缺铁的诊断。

肿瘤相关性贫血的实验室表现见表 11.4.1。

表 11.4.1　肿瘤相关性贫血的实验室表现

病因	表现
缺铁	转铁蛋白饱和度<15%,铁蛋白<30ng/mL
维生素 B_{12}、叶酸	维生素 B_{12} 或叶酸水平下降
出血	呕血、大便出血及潜血阳性或内镜发现出血
溶血	DIC 试验阳性,Coombs 试验阳性,间接胆红素升高
肾脏病	GFR<60mL/(min·1.73m²),EPO 水平低下
遗传病	有相关遗传疾病家族史
铁幼粒细胞贫血	骨髓中出现大量"环形"铁粒幼红细胞

(三)中医证候

1　脾虚弱证

证见食欲不振,脘腹痞胀,肢体倦怠,大便溏薄,舌淡苔薄,脉象细弱

2　心脾两虚证

证见肢体倦怠,心悸失眠,食欲不振,腹胀便溏,舌淡苔薄,脉象细弱。

3　肝肾阴虚证

证见眩晕耳鸣,五心烦热,午后颧红,口渴咽干,舌红少苔,脉象细数。

4　脾肾阳虚证

证见面色虚浮,畏冷肢凉,腰膝酸软,大便不调,舌质淡胖,脉象沉迟。

四、诊断程序

(一)诊 断

● 患者恶性肿瘤相关病史或者治疗史。

● 存在贫血相关临床症状,如头晕、乏力、困倦等;而最常见、最突出的体征是面色苍白。

● 血常规检查:在海平面地区,Hb 低于下述水平被诊断为贫血:6 个月到 6 岁儿童 110g/L,6～14 岁儿童 120g/L,成年男性 130g/L,成年女性 120g/L,孕妇 110g/L。久居高原地区居民的血红蛋白正常值较海平面居民略高。

(二)CRA 的分级与分类

1 按贫血严重程度分级

美国国立癌症研究所(national cancer institute,NCI)标准、世界卫生组织(WHO)标准和中国标准见表 11.4.2。

表 11.4.2 贫血的 NCI、WHO 及中国分级标准

NCI 标准		WHO 标准		中国标准	
分级	血红蛋白(g/L)	分级	血红蛋白(g/L)	分级	血红蛋白(g/L)
0 级(正常)	正常值	0 级(正常)	≥110	0 级(正常)	正常值
1 级(轻度)	100～<正常值	1 级(轻度)	95～<110	1 级(轻度)	90～<100
2 级(中度)	80～100	2 级(中度)	80～95	2 级(中度)	60～<90
3 级(重度)	65～<80	3 级(重度)	65～<80	3 级(重度)	30～<60
4 级(极重度)	<65	4 级(极重度)	<65	4 级(极重度)	<30

2 按贫血原因分类

(1)非化疗相关 CRA。

多数情况下这一类型的贫血为低增生性、正常红细胞性、正色素性、血清铁和转铁蛋白饱和度降低,而血清铁蛋白正常或升高。肿瘤相关炎症引起的贫血在临床检查上,通常没有特异性,无法辨别引起贫血的特异性原因。因此,临床实践中在排除其他可引起贫血的原因之后,需要考虑是否由肿瘤相关炎症引起贫血。

(2)化疗导致的贫血。

化疗和放疗导致的骨髓抑制也是引起肿瘤相关贫血的主要原因。化疗药物及其相互联合应用能促进红系细胞凋亡,也可能造成肾脏损伤,损伤肾小管细胞,导致内源性促红细胞生成素(EPO)减少而引发贫血。

（三）鉴　别

非肿瘤因素引起的贫血：患者无恶性肿瘤相关病史或者治疗史，或者患者发生的贫血为新发疾病，与肿瘤无必然的联系。

五、治　疗

（一）西医治疗

目前认为输血和 EPO 均为治疗 CRA 的主要手段，但 EPO 治疗的主要目标是减少输血。可根据中国抗癌协会临床肿瘤学协作专业委员会（Chinese Society of Clinical Oncology，CSCO）临床指南进行评估。

1 **输血治疗**

在 CRA 患者的血红蛋白水平明显下降至 70g/L 或 80g/L 之前，原则上不应考虑输血治疗。不主张输血作为肿瘤患者纠正贫血的首选治疗手段，仅当血红蛋白<60g/L 或临床急需纠正缺氧状态时可考虑输血治疗；或对 EPO 治疗无效的慢性症状贫血以及恶性肿瘤发生大出血（消化道出血、肺出血、肿瘤出血）而造成贫血或休克时可考虑输血治疗。

2 **促红细胞生成药物**

CSCO CRA 专家委员会讨论认为，EPO 治疗化疗相关性贫血的血红蛋白初始值≤100g/L；认为 EPO 治疗化疗相关性贫血的血红蛋白目标值为 110～120g/L。如果超过 120g/L，则需要根据患者的个体情况减少 EPO 剂量或者停止使用 EPO。而原则上，血红蛋白低于 80g/L 时，不建议肿瘤患者进行化疗治疗。常用的 EPO 制剂有：①重组人促红细胞生成素（rHu-EPO）；②持续性 EPO 受体活化剂；③红细胞生成素-受体激动剂肽（hematide）。

3 **造血原料的补充**

（1）铁剂。

常用的口服铁剂有硫酸亚铁、乳酸亚铁、葡萄糖酸亚铁、富马酸亚铁、右旋糖酐铁、琥珀酸亚铁、多糖铁复合物。各种口服铁剂的作用特点如下。硫酸亚铁：铁含量 20％，多为复合制剂，既可用于原因明确的缺铁性贫血，又能补充 B 族维生素，成年人常规剂量为每日口服给药 1 次，每次 1 片，疗程为 4～6 周。乳酸亚铁：铁含量 19％，口服吸收率高，对胃肠道黏膜的刺激比硫酸亚铁轻。葡萄糖酸亚铁：铁含量 12％，对胃肠道刺激性小，作用温和，铁利用率高，起效快。富马酸亚铁：铁含量 32.9％，铁含量高，起效快，胃肠道不良反应较少。右旋糖酐铁：铁含量 27％～30％，在肠道中能以分子形式完整地被吸收，吸收率较高，补铁效果更有保证。琥珀酸亚铁:铁含量 35%,口服后铁吸收平稳,生物利用度高,对胃肠道黏膜刺激性明显轻于硫酸亚铁。多糖铁复合物:铁含量 46%,可迅速提高血铁和血红蛋白水平,在消化道中以分子形式被吸收,吸收率不低于硫酸亚铁,并且吸收率不受胃酸减少、食物成分的影响,对胃肠道黏膜无刺激和腐蚀作用,避免了消化道的不良反应。对于不能口服或者口服铁剂反应过大的患者可以采用静脉补铁。

口服铁剂搭配用药方案:①维生素 C 作为还原剂,可促进铁转化成 2 价铁,或与铁形成络合物,从而促进铁的吸收,所有口服铁剂应同时合用维生素 C,对儿童可推荐维生素 C 咀嚼片或泡腾片;②缺铁性贫血患者在补充铁剂的同时,联合服用复方阿胶浆、当归补血颗粒等补血药品,可同时补铁补血,增强疗效。

(2)叶酸或者维生素 B_{12}。

对于 CRA 患者有叶酸缺乏者,可口服叶酸。胃肠道不能吸收者可进行肌肉注射四氢叶酸钙,直至血红蛋白恢复正常。一般不需维持治疗。对于伴有维生素 B_{12} 缺乏的 CRA 患者,需要肌肉注射维生素 B_{12},直至血红蛋白恢复正常。恶性贫血或胃全部切除者需终生采用维持治疗。维生素 B_{12} 缺乏伴有神经症状者对治疗的反应不一,有时需大剂量、长时间(半年以上)的治疗。对于单纯维生素 B_{12} 缺乏的患者,不宜单用叶酸治疗,否则会加重维生素 B_{12} 的缺乏,特别要警惕会有神经系统症状的发生或加重。

(二)中医治疗

1 脾胃虚弱证

治以补益中气。方用补中益气汤加减。黄芪、人参、白术、炙甘草、当归、陈皮、升麻、柴胡、生姜、大枣。或具有同类功效的中成药。

2 心脾两虚证

治法:补益心脾。方用归脾汤加减。白术、人参、黄芪、当归、甘草、茯苓、远志、酸枣仁、木香、龙眼肉、生姜、大枣。或具有同类功效的中成药。

3 肝肾阴虚证

治法:滋补肝肾。方用知柏地黄汤合当归补血汤加减。黄柏、熟地黄、知母、山药、丹皮、白茯苓、山萸肉、泽泻、黄芪、当归。或具有同类功效的中成药。

4 脾肾阳虚证

治以温补脾肾。方用右归丸合当归建中汤加减。熟地黄、炮附子、肉桂、山药、山茱萸、菟丝子、鹿角胶、杞子、当归、杜仲、桂枝、芍药、生姜、甘草、大枣。或具有同类功效的中成药。

(三)中成药

1 益气维血片/颗粒/胶囊

补血益气,用于血虚证、气血两虚证证候治疗。

2 益血生

健脾补肾,生血填精,用于脾肾两虚、精血不足所致证候治疗。

3 生血宁

益气补血,用于气血两虚证者。

4 复方皂帆丸

温肾健脾,益气养阴,生血止血,用于肾阳不足、气血两虚证者。

5 芪胶生白胶囊

补血益气,用于气血亏损证者。

6 生血宝合剂

滋补肝肾,益气生血,用于肝肾不足、气血两虚证候者。

7 再造生血胶囊

补肝益肾,补气养血,用于肝肾不足、气血两虚所致的血虚虚劳。

(以上中成药按辨证使用,用法详见药物说明书。)

(四)其他中医特色疗法

1 灸法

选取足三里、三阴交、血海、肝俞、脾俞、肾俞等穴位随证加减,可使用艾灸盒,每次约 20～30min,每日 1 次。

2 穴位贴敷

以黄芪、当归、枸杞子、菟丝子等作为基本处方,粉碎研末后加蜂蜜、白醋各半调匀备用。选取关元、足三里、气海、血海、脾俞、肾俞等穴位,取药贴于相应穴位,8～12h 取下即可,每日 1 次。

六、预防和管理

(一)病房管理

1 入院医嘱

(1)长期医嘱。

①肿瘤/血液内科护理常规,一/二级护理,饮食,视病情通知病重或病危。

②其他一般医嘱,如吸氧、心电血氧饱和度监护、记出入量等。

③如有感染,积极控制如有必要,开始营养支持治疗。

(2)临时医嘱。

①一般检查:血常规、网织红细胞技术、尿常规、大便常规＋隐血、叶酸及维生素 B_{12} 测定、血清铁及总铁结合力测定、铁蛋白及转铁蛋白测定、相关肿瘤标记物、输血前的感染相关标志物、肝肾功能、电解质、血沉、凝血功能、抗"O"、C 反应蛋白、血型、输血前检查、胸腹部 CT 或磁共振、心电图、腹部 B 超;必要时行胃肠镜检查。

②骨穿:骨髓形态学。

③溶血相关检查:网织红细胞、血浆游离血红蛋白和结合珠蛋白、HBF、HBA2 等、胆红素、尿胆原、尿含铁血黄素;免疫球蛋白和补体、抗人球蛋白试验、冷凝集试验;单价抗体测红细胞膜附着的 IgG、IgA、IgM 和 C3;冷热溶血试验。

④有输血指征时输注红细胞。

2　护理干预

(1)病情观察:密切观察患者贫血的进展程度和临床症状;倾听患者的主诉,发现患者出现头痛头晕、耳鸣、肌肉无力、疲劳、气短、呼吸困难、食欲减少、恶心、腹胀等表现,及时报告医生。

(2)重视休息:指导严重贫血患者卧床休息,护士需做好生活护理;轻中度贫血者应增加卧床休息的时间,减少活动,患者可进行生活自理。指导患者根据贫血程度安排活动量,以不出现心悸、气短、过度乏力为标准,饮食需要高蛋白、高维生素食物。

(3)心理调护:宣教患者保持心情舒畅,避免情绪刺激;正确认识疾病,树立战胜疾病的信心。必要时进行心理辅导或群体教育。

3　贫血危急状况识别及应急管理

当感觉自己出现皮肤黏膜苍白、头痛、头晕、耳鸣、肌肉无力、疲劳、呼吸加快,甚至安静状态下也可以出现气短、呼吸困难,食欲减少、恶心、腹胀等明显贫血症状时,血红蛋白通常小于 60g/L,常是贫血危象的表现。应积极就诊,予以输注红细胞,进行补液、纠正电解质、加强营养支持等治疗。

4　治疗中常见的一些问题和解决方法

(1)输血反应:①发热反应:反应严重时需立即停止输血,体温较高时需物理降温或药物降温。②过敏反应:立即停止输血,应用肾上腺素或地塞米松静脉输注。③溶血反应:立即停止输血,扩容利尿,碱化小便,保护肾脏。④细菌污染:停止输血,行血培养,静脉应用抗生素。⑤循环超负荷:按急性左心衰处理,控制输液量及速度。

(2)药物治疗的不良反应:用 EPO 治疗肿瘤贫血时,一般血红蛋白升至 120 g/L 时可以停药,要注意高血红蛋白的出现,对于有高血栓形成的高危人群,应采用低分子肝素 2000~4000U/d 治疗,每日 1~2 次,一般应用 1~2 周。如出现血栓,可应用组织型纤溶酶原活化剂或低分子肝素或新型抗凝药磺达肝癸钠进行治疗。应用沙利度胺和雷利度胺及靶向治疗的患者亦可口服阿司匹林 40~100mg/d,以此来预防深静脉血栓。服用铁剂等会出现恶心反胃等消化道反应,可予以对症处理或者更换其他类似药物。

(二)门诊管理

1 防治计划(基层医院,包括社区医院)

(1)定期门诊复查:定期社区医院或相关医院门诊复查血常规,关注贫血的恢复情况,积极遵医嘱治疗,必要时医院肿瘤科或者血液科治疗。

(2)重视原发疾病的诊治:原发疾病的存在,是肿瘤相关性贫血存在的前提,积极重视原发疾病的诊治,及早控制原发疾病,是消除 CRA 存在的最关键因素。因此,原发疾病的积极诊断和治疗尤为关键。

2 健康教育

在疾病健康宣教过程中,需要指导患者正确认识肿瘤相关性贫血及其危害性,指导患者保持合理的饮食习惯和疾病随访。告知患者积极治疗的重要性。

3 管理效果评估

通过规范化疾病管控,最终评估效果还是针对患者贫血是否纠正及纠正的程度,造血功能是否改善。管控良好的患者的血红蛋白水平基本稳定或正常,同时原发疾病也能得到较好控制。

(三)家庭预防及管理

1 认识贫血的性质和危害性

长期的贫血对恶性肿瘤患者来说,危害是多方面的,要引起临床重视。肿瘤相关性贫血和乏力是导致肿瘤患者生活质量下降的一个重要因素;长期的贫血导致患者免疫力低下,容易继发感染等;同时降低了患者化疗的耐受性,导致化疗药物剂量减少或更改以及影响药物吸收等,从而降低了临床疗效,进而不利于肿瘤的控制。

2 如何就诊

可到综合医院内科、肿瘤科或者血液病医院相关科室就诊。

3 如何化验和检查

复查血常规、网织红细胞技术、尿常规、大便常规+隐血、叶酸及维生素 B_{12}

测定、血清铁及总铁结合力测定、铁蛋白及转铁蛋白测定、相关肿瘤标记物,明确贫血的情况及原发疾病的情况,必要时积极治疗。

4 非药物治疗

患者在平时生活中应注意以下几点:避免劳累,避免感冒,加强锻炼,增强体质。患者在饮食方面没有特别禁忌,饮食均衡,摄入富含维生素及高动物蛋白饮食,有缺铁的可进食铁含量丰富的食物,如猪肝、羊肝、动物血、瘦肉、蛋黄、菠菜等。

5 随访(复查时间和项目)

定期复查血常规,轻度贫血时每月 1～2 次,中度以上贫血时每周 1～2 次复查,同时根据疾病实际情况选择复查网织红细胞计数、尿常规、大便常规＋隐血、叶酸及维生素 B_{12} 测定、血清铁及总铁结合力测定、铁蛋白及转铁蛋白测定、相关肿瘤标记物等。

七、案 例

患者,男,54 岁,确诊左肺小细胞肺癌伴胸膜转移骨转移,2019 年 6 月在当地人民医院行支气管镜检查:小细胞肺癌(左肺上叶)。2019 年 6 月至 2019 年 10 月共行 EP 方案化疗 6 个周期;左侧胸壁局部放疗 2 个周期;颅脑预防性照射 1 个周期。2020 年 5 月 14 日复查胸部 CT 示:左上肺占位治疗后改变,左侧胸膜肥厚明显;ECT 检查示:左侧第 9 后肋骨转移瘤。复查血常规示中度贫血,血红蛋白 89g/L,贫血四项未见异常,铁蛋白正常,考虑 CRA。刻下:面色稍萎黄,乏力明显,胃纳欠佳,夜寐多梦,舌质淡红胎薄微腻,脉沉细弱。查体睑结膜及指甲苍白。

治疗上予以生血宁片,2 片,每日 3 次。中医辨证为虚劳之心脾两虚证,方用归脾汤加减:党参 20g,白术 15g,黄芪 30g,当归 10g,熟地 30g,炒阿胶 6g,鹿角片 10g,鸡血藤 30g,菟丝子 15g,桑葚 30g,茯苓 30g,远志 10g,酸枣仁 30g,木香 10g,甘草 6g,大枣 30g。14 剂,每日 1 剂,水煎服。嘱其多吃富含维生素及高蛋白饮食,平时多按揉足三里、三阴交、气海及血海等穴位。2 周以后复查血常规血红蛋白 106g/L,继续生血宁片及中药 14 剂治疗。

(卢文杰)

第十二章　系统性疾病相关性贫血的中西医防治和管理

第一节　肾性贫血的中西医防治和管理

一、定义和流行情况

肾性贫血是指各种肾脏病致肾功能下降时，肾脏红细胞生成素生成减少及血浆中一些毒性物质干扰红细胞生成并缩短其寿命而导致的贫血。50%以上的慢性肾脏病(chronic kidney disease,CKD)患者合并有贫血。2016 年的调查显示在上海地区非透析的慢性肾脏病(ND-CKD)患者的贫血患病率为 51.5%，而且随着肾功能的损害进展而逐渐增加，慢性肾脏病 5 期的患者的肾性贫血患病率可达 90.2%。2012 年对我国 6 个城市 9 个大型透析中心的调查结果显示，腹膜透析的慢性肾脏病(PD-CKD)患者的贫血患病率为 53.5%，血液透析的慢性肾脏病(HD-CKD)患者的贫血患病率为 61.2%。

二、病因和发病机制

(一)肾性贫血病因

1　促红细胞生成素产生减少或患者对促红细胞生成素反应性降低

慢性肾脏病患者随着疾病的进展，最终会发生肾间质纤维化，周细胞、成纤维细胞、肾促红细胞生成素细胞均会向肌成纤维细胞转化，导致促红细胞生成素(EPO)产生能力受损，同时肾促红细胞生长素细胞对氧的敏感性下降进而导致 EPO 生成减少。

2 尿毒症毒素缩短红细胞寿命并影响骨髓造血微环境

慢性肾脏病患者体内的毒素可使红细胞膜上的 Na^+-K^+-ATP 泵功能障碍,并抑制红细胞糖酵解,干扰其能量代谢,导致红细胞的膜组成和特性发生变化,红细胞脆性增加、表面负电荷减少、顺应性下降,致使红细胞寿命缩短。同时,许多尿毒症毒素还可抑制骨髓细胞及红细胞的发育,如多胺、喹啉酸、炎症因子等,这些物质目前无法通过血液净化有效清除。其中,多胺可抑制红细胞的增殖过程,喹啉酸可抑制 EPO 的产生,使红细胞集落生成减少而加重贫血。

3 营养不良

慢性肾脏病患者长期进行低蛋白饮食、胃纳减退、轻度腹泻以及血液透析等因素均可导致营养不良,铁、叶酸、维生素 B_{12} 等造血原料的缺乏,从而造成贫血。

4 微炎症状态

慢性肾脏病患者普遍存在微炎症状态,炎症因子本身可造成肾脏损伤,同时可通过多种途径抑制 EPO 的活性,并增加外周红细胞的清除,加强对外源性红细胞生成素的抵抗,微炎症使体内的铁调素水平升高,抑制了肠道对铁的吸收及肝脏和网状上皮细胞系统对铁的释放、输出,导致机体铁代谢紊乱,血红蛋白合成减少,从而加重贫血。

5 继发性甲状旁腺功能亢进

透析的慢性肾脏病患者通常会存在钙磷代谢紊乱,出现继发性甲状旁腺功能亢进。甲状旁腺激素(parathyroid hormone,PTH)可抑制体内红系祖细胞集落刺激因子产生,抑制造血干细胞活化,使红系祖细胞增殖及分化障碍,导致红细胞生成减少;PTH 还使红细胞内的钙离子浓度升高,导致细胞膜渗透脆性增加,导致溶血;PTH 能抑制 Na^+-K^+-ATP 酶活性,干扰红细胞能量代谢,缩短红细胞寿命;高 PTH 可引起骨髓纤维化,破坏造血微环境,使造血面积减少;同时,PTH 还会减少 EPO 的生成,降低 EPO 治疗的敏感性;PTH 可刺激成纤维生长因子 23(FGF-23)分泌,降低肾 EPO mRNA 表达,减少红细胞生成;PTH 还可影响血小板聚集,增加隐形失血而加重贫血。

6 合并潜在出血性因素引起的失血

慢性肾功能衰竭晚期患者常有出血倾向,如鼻衄、牙龈出血等,加上频繁抽血化验,血透患者有透析管路残余血液丢失等。

(二)肾移植后贫血病因

1 移植肾脏功能

移植肾功能水平是肾移植后贫血的重要决定因素,但在移植后 6 个月内,即使移植肾的肾小球滤过率(glamerular filtration rate,GFR)>90mL/(min·1.73m²)也有部分患者患有贫血,说明还存在其他的重要因素。

2 缺铁

由于移植前患者的铁储备不足及移植后红细胞生成的需要量增加,因此,移植后缺铁的发生率很高。

3 急性排斥反应

急性排斥反应可能和参与血红蛋白转录及合成、铁和叶酸结合以及转运的基因有关,同时由排斥反应引起的炎症、血栓性微血管病也参与了贫血的发生。

4 药物

免疫抑制剂具有骨髓抑制作用(如硫唑嘌呤、霉酚酸酯、来氟米特),引起微血管病和溶血[如 OKT3(CD3 单克隆抗体)、钙调神经磷酸酶抑制剂、西罗莫司],干预促红细胞生成素与受体结合后细胞间的信号传导通路(如西罗莫司与环孢素 A、糖皮质激素合用时);ACEI 和 ARB 类药物可抑制内源性促红细胞生成素产生、减少血管紧张素Ⅱ介导的对红细胞前体的刺激以及 ACEI 诱导红细胞生成抑制蛋白;抗病毒和抗细菌药物(如更昔洛韦、甲氧苄啶-磺胺甲基异噁唑)也可引起贫血。

5 感染和恶性肿瘤

巨细胞病毒、副病毒 B19 感染可导致贫血发生。

6 嗜血细胞综合征

常由感染和肿瘤诱发,致全血细胞减少,预后差。

7 溶血尿毒综合征

可能与环孢素 A、他克莫司或 OKT3 的使用有关,也可能与巨细胞病毒、流感病毒的感染有关。

8 与 ABO 血型不相容肾脏移植相关的溶血性贫血

血型 AB 受体接受血型 A 或 B 供体的移植物以及血型 A 或 B 受体接受血型 O 供体的移植物时可产生溶血。

(三)中医病因病机

慢性肾脏病表现为肾气亏虚,水湿、浊毒、瘀血内壅,久而久之出现血虚证,归属于"虚劳""血劳""血虚"等范畴,属于本虚标实,本虚以脾肾虚衰为主,标实为水湿、浊毒、瘀血壅塞三焦。

血的来源,一方面靠脾胃吸收水谷精微,化为营气,注于血脉,化赤为血;另一方面则有赖于精血相互化生。脾胃为水谷之海,气血生化之源,肾藏精,主骨生髓,而脾统血,精血同源,精血互生。故本病的发生与肾、脾、胃相关。脾胃虚弱,脾失健运,水谷精微生成不足,运化不能;脾肾衰败,瘀阻浊滞,脾伤则气血不足,不能施精于肾,肾损又失脾精的助益,从而肾精亏耗,精不化血,久则血虚。

三、临床表现

(一)主要症状

贫血早期可仅出现疲乏、困倦无力,食欲减退、腹胀恶心较为常见,中重度贫血时可出现头晕目眩、头痛耳鸣、注意力不集中、嗜睡,活动后心悸气短,部分人可出现心力衰竭症状。慢性肾脏病患者尤其是慢性肾功能衰竭晚期患者,常有出血倾向,如鼻衄、牙龈出血等。

(二)体格检查

患者多呈皮肤、黏膜苍白,活动时呼吸加快,中度贫血时可有窦性心动过速、心搏亢进、脉压增宽,肺动脉瓣或心尖区可闻及中度吹风样收缩期杂音,重度贫血时可出现全心扩大、充血性心力衰竭的体征。

(三)实验室检查

1 血常规

肾性贫血多为正细胞正色素性贫血,但伴有缺铁时可为小细胞低色素性贫血,伴叶酸缺乏时则为大细胞性贫血;网织红细胞多正常,亦可增高或稍低;白细胞及血小板正常;外周血涂片见红细胞有棘细胞。当外周血涂片中见棘状或芒刺红细胞,中性粒细胞有慢性毒性颗粒,则提示患者有慢性肾功能衰竭。

2 骨髓象

骨髓常规及活检多为正常,可有粒系轻度增生及红系增生减低,若有继发性甲状旁腺功能亢进、纤维骨炎时,可有骨髓纤维化。

3 肾小球滤过率

发生肾性贫血的前提条件为患者有慢性肾功能不全,肾性贫血的发生及严重程度与肾小球滤过率水平相关,当肾小球滤过率<60mL/(min·1.73m²)时,

贫血发生率升高。

4 血清铁蛋白、转铁蛋白饱和度

临床上常用血清铁蛋白作为铁储存状态指标,而转铁蛋白饱和度则作为铁利用状态指标。应当注意的是,使用静脉铁剂的患者,需停用静脉铁剂治疗 1 周后才能检测上述铁状态指标,而且不单独使用转铁蛋白饱和度或血清铁蛋白测试来评估患者的缺铁状态。

5 超敏 C 反应蛋白

由于慢性肾脏病患者普遍存在微炎症状态,因此,2017 年《英国肾脏病协会肾性贫血实践指南》建议在治疗前评估超敏 C 反应蛋白的水平。

(四)中医证候

1 脾肾亏虚

证见面色㿠白,唇爪无华,气短懒言,倦怠乏力,腰酸膝冷,小便频数,尿少浮肿,腹胀便溏;舌质淡红,胖大有齿痕,苔薄白,脉沉细无力。

2 气阴两虚

证见恶心乏力,口干口粘,饮水不多,腰膝酸软,手足心热,舌淡红,舌体胖大边有齿痕,脉沉细。

3 湿浊中阻

证见面色萎黄,头晕目眩,身重困倦,腹胀纳差,恶心呕吐,口淡无味,舌质淡,苔厚腻,脉濡细。

4 瘀血阻络

证见面色晦暗,头晕心悸,耳聋耳鸣,视物模糊,失眠健忘,口苦纳差,肌肤甲错,舌质暗紫,有瘀点,脉沉涩。

四、诊断程序

(一)诊　断

根据世界卫生组织的推荐标准,对于居住于海平面水平地区的成年人,血红蛋白男性＜130g/L,非妊娠期女性＜120g/L,妊娠期女性＜110g/L,即可诊断为贫血。诊断时需考虑居住地海拔高度、年龄、种族、生理需求等因素对血红蛋白的影响。

在诊断肾性贫血时我们应当注意除满足上述血红蛋白的诊断标准外,患者必须有慢性肾脏疾病且有肾功能损害,同时排除其他因素导致的贫血。

（二）鉴别诊断

1 多发性骨髓瘤

患者亦有肾功能减退及贫血的表现，同时患者可有骨质破坏、本-周氏蛋白尿、单克隆免疫球蛋白升高，骨髓象可见浆细胞明显增多，伴有原、幼浆细胞。

2 淀粉样变性

该病为包括肾脏在内的多系统病变，确诊有赖于组织活检显示刚果红染色阳性。

3 缺铁性贫血

患者呈小细胞低色素性贫血，血清铁$<8.95\mu mol/L(50\mu g/dL)$，血清铁蛋白$\leqslant12\sim20\mu g/L$，转铁蛋白饱和度$<0.15$，骨髓铁染色阴性为诊断缺铁性贫血的金指标，但肾性贫血可同时合并缺铁，应注意相鉴别。

（三）中医辨证

肾性贫血早期表现多以脾肾亏虚为主，病机当以脾肾亏虚为本，病位在脾和肾。随着疾病进展，脾肾亏虚日久，三焦气化失司，水液失于输布，致水湿内停，蕴积成毒，湿毒内阻，气机运行不畅，气滞血瘀，或久病入络，气虚无力推动血行而致瘀血内生，瘀血不去，则新血难生，加之水湿、瘀毒内阻，愈发损伤人体正气，使正虚邪实，加重病情，故后期多表现为湿浊、内毒、瘀血内阻。

五、治　疗

（一）西医治疗

1 对于肾性贫血应综合治疗，重点在治疗原发病

血液透析极为重要，能去除尿毒性毒素，减轻其对红系和其他系的造血抑制，减少红细胞破坏，改善贫血，但需定期持久进行，同时应避免应用肾毒性药物。

2 红细胞生成刺激剂（erythropoiesis-stimulating agents，ESAs）

当患者的血红蛋白$<100g/L$时需开始红细胞生成刺激剂治疗，血红蛋白的目标值为$\geqslant115g/L$，但不推荐$>130g/L$。初始ESAs的治疗目标为血红蛋白每月增加$10\sim20g/L$，应避免超过$20g/L$，4个月达到靶目标。

（1）重组人促红细胞生成素（rHu-EPO）。

重组人红细胞生成素的初始剂量建议为每周$100\sim150U/kg$，分$2\sim3$次注射，或10000U，每周1次。若每月血红蛋白增长$<10g/L$，除外其他贫血原因后

应增加使用剂量的 25%,若每月血红蛋白增长＞20g/L,应减少使用剂量的
25%～50%。当血红蛋白达到目标范围时,维持治疗阶段的剂量约为诱导治疗
时的 2/3,不应完全停药。

(2)新型红细胞生成刺激蛋白。

作为第二代 ESAs,达依泊汀 α 分子量大,半衰期比 rHu-EPO 延长 3 倍,体
内活性亦增强,推荐剂量为 2.25g/kg,每 1～2 周注射 1 次,但该药并不能减少
终点事件的发生,却有增加脑卒中事件发生的风险。

(3)持续性 EPO 受体激动剂。

持续性 EPO 受体激动剂为第三代 ESA,半衰期更长,而且不会被血液透析
所清除,也不受肾小球滤过功能的影响,故给药期间可明显延长,可每 4 周 1 次
皮下注射。但由于这些药物在三项 RCT 研究中发现不良事件率增加,故未再
进一步应用。

3　造血原料的补充

(1)铁剂。

ND-CKD 和 PD-CKD 的贫血患者,在转铁蛋白饱和度≤20% 和(或)铁蛋
白≤100μg/L 时需要补铁治疗;而 HD-CKD 贫血患者在转铁蛋白饱和度≤
20% 和(或)铁蛋白≤200μg/L 时需要补铁治疗。ND-CKD 贫血患者可尝试
1～3 个月的口服铁剂治疗,若无效或不耐受,则改为静脉铁剂治疗,对于
PD-CKD 及 HD-CKD 患者推荐使用静脉铁剂治疗。

口服补铁时每日予铁元素 200mg,1～3 个月后评价铁状态。静脉补铁时,
初始治疗时给予蔗糖铁或右旋糖酐铁(100mg/次,每周 3 次)1 个疗程
(1000mg)后评估,若铁状态未达标,可重复 1 个疗程;维持治疗时每周平均给予
蔗糖铁或右旋糖酐铁 50mg,并根据患者的个体情况调整。

铁剂治疗的目标为:ND-CKD 和 PD-CKD 患者 20%＜转铁蛋白饱和度＜
50% 且 100μg/L＜血清铁蛋白＜500μg/L,而 HD-CKD 患者 20%＜转铁蛋白饱
和度＜50% 且 200μg/L＜血清铁蛋白＜500μg/L。

(2)叶酸、维生素 B_{12}。

慢性肾功能衰竭的患者长期摄入低蛋白饮食、胃纳减退、血液透析等因素
均可导致营养不良,叶酸及维生素 B_{12} 缺乏,应予定期监测并补充。

4　左卡尼汀

左卡尼汀作为抗氧化剂,可抑制 H_2O_2 对 HK-2(hvman kidney-2)细胞的损
伤,可调节细胞代谢相关酶的活性,改善缺氧状态下细胞能量的代谢障碍,维持
能量的供需平衡,帮助 DNA 修复和蛋白质合成,对于血液透析的患者可能有

益,但不推荐作为常规治疗。

5 输血

应尽量避免输血治疗,尤其是适合肾移植的患者。当 ESAs 治疗无效或弊大于利时,可考虑输血,是否需要输血应根据贫血导致的症状来判断,而非仅仅依靠血红蛋白的数值变化。以下几种情况可考虑输血:①慢性贫血患者的血红蛋白<60g/L,伴有缺氧症状时;②因贫血致心肌缺氧或心功能衰竭,静息状态下心率>100 次/分,活动后心率>120 次/分或出现奔马律时;③合并心血管或呼吸道疾病的高龄(年龄>65 岁)患者的血红蛋白<80g/L 时;④急性出血、急性冠脉综合征、手术前需快速纠正血红蛋白水平等情况。

6 继发性甲状旁腺功能亢进的治疗

西那卡塞是一种钙调素,可以增加细胞外钙敏感受体(CaSR)对细胞外钙的敏感性,减少 PTH 分泌,同时减低血钙、血磷水平,并通过作用于 CaSR 而影响造血干细胞的迁移和成熟;降低 FGF-23(人成纤维细胞生长因子 23,fibroblast growth factor-23)水平从而减少对红细胞生成的抑制;同时可降低 EPO 抵抗而改善贫血。也可予维生素 D_3 2～4μg,每周 2 次,待 PTH<500μg/L 时改为 0.25～0.5μg/天来维持治疗,使 PTH≤300μg/L,必要时可切除甲状旁腺。

7 铁调素的调节

铁调素与慢性肾脏病患者的贫血、铁代谢紊乱、微炎症状态、ESA 低反应等都相关,降低体内铁调素的水平及抑制铁调素的活性,成为肾性贫血的治疗新方向。目前,该类药物包括铁调素拮抗剂及铁调素生成抑制剂两种。

8 低氧诱导因子-脯氨酰羟化酶抑制剂(HIF-PHIs)

低氧诱导因子(hypoxia-inducible factor,HIF)为 EPO 基因表达过程中的一种重要调节因子,在机体缺氧时,它参与启动 EPO 基因转录,从而促进红细胞生成,同时降低铁调素,释放铁,增加铁的摄取和利用。HIF-PHIs 通过抑制脯氨酰羟化酶,模拟机体缺氧状态,刺激肾脏和肝脏合成 EPO,代表药物为罗沙司他。

(二)中医治疗

治疗上当以扶正祛邪、标本兼顾为治则,早期注重顾护脾肾,以补肾健脾养血为法,疾病中后期在治疗脾肾之本的基础上,配合利湿泄浊、活血化瘀等法,标本兼治。

肾性贫血的治则主要采用健脾益肾、补益气血、健脾化湿、泄浊排毒等,基本方药包括党参、当归、黄芪、熟地、山药、何首乌、山茱萸、白术、枸杞、阿胶、菟丝子、仙灵脾、白芍、紫河车等。

1 脾肾亏虚

治以温补脾肾、养血生血，方用右归丸加减。

2 气阴两虚

治以补肾健脾、益气养阴，方用参芪地黄汤加减。

3 湿浊中阻

治以健脾化湿、理气降浊，方用二陈汤加减。

4 瘀血阻络

治以化瘀通络、活血养血，方用血府逐瘀汤合当归养血汤。

（三）中成药

1 益血生

健脾补肾，生血填精，用于脾肾两虚、精血不足所致证候治疗。

2 生血宁

益气补血，用于气血两虚证者。

3 复方皂帆丸

温肾健脾，益气养阴，生血止血，用于肾阳不足、气血两虚证者。

4 再造生血胶囊

补肝益肾，补气养血，用于肝肾不足、气血两虚所致的血虚虚劳。

（以上中成药按辨证使用，用法详见药物说明书。）

六、预防和管理

（一）病房管理

1 入院医嘱

（1）长期医嘱。

①血液病护理常规；一/二级护理；低盐、低脂、优质的低蛋白饮食。

视病情通知病重或病危。

②其他一般医嘱：如吸氧、心电监护、血压监测、血氧饱和度监测、记出入量等。

③原发病的治疗，必要时血透。

④支持治疗：如有感染，予抗生素控制感染；如有其他脏器功能不全，予以相应治疗药物。

⑤中医中药治疗。

（2）临时医嘱。

①一般检查：血常规、外周血细胞形态、网织红细胞、尿常规、大便常规＋隐血、血型、输血前检验、生化、血沉、凝血功能、C反应蛋白、胸部CT、心电图、腹部B超、心脏彩超。

②骨穿：骨髓形态学、骨髓活检。

③其他相关检查：促红细胞生成素、贫血指标、转铁蛋白饱和度、甲状旁腺激素、肾小球滤过率。

④必要时输注红细胞。

2 护理干预

（1）病情观察：密切观察患者贫血的进展程度、尿量的变化；出现病情变化时，及时汇报医师。

（2）饮食宣教：对该类患者需要给予高热量、高维生素、易消化饮食来增加营养。患者由于饮食因素往往同时存在铁、维生素、叶酸等造血原料不足，故应摄入必要的优质蛋白，如奶类、鸡蛋、瘦肉、鱼等，这类食品的蛋白含量低但含有较高的氨基酸，应严格控制豆制品的摄入，并多食新鲜蔬菜和水果，补充维生素及叶酸。

（3）休息：指导严重贫血患者卧床休息，护士做好生活护理，予吸氧提高氧供；关注心功能异常所致的不适，指导患者根据贫血程度安排活动量，以不出现心悸、气短、过度乏力为标准。

（4）心理护理：建立良好的医患关系有利于增加患者的安全感，树立患者自信心，对于有工作能力的患者，应鼓励其参加力所能及的工作，在改善经济状况的同时实现自我价值。

3 专病危急状况识别及应急管理

（1）对于并发贫血性心脏病的患者应随时评估心功能，发生心力衰竭时予积极抗心衰竭治疗，必要时调整血透时的参数，增加出量，减轻心脏负荷。

（2）ESAs的不良反应及处理。

①高血压：出现高血压时一般服用降压药物即可控制，一般不需要停止使用ESAs，除非是难以控制的高血压。

②癫痫：癫痫病史不是ESAs用药的禁忌证，但当患者有不可控制的高血压或体重增加过多时应防止癫痫的发作。

③透析通路血栓：随着红细胞的增加，血液黏稠度增高，血栓形成的风险亦增加，但HD-CKD患者不需要增加肝素的用量。

④肌痛及输液样反应：主要表现为肌痛、骨痛、低热、出汗等症状，多在ESAs使用的 $1\sim2h$ 后出现，可持续12h，2周后可自行缓解，症状严重时可予非类固醇类抗炎药。

⑤rHu-EPO抗体介导纯红细胞再生障碍性贫血：主要表现为进行性的红细胞下降，伴网织红细胞减少或缺如，白细胞及血小板正常；骨髓中红系增生低下，粒系及巨核系正常；血清rHu-EPO抗体阳性。此时需停用ESAs，可予雄激素、免疫抑制剂、大剂量丙种球蛋白等药物治疗，必要时输血治疗，而最有效的治疗是肾移植。

4　治疗中常见的一些问题和解决方法

（1）输血反应。

①发热反应：反应严重时需立即停止输血，体温较高时需物理降温或药物降温。②过敏反应：立即停止输血，应用肾上腺素或地塞米松静脉输注。③溶血反应：立即停止输血，扩容利尿，碱化小便，保护肾脏。④细菌污染：停止输血，行血培养，静脉应用抗生素。⑤循环超负荷：按急性左心衰处理，控制输液量及速度。

（2）ESAs的低反应性及处理。

根据患者体重计算适量的ESAs，治疗1个月后，血红蛋白水平与基线相比无增加，则为初始ESAs治疗反应低下；稳定剂量的ESAs治疗后，需要2次增加ESAs剂量且增加的剂量超过稳定剂量的50%，才能维持血红蛋白稳定，则为获得性ESAs反应低下。

ESAs低反应的常见原因有铁缺乏、慢性失血、合并炎症、甲状旁腺功能亢进、恶性肿瘤、维生素缺乏、营养不良、纤维性骨炎、铅中毒、血红蛋白病、溶血、透析不充分、ACEI或ARB类药物的应用、脾功能亢进、rHu-EPO抗体介导纯红细胞再生障碍性贫血等。

针对产生ESAs低反应性的原因进行治疗，若纠正原发病因后仍存在ESAs低反应性的患者，应评估血红蛋白下降、继续ESAs治疗、输血治疗等风险后进行个体化治疗，但ESAs的最大剂量不应高于初始剂量或稳定剂量的2倍。

（二）门诊管理

1　防治计划（基层医院，包括社区医院）

对于慢性肾功能不全的患者，在需要血透时应及早开始血透治疗，预防并发症的发生；同时，定期检查患者的血常规，发现贫血时，尽早明确诊断并及早进行规范治疗。

2 健康教育要点

在疾病健康宣教过程中,需要指导患者正确认识肾性贫血的性质和危害性,管理和维持治疗的重要性,提高患者对疾病的认识,从而提高依从性,同时指导患者合理的饮食习惯和疾病随访。

3 基层医院或社区医院专病规范管理方案

基层/社区医院对肾性贫血的规范化管理,主要围绕疾病的随访开展,包括肾功能、血红蛋白、铁状态、叶酸和维生素 B_{12} 的监测,根据指标调整药物的剂量。

(1)对于慢性肾脏病患者,血红蛋白的监测应根据具体情况而定,而临床表现及体征提示有贫血时随时检测。

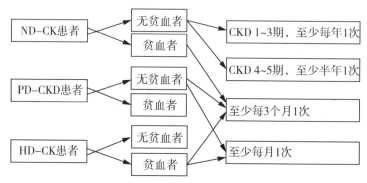

图 12.1.1 慢性肾脏病贫血患者随访图

(2)对于正在接受红细胞生成刺激剂治疗的患者,初始治疗阶段至少每月检测 1 次血红蛋白。而对于维持治疗阶段的患者,其中 ND-CKD 和 PD-CKD 患者至少每 3 个月检测 1 次,HD-CKD 患者则需至少每月检测 1 次血红蛋白。

(3)ND-CKD 及 PD-CKD 患者至少每 3 个月检测 1 次铁状态,而 HD-CKD 患者则至少 1～3 个月检测 1 次。当开始使用铁剂治疗、治疗剂量调整、评估静脉铁剂疗效及有出血存在、有其他情况导致铁状态改变如炎症等情况时,需增加铁状态检测频率。

(4)至少每 3 个月检测 1 次叶酸和维生素 B_{12},发现缺乏时予以及时补充。

4 管理效果评估

通过规范化疾病管控,最终评估效果还是针对患者贫血是否改善、肾功能是否稳定。管控良好者的肾功能基本稳定,血红蛋白达到靶目标。

(三)家庭预防及管理

1 认识贫血的性质和危害性

慢性肾脏病患者最主要的并发症是心血管疾病,也是其死亡的首要原因,而贫血则是慢性肾脏病患者发生心血管事件的独立危险因素。贫血患者长期处于缺氧状态,心脏负荷增加,从而致左心室肥大,继而发展为全心增大、心力衰竭,降低患者的生活质量,增加病死率。

2 如何就诊

建议到肾病科及血液科就诊。

3 如何化验和检查

对于慢性肾功能不全的患者,定期检查血常规,存在贫血的患者应完善网织红细胞、外周血细胞形态、贫血指标、转铁蛋白饱和度、促红细胞生成素、骨髓常规等检查。

4 治疗方案的建立和调整

当患者的血红蛋白$<100g/L$时需开始ESAs治疗,血红蛋白的目标值为$\geqslant115g/L$,但不推荐$>130g/L$。初始ESAs的治疗目标为血红蛋白每月增加$10\sim20g/L$,应避免超过$20g/L$,4个月达到靶目标(具体ESAs剂量的调整见前述)。对于铁、叶酸、维生素B_{12}缺乏时,予以及时补充(铁剂治疗目标见前述);达到输血指征时进行输血支持。

5 非药物治疗

对于慢性肾功能不全早期的患者,在积极治疗原发病的同时定期监测血红蛋白,早发现、早诊断、早治疗,避免出现其他并发症。除了规范评估和原发病治疗外,同样需要对日常的饮食进行控制,尽量摄入低盐、低脂、优质的低蛋白饮食,平时适当锻炼,增强体质,避免使用肾毒性药物。

6 药物治疗疗程

肾性贫血的患者需长期治疗。患者最好以表格形式记录以下内容:肾功能、血红蛋白、血清铁蛋白及转铁蛋白饱和度检查的日期及数值,使用药物的剂量及频率,输血的日期和量。

7 随访(复查时间和项目)

(1)对于慢性肾脏病患者,血红蛋白的监测应根据具体情况而定(具体见前述),而临床表现及体征提示有贫血时随时检测。

(2)对于正在接受红细胞生成刺激剂治疗的患者,初始治疗阶段至少每月检测1次血红蛋白。而对于维持治疗阶段的患者,其中ND-CKD和PD-CKD患者至少每3个月检测1次,HD-CKD患者则需至少每月检测1次血红蛋白。

(3)至少每3个月检测1次血清铁蛋白、转铁蛋白饱和度、叶酸、维生素B_{12}。

8 家庭监测方法

患者可以通过检测血常规、肾功能、血清铁蛋白等指标进行监测,同时注意自我症状的评估,若出现新的症状或原有症状加重,指标有明显变化时,建议进一步到专科门诊进行系统评估。

9 病情稳定或进展指征

如患者出现面色苍白、头晕乏力加重、胸闷气急、心悸、浮肿等表现,需及时就医。

七、案 例

患者,男,74岁,因乏力、纳差伴腹泻半月于2019年11月10日收住入院。患者半月前开始出现乏力,胃纳减少,活动后有心悸感,同时伴恶心、腹泻,呈黄色水样便,每天2~3次,时有右腹疼痛,便后缓解。既往有"高血压、糖尿病"等病史。查体:体温36.5℃,血压139/56mmHg,神志清,贫血貌,浅表淋巴结未及肿大,胸骨无压痛,双肺未闻及干湿啰音,心率100次/分,律齐,腹软无压痛,肝脾肋下未及,肾区无叩痛,双下肢无浮肿,舌质淡红,胖大有齿痕,苔薄白,脉沉细无力。入院后查血常规:白细胞5.45×10^9/L,血红蛋白65g/L,血小板150×10^9/L,中性75.0%,淋巴11.4%;CRP 1.2mg/L;尿常规:蛋白(+++),隐血(+);生化:肌酐777μmol/L,尿素氮11.2mmol/L,钾3.09mmol/L,白蛋白21.8g/L;铁蛋白956.95ng/mL,转铁蛋白1.08g/L,总铁结合力25.8μmol/L,叶酸17.61ng/mL;B超:脂肪肝,脾偏大,双肾缩小;骨髓象正常。

中医四诊:面色㿠白,唇爪无华,倦怠乏力,乏力,胃纳减少,活动后有心悸感,伴恶心、腹泻,呈黄色水样便,每天2~3次,时有右腹疼痛,便后缓解;舌质淡红,胖大有齿痕,苔薄白,脉沉细无力。

入院诊断:西医诊断,①慢性肾脏病5期,肾性贫血;②高血压病3级,高危组;③2型糖尿病。中医诊断,虚劳(脾肾亏虚)。

治疗:入院后予血液透析治疗,每周3次,重组人促红细胞生成素10000U,每周1次,同时降压、降糖、纠正电解质紊乱等对症治疗。患者面色㿠白,唇甲无华,倦怠乏力,纳差恶心,动时气促,腰酸喜暖,小便频数,腹胀痛,便溏,舌质淡红,胖大有齿痕,苔薄白,脉沉细无力,呈脾肾亏虚之证。予右归丸加减,方剂为附子6g、当归9g肉桂5g、鹿角胶12g、熟地20g、山药12g、山茱萸10g、枸杞12g、菟丝子12g、杜仲12g、巴戟天12g、甘草6g。方中附子、肉桂、鹿角胶为君药,附子、肉桂温阳散寒,鹿角胶温阳补血;熟地、山药、山茱萸、枸杞为臣药,滋阴益肾,养肝补脾,有菟丝子、杜仲、当归为佐药,补肝益肾,养血补血。服用1

周后患者的小便频密及便溏症状有明显改善,乏力好转。2019 年 12 月 30 日复查血常规提示血红蛋白为 82g/L,2020 年 1 月 31 日复查血红蛋白为 106g/L,此时将重组人促红细胞生成素调整为 6000U 每周 1 次,2020 年 2 月 25 日复查血红蛋白 122g/L,肌酐 395μmol/L,尿素氮 8.4mmol/L。

(朱颖、何绿苑)

第二节　肝病相关性贫血的中西医防治和管理

一、定义和流行情况

肝脏疾病所致的贫血是指肝脏疾病的病程中出现的贫血并发症,常见于大多数慢性肝病患者。曾有回顾性研究分析肝病患者总体贫血发生率为 31.22%。对不同组别贫血发生率进行比较,终末期肝病(包括失代偿期肝硬化和肝衰竭)的贫血发生率最高(49.71%),后依次是原发性肝癌组(34.87%)、代偿期肝硬化组(17.77%)和肝炎组(11.15%)(P 值均小于 0.001)。在不同组别内,肝炎组不同性别之间的贫血发生率(9.40% 和 13.68%)有统计学差异(P 值小于 0.001)。

二、病因病机

(一)西医发病原因

肝病相关性贫血最常见于由 Laennec 肝硬化,胆汁性肝硬化、血色病、坏死后性肝硬化、急性肝炎、肝豆状核变性等引起。

1　造血因子缺乏

肝脏是机体新陈代谢的重要器官,对血液系统正常生理功能的维持也起着重要作用。

(1)造血原料的储备:叶酸、维生素 B_{12}、铁剂均在肝脏内储存备用,许多蛋白质和脂类亦在肝脏内合成。

(2)凝血因子合成:凝血因子 I、II、V、VII、IX、X、XII、XIII 等均在肝内合成。

（3）分泌部分红细胞生成素：肝脏是肾外分泌红细胞生成素的主要场所。

因此，当肝病时上述功能发生障碍，可引起叶酸、维生素 B_{12} 缺乏从而导致巨幼细胞贫血；凝血机制障碍导致出血，产生缺铁性贫血。

2 红细胞生存期缩短

红细胞生存期缩短可见于酒精中毒性肝病、胆汁性肝硬化、阻塞性黄疸、传染性肝炎等肝脏疾病，甚至在上述疾病未合并贫血时即出现红细胞寿命缩短，约 70%肝病患者的红细胞寿命缩短。关于肝病中红细胞寿命缩短的确切原因仍未充分明了。患者与健康人交叉输血，则患者的红细胞生存期在健康人体内明显延长，而健康人红细胞生存期在患者体内亦缩短。提示红细胞生存期缩短为红细胞外溶血因子所致。经研究证明，以下因素与患者红细胞寿命缩短有关。

（1）脾大：肝病时充血性脾大可伴有脾功能亢进，使红细胞在脾脏破坏过多。用 51Cr 标记红细胞方法检验证明，伴有脾大患者红细胞寿命较不伴有脾大者明显缩短。国外实验证明在骨髓增生性疾病患者中，脾脏肿大重量每增加 1kg，则脾脏每天红细胞破坏量增加血细胞比容 1%。

（2）红细胞代谢异常：肝病患者的红细胞内戊糖磷酸途径代谢低下，使细胞内还原型谷胱甘肽生成减少，血红蛋白易被氧化，而导致海因（Heinz）小体形成，红细胞易被破坏。戊糖磷酸途径代谢低下的原因可能与烟酰胺腺嘌呤二核苷酸磷酸减低或其他仍不明了的原因有关。此外，患者常合并低磷血症，使红细胞内 ATP 水平下降，膜变形性降低可产生溶血。

（3）红细胞膜脂质异常：红细胞膜由双层脂质构成，膜的外侧以游离胆固醇和两种磷脂（即磷脂酰胆碱和鞘磷脂）为主，膜的内侧两种磷脂以磷脂酰丝氨酸及磷脂酰乙醇胺为主。在肝炎、肝硬化、阻塞性黄疸患者中，其红细胞膜外侧的游离胆固醇及磷脂酰胆碱比正常增加 20%～50%，导致红细胞表面积增大而形成特异性的薄型巨细胞和靶型红细胞，使其通过脾脏血窦时滞留时间过长，易被单核巨噬细胞吞噬破坏。此外，胆道阻塞患者体内唾液酸苷酶活性增加，使红细胞表面唾液酸分泌增多，导致红细胞活力下降。

（4）棘状红细胞（acanthocyte）溶血性贫血：患者红细胞膜上的胆固醇明显增多而磷脂酰胆碱无相应增加，致使红细胞变形性降低，在通过脾脏时，细胞膜被单核巨噬细胞一部分一部分地吞噬，使红细胞表面积不断缩小，最后变成棘状红细胞。

3 骨髓造血功能降低

大部分肝病患者的血浆铁更新率、红细胞内铁利用率、红细胞内铁更新率正常或下降，说明骨髓造血功能减低。但亦有报告增多者，可能与患者有无并发症有关。酒精中毒性肝病患者的红细胞造血功能明显受抑。表现为骨髓的幼红细胞有巨幼变,幼红、粒细胞胞质内有囊泡,以及环形铁粒幼细胞增加等,说明有红系病态造血。戒酒后上述现象消失。

4 血浆容量增加

慢性肝病患者大多数合并贫血,其血浆容量较正常人增加约 15%,贫血部分患者的红细胞容量并不减少,因而血液稀释亦是肝病贫血的原因之一。

5 出血

肝硬化合并出血者在不同报告中的发病率占比为 24%~75%,酒精性肝硬化患者主要出血部位为胃肠道,其次为痔疮、子宫。患者凝血机制异常会加重出血。出血亦为肝病患者的贫血原因之一。

(二)中医病因病机

1 肝血虚证

主要表现为血液亏虚、肝失所养的证候。因肝主藏血,开窍于目,在体合筋,其华在爪。故肝血虚证,常表现为头目、筋脉、爪甲失荣及全身血虚证。

2 肝阴虚证

因"肝藏血,血舍魂",虚火内扰心神,神不归舍则失眠、心悸。若肝阴不足,虚火内生,循经上窜头目则头痛。若肝阴虚极,脏腑失养,阴血难复,则渐成虚劳,若肝阴亏虚,阴不制阳,肝阳偏亢,肝阳化风,既可以阳亢动风,也可因阴虚,津枯液损,不能荣润筋脉头目,而致虚风内动,出现头痛、筋惕肉等证。

三、临床表现

(一)临床症状

由于肝脏疾病的病因不同,贫血程度和临床表现亦因之而异。一般为轻中度贫血,严重贫血少见。肝硬化无并发症患者多为正细胞、正血红蛋白性贫血,少数酒精中毒性肝硬化、胆汁性肝硬化患者在肝功能急剧恶化至死亡前数月可突然发生棘状红细胞溶血性贫血。但如肝功能改善,溶血会自行缓解,在酒精中毒性肝病患者,甚至肝功能轻微受损时,亦可能会有阵发性溶血性贫血。这种溶血性贫血常为轻中度,具有自限性,可反复发作。戒酒后 2~3 周好转,再次饮酒时又可诱发。如患者同时伴有黄疸和高脂血症,称之为 Zieve 综合征(酒精性高脂血综合征、黄疸一过性高脂血病-溶血性贫血综合征、酒精中毒高脂血症溶血综合征)。

（二）中医症候

1 肝血虚证

证见面色无华,两目干涩,视力减退,甚则雀盲。眩晕耳鸣,少寐多梦,易惊醒,胁肋隐痛,爪甲不荣,肢体麻木,妇女多见月经量少色淡,月经后期,甚则闭经。肌肤甲错。

2 肝阴虚证

证见眩晕耳鸣,目干畏光,视力减退或视物昏花,烦躁易怒,面色潮红,胁肋灼痛,心中烦热,口干咽燥,盗汗潮热,或筋惕肉。

四、诊断程序

（一）西医诊断

1 临床表现

有原发病肝病的症状,伴有贫血的症状,如头痛、头晕、耳鸣、心悸气短、恶心、月经量少数或闭经等表现。

2 实验室检查

(1)外周血:正细胞、正色素性贫血。但亦可呈巨细胞样贫血。血小板减低,但一般均不低于 $50×10^9/L$。白细胞一般正常,但分类可见淋巴细胞比例减少,中性粒细胞减少或增多,血浆中可测定出中性粒细胞趋化抑制因子,可全血细胞减少。合并出血时,网织红细胞计数增高。

(2)骨髓象:增生正常或明显活跃。红系增生常明显活跃,使粒红比值下降,常见有"大幼红细胞",即指红细胞体积增大而染色质结构正常的幼红细胞。但约20%患者的骨髓中可见巨幼红细胞增多。

(3)其他辅助检查:根据病情、临床表现、症状,可选择做 X 线、B 超、CT、肝功、生化等检查。

（二）鉴别诊断

当患者有出血、溶血、脾功能亢进、维生素 B_{12} 缺乏时,可有相应的临床表现,要注意相鉴别,尤其注意对肝病引起的溶血性贫血和其他原因溶血性贫血的鉴别。

1 脾功能亢进

脾功能亢进(简称脾亢)是一种不同的疾病引起脾脏肿大和血细胞减少的综合征。临床表现为脾肿大,一种或多种血细胞减少,而骨髓造血细胞相应增生,可经脾切除而缓解,本病经治疗原发病后,部分病例的临床症状可减轻,一般认为脾功能亢进多伴有不同程度的脾脏肿大,这种肿大的脾脏对血细胞有滞留作用,脾窦的增生增强了对血细胞吞噬及破坏的作用,是产生脾功能亢进的临床表现的重要原因。

2 维生素 B_{12} 缺乏

恶性贫血(红细胞不足);月经不顺;眼睛及皮肤发黄,皮肤出现局部(很小)红肿(不疼不痒)并伴随蜕皮;恶心,食欲不振,体重减轻;唇、舌及牙龈发白,牙龈出血;头痛,记忆力减退,痴呆;可能引起人的精神忧郁;引起有核巨红细胞性贫血(恶性贫血);脊髓变性,神经和周围神经退化;舌、口腔、消化道的黏膜发炎;若出现食欲不振、消化不良、舌头发炎、失去味觉等症状,便是缺乏维生素 B_{12} 的警讯;小孩缺乏维生素 B_{12} 的早期表现为精神情绪异常、表情呆滞、少哭少闹、反应迟钝、爱睡觉等症状,最后会引起贫血。

3 溶血性贫血

溶血性贫血系指红细胞破坏加速,而骨髓造血功能代偿不足时发生的一类贫血。如骨髓能够增加红细胞生成,足以代偿红细胞的生存期缩短,则不会发生贫血,这种状态称为代偿性溶血性疾病。

(三)中医辨证

肝血虚证,舌质淡苔白,脉弦细而涩。以头、目、爪甲、筋脉、肌肤失于血液濡养及全身血虚证并见为临床特征。肝阴虚证,舌红少津,脉弦细数。以头目、耳、胁之阴液不充及阴虚证并见为临床特征。

五、治　疗

(一)西医治疗

● 肝病相关性贫血治疗应以原发肝脏疾病的治疗为主:如肝病病因去除或改善,贫血常随之得到纠正。积极采用保肝治疗,改善肝功能,加强患者营养。

● 肝硬化合并消化道出血或脾功能亢进患者,可考虑采用外科手术治疗。

● 对合并有溶血性贫血发作的患者,戒酒,用降脂药改善血中不正常胆固醇和磷脂酰胆碱比例,控制脂肪肝进展可能会有效。

● 合并巨幼细胞贫血者补充叶酸、维生素 B_{12},常可获得较好的疗效。

● 合并出血者可补充铁剂或输血。

（二）中医治疗

1 肝血虚证

治以补血养肝。方用四物汤。本方具有养血调血、补而不滞的功效。方中以熟地、当归补血养肝,芍药、川芎和营调血。血虚甚者,加制首乌、枸杞子、鸡血藤增强补血养肝的作用。胁痛,加丝瓜络、郁金、香附理气通络。目失所养,视物模糊,加楮实子、枸杞子、决明子养肝明目。

2 肝阴虚证

治以滋养肝阴。方用补肝汤。本方具有养血柔肝,滋养肝阴的功效,方中以地黄、当归、芍药、川芎养血柔肝,木瓜、甘草酸甘化阴,麦冬、枣仁滋养肝阴。

（三）中成药

1 益气维血片/颗粒/胶囊

补血益气,用于血虚证、气血两虚证证候治疗。

2 生血宁

益气补血,用于气血两虚证者。

3 生血宝合剂

滋补肝肾,益气生血,用于肝肾不足、气血两虚证候者。

4 再造生血胶囊

补肝益肾,补气养血,用于肝肾不足、气血两虚所致的血虚虚劳。

（以上中成药按辨证使用,用法详见药物说明书。）

六、预防及护理

（一）病房管理

1 入院医嘱

（1）长期医嘱。

①血液病/肝病患者护理常规,一/二级护理,视病情通知病重或病危。

②饮食:选用低盐、低脂、适量蛋白、易消化的食物,进食不宜过快、过多,食物不宜辛辣刺激及粗糙,避免吞下带骨、带刺的食物。活动性出血期应禁食,依据病情逐渐用流质饮食及半流质饮食等过渡。

③其他一般医嘱,如吸氧、心电血氧饱和度监护、记出入量、测体重腹围等。

④如有肝脏原发疾病,积极控制,适时予以保肝治疗。

（2）临时医嘱。

①一般检查：血常规、血涂片、网织红细胞、尿常规、大便常规＋隐血、肝肾功能、电解质、血沉、凝血功能、抗"O"、C反应蛋白、血型、输血前检查、胸片、心电图、腹部B超。

②骨穿：骨髓形态学。

③贫血及肝脏相关检查：叶酸、维生素B_{12}、铁蛋白、抗人球蛋白试验、促红细胞生成素、抗核抗体、肝纤维化指标等。

④根据情况补充维生素B_{12}、叶酸、铁剂或有输血指征时输注红细胞。

2 护理干预

（1）病情观察：密切观察患者贫血的进展程度；皮肤黏膜的颜色变化；观察有无呕血及黑便、血便情况，倾听患者的主诉，发现患者出现头痛、恶心、呕吐、腹痛、腹泻、寒战、高热等表现，及时报告医生。

（2）休息：指导严重贫血患者卧床休息，护士需做好生活护理；关注肝功能异常所致的不适，慢性期及中度贫血者应增加卧床休息的时间，减少活动，患者可进行生活自理。指导急性出血期患者卧床休息，不宜进行重体力活动及高强度的体育锻炼。指导患者根据贫血程度安排活动量，以不出现心悸、气短、过度乏力为标准，饮食需要高蛋白、高维生素食物。

（3）心理护理：让患者参加各种适当的活动，对于其保持良好的心态、消除疾病带来的自卑、积极回归社会具有促动意义。

3 专病危急状况识别及应急管理

上消化道出血是慢性肝病特别是慢性重症肝病常见的并发症之一，而且往往发病凶险，故需引起高度重视。慢性肝病患者特别是重症患者要注意大便的颜色，若发现黑便，则停服铁剂或禁食肉食、动物血、菠菜等，3天后再观察，若便色仍黑，则要到医院进一步检查。也有的患者以呕吐咖啡色液体、暗红色血液甚至鲜红色血液为首发症状，往往病情凶险，预后较差。对有黑便及小量呕血的患者，一般常规肌注卡巴克洛、维生素K_1或静脉输入酚磺乙胺、氨甲苯酸等，有一定的止血作用。在出血停止后一定要进一步检查，确诊出血的部位及原因，并明确肝病是否已发展到肝硬化阶段，是代偿期肝硬化还是失代偿期肝硬化，是否存在门脉高压症、无食道及胃底静脉曲张等，以便进一步采取防治措施。晚期肝硬化由于严重的门脉高压症，引起食道胃底静脉曲张，破裂出血，往往病情来势凶猛，出血量大，需请外科协助手术止血。

4 治疗中常见的一些问题和解决方法

（1）输血反应：①发热反应：反应严重时需立即停止输血，体温较高时需物理降温或药物降温。②过敏反应：立即停止输血，应用肾上腺素或地塞米松静脉输注。③溶血反应：立即停止输血，扩容利尿，碱化小便，保护肾脏。④细菌污染：停止输血，行血培养，静脉应用抗生素。⑤循环超负荷：按急性左心衰处理，控制输液量及速度。

（2）溶血性贫血系指红细胞破坏加速，而骨髓造血功能代偿不足时发生的一类贫血。如骨髓能够增加红细胞生成，足以代偿红细胞的生存期缩短，则不会发生贫血，这种状态称为代偿性溶血性疾病。必须高度关注，及时鉴别诊断，及时抗溶血治疗。

（二）门诊管理

1 防治计划（基层医院，包括社区医院）

肝脏疾病所致的贫血多见于慢性肝病患者，终末期肝病的贫血发生率高，其贫血防治主要针对肝病治疗，避免饮酒，加强营养，积极采用保肝治疗法，规律的抗病毒治疗通过抑制病毒复制，并最终清除病毒，能够控制病情进展。有上消化道大出血及巨脾患者可行外科手术治疗。补充必要的造血物质，包括叶酸、维生素 B 与铁剂，某些患者可获得一定的疗效。

2 健康教育要点

在疾病健康宣教过程中，需要指导患者正确认识肝脏疾病及贫血，指导患者合理的饮食习惯和疾病随访。告知患者保肝治疗的过程管理和维持治疗的重要性。

3 基层医院或社区医院专病规范管理方案

基层/社区医院对肝脏疾病所致贫血的规范化管理，主要围绕肝病的评估和维持治疗以及贫血的评估。针对有肝脏基础疾病的患者，若出现进行性加重的贫血，建议尽快前往上级医院就诊来明确贫血原因。对于明确诊断肝病相关性贫血的患者，嘱患者定期进行血常规及肝功能的监测（每月 1 次）。

4 管理效果评估

通过规范化疾病管控，最终评估效果还是针对患者肝脏疾病是否稳定；对于贫血的患者可以评估患者血红蛋白水平是否稳定，对于依赖输血的患者评估输血间隔是否延长。管控良好者的原发肝脏疾病病情基本稳定，发生贫血的可能性同样会降低。

（三）家庭预防及管理

1 认识贫血的性质和危害性

多为轻中度贫血，贫血多呈正细胞正色素性，但亦可呈巨细胞样贫血。肝病相关性贫血一般为慢性代偿的过程,主要是头昏、乏力或者活动后气促,致命的可能比较小。长期贫血会导致组织器官缺氧,身体的各个系统都可能会出现问题,例如大脑会出现缺氧状态,影响到记忆力,而且可能会导致失眠。如果消化系统长期缺血、缺氧,容易引起消化不良、食欲下降,还有可能会导致胃痛、大便不正常。心肌长期缺氧会出现退行变性,使心脏储备功能减退,可能出现贫血性心脏病,严重时危及生命。

2 如何就诊

可到综合医院肝病科、血液科等相关科室就诊,若出现心、脑等相关脏器损害,则到相关专科进一步诊治。

3 如何化验和检查

在各种原因的肝病基础上出现轻中度贫血,血片呈正细胞,正色素,或可见薄型、靶型、厚型大红细胞、棘状红细胞或口型红细胞,骨髓红系增生明显活跃,可见有大幼红或巨幼红细胞,诊断可初步确立。

4 治疗方案的建立和调整

一般对于轻中度贫血的患者以治疗肝脏原发疾病为主,同时关注血常规,视患者造血原料缺乏的种类来补充造血原料。对于重度贫血的患者,首先应当查明引起贫血的原因,如治疗上消化道出血,从根源上治疗贫血,必要时给予输注红细胞对症治疗。

5 非药物治疗

(1)预防感染:日常生活中要注意增减衣服,避免受凉。做好个人卫生,保持皮肤清洁,勤洗澡、更衣、剪指甲。居室定时通风,少出入公共场所,外出时戴口罩。注意口腔卫生,餐后睡前漱口。注意肛周清洁,便后坐浴(可用 1：1000 高锰酸钾溶液坐浴),女患者注意会阴清洁。若出现咽痛、咳嗽、流涕、尿痛、牙龈肿痛、红肿等,应及时到医院治疗,以便早期处理。

(2)预防出血:根据病情适当活动,活动时防止滑倒或外伤,以免伤后出血。禁止用硬毛牙刷刷牙、牙签剔牙,进食宜慢,避免口腔黏膜及牙龈受损。预防鼻腔黏膜干燥,必要时涂油保护,禁止挖鼻孔,以免损伤鼻腔黏膜,引起出血。注意小便颜色,女患者注意月经量及时间。若出现头痛、头晕、恶心等,应及时到医院检查治疗。

(3)生活照顾:饮食上要避免辛辣、刺激、过冷、过硬的食物,尤其要禁食海鲜品。易进食清淡、易消化、富含维生素的食物。在饮食上,还要做到定时、定量、有节制,一日三餐,不过饱。日常生活要有规律,情绪稳定,适当活动,避免劳累。避免接触有害物质、辐射及服用对骨髓有影响的药物。贫血、出血较重时,要卧床休息,减少活动,必要时住院治疗。

6 药物治疗疗程

肝脏相关性贫血的治疗时间与肝脏原发病相关,多为长期治疗,一些肝病相关性贫血在病因去除或改善时,贫血常随之得到纠正。

7 随访(复查时间和项目)

定期复查血常规,轻中度患者 1 月 1 次,重度贫血、依赖输血患者半月 1 次,监测肝功能指标 1 月 1 次。

8 家庭监测方法

患者可以通过检测血常规、肝功能来评估贫血及肝脏疾病情况,必要时可进行肝脾 B 超检查了解肝脾肿大的情况。对于指标有明显变化的患者,建议进一步到专科门诊进行系统评估。

9 病情稳定或进展指征

如出现面色苍白、乏力明显加重、黄疸、呕血、黑便等表现,需及时就医。

七、案 例

患者,男,47 岁。2015 年 6 月 12 日因恶心、乏力、头晕,就诊于当地医院,查肝功能:ALT 573U/L, AST 266U/L, TBil 39.5μmol/L。抗-HCV 阳性,HCV-RNA 定量 6.8×10^3copies/mL,抗-HAV、HBV-M、抗-HEV 均阴性。血常规:WBC 3.2×10^9/L,HGB 98g/L,PLT 81×10^9/L。予以护肝、降酶等对症治疗,同时予以派罗欣 180μg/次,皮下注射,1 次/周。8 月 16 日,患者出现发热、牙龈出血、皮肤紫癜、头晕、乏力加重,复查 ALT 173U/L,AST 59U/L,TBil 27.5μmol/L;WBC 1.7×10^9/L,HGB 42g/L,PLT 6×10^9/L,遂转至血液科。查体:重度贫血貌,双下肢可见散在出血点,巩膜轻度黄染,口腔可见血痂,浅表淋巴结未及肿大,肝脾肋下未及。实验室检查:网织红细胞计数 0.1%;骨髓细胞学检查示骨髓增生减低,脂肪细胞多;骨髓病理检查:骨髓增生减低,脂肪组织细胞增多。诊断为"肝炎相关性再生障碍性贫血,慢性丙型肝炎",予以输注红细胞、血小板、重组人粒细胞集落刺激因子、重组人红细胞生成素、抗感染等对症治疗 1 周,患者热退。遂停用抗感染治疗,患者每周输注红细胞2U,1 个月后患者的症状有所好转出院,但仍感头晕、乏力。出院前查血常规示 WBC

2.21×10^9/L,HGB 56g/L,PLT 10×10^9/L。

9月20日来门诊就诊,就诊时患者诉纳食差,偶有恶心,胸胁胀闷,大便时干时稀,舌质淡,苔白微腻,脉弦细。中医诊断:髓劳,证型:脾肾亏虚,肝郁湿滞。治以健脾益肾、疏肝化湿,以党参24g,黄芪30g,炒白术、山药各20g,茯苓、扁豆、白花蛇舌草各15g,柴胡、郁金、菟丝子、补骨脂各12g,砂仁5g,焦三仙10g为基本方加减治疗,14剂,1剂/d,水煎服,3次/d,同时予以益比奥1万单位,皮下注射,2次/周。

二诊:患者诉食欲较前好转,仍有头晕、乏力、间断牙龈出血,无恶心、胸胁胀闷不适,大便正常,舌质淡,苔薄自,脉弦细。查血常规示WBC 2.3×10^9/L,HGB 63g/L,PLT 17×10^9/L。上方去柴胡、砂仁、焦三仙,加鹿角胶10g、仙鹤草24g、仙灵脾、枸杞子各12g,14剂,每周输注红细胞1U。半个月后每月输注红细胞2U,血小板1人份,单用中药治疗,上方随症加减。

2015年11月复查血:常规示WBC 2.8×10^9/L,HGB 87g/L,PLT 18.6×10^9/L,遂停止输血治疗。

2016年2月复查:血常规示WBC 3.5×10^9/L,HGB 107g/L,PLT 43×10^9/L,遂停服中药。

2016年7月复查:血常规示WBC 3.1×10^9/L,HGB 95g/L,PLT 21×10^9/L,肝肾功能正常。

按语:中医认为脾肾亏虚、肝失疏泄是本病发病的内因,湿热毒邪内侵是主要的外因,故在治疗上宜益气养阴,疏肝健脾益肾,解毒化湿。患者为中年男性,慢性丙型肝炎病情发作2个月之内,出现急性肝炎相关性再生障碍性贫血,随着肝炎的好转,而血液系统三系逐渐减少,再生障碍性贫血的病情逐渐加重。就诊时诉纳食差,偶有恶心,胸胁胀闷,舌质淡,苔白微腻,脉弦细,为肝气横逆犯胃的表现,故治疗上以"疏肝健脾和胃"为主;二诊时患者肝气得舒,胃气得降,故诸症缓解,遂去柴胡之类,而加用枸杞、鹿角胶、仙灵脾,以补益肾阳,缘肾中阳气为一身阳气之本,大病之后阳气亏耗,且男子"五八,肾气衰……六八,阳气衰竭于上",故需固护其阳气,扶正祛邪,以达气血调和、阴平阳秘的目的。

(朱晓蔚、冯慧琴、高雁婷)

353

第三节 炎症性肠病相关性贫血的 中西医防治和管理

一、定义和流行情况

炎症性肠病(inflammatory bowel disease,IBD)是一组病因尚未阐明的慢性非特异性肠道炎症性疾病,包括溃疡性结肠炎(ulcerative colitis,UC)和克罗恩病(crohn disease,CD)。UC 以 20~40 岁多见,亦可见于儿童和老年人。CD 以青少年多见,发病高峰年龄为 18~35 岁。我国流行病学资料显示,黑龙江省大庆市 IBD 的年龄标化发病率为 1.77/10 万,广东省中山市为 3.14/10 万,并且近年来我国 UC 发病率呈明显上升趋势。

IBD 属全身性疾病,除消化系统表现外,还可合并发热、营养不良等全身反应。国外的荟萃分析显示 IBD 患者贫血的总体发病率超过 20%。贫血 IBD 患者的生活质量较无贫血患者明显低。

二、病因及发病机制

(一)西医病因病机

因 IBD 患者的肠黏膜溃疡常导致出血、饮食受限,可引发铁的吸收不足、丢失增加而发生缺铁性贫血。而长期的反复炎症可引发铁调素(hepcidin)上调,导致机体铁利用障碍而加重贫血。一些造血负性调控细胞因子(IL-6、TNF-α 等)又与铁调素成正相关。研究发现,抗 TNF-α 单抗(英夫利西单抗)可下调 CD 患者的铁调素并改善贫血。IBD 本身也可导致维生素 B_{12}、叶酸的吸收障碍。此外,IBD 治疗的药物如硫唑嘌呤等本身也可导致贫血的发生。

因此,IBD 相关的贫血病因复杂,是包括造血原料缺乏、慢性炎症、药物等多种因素叠加的共同结果。

(二)中医病因病机

本病的病因包括感受外邪、饮食不节、情志失调、禀赋不足等。外感六淫皆可导致泄泻,尤以湿邪为首。湿滞脾胃,纳运失司,升降失调;饮食不节,恣食肥甘厚腻或误食不洁而伤脾胃;情志不舒,郁怒伤肝、忧思伤脾;久病及肾或劳倦年老,脾肾不足,先天禀赋不足皆可脾运失司而致泄泻。

本病的主要病位在肠,而责之于脾,与肝肾关系密切。主要病机为脾胃运化功能失调,小肠泌别清浊、大肠传导糟粕功能失司。

三、临床表现及实验室检查

(一)临床表现

1 贫血

根据贫血的发生速度和程度不同,可表现为乏力、头晕、耳鸣、视物模糊、记忆力减退、食物减退、消化不良等症状。重者可发生胸闷气促、心悸、黑矇,甚至晕厥。

2 原发病表现

腹泻、腹痛是IBD的主要临床表现。UC患者的腹痛多为左下腹或下腹疼痛,亦可累及全腹。常有里急后重,便后腹痛缓解。大便次数及脓血便程度与病情轻重有关,轻者排便2~3次/日;重者达10余次/日,有脓血甚至大量便血。CD患者的腹痛多在右下腹或者脐周,间歇性发作。粪便多为糊状,可有血便,但次数增多及黏液、脓血便通常没有UC明显。病变累及下段结肠或肛门直肠整合,可有黏液血便及里急后重。

此外,IBD还可合并外周关节炎、结节性红斑、巩膜外层炎、强直性脊柱炎等肠外病变。

(二)实验室检查

1 血常规及网织红细胞计数

单纯缺铁性贫血者的外周血的血常规可表现为小细胞低色素,即平均红细胞体积(MCV)、平均红细胞血红蛋白含量(MCH)及平均红细胞血红蛋白浓度(MCHC)减低。如合并有慢性病贫血或者叶酸、维生素缺乏,红细胞形态往往大小不一,可表现为正细胞性贫血或者大细胞性贫血。网织红细胞通常在正常范围。

2 叶酸、维生素 B_{12}

如为吸收障碍所致叶酸、维生素 B_{12} 缺乏,血清叶酸或维生素 B_{12} 浓度可低于参考值低限。但因为叶酸、维生素 B_{12} 的临床检测方式有限,有时结果会存在假阳性或者假阴性。对于怀疑叶酸或维生素 B_{12} 缺乏者,可结合外周血或骨髓细胞形态进行鉴别。或者可采用静脉使用叶酸或者维生素 B$_{12}$进行诊断性治疗,如网织红细胞短期内明显升高,也可以证明存在叶酸或维生素 B$_{12}$缺乏。

3 粪便

肉眼常有黏液脓血,显微镜检见红细胞或白细胞,急性发作期可见巨噬细胞。粪钙卫蛋白增高提示肠黏膜炎症处于活动期。必要时行粪便病原学检查来排除肠道感染。怀疑合并艰难梭状杆菌感染时可通过培养、毒素检测及核酸 PCR 等方法进一步鉴别。

4 结肠镜

结肠镜是诊断本病的重要诊断依据。应全面观察整个结肠及末段回肠,确定病变范围,必要时行病理活检。UC 病变呈连续性、弥漫性分布,从直肠开始逆行向近端扩展,内镜下所见的黏膜改变有:①黏膜血管纹理模糊、紊乱或消失、充血、水肿、出血或脓性分泌物附着;②病变明显处可见弥漫性糜烂和多发性浅溃疡;③慢性病变常见黏膜粗糙,呈细颗粒状、炎性息肉及桥状黏膜,在反复溃疡愈合、瘢痕形成过程中结肠变形缩短、结肠袋变浅或消失。CD 镜下一般表现为节段性、非对称性的各种黏膜炎症,其中具有特征性的表现为非连续性病变、纵行溃疡和卵石样外观。

5 影像学

X 线钡剂灌肠可作为结肠镜检查有禁忌或不能完成全结肠检查时的补充手段。UC 的主要 X 线征有:①黏膜粗乱和(或)颗粒样改变;②多发性浅溃疡,表现为管壁边缘毛糙呈毛刺状或锯齿状及见小龛影;③肠管缩短,结肠袋消失,肠壁变硬,可呈铅管状。CD 的 X 线征象可见黏膜皱襞粗乱、纵行性溃疡或裂沟、鹅卵石征、假息肉、多发性狭窄或肠壁僵硬、瘘管形成、肠管假憩室样扩张等征象,病变呈节段性分布特性。

(三)中医证候

1 寒湿困脾

证见大便清稀或如水,腹痛肠鸣,得温痛减,纳差,腹胀,胃脘冷痛。苔薄白或白腻,脉濡缓。

2 肠道湿热证

证见腹痛即泻,泻下急迫,大便臭秽,肛门灼热,腹痛,烦热口渴,小溲短黄,舌苔黄腻,脉濡数或滑数。

3 **气虚不摄证**

证见大便时溏时泻,稍进油腻则便次增多,食后腹胀,纳呆,神疲乏力,舌淡胖苔薄白,脉细弱。

4 **肾阳亏虚证**

证见晨起泄泻,大便清稀或完谷不化,脘腹冷痛,喜温喜按,形寒肢冷,腰膝酸软,舌淡胖,苔薄白,脉沉细。

四、诊断程序

(一)西医诊断

本病的诊断要点是首先要满足 IBD 的诊断条件[具体可参看中华医学会消化病学分会炎症性肠病学组撰写的《炎症性肠病诊断与治疗的共识意见(2018,北京)》]。在此基础上合并有贫血,而且该贫血病因与患者 IBD 病情相关。

(二)鉴别诊断

1 **感染性肠炎**

各种细菌感染可引起腹泻、黏液脓血便、里急后重等症状,粪便病原学检查可分离出致病菌,抗生素可治愈。

2 **阿米巴肠炎**

病变主要侵犯右侧结肠,溃疡较深,边缘潜行,溃疡间的黏膜多正常。粪便或结肠镜取溃疡渗出物检查,可找到溶组织阿米巴滋养体或包囊。血清抗阿米巴抗体阳性。抗阿米巴治疗有效。

3 **大肠癌**

多见于中年以后,对直肠癌患者进行直肠指检时可触到肿块。结肠镜及活检可确诊。

4 **肠易激综合征**

粪便可有黏液但无脓血,显微镜检查正常,隐血试验阴性,粪钙卫蛋白浓度正常。结肠镜检查无器质性病变证据。

5 **其他**

需与缺血性结肠炎、放射性肠炎、过敏性紫癜、胶原性结肠炎、结肠憩室等相鉴别。

五、治　疗

(一)西医治疗

1 对症治疗

及时纠正水、电解质紊乱;低蛋白血症者可补充人血白蛋白。腹痛、腹泻的对症治疗应注意慎用抗胆碱能药物或止泻药物,因有诱发中毒性巨结肠的危险。对于明确有感染者,可使用抗生素。艰难梭状杆菌及巨细胞病毒感染常发生于长期使用激素或免疫抑制剂的患者上,导致症状复发或加重,应及时予以监测及治疗。

2 抑制炎症反应

氨基水杨酸制剂(如 5-氨基水杨酸和柳氮磺吡啶)适用于轻中度 IBD 的诱导缓解及维持治疗。糖皮质激素可作为氨基水杨酸制剂疗效不佳的中重度患者的首选治疗。此外,对于上述药物治疗后效果不佳者,还可以联合免疫抑制剂(如环孢素、硫唑嘌呤、甲氨蝶呤等)治疗。

3 手术治疗

并发大出血、肠穿孔及中毒性巨结肠经内科积极治疗无效者,或并发结肠癌变经内科治疗不理想等情况,可考虑手术治疗。

4 贫血治疗

根据具体贫血原因可单独或者联合应用以下药物。

(1)对缺铁性贫血者可予以口服或者静脉补铁治疗(术后或者吸收不良者应考虑静脉补铁)。蔗糖铁、右旋糖酐铁片、多糖铁复合物等铁剂均可治疗。

(2)对叶酸、维生素 B_{12} 缺乏者可予以补充叶酸片、维生素 B_{12} 片。IBD 患者常因吸收障碍导致维生素 B_{12} 缺乏,故可优先考虑静脉或肌肉注射补充维生素 B_{12}。

(3)慢性病贫血可在治疗原发病基础上加用重组人促红细胞注射液。由于长期炎症状态是 IBD 患者发生慢性病贫血的主要病理生理机制,故控制炎症是治疗该类贫血的重要手段。靶向生物制剂已成为治疗 IBD 的重要药物,可明显改善血液学指标。抗 TNF-α 可增加促红细胞生成素的生成和红细胞基因的表达,同时诱导黏膜愈合,减少失血和促炎因子的产生,从而抑制铁调素的产生。

贫血治疗的疗程需要根据个体情况而定,治疗过程中可检测血常规、网织红细胞、铁蛋白、血清铁饱和度、叶酸、维生素 B_{12}、EPO 等指标来调整治疗方案。

（二）中医治疗

1　寒湿困脾证

治以解表散寒,芳香化湿。方用藿香正气散加减。藿香、苍术、半夏、陈皮、茯苓、大腹皮、厚朴、紫苏、白芷、木香、桔梗。

2　肠道湿热证

治以清热燥湿,分利止泻。方用葛根芩连汤加减。葛根、黄芩、黄连、甘草。

3　气虚不摄证

治以健脾摄气,化湿止泻。方用参苓白术散加减。人参、白术、茯苓、甘草、砂仁、陈皮、桔梗、白扁豆、山药,莲子,薏苡仁。

4　肾阳亏虚证

治以温肾健脾,固涩止泻。方用四神丸加减。补骨脂、吴茱萸、肉豆蔻、五味子、大枣、生姜。

（三）中成药

1　益气维血片/颗粒/胶囊

补血益气,用于血虚证、气血两虚证证候治疗。

2　益血生

健脾补肾,生血填精,用于脾肾两虚、精血不足所致证候治疗。
（以上中成药按辨证使用,用法详见药物说明书。）

六、预防与管理

（一）病房管理

1　入院医嘱

（1）长期医嘱。

①血液病护理常规,一/二级护理,饮食（根据疾病性质开具）。

②美沙拉嗪/奥沙拉秦（轻度炎症性肠病）,泼尼松等糖皮质激素（中重度炎症性肠病）。

③根据检查结果选择合适的抗贫血药物（铁剂、叶酸、维生素 B_{12} 及重组人促红素注射液等）。

④如有感染,积极控制感染。

(2)临时医嘱。

①一般检查:血常规、网织红细胞、尿常规、大便常规＋隐血、粪钙卫蛋白、肝肾功能、电解质、血沉、凝血功能、C反应蛋白、血清铁饱和度、铁蛋白、叶酸、维生素 B_{12}、胸片、心电图、电子结肠镜。

②骨穿:骨髓形态学、骨髓铁染色。

③有输血指征时输注红细胞。

④补液、纠正电解质紊乱。

2 护理干预

(1)病情观察:密切观察患者的出入量、腹泻次数、大便性状、饮食情况、贫血进展程度;皮肤黏膜有无黄疸,尿色、尿量的变化;倾听患者的主诉,发现患者出现发热、恶心、呕吐、腹痛、腹泻加重等情况,及时报告医生。

(2)营养支持:推荐采用营养风险筛查评分简表 2002(NRS2002)进行营养评分。NRS2002 评分≥3 分,则提示有营养风险,需要进行营养支持治疗。对缓解期和轻中度活动期疾病,可以沿用正常人的能量供给。但极度营养不良、重症 UC 或 CD 患者的静息能量消耗有别于正常人:体温每升高 1℃,CD 患者的静息能量消耗增加 10%～15%,合并脓毒症时静息能量消耗约增加 20%。活动期 CD 的能量消耗约高出缓解期的 8%～10%。因此,对重症患者应采用间接能量测定的方法,个体化确定患者的能量需求。缓解期 IBD 患者的蛋白质需要量与普通人相似[(1.0g/kg·d)],活动期蛋白供给应达到 1.2～1.5g/(kg·d)。

3 心理调护

正确认识 IBD 有助于缓解焦虑情绪,要充分认识到 IBD 和高血压、糖尿病一样,是一种会伴随患者终生的慢性疾病,要正确地面对疾病,积极治疗。有条件的患者可以参与 IBD 相关的病友会,多与病友沟通有助于缓解自身的焦虑和沮丧情绪。

(二)门诊管理

1 防治计划(基层医院,包括社区医院)

炎症性肠病相关的贫血防治在于对原发病的防治。吸烟是 CD 发病的危险因素,可使 CD 早期发生穿孔、狭窄的风险增加,并增加术后复发的风险。对于 CD 的治疗,吸烟可延长治疗时间,增加药物的不良反应。因此,对 CD 患者,医生应常规询问患者的吸烟情况,对于正在吸烟者,建议其戒烟;对于短时难以戒烟者,需告知风险,充分沟通,尽最大可能帮助患者彻底戒烟。

2 药物不良反应及处理

IBD 相关的贫血治疗药物主要包括铁剂、叶酸、维生素 B_{12} 及重组人促红素注射液等。

铁剂的主要不良反应有便秘、恶心、呕吐、上腹部不适等消化道反应,极少部分可能存在过敏现象。建议饭后口服以减轻消化道反应,对于首次使用静脉铁剂的患者,滴速宜慢,以观察是否存在过敏反应。对于 UC 或者十二指肠溃疡患者,应避免使用右旋糖酐铁片,可选用多糖铁复合物口服或者蔗糖铁静脉治疗。

叶酸的主要不良反应有畏食、恶心、腹胀等胃肠症状,过敏反应罕见。大量服用叶酸时可使尿液变黄。维生素 B_{12} 在治疗巨幼细胞性贫血时有可能发生低血钾。因此,在治疗过程中,特别是刚开始的 2～3 天应注意有无乏力、心悸等低钾症状,必要时检测血钾水平。

重组人促红素注射液的常见不良反应包括恶心、呕吐、血压升高、血液黏度增加、肝酶升高等。在使用过程中,应定期检测血压、血常规、肝功能等指标。

(三)家庭预防及管理

1　认识疾病的性质和危害性

研究显示:与无贫血的 IBD 患者相比,合并贫血的 IBD 患者生活质量降低,住院天数延长,疾病的侵袭性和致残性更高。尽管如此,IBD 相关性贫血的筛查率仍不理想。美国的一项研究显示:尽管有贫血诊治路径(anemia care pathway,ACP)和相关指南,IBD 合并缺铁性贫血的补铁治疗率只有 30%。因此,应该重视 IBD 相关性贫血,做到早筛查、早诊断、早干预。

而 IBD 患者除了关注自身的消化道症状外,也应关注自身的血常规等指标。如果多次检查血常规均提示血红蛋白减低,需要至血液科专科进一步诊治。

2　如何就诊

可到综合医院消化科、血液科等相关科室就诊。不少医疗机构已经建立了炎症性肠病诊疗中心,鼓励前往炎症性肠病诊治中心就诊。

3　如何化验和检查

炎症性肠病相关性贫血的化验和检查主要分为两方面。一方面是炎症性肠病本病的检查,包括大便常规＋隐血、电子肠镜、消化道钡剂造影等。另一方面是贫血相关的检查,主要是血常规、网织红细胞、叶酸、维生素 B_{12}、铁蛋白、血清铁饱和度等。

4　饮食调护

在活动期患者应充分休息,调节好情绪,避免心理压力过大。急性活动期时可进行流质或半流质饮食,病情好转后改为富营养、易消化的少渣饮食,不宜过于辛辣。注意饮食卫生,避免肠道感染性疾病。需按照医嘱服药和定期随访,不要擅自停药。反复病情活动者,忌使用"偏方""神药"等虚假药物。

5 随访

本病需要在消化科、血液内科专科随访。急性期活动期需按照医嘱治疗和随访。缓解期时可1～2个月至消化科门诊复诊1次。

七、案 例

患者,男,43岁,1年前因过食生冷、三餐不规律出现腹痛、腹泻,至当地医院就诊,考虑急性胃肠炎,予护胃解痉、补液治疗后症状缓解。此后,饮食不当或情绪激动就易出现腹痛、腹泻,而且症状逐渐加重,大便常清稀如水,并伴里急后重感,腹泻后疼痛得到部分缓解,喜欢喝温水。半年前至台州市中心医院消化科就诊。

查血常规提示:白细胞 $4.5×10^9/L$,中性粒细胞 $3.0×10^9/L$,血红蛋白95g/L,MCV 78fL,MCH 25pg,MCHC 310g/L,血小板 $210×10^9/L$。肝肾功能及凝血功能常规未见明显异常。大便常规提示隐血1+。胃镜提示慢性浅表性胃炎,HP(一)。结肠镜提示:直肠至乙状结肠段肠黏膜血管纹理模糊、紊乱、充血、水肿,表面少量脓性分泌物附着,部分直肠可见弥漫性糜烂。舌苔薄白略腻,脉濡。进一步查:铁蛋白 $8μg/L$,网织红细胞1%。

诊断:西医诊断,溃疡性结肠炎合并缺铁性贫血。中医诊断,泄泻(寒湿困脾证)。

治疗:奥沙拉秦 3g/d、多糖铁复合物 0.15g/d 联合中药口服。中药以藿香正气散加减。藿香15g、苍术12g、半夏12g、陈皮9g、茯苓15g、大腹皮15g、厚朴12g、紫苏15g、木香12g、肉豆蔻6g、砂仁6g,每日1剂,水煎服。治疗1个月后患者腹痛、腹泻症状基本缓解,大便成形。

(徐玲珑)

第十三章　外科病房贫血的中西医防治和管理 ——

第一节　妊娠相关性贫血的中西医防治和管理

一、定义和流行情况

妊娠合并贫血是妊娠期常见的并发症，与妊娠过程的生理变化有一定的关系，以缺铁性贫血（iron deficiency anaemia，IDA）为主，巨幼细胞性贫血较为少见，其他类型的贫血则更为少见，可称之为妊娠相关性贫血。妊娠相关性贫血对母体、胎儿和新生儿均会造成近期和远期影响，对母体可增加妊娠期高血压疾病、胎膜早破、产褥期感染和产后抑郁的发病风险；对胎儿和新生儿可增加胎儿生长受限、胎儿缺氧、羊水减少、死胎、死产、早产、新生儿窒息、新生儿缺血缺氧性脑病的发病风险。

二、病因病机

（一）西医病因病机

妊娠期间，妊娠妇女体内血容量增幅较大（40％～45％），血浆中红细胞生成素（erythropoietin，EPO）水平也相应增高，在妊娠最后 3 个月达到峰值，结果使红细胞生成加快，以代偿血浆稀释效应。这些变化导致妊娠妇女总血容量增加，这对于满足子宫和胎儿血液供应需求的增加十分重要，并且可保护妊娠妇女免受分娩失血的不良影响。但是，如果此时血浆容量的增加与红细胞容量增加不平衡，则会出现血液稀释，容易形成妊娠相关性贫血。

铁缺乏是绝大多数妊娠合并贫血的原因，因为铁储存常不能满足妊娠对铁需求的增加，但也存在包括叶酸和维生素 B_{12} 营养缺乏、感染性疾病、寄生虫感染和血红蛋白病等其他原因,在考虑贫血原因时,这些因素常被忽视,还有包括生产手术失血量过多所致的贫血,以及产后营养不良性贫血等因素。

(二)中医病因病机

妇女妊娠孕育胎儿的这一过程中,胎儿生发,胞宫闭锁,冲任调节阴血下注养胎,而无月信来潮。孕后阴血下注养胎,易致机体出现阴血偏虚、阳气偏旺的生理状态;而胎儿逐渐长大,胎体上升,影响气机的升降,易形成气滞、气逆、痰郁的病理变化;若孕妇素体脾胃虚弱,生化之源不足,则胎失所养;或因先天肾气不足,胞失所系,以致胎元不固。而因淫邪因素、情志因素、生活因素、体质因素等引发血分过耗亦可致病。妇人妊娠后,血聚养胎,血为胎夺,致机体阴血偏虚,是妊娠贫血的主要病机。但因孕妇个体禀赋各异,病因兼夹有别,故于临证之际,又多变化。中医认为,妊娠贫血的发病原因主要有外感六淫、情志内伤以及劳逸过度、房事不节、跌扑闪挫等,其发病还与妊娠期母体内环境的特殊改变密切相关。

三、临床表现

(一)西医症状

妊娠相关性贫血的主要原因为缺铁,而铁缺乏使可用于红细胞生成的铁减少,导致血红蛋白降低和组织氧供减少,产生一系列的临床症状和体征,包括运动耐力降低、乏力、认知能力降低、注意力不集中、易怒、抑郁倾向、心悸、头痛、面色苍白、舌炎、口角唇炎、指甲皱缩、反甲、免疫力下降、易感染和异食癖等。

(二)中医证候

1 妊娠病

(1)肾虚证。

证见妊娠期阴道少量下血,色淡黯,腰酸,腹坠痛,头晕耳鸣,两膝酸软,小便频数,夜尿多,或曾屡次堕胎;舌淡,苔白,脉沉细滑尺弱。

(2)脾胃虚弱证。

证见妊娠早期,恶心呕吐,甚则食入即吐,口淡,吐出物为清水或食物,头晕,神疲倦怠,嗜睡;舌淡,苔白,脉缓滑无力。

(3)肝胃不和证。

证见妊娠早期,恶心呕吐,甚则食入即吐,呕吐酸水或苦水,口苦咽干,头晕而胀,胸胁胀痛;舌质红,苔薄黄或黄,脉弦滑数。

（4）气血两虚证。

证见妊娠期阴道少量流血，色淡红，质稀薄，或腰腹胀痛，小腹下坠，神疲肢倦，面色恍白，头晕眼花，心悸气短；舌质淡，苔薄白，脉细滑。

（5）气滞血瘀证。

证见素有癥疾，或孕后阴道下血，色黯红或红，甚则腰酸腹痛下坠；舌黯或边有瘀点，脉弦滑或沉弦。

2 产后病

（1）气血两虚证。

证见产后小腹隐隐作痛，喜揉喜按，恶露量少，色淡质稀，头晕心悸，大便秘结；舌淡，脉细弱。

（2）气滞血瘀证。

证见产后小腹疼痛拒按，得热稍减，恶露量少，色黯有块，面色青白，四肢不温；舌黯，脉沉紧或沉弦。

四、诊断程序

（一）西医诊断

贫血的诊断要点为贫血程度、类型和原因。诊断的步骤：①询问病史；②体格检查；③实验室检查。综合得出一个正确的诊断。血红蛋白（Hb）浓度和红细胞计数（WBC）检测是最重要的检查，也是判断贫血程度的分级标准。妊娠期间的正常血红蛋白范围仍存争议，现有研究结果不一致。世界卫生组织（WHO）和中国根据血红蛋白浓度制定的成年妊娠女性贫血严重程度分级，见表13.1.1。

表 13.1.1　贫血的严重程度分级

贫血严重程度分级	WHO(Hb,g/L)	中国(Hb,g/L)
0 级（正常）	≥110	≥100
1 级（轻度）	100～109	81～99
2 级（中度）	70～99	61～80
3 级（重度）	40～69	31～60
4 级（极重度）	<40	≤30

（二）中医辨证

中医古来即将妇人根据孕期及产后的不同生理时期及发病特点分为"妊娠病"及"产后病"论治，所谓"妊娠病"是指孕妇在停经后直至生产前这一时期发生与孕育相关的疾病,亦称"胎前病"。妊娠合并贫血的主要病机为"血聚养胎,血为胎夺",以虚为主。临床可表现为血虚、气虚或气血两虚之证。

产妇在从胎盘娩出至产妇全身各器官除乳腺外恢复至孕前状态的一段时间内发生与分娩或产褥有关的疾病,称为"产褥病",又称"产后病"。产后应根据亡血伤津、元气受损、瘀血内阻、多虚多瘀的特点,本着"勿拘于产后,亦勿忘于产后"的原则,结合病情进行辨证论治。选方用药必须照顾气血,开郁无过耗散。

五、治 疗

(一)西医治疗

1 产前

(1)铁剂:①口服铁剂:宜在妊娠早中期治疗轻中度缺铁性贫血(Hb≥80g/L),口服铁元素(80~100)mg/d 和叶酸 400μg/d,Hb 达到正常范围后,宜继续口服铁剂≥3 个月,以补足铁储存。②静脉铁剂:重症 IDA 或者妊娠>34 周的妊娠妇女宜静注铁剂,确诊 IDA 且经口服铁剂正规治疗无效(治疗 2 或 4 周后 Hb 提升幅度<10 或 20g/L)或者无法耐受口服铁剂治疗的妊娠妇女,如果妊娠>14周,宜考虑静注铁剂。

(2)EPO:对于因内源性红细胞生成素(EPO)合成不足和(或)反应低下,经静注铁剂治疗无效的中重度贫血妊娠妇女,建议经血液学专家会诊后给予红细胞生成刺激因子治疗。

(3)输血:如果妊娠妇女贫血症状明显和(或)严重贫血(Hb<70g/L),或晚期妊娠(妊娠>34 周),宜考虑转诊至上级医疗机构,不存在活动性出血时,如果认为有必要输血,宜先输注红细胞。

2 产后

(1)铁剂:口服铁剂:给予产妇口服铁剂(单用或者联合叶酸)至产后 6~12周,以减少贫血风险,对于患有轻中度产后贫血、血流动力学稳定、无症状或者症状轻微的产妇,宜给予口服 3 个月元素铁(80~100) mg/d。静脉铁剂:对于口服铁剂正规治疗无效或者无法耐受口服铁剂治疗的妊娠妇女,宜改为静注铁剂,中重度产后贫血产妇宜根据个体化计算铁缺乏总量,确定静注铁剂的剂量。

(2)EPO:存在感染和(或)炎症,致使静注铁剂疗效差,红细胞生成缓慢或者拒绝输血的严重贫血患者,建议经血液学专家会诊后给予红细胞生成刺激因子治疗。

（3）输血：对于血红蛋白＜60g/L的患者，宜综合考虑临床症状和体征，确定是否输注红细胞。对于不存在活动性出血的患者，如果认为有必要输血，宜先输注红细胞。对于拒绝红细胞输注、没有活动性出血的产后女性患者，贫血治疗措施可选择血浆扩容剂、静注铁剂和红细胞生成刺激因子。

（二）中医治疗

1 妊娠病

（1）肾虚证。

予以补肾益气，固冲安胎。方用寿胎丸加减：菟丝子、桑寄生、续断、阿胶、党参、白术。

加减：若阴道流血多者，选用山茱萸、旱莲草、地榆固冲止血；腹坠明显者，加黄芪、升麻益气升提安胎；若肾阴虚，兼见手足心热，面赤唇红，口干咽燥，舌红少苔，脉细滑而数，加熟地、山茱萸、地骨皮滋阴补肾，固冲安胎；若肾阳虚，兼见腰痛如折，形寒肢冷，面色晦黯，小便清长，舌淡，苔白滑，脉沉迟，治宜加艾叶、狗脊、补骨脂补肾助阳，固冲安胎。

（2）脾胃虚弱证。

予以健脾和胃，降逆止呕。方用香砂六君子汤：党参、白术、茯苓、甘草、陈皮、姜半夏、木香、砂仁、生姜、大枣。

加减：若脾虚痰湿，口中淡腻，呕吐痰涎，去党参、大枣；若唾液分泌量异常增多，时时流涎者，加益智仁、白豆蔻以温脾摄涎。

（3）肝胃不和证。

予以清肝和胃，降逆止呕。方用加味温胆汤加减：陈皮、制半夏、茯苓、甘草、竹茹、黄芩、黄连、麦冬、芦根、生姜。

加减：若便秘加生首乌、胡麻仁润肠通便；头晕甚加杭菊花、钩藤以清热平肝。

（4）气血两虚证。

予以补气养血，固肾安胎。方用胎元饮：人参、白术、甘草、白芍、熟地、杜仲、陈皮、黄芪、升麻、阿胶、寄生。

加减：若伴心悸怔忡，加枣仁、柏子仁、桑葚子养血宁心安神；若纳少便溏，加砂仁、扁豆健脾除湿。

（5）气滞血瘀证。

予以去瘀消症，固肾安胎。方用桂枝茯苓丸加减：桂枝、茯苓、芍药、丹皮、桃仁、菟丝子、桑寄生、续断、阿胶。

加减：胎居子宫，症积瘀血碍其长养，胎元不固，故见腰酸腹痛下坠，阴道不时下血;若下血较多者去当归、川芎,加艾叶炭、阿胶止血安胎;若妊娠期间不慎跌扑闪挫,继则腰腹疼痛,胎动下坠,阴道流血,精神倦怠,脉滑无力,治宜益气养血,固肾安胎,方用加味圣愈汤。

2 产后病

(1)气血两虚证。

予以补血益气,缓急止痛。方用肠宁汤:当归、熟地、阿胶、人参、山药、续断、肉桂、麦冬、甘草。

加减:若腹痛剧烈者,加没药、延胡索、片姜黄以行气止痛;便秘明显者,去肉桂,加全瓜蒌、生首乌、肉苁蓉以润肠通便;若血虚兼寒,证见小腹隐痛,得热痛减,面色青白,形寒肢冷,或大便溏薄,舌淡,脉细而沉,治宜养血温中,散寒止痛,方选当归建中汤。

(2)气滞血瘀证。

予以温经活血,祛瘀止痛。方用生化汤加减:当归、川芎、桃仁、炮姜、甘草、益母草、黄酒。

加减:若恶露量少夹有血块,腹部硬者,加五灵脂、生蒲黄、延胡索以增强活血化瘀之力;小腹疼痛欲呕者,加吴茱萸、法半夏温中和胃止呕;若胸胁胀痛,小腹胀甚而痛者,加香附、郁金以疏肝理气,行滞止痛。

(三) 中成药

1 益气维血片/颗粒/胶囊

补血益气,用于血虚证、气血两虚证证候治疗。

2 益血生

健脾补肾,生血填精,用于脾肾两虚、精血不足所致证候治疗。

3 生血宁

益气补血,用于气血两虚证者。

(以上中成药按辨证使用,用法详见药物说明书。)

六、预防和管理

(一)病房管理

1 入院医嘱

(1)长期医嘱。

①妇产科护理常规,饮食,视病情通知病重或病危。

②其他一般医嘱,如吸氧、心电血氧饱和度监护、记出入量等。

③如有感染,积极控制,重要脏器保护:抑酸、补钙等。

(2)临时医嘱。

①一般检查:血常规、网织及分类、铁蛋白、尿常规、大便常规＋隐血、肝肾功能、电解质、血沉、凝血功能、C 反应蛋白、血型、输血前检查、心电图、腹部 B 超、妇科 B 超。

②必要时骨穿:骨髓形态学。

③有输血指征时输注红细胞。

2　护理干预

(1)病情观察:密切观察患者贫血的进展程度;倾听患者的主诉,发现患者出现头痛、恶心、呕吐、腹痛、腹泻、寒战、高热等表现,及时报告医生。

(2)休息:指导严重贫血的患者卧床休息,护士需做好生活护理;慢性期及中度贫血者应增加卧床休息的时间,减少活动,患者可进行生活自理。指导患者根据贫血程度安排活动量,以不出现心悸、气短、过度乏力为标准,饮食需要高蛋白、高维生素食物。

(3)心理护理:孕期学习了解妊娠知识,注意休息和睡眠,避免过度劳累,家人关心陪伴,调节情志,保持心情舒畅,切勿情绪激动。让患者参加各种适当的活动,对于其保持良好的心态、积极回归社会具有促动意义。

3　治疗中常见的一些问题和解决方法

(1)输血反应:①发热反应:反应严重时需立即停止输血,体温较高时需物理降温或药物降温。②过敏反应:立即停止输血,应用肾上腺素或地塞米松静脉输注。③溶血反应:立即停止输血,扩容利尿,碱化小便,保护肾脏。④细菌污染:停止输血,行血培养,静脉应用抗生素。⑤循环超负荷:按急性左心衰处理,控制输液量及速度。输血会有输液反应,充分评估危及情况及需要快速纠正贫血时用,少量输注,提前预防输血反应用药。重中之重为纠治病因,个体化治疗,尽可能少输血,以悬浮红细胞为宜,补充造血要素,要补足体内的储存量,方可停药。

(2)补铁治疗:①口服铁剂的胃肠道不良反应[例如老年人、妊娠女性(已有妊娠相关胃肠道症状)以及现有胃肠道疾病可能会加重口服铁剂不良反应的患者],建议进食前 1h 口服铁剂,与维生素 C 共同服用来增加吸收率,可与叶酸间断交替服用,配合护胃药(与铁剂不同时服用)使用;②持续性失血且超过了口服铁剂满足补铁需求的能力(例如严重子宫出血、黏膜毛细血管扩张),应考虑静脉补铁或输血治疗;③合并炎症而干扰铁代谢稳态,酌情考虑使用合适的抗炎治疗;④对于预期失血量中大量($>500\text{mL}$)的手术,或<6周内需行手术的铁缺乏患者,输血联合静脉补铁。

(3)中药在围生期的应用及禁忌:妊娠禁忌药最早见于《神农本草经》,注明能"堕胎"者6种。明朝,李时珍在《本草纲目》中记载最多,共分为妊娠禁忌、堕生胎、活血流气、产难、滑胎、下死胎等6大类395种。从其性能来说,妊娠禁忌药主要是禁忌"祛瘀、破气、走窜、过寒、过热、下行、滑利、有毒"之品,因"祛瘀"会致胚胎流产,如麝香、红花、牛膝、莪术、姜黄等,对妊娠子宫有兴奋收缩作用;"破气、走窜"则气乱,气不统血而血下溢;"过寒"则宫冷胎萎;"过热"则血沸妄行;"下行、滑利"可使胎气下陷,如大黄、巴豆霜、芫花、大戟、牵牛、木通等峻下泻利之品,能造成盆腔充血,甚至堕胎;"有毒"则毒胎,如水银、砒霜、钩吻、轻粉、斑蝥、瓜蒂等毒品对人体的损伤极大。另外,现代药理表明,天花粉、芫花、甘遂、莪术、姜黄、水蛭、槐角等还具有终止妊娠、引产、抗早孕等作用。以上诸类药,均可犯胎而致阴道下血、堕胎、小产。但是在病情需要的情况下也可应用妊娠禁忌药,所谓"有故无殒,亦无殒也"。但应严格掌握剂量,并"衰其大半而止",以免动胎、伤胎。产后用药应根据产后病的特点,时时顾护阴血和津液。解表发汗、祛风胜湿之品均应慎用,如麻黄、桂枝、独活、羌活、威灵仙等,以免汗之或燥之太过,更伤阴液;因产后多虚,故大黄、芦荟、甘遂、大戟、芫花之类攻下逐水药,应详查产后有无瘀滞而慎用或忌用;苦寒之品,如石膏、芒硝、龙胆草亦应慎用,以免苦寒败胃或寒凝血瘀。

(4)西药在围生期的应用禁忌:西药也应在围生期减少使用或不使用,孕期滥用药物、接触化学物质或用药不当,将会导致胎儿的器官形态构造异常,如激素类药物、各种镇吐药、解热镇痛药、抗生素类药、抗肿瘤药等,尤其在受孕后第3周到第14周是胚胎发育期,此时期最易致残、致畸,孕妇应特别注意。

(二)门诊管理

1 防治计划(基层医院,包括社区医院)

妊娠相关性贫血可防可治,防治妊娠性贫血需采取婚前孕前预防、产前预防和妊娠性贫血患者早诊早治的三级预防策略。

(1)婚前孕前预防:将新婚妇女、计划怀孕妇女列为防治的目标人群,将血常规列为贫血筛查的首选方法,如有小细胞低色素性贫血,需建议进一步行血清铁、血红蛋白电泳、红细胞脆性等检查。通过婚前贫血筛查,避免贫血患者仓促受孕,应先将贫血调治恢复正常血象。

(2)产前预防:在产前应做血常规定期复查,一旦发现贫血情况,及时治疗处理。在妊娠登记及28周时以及在妊娠期内出现贫血症状时,宜做贫血筛查;

患小细胞性或者正常细胞性贫血的妊娠妇女,宜采用口服铁剂试验或者血清铁蛋白测定确诊铁缺乏;正确实施口服铁剂试验后血红蛋白没有升高的妊娠妇女,宜做血清铁测定或者其他实验室检查,进一步评价铁状态;地中海、中东和东亚、东南亚等地以及非洲裔患贫血的妊娠妇女,宜根据地区人口学特征做选择性筛查或者全面筛查,确定是否存在血红蛋白病;已知患血红蛋白病、贫血的妊娠妇女,宜复查血清铁,如果血清铁<30ng/mL,宜给予口服铁剂治疗;在贫血高发地区,宜将口服铁剂(30~60) mg/d 和叶酸 400μg/d 作为常规产前照护措施之一,以降低母亲贫血和铁缺乏以及婴儿低体重的风险,亦可制成包括铁、叶酸、其他维生素和矿物质在内的复合补充剂,以补充母亲可能缺乏的其他微量营养素。

2 健康教育,包括孕期、产妇健康教育

加大妊娠相关性贫血的宣教力度,开展优生优育知识普及,加强妊娠性贫血的危害宣教,提高社区人群尤其是婚育妇女的认知率。宜辅导所有妊娠妇女,提供简明易懂的书面材料,告知有关饮食和富含铁的食物源、可能抑制或者促进铁吸收的因素以及在妊娠期保持充足铁储存的重要性的信息。

中医认为妊娠期生活起居要有规律,适当劳动,保证充足的睡眠,使气血通畅,不宜过劳、负重或攀高,慎防跌倒,以免伤胎。衣着宽松,腹部、乳房忌紧束。孕早期 3 个月和孕晚期 2 个月,应避免房事,以防胎动不安、堕胎、小产及感染邪毒。如是屡孕屡堕者,整个孕期均禁房事。

3 基层医院或社区医院专病规范管理方案

在镇街服务所在居委/村计生专干的协助下掌握辖区内已婚待孕及已孕妇女的情况,并通过新婚班、孕妇班发送知识短信、宣传读本、上门服务等形式对目标人群(孕龄期妇女)进行宣传教育,调查对象了解妊娠性贫血的科普知识。区民政婚姻登记处也设置计生优生服务窗口,对结婚登记的新婚夫妇建议行婚前检查或孕前检查。目标人群在镇街服务所领取免费筛查券并进行基本信息登记,然后到区服务站或妇幼保健院签订知情同意书后进行贫血初筛,并将初筛阳性送上级医院确诊,对于同意产前诊断的孕妇开具转诊单到上级医院进行产前诊断,诊断明确后予以相应治疗。

4 贫血危急状况识别及应急管理

(1)妊娠相关性贫血患者在孕期最常见的危象是急性大失血,如因外伤、跌倒、车祸或者暴食酗酒等引起急性出血,最终导致血红蛋白浓度急剧下降,出现一系列,如头晕、乏力、甚至休克症状等,需立即安排住院治疗。

(2)危象的应急管理:首先去除诱因,积极输注红细胞,补液治疗以纠正电

解质紊乱和酸碱失衡的状态,必要时进行引产。

5 管理效果评估

主要以婚前医学检查率、婚检贫血筛查率、孕前优生健康检查率、建卡孕妇筛查率等指标对管理效果进行评估。

(三)家庭预防及管理

1 认识贫血的性质和危害性

妊娠合并贫血很常见,在分娩时加重,而且与一些不良事件相关。妊娠贫血的并发症或不良影响见表 13.1.2。

表 13.1.2 妊娠贫血的并发症或不良影响

序号	母亲	围生期小儿
1	贫血性心衰	胎盘生长受损
2	死亡	宫内生长受限
3	败血症	早产
4	早产	低体重
5	对全身性疾病(如心脏病)耐受差	胎儿贫血
6	第 2 产程产力差	APGAR 评分低
7	泌乳功能受影响	神经损害
8	母乳营养价值低	婴儿死亡
9	深静脉血栓	
10	产后精神病	
11	认知异常	

贫血是包括死亡等母亲不良结局的最常见的间接原因。研究显示,轻度贫血对妊娠、分娩以及胎儿发育的影响不大。中重度贫血时(血红蛋白<70g/L),可引起流产、早产、胎儿发育迟缓、胎儿窘迫或死胎等,而且新生儿发病率高;孕妇的子痫发病率较正常孕妇也有明显的增高;或致贫血性心脏病;分娩时易发生宫缩乏力、产后出血以及产褥感染等严重后果。

2 如何就诊

可到妇保医院妇产科或综合医院妇产科等相关科室就诊。

3 如何化验和检查

妊娠相关性贫血根据临床表现及实验室检查不难确诊。可行血常规、网织及分类、铁蛋白、妇科 B 超等相关检查。

4 治疗方案的建立和调整

妊娠妇女(尤其是产前贫血)在分娩前宜复查血红蛋白;妊娠妇女在围生期出现明显出血后宜测定血红蛋白;具有产前贫血或者较大量围生期出血的大多数产妇,宜在产后 4～8 周做血常规和血清铁测定,以评估贫血和铁状态以及诊断铁缺乏和(或)缺铁性贫血;宜尽力在分娩前纠正贫血;中重度贫血或出血风险高的妊娠妇女宜住院分娩;宜主动管理第 3 产程以减少失血;预计可能出现大量失血的剖宫产产妇宜做自体血回收;宜具有多学科、多模式的产科大出血管理方案;一旦确定出现产科大出血,宜立即启动救治方案。

5 非药物治疗

对于孕产妇特定人群,要确保怀孕期间铁、碘、叶酸等营养的足量摄入。纠正不良的饮食习惯,如偏食、素食。血红素铁比非血红素铁更容易吸收。膳食铁中 95% 为非血红素铁。含血红素铁的食物有红色肉类、鱼类及禽类等。水果、土豆、绿叶蔬菜、菜花、胡萝卜和白菜等含维生素 C 的食物可促进铁吸收。牛奶及奶制品可抑制铁吸收。其他抑制铁吸收的食物还包括谷物麸皮、谷物、高精面粉、豆类、坚果、茶、咖啡、可可等。

中医药膳饮食疗法:①冬虫夏草乌鸡汤:乌骨鸡 1 只,冬虫夏草 3g。药纳鸡腹,炖熟,食肉喝汤,1 周 2 剂。②参芪大枣瘦肉汤:黄芪 20g,党参 20g,大枣 8 枚,猪瘦肉适量。加水煎汤,食肉喝汤,1 周 2 剂。

6 药物治疗疗程

主要为补铁和输血治疗,轻中度贫血时以补铁为主,直至贫血消失。若出现重度及以上贫血,达到输血指征时,可予以输血治疗。

7 随访

孕妇需定期进行产检,如血象监测和对胎儿的监护以及胎盘和胎儿成熟度的检测。可及早发现严重贫血及高危妊娠,预防妊娠并发症的发生,保障产妇和胎儿及新生儿的健康。

8 自我监测方法

患者可以通过检测血常规、肝功能、血清铁蛋白评估铁储存的情况,必要时可进行妇科 B 超检查来了解胎儿的发育情况。对于指标有明显变化的患者,建议进一步到专科门诊进行系统评估。

9 病情稳定或进展指征

如孕妇出现面色苍白、头晕乏力明显或阴道流血等表现,需及时就医。

七、案 例

患者,女,27岁,已婚,2018年11月4日初诊。主诉:孕11周,恶心、呕吐、乏力40天,加重2周。患者停经40天时,B超测出宫内早孕。近40天出现恶心、呕吐、乏力,晨起明显,伴胃脘疼痛,纳差,1个月前曾住院给予补液支持治疗,症状稍缓解后出院。2周前恶心、呕吐明显,食入即吐,恶闻食味,呕吐酸水,口苦咽干,胃脘胀痛,胸胁满闷,头晕目眩乏力,便秘溲赤,舌黯红,苔黄燥,脉弦滑数。月经14岁初潮,平时月经规则,经期6天,周期27天,末次月经:2018年8月17日。生育史:1-0-0-0。来诊查血常规:血红蛋白97g/L。尿常规:尿蛋白(++),尿酮体(++),尿比重1.030,余项正常。血清钾、钠、氯、钙均正常。盆腔彩超:宫内早孕,单活胎(胎囊5.4cm×3.5cm×3.8cm,胎心可见,顶臀径2.2cm)。

诊断:中医,妊娠恶阻(肝胃不和肝热证);西医,妊娠剧吐伴轻度贫血。

治法:清肝和胃,降逆止呕。予加味温胆汤(《医宗金鉴》)加减,方药:陈皮10g,制半夏12g,茯苓10g,甘草6g,枳实8g,竹茹10g,黄芩10g,芦根15g,生姜6g,炒白术10g,苏叶10g,山萸肉12g,炒白芍20g,山楂15g,六神曲15g,每日1剂,水煎服,分两次温服。初服7剂,再诊呕恶减,胃纳开,舌红苔黄脉弦数,未复血,加大枣10g,生地10g,守方14剂。

三诊诉胃纳佳,偶有轻微呕恶感,舌淡红苔薄黄脉弦,复查血常规示:血红蛋白113g/L,予减枳实、竹茹、山楂、六神曲,调整黄芩5g,再服14剂。

四诊精神佳,无呕恶,舌淡红苔薄白脉缓,复血常规:血红蛋白127g/L。随访至临产血象基本稳定,无明显呕恶,顺产母子平安。

按:妇女妊娠胎动,搏气上逆,肝胃不和,引为呕恶,实乃常见,结合患者目眩口苦呕酸,胸胁满闷,舌红苔黄脉弦,辩证为肝火上逆所致肝胃不和,予以加味温胆汤清肝和胃,降逆止呕,效甚速,再诊加大枣、生地以增益补力,三诊肝火已平,呕恶消减,胃纳佳,予减清肝、消食之品,予方药30余剂,诸症状消失,贫血恢复,随访可。

(黄黎、俞方泉)

第二节 妇科贫血的中西医防治和管理

一、定义和流行情况

女性是贫血的高危患者群,慢性病贫血成为妇女慢性疾病的主要原因之一,造成了妇科相关疾病,如子宫腺肌病、妇科肿瘤等的进展和加重。妇科相关贫血主要指在妇科疾病发病过程中以及治疗时发生的贫血。贫血作为国家公共性健康问题,WHO 在对全球(1993—2005)流行病学调查显示:全球 16.2 亿人有贫血,相当于世界人口的 24.8%。有研究报道,妇科患者术前贫血患病率为 24%～45%,而妇科肿瘤贫血患病率超过 80%。Altman 等报道 216 例Ⅲ～Ⅳ期卵巢癌患者在围化疗期、围手术期及整个初始治疗期贫血(Hb<120g/L)发生率分别达到了 88%、81%、95%,其中重度贫血(Hb<80g/L)分别为 9%、22%、26%。四川省肿瘤医院调查该院 2017 年度妇科恶性肿瘤伴贫血患者占 44.4%。

二、病因病机

(一)西医病因病机

妇科疾病所致贫血的主要原因包括:

(1)功能失调性子宫出血,是妇科最为常见的贫血原因。

(2)子宫内膜异位症,其中 15%～30%患者有经量增多、经期延长或月经淋漓不净,可能与病灶破坏卵巢组织、影响卵巢功能有关,部分患者可能与同时合并子宫腺肌病或子宫肌瘤有关。

(3)子宫腺肌病,其主要临床表现是经量增多、经期延长以及进行性加剧的痛经,部分患者可有不明原因的月经中期阴道流血。

(4)子宫肌瘤,尤其是大的肌壁间肌瘤及黏膜下肌瘤,可致经量增多及经期延长。

(5)妇科恶性肿瘤,大部分妇科恶性肿瘤(尤以子宫的恶性肿瘤为著)可引起患者阴道反复不规则流血,肿瘤相关性贫血发生率可达 65%。

(6)妇科炎症,可能引起阴道不规则流血,长期失血可引起贫血。

(7)外阴、阴道或其他生殖道外伤,可短时间大量出血,导致重度贫血。

(8)异物,如宫内节育器的放置方法不当或位置不适合、子宫不耐受,均可导致子宫异常出血。

（二）中医病因病机

宋代陈自明的《妇人大全良方》提出"妇人以血为基本"的中心思想。在"妇人以血为基本"这个生理基础上因淫邪因素、情志因素、生活因素、体质因素等引发血分过耗，则出现以"血虚"为主要表现，间杂"血瘀、血热、血寒、气虚、气滞、湿阻、痰结"次要表现的"经、带及杂病"。

三、临床表现

（一）西医症状

贫血最早、最常见的症状有头晕、乏力、困倦，常可伴耳鸣、失眠、多梦、记忆力减退、注意力不集中、消化不良、食欲减退等，严重时甚至可出现头痛、气急或呼吸困难、心慌心悸等；而最常见的体征是面色苍白，可伴见眼睑唇甲苍白。

（二）中医证候

1 月经病

（1）血热证。

①阳盛实热证：证见月经提前，量多，经色深红或紫红，质稠；面红颧赤，心烦口渴，溲黄便结；舌红苔黄，脉滑数。

②肝郁血热证：证见月经提前，量或多或少，色深红或紫红，质稠有块；经行不畅，乳房或少腹胀痛，胸胁胀满，口苦咽干；舌红，苔薄黄，脉弦数。

③阴虚血热证：证见月经先期，量少，色鲜红；手足心热，咽干口燥，潮热盗汗，心烦失眠；舌红，少苔，脉细数。

（2）血寒证：证见经期延后，量少，色暗有块；小腹冷痛拒按，得热痛减，形寒肢冷，面色青白；舌暗苔白，脉沉紧。

（3）气血两虚证：证见经行量少，甚至点滴即净，色淡质稀；头晕眼花，心悸怔忡，小腹空痛，面色萎黄；唇舌淡白，苔薄，脉细弱。

（4）气滞血瘀证：证见经前或经期小腹胀痛，拒按，经血量少，经行不畅，色紫黯有块，块下痛减，经前胸胁乳房胀满或胀痛；舌紫黯或边有瘀点，脉弦或弦滑。

（5）痰湿阻滞证：证见月经周期延后、量少、色淡、质黏稠，渐至停闭，形体肥胖，胸闷呕恶，倦怠嗜睡，面浮肢肿，带下量多，色白质稠；舌苔白腻，脉沉缓或滑。

2 带下病

（1）脾虚湿盛证：证见带下量多,色白或淡黄,质稀或如涕如唾,无臭味,面色萎黄,精神倦怠,小腹坠胀,纳差便溏;舌淡胖有齿痕,苔薄白或腻,脉缓弱。

（2）肝经湿热下注证：证见带下量多,色黄,质黏稠,有泡沫状,有臭味,或色白如豆腐渣样,少腹胀痛,胸胁胀痛,心烦易怒,口干口苦但不欲饮,阴部瘙痒,小便短赤;舌红,苔黄腻或厚,脉滑数。

（3）外治法。苦参洗方：苦参、狼毒、黄柏、蛇床子、乌梅;煎水坐浴,1次/日。

3 杂病

（1）气滞血瘀证：小腹包块坚硬,胀痛拒按,月经量多,经行不畅,色紫黯有块,精神抑郁,经前乳房胀痛,胸胁胀闷,或心烦易怒,小腹胀痛或有刺痛;舌边有瘀点或瘀斑,苔薄白,脉弦涩。

（2）痰湿瘀阻证：小腹有包块、胀满,月经后期,量少不畅,或量多有块,经质稠黏,带下量多,色白质黏稠,脘痞多痰,形体肥胖,嗜睡肢倦;舌胖紫黯,苔白腻,脉沉滑。

四、诊断程序

（一）西医诊断

贫血的诊断要点为贫血程度、类型和原因。诊断的步骤：①询问病史;②体格检查;③实验室检查。综合得出一个正确的诊断。

（二）中医辨证

"月经病"是以月经的周期、经期、经量等发生异常,或伴随月经周期或围绕经断前后出现明显症状为特征的疾病。中医认为,月经病的发生的主要机理是脏腑功能失常、气血失调,导致冲任二脉的损伤。其病因除外感邪气、内伤七情、房劳多产、饮食不节之外,尚需注意体质因素对月经病的影响。主要从血热、血寒、气血两虚、气滞血瘀、痰湿阻滞五个证型分型论治。

"带下病"是指带下量明显增多,色、质、气味发生异常,或伴有全身或局部症状者。多由湿邪伤及任带二脉,使任脉不固、带脉失约所致。主要从脾虚湿盛、肝经湿热下注两个证型分型论治。

"杂病",如症瘕、不孕、脏躁、阴挺、阴疮等,主要论述症瘕治疗,症瘕为病,无外乎从"痰、湿、瘀"三者论治,最终因实致虚,将主要从气滞血瘀、痰湿瘀阻两个证型分型论治。

五、治 疗

(一)西医治疗

1 一般治疗

对症治疗,通过进食或补充叶酸、维生素 B_{12} 等造血原料改善营养状况,若患者不能进食或进食较差,考虑予以胃肠外营养。

2 妇科原发疾病治疗

在积极纠正贫血的同时,治疗妇科原发疾病(详见各种妇科疾病治疗指南)。

3 纠正贫血

纠正贫血包括铁剂治疗、输血治疗以及促红细胞生成素(EPO)或 EPO 联合铁剂治疗。

4 其他

若一般药物不起作用或作用缓慢时,若有手术指征并经手术治疗后可迅速减少贫血的发生,可在快速纠正贫血后进行手术治疗。

(二)中医治疗

1 月经病

(1)血热证。

①阳盛实热证:予以清热降火,凉血调经。方用清经散:丹皮、地骨皮、白芍、大熟地、青蒿、茯苓、黄柏。

加减:若月经过多者,去茯苓,加地榆、茜草凉血止血;经行腹痛,经血夹块者,加益母草、三七、蒲黄以化瘀止血。

②肝郁血热证:予以疏肝解郁,清热调经。方用丹栀逍遥散:当归、白芍、柴胡、茯苓、白术、甘草、生姜、薄荷、丹皮、栀子。

加减:若月经过多者,经期去当归,加地榆、牡蛎、茜草清热凉血止血;经行不畅,夹血块者,加泽兰、益母草以活血化瘀;胸胁乳房胀痛者,加香附、川楝子以理气止痛。

③阴虚血热证:予以养阴清热,固冲调经。方用两地汤:熟地、生地、地骨皮、阿胶、白芍、麦冬、生地、玄参。

加减:若兼头晕耳鸣,加桑葚子、石决明以滋阴潜阳;夜寐不安者,加生龙骨、生牡蛎以重镇安神。

（2）血寒证：予以温经散寒，活血通经。方用温经汤：人参、川芎、当归、肉桂、赤芍、甘草、莪术、丹皮、牛膝。

加减：若小腹冷痛明显者，加艾叶、吴茱萸小茴香以暖宫散寒止痛；四肢不温者，加附子、细辛以温阳散寒；若因肾阳不足引起月经推迟，或四肢不温、腰膝酸软者用右归丸治疗。

（3）气血两虚证：予以补气养血，调经止痛。方用黄芪建中汤加减：饴糖、桂枝、白芍、生姜、大枣、黄芪、甘草、党参、当归。

加减：若腰背疼痛甚者，加川断、狗脊补肾强腰，若大便秘结，舌苔干，加麦冬、肉苁蓉养阴润燥。

（4）气滞血瘀证：予以理气活血，逐瘀止痛。方用膈下逐瘀汤加减：五灵脂、当归、川芎、桃仁、丹皮、赤芍、乌药、延胡索、甘草、香附、红花、枳壳、蒲黄。

分析：若夹有血块，加莪术、山楂、血竭、益母草活血祛瘀；恶心呕吐者，为冲脉之气挟肝气上逆犯胃，加黄连、吴茱萸、生姜平冲降逆。

（5）痰湿阻滞证：予以化痰燥湿，活血调经。方用苍附导痰丸加减：茯苓、半夏、陈皮、甘草、苍术、香附、南星、枳壳、生姜、神曲、当归、川芎。

分析：若呕恶胸胁满闷，加厚朴、竹茹、瓜蒌以理气祛痰；痰湿化热，苔黄腻者，加黄连、黄芩清热燥湿；肢体浮肿明显者，加泽泻、益母草、泽兰利湿祛瘀。

2　带下病

（1）脾虚湿盛证：予以健脾益气，升阳除湿。方用完带汤：白术、白芍、淮山药、苍术、陈皮、柴胡、黑荆芥、车前子、甘草。

加减：如带下日久不止者，可加芡实、金樱子、乌贼骨以固涩止带；若脾虚湿蕴化热，证见带下量多、色黄、黏稠、有臭味者，予以健脾祛湿，清热止带，方用易黄汤。

（2）肝经湿热下注证：予以疏肝清热，利湿止带。方用龙胆泻肝汤加减：龙胆草、山栀子、黄芩、车前子、泽泻、生地、当归、柴胡、甘草。

加减：若胸胁胀痛者，加八月札、路路通以疏肝理气；少腹胀痛者，加川楝子、延胡行气止痛；带下腥臭者，加土茯苓、鸡冠花、薏苡仁以清热利湿止带。

（3）外治法。苦参洗方：苦参、狼毒、黄柏、蛇床子、乌梅；煎水坐浴，1次/日。

3　杂病

（1）气滞血瘀证：予以行气活血，化瘀消症。方用膈下逐瘀汤：五灵脂、当归、川芎、桃仁、丹皮、赤芍、乌药、延胡索、甘草、香附、红花、枳壳。

加减：若乳房胀痛者，加郁金、橘核络、八月札、路路通；血瘀重而正不虚者，加三棱、莪术、夏枯草、瓦楞子以破瘀消症散结。

(2)痰湿瘀阻证:予以化痰除湿,活血消癥。方用开郁二陈汤加减:制半夏、陈皮、茯苓、青皮、香附、川芎、莪术、木香、槟榔、甘草、苍术、生姜、丹参、水蛭。

加减:若食欲不振,加山楂、鸡内金以助运消癥;眩晕者,加天麻、菖蒲以化湿清窍;大便溏薄,加炒薏苡仁、炒白术以健脾止泻;带下量多,加海浮石、制南星、海螵蛸以化痰止带;经量过多可用四物汤和二陈汤加香附炭、益母草、党参、白术、仙鹤草、阿胶珠等,以健脾化痰,和血止血。

(三) 中成药

1 益气维血片/颗粒/胶囊

补血益气,用于血虚证、气血两虚证证候治疗。

2 益血生

健脾补肾,生血填精,用于脾肾两虚、精血不足所致证候治疗。

3 生血宁

益气补血,用于气血两虚证者。

4 生血宝合剂

滋补肝肾,益气生血,用于肝肾不足、气血两虚证候者。

5 维血宁颗粒

滋阴养血,清热凉血,用于阴虚血热证者。

(以上中成药按辨证使用,用法详见药物说明书。)

六、预防和管理

(一)病房管理

1 入院医嘱

(1)长期医嘱。

①妇产科护理常规,饮食,视病情通知病重或病危。

②其他一般医嘱,如吸氧、心电血氧饱和度监护、记出入量等。

③如有感染,积极控制,重要脏器保护:抑酸、补钙等。

(2)临时医嘱。

①一般检查:血常规、网织及分类、铁蛋白、尿常规、大便常规＋隐血、肝肾功能、电解质、血沉、凝血功能、C反应蛋白、血型、输血前检查、心电图、妇科B超。

②必要时骨穿:骨髓形态学。

③有输血指征时输注红细胞。

2　贫血危急状况识别及应急管理

①妇科相关性贫血患者最常见的危象是失血过多,如因月经过多不止或阴道非经期不规则出血等引起失血过多,最终导致血红蛋白浓度快速下降,出现一系列,如头晕、乏力,甚至休克症状等,需立即安排住院治疗。

②危象的应急管理:首先去除诱因,积极输注红细胞,补液治疗以纠正电解质紊乱和酸碱失衡的状态。

3　治疗中常见的一些问题和解决方法。

(1)输血反应:①发热反应:反应严重时需立即停止输血,体温较高时需物理降温或药物降温。②过敏反应:立即停止输血,应用肾上腺素或地塞米松静脉输注。③溶血反应:立即停止输血,扩容利尿,碱化小便,保护肾脏。④细菌污染:停止输血,行血培养,静脉应用抗生素。⑤循环超负荷:按急性左心衰处理,控制输液量及速度。输血会有输液反应,充分评估,危及情况及需要快速纠正贫血时用,少量输注,提前预防输血反应用药。重中之重为纠治病因,个体化治疗,尽可能少输血,以悬浮红细胞为宜,补充造血要素,要补足体内储存量,方可停药。

(2)补铁治疗:①口服铁剂的胃肠道不良反应,例如老年人、妊娠女性(已有妊娠相关胃肠道症状)以及现有胃肠道疾病可能会加重口服铁剂不良反应的患者,建议进食前 1h 口服铁剂,与维生素 C 共同服用来增加吸收率,可与叶酸间断交替服用,配合护胃药(与铁剂不同时服用)使用;②持续性失血且超过了口服铁剂满足补铁需求的能力(例如严重子宫出血、黏膜毛细血管扩张),应考虑静脉补铁或输血治疗;③合并炎症而干扰铁代谢稳态,酌情考虑使用合适抗感染治疗;④对于预期失血量中大量($>500mL$)的手术,或<6周内需行手术的铁缺乏患者,输血联合静脉补铁。

4　护理干预

(1)病情观察:密切观察患者贫血的进展程度;倾听患者的主诉,发现患者出现头痛、恶心、呕吐、腹痛、腹泻、寒战、高热等表现,及时报告医生。

(2)休息:指导严重贫血的患者卧床休息,护士需做好生活护理;慢性期及中度贫血者应增加卧床休息的时间,减少活动,患者可进行生活自理。指导患者根据贫血程度安排活动量,以不出现心悸、气短、过度乏力为标准,饮食需要高蛋白、高维生素食物。

(3)心理护理:普及妇女卫生知识,消除顾虑,学会倾诉,调畅情志,鼓励适度参加文娱活动,避免过度精神刺激。

（二）门诊管理

1 防治计划（基层医院,包括社区医院）

建议普及每年妇检或健康体检,及时发现并诊治妇科相关病情,在基层/社区医院随访诊治过程中,同样要注意评估患者的贫血程度及症状表现,提醒患者进行相关自我管控和规范治疗。

2 健康教育

加大妇科相关性贫血的宣教力度,开展妇科疾病知识普及,加强妇科贫血的危害宣教,提高社区妇女人群的认知率。宜辅导所有妇女,提供简明易懂的书面材料,告知有关饮食和富含铁的食物源、可能抑制或者促进铁吸收因素的信息。

定期妇检或健康体检,如自感有相关不适症状时进一步就诊以明确情况,做到早发现、早治疗,养成良好的生活作息时间和饮食习惯,避免不良精神刺激,调畅情志,经期避免感受风寒,饮食宜富于营养、易吸收,避免辛辣刺激。

3 基层医院或社区医院专病规范管理方案

在镇街服务所在居委/村计生专干的协助下掌握辖区内妇女健康情况,并通过妇科班发送知识短信、宣传读本以及上门服务等形式对目标人群（妇女）进行宣传教育,调查对象了解妇科相关贫血的科普知识。目标人群在镇街服务所领取免费筛查券并进行基本信息登记,然后到区服务站或妇幼保健院签订知情同意书后进行妇检和贫血初筛,并将初筛阳性送上级医院确诊,对于同意初步诊断的妇女开具转诊单到上级医院进行产前诊断,诊断明确后予以相应治疗。

4 管理效果评估

主要以妇检贫血筛查率、妇女健康检查率、妇科患者筛查率等指标对管理效果进行评估。

（三）家庭预防及管理

1 认识贫血的性质和危害性

因妇女的特殊生理功能及特点,妇科相关疾病的产生多为破坏或妨碍其正常的生理功能正常运行,包括月经周期、月经量等变化以及生育功能,如子宫内膜异位症、子宫腺肌病、妇科炎症、异位妊娠、妇科肿瘤等,妇科疾病常伴有不同程度的贫血,若伴中重型贫血,亦会增加妇科疾病的发生率,导致疾病进一步加重,甚至恶化到严重危及生命,最终转归不良。

2 如何就诊

可到妇保医院妇产科或综合医院妇产科等相关科室就诊。

3　如何化验和检查

妇科失血性贫血根据临床表现及实验室检查不难确诊。可行血常规、网织及分类、铁蛋白、妇科 B 超等相关检查。

4　治疗方案的建立和调整

妇女经妇检或健康体检发现有妇科失血性贫血,当根据贫血程度、症状表现及相关妇科疾病情况进行就妇科疾病本身针对性治疗和补血补铁治疗,若重度贫血或急性大失血可考虑予以输血支持。

5　非药物治疗

对于贫血、消瘦等营养不良的人群,建议要在确保摄入足够主食的前提下,增加大豆和豆制品的摄入,保持膳食的多样性,满足身体对钙、铁、维生素 A、维生素 D 等营养素的需求。高蛋白饮食,如鲫鱼、动物肝肾、瘦肉、鸡、禽蛋、牛奶等。补充造血原料,在食物中应该补充铁、叶酸、维生素 B_{12} 等。叶酸广泛存在于绿色新鲜蔬菜、水果、酵母、动物的肝肾中,尤其是新鲜蔬菜中的含量最为丰富,需注意的是烹调时间不宜过长。若在食物中加入维生素 C,可促进叶酸吸收;加入钙片,可促进维生素 B_{12} 吸收。补充含维生素类的食物,蔬菜、水果类食物中的维生素含量较高,其中,在蔬菜维生素的含量部位比较中叶部比根部高,嫩叶比枯叶高,深色叶比浅色叶高。水果所含的维生素大多是水溶性的,易被人体吸收。除此之外也要注意烹饪方法,如蔬菜应切好就炒、炒好就吃,尽量缩短放置时间,以免维生素 C 大量被破坏;铜的厨具、食具可引起维生素 C 的损失,故厨具、食具不易用铜器,宜用铁器。

中医药膳饮食疗法:①红枣小米粥:取红枣 10 个,小米 30g,先将小米清洗后上锅,用小火炒成略黄,然后加入水及红枣,用大火烧开后用小火熬成粥食用。②补血瘦肉汤:生晒参 9g,当归 10 克,生地、熟地各 15g,红枣 20 枚,瘦猪肉 60g。将瘦肉放入沸水内,去浮沫,加入生晒参、当归、红枣、生地、熟地、料酒、八角茴香,用小火煮 1～2h,放食盐、味精调味即可。

6　药物治疗疗程

除了治疗妇科原发疾病之外,主要为补铁和输血治疗,轻中度贫血时以补铁为主,直至贫血消失。若出现重度及以上贫血,达到输血指征时,可予以输血治疗。

7　随访

需定期进行妇检,如血象监测和妇科超声检测。可及早发现严重贫血及高危妇科疾病,预防妇科并发症的发生,保障病患的健康,若有服药情况,需及时咨询医师后续服药的变化。

8 自我监测方法

患者可以通过检测血常规、肝功能、血清铁蛋白来评估储存铁的情况,可进行妇科 B 超检查来了解妇科情况。对于指标有明显变化,建议进一步到专科门诊进行系统评估。

9 病情稳定或进展指证

如患者出现面色苍白、头晕乏力明显或阴道异常流血等表现,需及时就医。

七、案 例

患者,女,23 岁,未婚,2017 年 5 月 13 日初诊。主诉:月经周期提前伴乏力 5 个月余。5 个月前无明显诱因出现月经周期提前,周期 16～20 天,经期 5～8 天,量稍多,色鲜红,夹血块,偶有下腹隐痛,日间手足心热汗多,夜间亦有潮热盗汗,乏力口干,纳可,二便调,舌红苔薄白,脉细弦。既往月经规律,经期 3～5 天,周期 28～32 天,经量偏少,色红,无明显血块,有痛经史,常伴有下腹隐痛。否认性生活史。肛诊:无明显异常。查血常规:血红蛋白 91g/L,平均红细胞体积 78fl,铁蛋白 6ng/mL。腹部超声检查提示未见明显异常。

诊断:中医,月经先期(阴虚血热证);西医,月经失调伴缺铁性贫血。

治疗计划:西医予多糖铁复合物(力蜚能)0.15～0.30g 每日 1 次＋维生素 C 片 0.1g 每日 3 次联合口服治疗。中医治法滋阴清热调经,予两地汤合二至乌茜汤合玉屏风散加减,方药:生地 10g,地骨皮 15g,玄参 10g,麦冬 15g,阿胶 9g,白芍 12g,女贞子 10g,旱莲草 10g,茜草 9g,乌贼骨 10g,山萸肉 15g,丹皮 8g,黄芪 30g,炒白术 12g,防风 9g,日 1 剂,水煎服,分两次温服。初服 7 剂,再诊自汗盗汗明显减轻,乏力好转,舌红苔薄脉细数,再予原方 7 剂,西药继服。

三诊诉月经尚未来潮,已无明显盗汗,口干缓解,舌淡红苔薄白脉细涩,复查血常规示:血红蛋白 100g/L,平均红细胞体积 81fl,铁蛋白 13ng/mL,予减生地、地骨皮、玄参、乌贼骨,加熟地 10g,当归 12g,改茜草 15g,黄芪 15g,再服 14 剂,西药继服。

四诊诉月经来潮 2 天,经量不多,色暗红,无明显血块夹杂,无下腹隐痛,无盗汗,无手足心热,无明显乏力口干,舌淡红苔薄白脉细,复血常规:血红蛋白 113g/L,平均红细胞体积 84fl,铁蛋白 23ng/mL,后继续再服中药 14 剂巩固,西药继服 2 个月复查血象皆正常,随访半年情况稳定。

按:患者既往体弱,平素有痛经史,患病期间为大学毕业前实习期,思虑过多,夜寐欠佳,暗耗阴血,阴血亏虚,不能涵敛阳气,阳亢搏阴于外,虚热自起,迫血妄行,经汛提前,经量偏多,乃至日夜虚汗出及口干乏力不适,治宜养阴血清虚热,辅以敛阳固冲固表。治疗方为两地汤合二至乌茜汤合玉屏风散,生地、玄参、麦冬、阿胶、白芍、女贞子、旱莲草等药养阴为主,地骨皮、茜草、丹皮清虚热,乌贼骨、山萸肉、黄芪、炒白术、防风敛阳固冲固表。经 14 剂后虚热明显好转,脉细涩,减清虚热药,加熟地、当归补血活血,为防黄芪温躁之性太过,量减半,并茜草加量,继服 28 剂后诸症消失,西药补铁治疗继续至治疗期达 3 个月,以满足机体铁储备。

（黄黎、俞方泉）

第三节　外科病房患者贫血的中西医防治和管理

一、定义和流行情况

外科病房患者贫血主要是指患者在围手术期因各种原因引起的外周血红细胞计数下降、血红蛋白浓度降低、红细胞压积(Hct)下降,致使机体不能对组织细胞充分供氧的疾病,并达到贫血的诊断标准。WHO 对贫血的定义是一种红细胞数量(其携氧能力)不足以满足身体生理需要的疾病。国内按单位容积血液内血红蛋白(haemoglobin,Hb)浓度低于正常参考值 95％的下限作为贫血的诊断依据。

外科病房患者围手术期贫血的发生率相对较高,据相关 Meta 分析报道的结果显示,约有 1/3 的外科手术患者在术前评估时被发现存在贫血情况,而在接受大手术的患者中,发生术后贫血的发生率约为 80％～90％。在欧洲国家,接受外科手术的患者贫血的发生率约为 28.7％,而其中结直肠手术患者贫血的发生率可以达到 39.1％～75.8％;欧洲国家的肿瘤患者贫血的发生率将近53.7％,我国肿瘤患者贫血的发生率约为 37.3％。同样在骨科大手术中,围手术期贫血的发生率也是居高不下。Spahn 纳入 19 项前瞻性或回顾性研究,结果显示 29068 例全髋关节置换术(total hiparthroplasty, THA)和全膝关节置换术(total knee arthroplasty, TKA)患者术前贫血发生率为 24％,术后贫血发生率为 51％,术后血红蛋白平均下降 30 g/L,输血率达 45％。国内专家共识提供的项目组数据库 20308 例患者的术前贫血发生率 THA 为 26.1%，TKA 为 25.5%，股骨头置换术为 43.9%；术后贫血发生率 THA 为 89.1%，TKA 为 83.9%，股骨头置换术为 81.9%。

二、病因和发病机制

（一）西医发病原因

1 急慢性失血性贫血

有创伤所造成的急性失血性贫血；消化道溃疡出血、肠息肉出血、痔疮出血或月经量增多所造成的慢性失血性贫血。

2 营养缺乏性贫血

营养缺乏性贫血属于造血原料缺乏所致的贫血，以缺铁性贫血（iron deficiency anemia，IDA）最为常见，叶酸、维生素 B_{12} 缺乏导致的巨幼细胞性贫血较少见。

3 慢性病贫血

慢性病贫血指在一些慢性疾病过程中出现的以铁代谢紊乱为特征的贫血，常见于慢性感染、炎症、肿瘤等合并的贫血。

4 术中失血

手术创伤造成的显性失血和（或）隐性失血，易造成术后贫血、加重贫血或低血容量性休克。

5 其他贫血

可能涉及多种复杂致病机制及共病状态。

（二）西医发病机制

（1）围手术期贫血失代偿后，可导致有效血容量不足，红细胞数量下降，血红蛋白携氧能力不足而导致组织氧供不足，组织低氧，进一步造成组织和器官缺氧，乳酸加速形成并堆积在组织内，引起代谢性酸中毒，从而致全身器官，如心、脑、肺和肾等衰竭，甚至因多器官功能衰竭而死亡。

（2）术前贫血，术中失血（包括手术中大量出血、凝血功能障碍等）和术后红细胞生成障碍，目前仍然是外科大手术后贫血的主要原因。另外，补液过多可以引起血液稀释，导致稀释性贫血，将会加重贫血，营养不良（如维生素 B_{12}、叶酸等缺乏）和药物相互作用也可能导致术后贫血。术前 Hb 较低者、女性和体表面积较小者是术后贫血的高风险人群。此外，贫血的患病率随年龄增长而升高。外科手术的结束并不意味着机体失血的结束，术后伤口引流或创伤组织瘀血、术后长期的静脉抽血检查等,都可导致术后进行性失血,进而引起术后急性或晚期贫血。

(3)术后贫血是一种严重疾病。炎症因子引起促红细胞生成素产生与分泌减少,骨髓对促红细胞生成素的反应性降低,肠道铁吸收不良或储铁器官铁释放障碍引起的可用铁不足,均可加重贫血。铁调素是一种作用于膜铁转运蛋白的激素,而膜铁转运蛋白是目前已知的唯一可使细胞内向外输出铁的蛋白。炎症因子可刺激铁调素分泌,进而导致膜铁转运蛋白降解,很大程度上抑制肠道对铁的吸收,并大幅减少储铁器官对铁的释放。

(三)中医病因病机

暴力所伤及手术刀刃之伤,致脉络受损,血溢脉外,致血虚;或气随血脱,气虚无力帅血而致气血两虚。而且离经之血蓄结体内所致瘀血,易阻气血化生。本病宜辨清虚实。实者多因外邪或毒物侵袭入络伤血、气血被耗所致;虚者多因久病脾胃虚弱、肝肾亏虚、气血不足所致。

三、临床表现

(一)临床症状

围手术期贫血的原因,虽然较多,但其主要原因归纳起来依然是各类急慢性失血引起的,多为失血性贫血。急性失血严重时可表现为失血性休克,而慢性失血的临床表现类似于缺铁性贫血,可以表现如下三个方面。

1 缺铁原发病表现

如消化性溃疡、肿瘤或痔疮导致的黑便、血便或腹部不适,妇女月经过多等。

2 贫血表现

常见有皮肤黏膜苍白、乏力、心悸、头晕、头痛、耳鸣、眼花等。

3 组织缺铁表现

患者指甲可变得薄脆或呈扁平甲、反甲或匙状甲;舌乳头萎缩,严重时呈光滑舌,可伴有舌炎;精神行为异常,异食癖;体力、耐力下降;儿童生长发育迟缓、智力低下等。

(二)中医证候

1 气血亏虚型

证见面色苍白、头晕耳鸣、心悸短气乏力、纳差腹胀、唇舌色淡,脉虚数或细弱。

2 肝肾阴虚型

证见面色无华、乏力、头晕耳鸣、低热、手足心热、咽干口燥、目视昏花、腰背酸痛或有轻度出血,舌质红、脉细数。

3 脾肾阳虚型

证见面色晄白,畏寒肢冷,纳呆乏力,腹胀腰膝酸软,尿频,夜尿多,便溏,部分患者有出血,舌淡苔白,脉沉细。

四、诊断程序

(一)诊断标准

按照 WHO 贫血诊断标准:Hb 男性<130g/L,女性<120g/L 或红细胞压积(hematocrit,Hct)男性<39%,女性<36%,可诊断贫血。临床常用的贫血分型方法是根据红细胞指数来确定的,即根据患者的平均红细胞体积(mean corpuscular volume,MCV)、平均红细胞血红蛋白量(mean corpuscular hemoglobin,MCH)及平均红细胞血红蛋白浓度(mean corpuscular hemoglobin concentration,MCHC)将贫血分为以下三型。

1 小细胞低色素性贫血

MCV<80fl,MCH<27pg,MCHC<320g/L,为小细胞低色素性贫血。主要见于缺铁性贫血、铁幼粒红细胞性贫血、珠蛋白生成障碍性贫血及慢性病贫血等。其中以缺铁性贫血最为常见,有条件的医院应检查血清铁或血清铁蛋白,低于正常者时诊断为缺铁性贫血。

2 正细胞正色素性贫血

MCV 正常(80~100fl),MCH 正常(27~34 pg),MCHC 正常(320~360g/L),Hb、RBCs 平衡下降,为正细胞正色素性贫血。主要见于再生障碍性贫血、急性失血性贫血(包括术后失血性贫血)、某些溶血性贫血及正常幼红细胞大细胞性贫血等。此类贫血的诊断和治疗最为复杂。

3 大细胞性贫血

MCV>100fl,MCH>34pg,MCHC 正常(320~360g/L),大多为正色素性贫血。要见于叶酸和(或)维生素 B_{12} 缺乏引起的营养性巨幼细胞性贫血。

(二)鉴别诊断

主要需要与非手术相关的其他类型的贫血相鉴别。

1 巨幼细胞贫血

本病是一种全身性疾病。巨幼细胞贫血的诊断要点如下。

（1）贫血以红系为主，但白细胞和血小板常有不同程度的减少。

（2）血常规示平均红细胞体积（MCV）增大。

（3）骨髓细胞学示三系巨幼样改变，以红系为著，如为维生素 B_{12} 缺乏所致，则在补充数小时后巨幼样改变明显改善。

（4）补充叶酸和（或）维生素 B_{12} 后 1 周左右网织红细胞计数明显增高至 10% 左右，甚至更高。

2 小细胞低色素性贫血

临床上，小细胞低色素性贫血应包括下面 4 种情况。

（1）铁粒幼细胞性贫血，系线粒体合成血红素功能障碍，为铁失利用性贫血。

（2）地中海贫血，系先天遗传性疾病，为血红蛋白合成异常。

（3）慢性炎症、慢性感染性贫血，亦系铁失利用性贫血。

（4）缺铁性贫血，系铁缺乏导致血红蛋白合成减少所致的贫血。缺铁性贫血的诊断要点如下。

①血常规示小细胞低色素性贫血：MCV、MCHC、MCH 均降低，以 MCV 意义最大，其降低程度与贫血严重程度成比例。

②骨髓细胞学提示幼红和成熟红细胞体积缩小，成熟红细胞中心淡染区增大，骨髓涂片铁染色示细胞外铁明显减少。

③补铁治疗有效，这一点对明确诊断很有帮助。如补铁治疗 1 周左右，网织红细胞计数明显上升至 8%～10%，则诊断基本明确。

④血清铁、总铁结合力、血清铁蛋白等指标对诊断意义不大。

⑤应设法找到引起缺铁性贫血的原因。

3 再生障碍性贫血

这是由多种病因、多种发病机制引起的骨髓造血功能衰竭，主要临床表现为贫血、出血、感染。诊断典型病例不难。不典型病例要做好鉴别诊断，以免误诊。国内 1987 年制定的诊断标准如下。

（1）全血细胞减少，网织红细胞绝对值减少。

（2）一般无脾肿大。

（3）骨髓检查至少一个部位增生减低或重度减低。

（4）除外其他引起全血细胞减少的疾病，如阵发性睡眠性血红蛋白尿、骨髓增生异常综合征、急性造血功能停滞、骨髓纤维化、急性白血病、恶性组织细胞病等。

(5)一般抗贫血药物治疗无效。

五、治 疗

(一)西医治疗

1 治疗慢性出血性原发疾病

贫血患者有慢性出血性疾病,如消化道溃疡出血、肠息肉出血或痔疮出血等,应先治疗出血性疾病,同时纠正贫血。月经量过多造成的贫血请妇科会诊处理引起月经量增多的原发疾病,同时治疗贫血。

2 停用非甾体类抗炎药及其他引起出血或影响造血的药物

术前抗凝药的应用推荐参考《中国髋、膝关节置换术加速康复——合并心血管疾病患者围术期血栓管理专家共识》。

3 营养指导与均衡膳食

根据患者的贫血程度和饮食习惯等进行个体化营养和均衡膳食,促进造血原料的吸收和利用。

4 叶酸、维生素 B_{12} 的补充

叶酸、维生素 B_{12} 是红细胞合成的基本原料,这些物质的缺乏可导致术前贫血。术前 30～45 天开始补充维生素 C、维生素 B_{12}、叶酸,可以降低术后患者的输血率。

5 铁剂的应用

铁是红细胞合成的必需原料之一,术前贫血患者的 MCV、MCH 和 MCHC 低于正常值,提示存在缺铁性贫血,或检查血清铁和血清铁蛋白,当血清铁、血清铁蛋白低于正常,应诊断为缺铁性贫血,并按缺铁性贫血治疗。

6 重组人红细胞生成素的应用

促红细胞生成素(erythropoietin,EPO)是由肾小球球旁细胞分泌的一类糖蛋白,是机体对低氧分压的一种反应性应答。EPO 可作用于骨髓红系祖细胞,促进红细胞分化与成熟。rHu-EPO(recombinant human erythropoietin,rHu-EPO)是人工合成的生物制剂,不仅用于围术期贫血的红细胞动员,提高 Hb 水平,也可治疗慢性病贫血及肿瘤化疗导致的贫血。

7 优化手术操作技术

(1)微创理念:微创的核心是组织损伤小、出血少、生理机能影响小,术中采

用微创操作,并贯穿于手术全过程,保护肌肉和软组织,减少组织损伤,尽可能减少出血。

(2)肢体手术优化应用止血带:止血带在上下肢手术中的应用由来已久,而且获得绝大多数医师的认可。其优势在于保持手术视野清晰,骨面渗血减少。但同时也存在诸多风险,包括术后隐性失血增加,应用时间过长造成止血带麻痹并发症。因此,有学者研究不同止血带压力及使用时间对术后临床效果的影响,目前尚无一致的结论。应用止血带时应控制止血带压力,上肢止血带压力比上肢动脉收缩压高 50mmHg,下肢止血带压力比上肢动脉收缩压高 100mmHg。不用止血带的指征:术中控制性降压稳定,手术时间<1.5h,预计出血量<200mL。尤其对于有动静脉并发症的患者,例如术前血管成像显示存在严重动脉粥样硬化、动脉管腔狭窄或闭塞或重度静脉曲张患者,尽可能不使用止血带。

(3)控制性降压:是指利用药物和(或)麻醉技术使动脉血压降低并控制在一定的水平,以利于手术操作、减少手术出血及改善血流动力学的方法。将平均动脉压降低至 50～65mmHg,或将动脉收缩压控制在其基础值 30% 以内,以达到减少失血和红细胞输注需求的目的。控制性降压的主要优势在于减少术野的渗血,提供清晰的术野,减少止血带的应用,降低失血量和红细胞输注率。

(4)术前预存自体输血和血液稀释法自体输血:术前自体输血分为预存自体输血和血液稀释法自体输血。该方法具有以下优势:①节约血源;②减少输库存血可能引发的并发症,避免血源传染性疾病;③减少住院费用;④机体免疫功能抑制不明显,可调节手术创伤和麻醉引起的细胞免疫抑制;⑤避免交叉配血试验错误。预存自体输血的适应证较广,即使贫血的患者经过术前贫血等综合治疗,也可以进行自体血储备,国内外文献将 Hb>110g/L、Hct>33% 作为预存自体输血的标准。适应证包括:①健康状况好,无心、肺、肝、肾功能不全;②无感染征象;③无凝血机能障碍;④非恶性肿瘤患者;⑤Hb>110 g/L,Hct>33%;⑥估计术中出血及术后引流血>600mL。禁忌证包括:①严重贫血,尤其是 Hb≤80g/L,而且通过术前贫血治疗无法纠正的患者;②恶性肿瘤患者;③血液传播性疾病;④镰状细胞贫血。血液稀释法自体输血技术复杂,必须严密监测及有麻醉师协助,手术麻醉时间及卧床时间延长,老年患者术后肺部感染风险增大。关节置换术等骨科手术基本不采用这种自体输血方式,多为心脏体外循环手术使用。

(5)术中自体血液回输:自体血液回输在临床上已广泛应用于预期失血量较多的手术,可回收术野、创面或术后引流的血液,经滤过、洗涤和浓缩等步骤后回输给患者。适应证包括:①预期出血量>400mL 或>10% 血容量;②患者低 Hb 或有高出血风险;③患者体内存在多种抗体或为稀有血型;④患者拒绝接受同种异体输血等。禁忌证包括:①回收的血液中含有促凝剂、碘伏、抗生素等的冲洗液,含有亚甲蓝等难以洗出的物质;②回收的血液被细菌、粪便、羊水或毒液等污染;③恶性肿瘤患者;④回收的血液严重溶血;⑤血液系统疾病,如镰状红细胞性贫血、珠蛋白生成障碍性贫血等;⑥其他原因,包括一氧化碳中毒、血中儿茶酚胺含量过高(嗜铬细胞瘤)等。

8 异体输血

异体输血是我国目前治疗围术期贫血的主要手段,其优点是可以迅速提升 Hb 水平,适用于急救患者和采用其他方式治疗无效的贫血患者。但异体输血存在病毒感染、免疫过敏反应、急性溶血反应、输血相关急性肺损伤等风险,同时,我国还面临着血液资源紧张的现实问题。因此,越来越多国家围手术期血液管理策略建议采用限制性输血策略,严格输血指征。临床实践中建议采用 2000 年我国卫生部颁发的《临床输血技术规范》中的规定:Hb>100g/L 时一般不必输血;Hb<70g/L 时需要输血;Hb 为 70~100g/L 时应根据患者的年龄、贫血程度、心肺功能情况、有无代谢率增高而定。

(二)中医治疗

1 气血亏虚型

治宜益气补血法,可用八珍汤或十全大补汤加减。处方:党参 15g、白术 15g、黄芪 30g、茯苓 15g、当归 10g、白芍 10g、熟地 20g、川芎 10g、炙甘草 10g、陈皮 10g、大枣 5 枚,水煎服。

兼四肢厥冷、大便溏稀等阳虚有寒证,加干姜、附子、肉桂;兼纳差、腹胀者,重用白术、茯苓,加神曲、陈皮、砂仁;兼失眠、多梦者,加茯神、远志、柏子仁、酸枣仁。

2 肝肾阴虚型

治宜滋补肝肾、益精补血,可用大菟丝子饮加减。处方:菟丝子 15g、女贞子 15g、枸杞子 15g、熟地 20g、白芍 15g、制首乌 20g、枣皮 10g、旱莲草 15g、当归 20g、故脂 15g、紫河车 10g。

加减:潮热盗汗者加龟板 20g、鳖甲 20g(先煎)、青蒿 15g;视物模糊者加草决明 15g、沙苑蒺藜 15g;腰背痛者加狗脊 15g;出血者加丹皮 10g、茜草炭 15g。

3 脾肾阳虚型

治宜温补脾肾,可用十四味建中汤加减。处方:党参 15g、白术 15g、茯苓 15g、当归 15g、砂仁 6g、熟地 20g、黄芪 15g、朴骨脂 15g、肉桂 6g、附子 6g、仙灵脾 15g、菟丝子 15g、鹿角胶 15g(烊化)。水煎服。

加减:腹胀纳呆者加厚朴 10g、鸡内金 10g、二芽各 30g、尿频者加益智仁 15g、金樱子 30g、芡实米 30g;腰膝酸软者加杜仲 15g、狗脊 15g;有出血者加炮姜 10g、灶心土 15g。

对外科病房患者的围手术期贫血,应做到尽早诊断,及时干预。依据各项专家共识提供的意见,采取中西医结合多学科合作的模式进行有效的治疗和管理,避免因围手术期贫血造成的各项并发症,提高外科手术的治疗效果,以达到快速康复的目标。

(三) 中成药

1 益气维血片/颗粒/胶囊

补血益气,用于血虚证、气血两虚证证候治疗。

2 益血生

健脾补肾,生血填精,用于脾肾两虚、精血不足所致证候治疗。

3 生血宁

益气补血,用于气血两虚证者。

4 维血宁颗粒

滋阴养血,清热凉血,用于阴虚血热证者。
(以上中成药按辨证使用,用法详见药物说明书。)

六、预防与管理

(一)病房管理

1 入院医嘱

(1)长期医嘱。
①外科护理常规,一/二级护理,饮食,视病情通知病重或病危。
②其他一般医嘱,如吸氧、心电血氧饱和度监护、记出入量等。
③外科手术治疗及原发、并发症的治疗,根据病情选择原发并发症治疗,重要脏器保护:抑酸、补钙等。
(2)临时医嘱。
①一般检查:血常规、网织及分类、网织红细胞、尿常规、大便常规＋隐血、输血前的感染相关标志物、肝肾功能、电解质、血沉、凝血功能、血型、输血前检查、胸片、心电图、腹部 B 超。

②骨穿：如贫血原因不明时行骨髓形态学检查。

③严重贫血按输血指征处理，输注红细胞。

2 护理干预

（1）饮食调护：手术后可以进食时，可以进食高热量、高蛋白、易消化的食物，建议口服含铁丰富及铁吸收率高的食物，如蛋类、肉类、鱼、动物的肝及血等食物，减少对咖啡、茶等抑制铁吸收的食物的摄入。如口服药物干扰叶酸形成，需进食新鲜蔬菜和动物蛋白质，必要时口服叶酸进行预防性治疗。如有肾性贫血患者，则患者需注意饮食以优质蛋白为主，补充充足的钙质和维生素。

（2）心理调护：手术前积极鼓励患者树立乐观的情绪，放松心情，纠正贫血，为手术做好准备；手术后注意劳逸结合，饮食合理，生活规律，配合医护人员，预防术后并发症。

（二）门诊管理

1 常用药物的不良反应及处理

（1）使用止痛药物，特别需要注意消化道溃疡的发生，积极随访，及时处理。

（2）有贫血原发病的相关治疗中，严格掌握输血适应证，积极处理溶血性输血反应、过敏性输血反应，输注过程中根据患者的年龄及心肺功能控制输注速度。

（3）EPO使用中，具有深静脉血栓高危风险的患者可用低分子肝素预防EPO导致的血栓栓塞事件。如出现高血压副反应，应用抗高血压药物或EPO减量治疗可控制血压。应用EPO时如继发纯红细胞再生障碍性贫血时，需立即停用此药。

（4）手术后缺铁。口服补铁应强调患者依从性及观察消化道不良反应。静脉补铁需注意铁过载及过敏反应。用药前计算补铁总量，用药中注意密切观察。

2 重视随访工作

医疗工作者应正确认识手术后贫血的原因，建议血液科专科就诊，全面分析贫血机制，进行个体化治疗。同时，对患者进行正确的健康宣教，提供合理的饮食及生活保健方案，指导规范化用药。与诊治中的患者保持联系，可以动态了解疾病疗效、发展状况，及时调整治疗方案。

3 手术后

根据患者的临床症候，中医辨证论治，中药调理，增加患者的机体免疫力，早日康复。

（三）家庭预防及管理

1 认识疾病的性质和危害性

外科手术合并贫血，不仅影响患者的生活质量，需要加强对贫血危害的重视程度，积极自我监测，而且认识到动态监测血常规变化，也是病程治疗与监控重要的组成部分。

2 提高治疗依从性

患者及家属需建立治疗的信心，配合医生治疗，切勿有病乱投医和使用道听途说的"偏方"而耽误病情的诊治。在治疗中，患者应与主治医师取得良好沟通，发现不适情况，如头昏乏力、面色苍白、日常活动耐受力下降等，及时专科就诊。在非药物治疗方面，不同类型的贫血对食物营养素的需求不同，患者需遵循护士给予的饮食指导，日常生活中根据医生的指导进行适当锻炼，劳逸结合，提高体能状态。

3 随访

患者定期来医院复查，进行追踪观察十分必要，在疾病早期通常每半月随访 1 次，随着疾病的稳定，逐渐延长随访间隔期至 1～3 个月。

（陈俊杰、沈金明、宋舟锋、郑扬）

第十四章 儿科病房贫血的中西医防治和管理 ——

第一节 小儿贫血的中西医防治和管理

一、定 义

贫血(anemia)是小儿时期常见的一种综合征,指人体外周血中单位容积内的红细胞、血红蛋白和红细胞压积低于正常值,或其中一项明显低于正常。根据 2011 年世界卫生组织(WHO)制定的诊断标准,当海拔为 0 时,血红蛋白(Hb)低限值为:6 个月~5 岁,Hb<110 g/L;5~12 岁,Hb<115 g/L;12~15 岁,Hb<120 g/L。海拔每升高 1000m,血红蛋白值上升 4%,低于以上值的称为贫血。6 个月以内的婴儿由于生理性贫血等因素,Hb 值变化较大,我国小儿血液学会暂定:新生儿 Hb 值<145 g/L;1~4 个月,<90g/L;4~6 个月,<100g/L 者为贫血。

二、病因和发病机制

(一)西医病因

1 红细胞及血红蛋白生成不足

(1)特异性造血因子缺乏。

①巨幼细胞性贫血:如维生素 B_{12}、叶酸的缺乏、吸收或转运障碍等所致的贫血。

②小细胞性贫血:缺铁性贫血、维生素 B_6 反应性及 X-连锁的低色素性贫血、铅中毒所致的贫血等。

（2）骨髓生血低下：再生障碍性贫血（原发性及继发性），纯红细胞再生障碍性贫血（先天性、获得性）。

（3）感染性、炎症性及癌症性贫血。

2　溶血性贫血

（1）红细胞内在缺陷。

①红细胞结构的缺陷：遗传性球形红细胞增多症、遗传性椭圆形红细胞增多症、口形红细胞增多症、棘红细胞增多症、阵发性睡眠性血红蛋白尿等。

②红细胞酶缺陷：葡萄糖-6-磷酸脱氢酶缺乏症、丙酮酸激酶缺乏症、磷酸葡萄糖异构酶缺乏症、己糖激酶缺乏症等。

③血红蛋白异常：珠蛋白肽链合成异常（地中海贫血）、珠蛋白肽链结构异常（异常血红蛋白病）。

（2）红细胞外的异常。

①免疫性：被动获得抗体（Rh 同种免疫性溶血、ABO 同种免疫性溶血等）；主动产生抗体（如自身免疫性溶血性贫血、药物所致的溶血性贫血等）。

②非免疫性：a. 感染因素（寄生虫、细菌毒素、溶血素）。b. 物理损伤：微血管病、热损伤；血栓性血小板减少性紫癜、溶血尿毒综合征。c. 化学物质：氧化剂、重金属中毒等引起的溶血。

3　失血性贫血

（1）急性失血：外伤、出血性疾病及消化道疾病。

（2）慢性失血：肠道畸形、息肉、钩虫病、特发性肺含铁血黄素沉着症。

（二）形态分类

根据红细胞平均容积（MCV，正常值为 80～94fl）和红细胞平均血红蛋白浓度（MCHC，正常值为 33％±2％）的测定结果分为以下三类。

1　大细胞性贫血

MCV＞94fl，MCHC 正常，如巨幼红细胞性贫血。

2　正细胞性正色素性贫血

MCV 和 MCHC 均正常，如再生障碍性贫血、急性失血后贫血和一些溶血性贫血。

3　小细胞低色素性贫血

MCV＜80fl，MCHC＜30％，如缺铁性贫血、地中海贫血、慢性感染性贫血和铁粒幼细胞贫血等。

(三)按程度分类

根据外周血 Hb 值,可将贫血分为轻、中、重、极重四度。

(1)轻度:新生儿 Hb 值为 120～145 g/L,＜6 岁儿童的 Hb 值为 90～100g/L,＞6 岁儿童的 Hb 值为 90～120 g/L。

(2)中度:新生儿 Hb 值为 90～120g/L,其余年龄儿童为 60～90g/L。

(3)重度:新生儿 Hb 值为 60～90g/L,其余年龄儿童为 30～60g/L。

(4)极重度:新生儿 Hb 值为＜60g/L,其余年龄儿童为＜30g/L。

(四)中医病因病机

本病属中医"血虚""虚劳"范畴。常见症状有面色苍白,唇口指甲苍白,精神不振,肌肤松软,毛发枯槁,头昏,纳呆,乏力或皮肤黄染、消化道出血等症状。

中医认为贫血的原因多由先天不足、遗传缺陷、精髓亏虚,无以化生血液,与心、肝、脾、肾四脏功能关系密切。本病病机上存在虚证和实证,以虚证为主。出生后失于调养,营养不良,或外邪干扰,脏气受损,加之小儿生长发育迅速,血容量增加快,故易造成供不应求而出现贫血。

1 心失温煦,生血不足

《灵枢·决气》曰:"中焦受气,取汁变化而赤,是谓血。"心主血脉,心主生血,脾胃运化产生的水谷之精转化为营气和津液,营气和津液入脉经心阳鼓舞,化生为赤色血液。心火虚衰,温煦作用减弱,血液生成不足导致贫血的产生。

2 脾运不足,统血无力

李东垣《脾胃论》云"人以脾胃中元气为本。"脾胃为后天之本,气血生化之源,又具统血之能。脾运化失司,则水谷精微化生不足,血液来源失充,则血液生成不足;脾气不足,气不统血,血不循经,溢于脉外,库存不足,则血液总含量减少,两者均可导致贫血的产生。"小儿脾常不足",脏腑形气未充,若饮食失节、喂养不当、脏腑虚损、耗气伤血、虫积致损等损伤脾胃,使脾胃虚弱,气血生化无源,造成贫血。

3 肝失疏泄,藏血不贮

《张氏医通》曰:"归精于肝而化清血。"《医理元枢》曰:"肝为血海,或愤怒过度,或疏泄太甚,则血海空虚。"肝主疏泄,主藏血。肝具有储藏血液、调节血量、防止出血的功能。肝脏具有储藏血液的功能,是由肝脏本身的生理结构所决定的。当人处于安静、平稳的状态时,肝具有储藏血液的功能;反之,当人处于活动、兴奋状态下时,肝就发挥其调节血液和血量分布的功效。与脾主统血的功能相似,肝主藏血的功能亦是通过肝气的固摄作用实现的。《傅青主女科》云:

"夫肝本藏血,肝怒则不藏,不藏则血难固。"当肝藏血的功能异常,就有可能导致贫血的产生。

4 肾气亏虚,精血无源

《黄帝内经素问集注·上古天真论》曰"肾之精液,入心化赤而为血"。肾主藏精,含义有二:一是藏先天之精,这是人类生育繁殖的最基本物质;二是藏后天之精,即五脏六腑之水谷精气,它是滋养人体各部组织器官、促进机体生长发育、维持生命的基本物质。肾为"先天之本",是一身气血津液最根本的来源。肾精亏虚,五脏六腑俱虚,气血化源不足,血液生成减少则贫血。另一方面,肾气对气血津液亦有一定的固摄作用。肾为人体精微物质之关或者说人体气血精微之关,防止人体的精微从小便、月经、精液无度下泄,人体通过肾的开合有度,保持人体气血津液充足。当肾气亏虚时,气血精微从下而失,亦可导致贫血的产生。

三、临床表现

贫血的临床表现与病因、程度、病程等因素有关。一般急性贫血时,虽然贫血程度不太重,但也可引起严重症状甚至休克;而慢性失血时,早期由于机体各器官的代偿功能较好,可无症状或症状较轻,当代偿不全(血红蛋白下降到 80g/L 以下)时才会出现组织、器官缺氧的一系列症状。

(一)一般表现

皮肤黏膜苍白为贫血最突出的表现,以皮肤、口腔黏膜、结膜、手掌、甲床等处较明显。但如伴有黄疸、青紫或其他皮肤色素改变时可掩盖贫血的表现。病程较长的患儿还可出现容易疲倦、毛发干枯、营养低下、生长发育迟缓等表现。

(二)造血器官反应

小儿(尤其是婴儿期)贫血,往往出现骨髓外造血,表现为肝、脾和淋巴结肿大(除外再生障碍性贫血),外周血中可出现有核红细胞及幼稚粒细胞。

(三)各系统的症状

1 循环系统

急性失血性贫血时循环系统的主要表现是对低血容量的反应,如外周血管的收缩、心率的加快、主观感觉的心悸等。重度贫血时,代偿功能失调,可出现心脏扩大、心前区可闻及收缩期杂音,严重者发生充血性心力衰竭。

2 呼吸系统

轻度贫血时,平静时呼吸次数可能不增加。重度贫血时,即使平静状态也可能呼吸加快,甚至端坐呼吸。

3 消化系统

胃肠蠕动及消化酶分泌功能均受影响,出现食欲减退、恶心、腹胀或便秘等。

4 神经系统

注意力不集中是最常见的症状,还可表现为精神不振、嗜睡或烦躁不安,头晕、眩晕、对外界反应差,慢性贫血者还可出现记忆力减退、智力减退。年长儿可有头痛、头晕、昏眩等。

(四)中医证候

1 脾胃虚弱

证见神疲,倦怠乏力,形体消瘦,少气懒言,面色苍白或萎黄,唇甲色淡,肌肉松弛,食欲不振,大便稀溏,舌质淡,苔薄白,脉细无力。

2 心脾两虚

证见神疲,倦怠乏力,少气懒言,语声不振,头晕目眩,心悸,怔忡,健忘,面色萎黄或苍白,唇甲色淡,毛发干枯,肌肤不泽,肌肉松弛,食欲不振,夜霖不安,注意力涣散,舌质淡,苔薄白,脉细弱。

3 肝肾阴虚

证见头晕耳鸣,两目干涩,两颧潮红,五心烦热,口干咽燥,腰膝酸软,发育迟缓,唇甲色淡,毛发枯黄,肌肤不泽,爪甲枯脆,夜麻不安,舌红少津,苔少、光剥或无苔,脉细数。

4 脾肾阳虚

证见神疲,肢冷畏寒,面色苍白,屠甲淡白,发黄稀少,肌肉松弛,食欲不振,小便清长,大便稀溏或完谷不化,浮肿,发育迟缓,囟门迟闭,智力下降,舌淡胖有齿痕,若薄白,脉沉细(迟)。

四、诊断程序

(一)病 史

1 发病年龄

发病年龄可提供诊断的线索。对出生后即有严重者,要考虑产前、产时或产后失血;生后24h内出现贫血伴有黄疸者,以新生儿溶血症可能性大;对婴儿期发病者多考虑营养缺乏性贫血、遗传性溶血性贫血；对儿童期发病者多考虑慢性出血性贫血、再生障碍性贫血，由其他造血系统疾病、全身性疾病引起的贫血。

2　发病情况

起病急、发展快者提示急性失血或急性溶血；起病缓慢者提示慢性溶血、营养性贫血、慢性病贫血等；伴有黄疸及血红蛋白尿提示溶血；伴有骨骼疼痛提示骨髓浸润性疾病；伴有神经系统症状，如震颤、腱反射亢进，提示维生素 B_{12} 缺乏的巨幼细胞性贫血；肿瘤性疾病多伴发热、肝脾及淋巴结肿大。

3　喂养史

详细了解婴幼儿的喂养方法及饮食结构对诊断和病因分析有重要意义。如 1 岁内单纯乳类喂养而少加辅食，幼儿及年长儿饮食质量差或搭配不合理者，可能为缺铁性贫血；单纯母乳（缺乏维生素 B_{12}）或羊乳（缺乏叶酸）喂养，未及时添加辅食的婴儿，易患营养性巨细胞性贫血。如在我国南方，发病前进食蚕豆会引起溶血，要考虑 G6PD 酶缺乏症。

4　既往史

询问有无寄生虫病，特别是钩虫病史；询问有无全身系统疾病，如消化系统疾病、慢性肾病、严重结核、慢性炎症性疾病（如类风湿病）等可引起与贫血有关的疾病。此外，还要询问有无服用对造血系统不良影响的药物（如氯霉素、磺胺等）。

5　家族史

与遗传有关的贫血，如遗传性球形红细胞增多症、G6PD 酶缺乏症、地中海贫血等，家族（或近亲）中常伴有同样患者。

（二）体格检查

1　生长发育

慢性贫血往往有生长发育障碍。某些遗传性溶血性贫血，特别是重型 β-地中海贫血，除发育障碍外还表现有特殊面貌，如颧、额突出，眼距宽，鼻梁低，下颌骨较大等。

2　营养状况

营养性贫血的患儿常伴有营养不良。

3　皮肤黏膜

苍白程度一般与贫血程度成正比。小儿因自主神经功能不稳定，故面颊潮红与苍白有时不一定能正确反映有无贫血。甲床、结膜及唇黏膜的颜色才较可靠。

如伴有黄疸,常提示溶血性贫血,伴有皮肤瘀斑,要排除白血病及出血性疾病。

4 指甲毛发

缺铁性贫血有指甲变薄、易脆,严重者的指甲扁平或反甲;巨幼细胞性贫血常有毛发变黄、干枯。

5 肝、脾及淋巴结

肝、脾、淋巴结轻度肿大提示骨髓外造血;明显肿大且以脾大为主的,则提示溶血性贫血;肝、脾、淋巴结明显肿大伴贫血时,应考虑造血系统恶性病,如白血病、恶性淋巴瘤等。

除上述病史及体检资料外,还应注意贫血对各系统的影响,如心脏扩大和心尖部收缩期杂音等,以及各系统可能的其他损害与贫血的因果关系。

(三)实验室检查

1 血液检查

(1)RBC 数及 Hb 量:RBC 和 Hb 是诊断贫血的最主要依据,按不同年龄的正常低限值判断贫血的程度,再结合红细胞指数(MCV、MCH、MCHC),进行贫血的形态分类。

(2)红细胞比容(Hct):反映单位容积的红细胞总量。对贫血的诊断有重要的指导作用。在小儿贫血中,不少改变是出现在红细胞大小、形状及厚度上,测定红细胞比容更具可信性。判定小儿贫血的 Hct 低限值:6~23 个月为 0.31;2~5 岁为 0.34;6~12 岁为 0.37。

(3)网织红细胞计数(Ret):反映骨髓中红系造血功能的指标,对判断贫血的原因非常重要。Ret 增多提示骨髓造血功能活跃,见于急慢性溶血或失血性贫血;减少提示造血功能低下,见于再生障碍性贫血、营养性贫血等。此外,治病过程中定期检查网织红细胞计数,有助于判断疗效,如缺铁性贫血经有效治疗后,Ret 在 1 周左右即开始增加。

2 骨髓检查

骨髓检查可直接了解骨髓造血功能生成的质和量的变化,判断骨髓造血细胞增生程度和有无异常细胞。骨髓检查对某些贫血的诊断具有决定性意义,如白血病、再生障碍性贫血、营养性巨幼细胞性贫血。白血病性贫血的原始细胞和幼稚细胞之和达到 30% 以上,再生障碍性贫血红细胞系、粒细胞系和巨核细胞系三系增生低下,营养性巨幼红细胞性贫血中红系细胞核发育落后于胞质,有巨幼红细胞、粒系和巨核细胞系亦有巨幼变表现。骨髓活检对白血病、转移瘤等骨髓病变具有诊断价值。

3 血红蛋白分析

如血红蛋白碱变性试验、血红蛋白电泳、包涵体生成试验等,对地中海贫血和异常血红蛋白病的诊断有重要意义。珠蛋白肽链合成异常者称为地中海贫血,珠蛋白肽链结构异常者为异常血红蛋白病。诊断时要综合各项检查全面分析,如婴儿期 HbF 含量变化大,要根据不同月龄的正常值判断有无 HbF 增高,再判断有无疾病状态。

4 红细胞脆性试验

检测红细胞对低渗盐水的抵抗力,脆性增高见于遗传性球形细胞增多症;减低则见于地中海贫血。

5 基因检测

基因分析方法对遗传性溶血性贫血不但有诊断意义,还有产前诊断价值。

6 其他特殊检查

外周血涂片可观察红细胞的细胞形态,对贫血病因判断有重要意义;红细胞酶活力测定对先天性红细胞酶缺陷所致的溶血性贫血有诊断意义;抗人球蛋白试验(Coombs 试验)可以协助自身免疫性溶血的诊断,阳性提示免疫性溶血;抗人球蛋白试验酸化血清试验(Hams 试验)检测红细胞对补体的敏感性是否增高,阳性是阵发性睡眠性血红蛋白尿的主要确诊依据;血清铁、铁蛋白、红细胞游离原卟啉等检查可以分析体内铁代谢情况,以协助诊断缺铁性贫血。

(四)中医辨证

本病辨证以辨气血阴阳及脏腑为主。明确病因,首分轻重,继辨气血阴阳与脏腑。病在脾者,除面色萎黄或苍白外,常见食少纳呆、体倦乏力、大便不调;病及心者,伴心悸怔忡、夜寐不安;病在肝者,证见两目干涩、爪甲枯脆、头晕目眩;病及肾者,腰膝酸软、发育迟缓、潮热盗汗或肢冷畏寒。

中医治疗贫血需在辨证论治精神指导下,分清虚实。虚证者治疗以益气养血为基础,佐以健脾开胃、养心安神、滋养肝肾、温补脾肾等法。实证者治疗以祛邪和络为基础,佐以疏风清热、清热利湿等法。

五、治　疗

(一)病因治疗

小儿贫血是由多种因素引起的综合征,可能引起贫血的原发病比单纯贫血更为严重,因此,应明确贫血的病因而对因治疗。有些贫血在病因去除后,如缺铁性贫血补铁可以治愈。对一些贫血原因暂时未明的,应积极寻找病因,予以去除。

(二)一般治疗

加强护理,预防感染,改善饮食质量和搭配、纠正不良等。

(三)药物治疗

针对贫血的病因,选择有效药物给予治疗,如铁剂治疗缺铁性贫血,维生素 B_{12} 和叶酸治疗营养性巨幼细胞贫血,肾上腺皮质激素治疗自身免疫性溶血性贫血和先天性纯红细胞再生障性贫血,联合免疫抑制(抗胸腺球蛋白、甲泼尼龙、环孢素 A)治疗再生障碍性贫血等。

(四)输血治疗

对于长期慢性贫血者,若代偿功能良好,可不必输血,必须输血时应注意输血的量和速度,贫血愈严重,一次输血量愈少且速度宜慢。一般选用浓缩红细胞,每次 $5\sim10\text{mL/kg}$ 计,速度不宜快,以免引起心力衰竭和肺水肿。对于贫血合并肺炎的患儿,每次输血量更应减少,速度减慢。

(五)并发症治疗

婴幼儿贫血易合并急慢性感染、营养不良、消化功能紊乱等,应予以积极治疗。

(六)造血干细胞移植

造血干细胞移植是目前根治一些遗传性溶血性贫血和再生障碍性贫血的有效方法,如有 HLA 相配的造血干细胞来源,应予以首选。

(七)中医治疗

1 脾胃虚弱

治以健运脾胃,益气养血。方用六君子汤加味:党参、黄芪、白术、茯苓、山药、炙甘草、当归、白芍、法半夏、陈皮、薏苡仁、砂仁。

药物加减:气虚乏力明显者,改党参为人参;纳呆者,加焦山楂、炒谷芽、鸡内金;便溏、食物不化者,加山药(炒)、干姜、吴茱萸;便秘者,加决明子、火麻仁、何首乌。

2 心脾两虚

治以补脾养心,益气生血。方用归脾汤加减:黄芪、人参、白术、茯苓、当归、远志、酸枣仁、龙眼肉、首乌藤、木香、陈皮、大枣、焦六神曲。

药物加减:血虚明显者,加鸡血藤、白芍;心悸便秘者,加柏子仁、郁李仁、桑葚;纳呆便溏者,减当归量,加苍术、焦山楂;气不摄血、衄血便血者,加阿胶、地榆、仙鹤草。

3 肝肾阴虚

治以滋养肝肾，益精生血。方用左归丸加减：熟地黄、山药、山茱萸、枸杞子、龟甲、鹿角胶、菟丝子、牛膝、当归、女贞子、黄精。

药物加减：潮热盗汗者，加地骨皮、鳖甲；发育迟缓者，加紫河车、益智仁、阿胶；两目干涩者，加石斛、夜明砂；头晕目眩者，加菊花、石决明；四肢震颤者，加沙苑子、白芍、钩藤、地龙；食欲不振者，加炒谷芽、鸡内金、石斛。

4 脾肾阳虚

治以温补脾肾，益阴养血。方用右归丸加减：附子、肉桂、熟地黄、山药、山茱萸、枸杞子、菟丝子、杜仲、鹿角胶、当归、仙茅、补骨脂。

药物加减：畏寒肢冷者，加淫羊藿、巴戟天；囟门晚闭者，加龟甲、牡蛎、龙骨；发黄稀少者，加党参、当归、何首乌；下肢浮肿者，加薏苡仁、茯苓、猪苓、生姜；大便溏泄者，加白术、炮姜、肉豆蔻。

（八）中成药

1 益气维血颗粒

补血益气，用于血虚证、气血两虚证证候治疗。

2 益血生

健脾补肾，生血填精，用于脾肾两虚、精血不足所致证候治疗。

3 生血宁

益气补血，用于气血两虚证者。

4 生血宝合剂

滋补肝肾，益气生血，用于肝肾不足、气血两虚证候者。

5 维血宁颗粒

滋阴养血，清热凉血，用于阴虚血热证者。

（以上中成药按辨证使用，用法详见药物说明书。）

六、防治和管理

（一）病房管理

1 入院医嘱

（1）长期医嘱。

①小儿血液病护理常规，一/二级护理，饮食，视病情通知病重或病危。

②其他一般医嘱,如吸氧、心电血氧饱和度监护、记出入量等。

③如有感染,积极控制,如有严重贫血,予以输血治疗,重要脏器保护:抑酸、补钙等。

(2)临时医嘱。

①一般检查:血常规、白细胞手工分类、网织红细胞、叶酸及维生素 B_{12}、尿常规、大便常规＋隐血、输血前的感染相关标志物、肝肾功能、血沉、凝血功能、C反应蛋白、血型、输血前检查、胸片、心电图、腹部 B 超。

②骨穿:骨髓形态学分析。

③溶血相关检查:网织红细胞、胆红素、尿胆原、尿含铁血黄素;免疫球蛋白和补体、抗人球蛋白试验、冷凝集试验;G6PD 酶和 PK 荧光斑点试验及基因全套检查。

④有输血指征时输注红细胞。

2 护理干预

(1)病情观察:密切观察患儿贫血的进展程度;皮肤黏膜颜色变化;发现患儿出现吵闹、恶心、呕吐、腹泻、寒战、高热等表现,及时报告医生。

(2)休息:指导严重贫血患儿卧床休息,护士需做好生活护理;关注心、肝功能异常所致的不适,慢性期及中度贫血者应增加卧床休息的时间,减少活动。指导患儿根据贫血程度安排活动量,以不出现心悸、气短、过度乏力为标准,饮食需要高蛋白、高维生素食物。

(3)心理护理:让患儿参加各种适当的活动,使其保持良好的心态,消除疾病带来的不良情绪。

(二)门诊管理

1 防治计划(基层医院,包括社区医院)

(1)为儿童建立专案,进行系统管理

门诊管理围绕围儿童系统管理、健康教育、膳食指导等工作进行干预。制定 0~3 岁儿童家长健康教育方案,制定预防贫血食谱,定期监测血红蛋白,病情较重的转入院或上级医院治疗,定期电话追踪疗效。

(2)加强科普宣传,尽早发现贫血

加强儿童缺铁和缺铁性贫血及先天性贫血的宣传与普及工作,引起儿科领域对于儿童贫血的高度重视,并正确实施。目前,各医疗单位普遍采用的血常规检测方法的结果,均能显示红细胞及其血红蛋白水平相关数据,如 MCV、MCH 和 MCHC 等指标,是及时发现贫血和早期诊断的重要依据。另外,需要高度关注缺铁高危儿童的铁代谢情况,普及基层医院铁蛋白检测方法,对于高危儿童定期进行必要的铁代谢检测,以利早期诊断。

(3)健康教育

①指导合理喂养和饮食搭配。提倡母乳喂养。对于不能母乳喂养的婴儿,人工喂养者应采用铁强化配方乳,一般无须额外补铁。牛乳铁含量和吸收率低,1岁以内不宜采用单纯牛乳喂养,并及时添加富含铁的食物。

②幼儿注意食物的均衡和营养,纠正厌食和偏食等不良习惯;鼓励进食蔬菜和水果,促进肠道铁吸收。

③青春期儿童,尤其是女孩往往由于偏食、厌食和月经增多等原因,易发生缺铁甚至缺铁性贫血;应注重青春期心理健康和咨询,加强营养,合理搭配饮食;鼓励进食蔬菜、水果等,促进铁的吸收。一般无须额外补充铁剂,对拟诊为缺铁或缺铁性贫血的青春期女孩,可口服补充铁剂,剂量30~60mg/d元素铁。

2 基层医院或社区医院专病规范管理方案

(1)查找病因。

①早产、双胎或多胎、胎儿失血和妊娠期母亲贫血,导致先天铁储备不足。

②未及时添加富含铁的食物,导致铁摄入量不足。

③不合理的饮食搭配和胃肠疾病,影响铁的吸收。

④生长发育过快,对铁的需要量增大。

⑤长期慢性失血,导致铁丢失过多。

(2)干预。

①铁剂治疗。

贫血儿童可通过口服补充铁剂进行治疗。常用铁剂及其铁含量,即每1mg元素铁相当于:硫酸亚铁5mg、葡萄糖酸亚铁8mg、乳酸亚铁5mg、枸橼酸铁铵5mg或富马酸亚铁3mg。口服铁剂可能出现恶心、呕吐、胃疼、便秘、大便颜色变黑、腹泻等副作用。当出现上述情况时,可改用间歇性补铁的方法[补充元素铁1~2mg/(kg·次),每周1~2次或每日1次],待副作用减轻后,再逐步加至常用量。餐间服用铁剂,可缓解胃肠道的副作用。疗程:应在Hb值正常后继续补充铁剂2个月,恢复机体的铁储存水平。

②其他治疗。

合理喂养,给予含铁丰富的食物;也可补充叶酸、维生素B_{12}等微量元素;预防感染性疾病。

③病因治疗:根据可能的病因和基础疾病采取相应的措施。

(3)管理。

①随访:轻中度贫血儿童补充铁剂后2~4周复查Hb,并了解服用铁剂的

依从性,观察疗效。

②转诊:重度贫血儿童、轻中度贫血儿童经铁剂正规治疗 1 个月后无改善或进行性加重者,应及时转上级妇幼保健机构或专科门诊会诊或转诊治疗。

③结案:治疗满疗程后 Hb 值达正常,即可结案,回到正常儿保门诊。

(4)预防。

①婴儿、早产/低出生体重儿应从 4 周龄开始补铁,剂量为每日 2mg/kg 元素铁,直至 1 周岁。纯母乳喂养或以母乳喂养为主的足月儿从 4 月龄开始补铁,剂量为每日 1mg/kg 元素铁;人工喂养婴儿应采用铁强化配方奶。

②幼儿注意食物的均衡和营养,多提供富含铁食物,鼓励进食蔬菜和水果,促进肠道铁吸收,纠正儿童厌食和偏食等不良习惯。

③寄生虫感染防治:在寄生虫感染的高发地区,应在防治贫血的同时进行驱虫治疗。

3 贫血危急状况识别及应急管理

(1)重度贫血致组织缺氧甚至危及心脏功能者,发生心力衰竭:在原发病基础上,患者可表现急性面色苍白、乏力、心悸、心动过速等症状,Hb 可降至 30～60g/L 以下。

(2)急性出血引起休克:常见于急性消化道出血,有消化道症状,如腹痛、呕吐等,突然出现急性大量呕血或大量鲜血便,出现面色苍白、大汗淋漓、头晕、晕厥、血压下降,Hb 可突然降至 30～60g/L 以下。

(3)应急管理:首先去除诱因,积极输注红细胞,补液治疗以纠正电解质紊乱和酸碱失衡的状态。输血应给予少量多次输血,一次大量输血可加剧心脏负担而危及生命。

4 管理效果评估

各个层次的管理和综合干预让家长了解到疾病预防的重要性,能配合医生进行早期预防、患病后积极治疗,社区儿童营养性缺铁性贫血的患病率下降,争取实现我国卫生部发布的 2011 年至 2020 年的《中国儿童发展纲要》中对儿童健康的主要目标:5 岁以下儿童贫血患病率控制在 12% 以下,中小学生贫血患病率以 2010 年为基数下降 1/3。

(三)家庭预防及管理

1 认识贫血的性质和危害性

①认识贫血的危害:贫血阻碍儿童青少年的生长发育,导致体力活动能力和免疫功能下降,影响认知和智力发展,甚至导致行为异常,对儿童青少年的学

业带来不利影响。有研究显示,即便是轻度贫血(包括边缘性贫血),也会对个体产生深远的不良影响,在改善贫血状态后,贫血对健康造成的不利影响仍然存在。儿童期贫血造成巨大的劳动生产力损失,对社会经济发展带来极大的负面影响。

②认识缺铁的危害:铁不但是合成 Hb 和肌红蛋白的必需成分,也是体内某些代谢途径关键酶的重要元素。因此,铁缺乏将对儿童营养代谢和多系统功能产生严重影响,其危害性甚至超过贫血本身。如骨骼肌和心肌细胞内肌红蛋白合成下降,使患儿肌肉软弱无力和运动能力下降,影响动作发育;铁缺乏可导致淋巴和吞噬细胞功能下降,患儿对病原体的易感性增加,免疫力下降,智力发育、心理行为的异常,营养代谢障碍。此外,缺铁患者容易伴发维生素 A 缺乏、碘缺乏和慢性铅中毒。

2　如何就诊

缺铁性贫血儿童可到社区医院儿童保健科初筛,病因不明确或症状严重者进一步可到综合医院的儿科或专业儿科医院的血液科就诊,需要排除白血病、再生障碍性贫血等恶性血液病。

3　如何化验和检查

(1)必需的检查项目。

必需的检查项目有血常规、网织红细胞计数;铁四项(转铁蛋白、血清铁浓度、不饱和铁结合力、总铁结合力);生化;血细胞形态分类。

(2)可选择的检查项目。

根据病情需要,可选择血清维生素 B_{12}、叶酸、肿瘤标记物、骨髓穿刺、妇产科彩超、腹部彩超、消化道造影、胃镜、肠镜等。

4　治疗方案的建立和调整

根据贫血的轻重程度,以调整饮食为基础,并采用不同的治疗措施。调整饮食的目的是通过食物的互补作用,保持营养素摄入平衡,从而改善贫血。药物治疗主要是去除病因和补充铁剂两个方面。

5　非药物治疗(包括危险因素管理)

(1)提高儿童营养教育。

提高儿童青少年营养知识水平,改善饮食行为,对血红蛋白的提高起到了一定的作用。教育、卫生部门可以通过各种途径(电视、板报、广播、报纸、宣传折页、海报、主题班会、知识竞赛等)开展营养知识宣传,培养儿童青少年养成良好的饮食习惯,减少营养不良导致的缺铁性贫血的发生。

（2）定期体检。

定期组织儿童体检，开展血红蛋白监测，督促血红蛋白含量异常者及时就医诊断治疗。控制体重在健康水平。

（3）防止、减少重金属暴露。

重金属在人体内与蛋白质和酶发生相互作用，可使之变性、失活。重金属可以在人体某些器官中富集，超过体内耐受水平时会导致病变。铅是重金属污染中最常见的污染源，血铅水平与缺铁性贫血相关。故应减少环境重金属污染，从源头上保护儿童青少年免受重金属污染的损害。

（4）饮食调养。

合理膳食结构是预防儿童贫血最重要和基础的一步，缺铁性患儿应加强摄取铁含量高的食物，饮食原则如下。

①选用含铁丰富的食物。

- 谷类：小米、糯米、标准面粉。
- 肉禽蛋类：羊肝、羊肾、牛肾、猪肝、鸡肝、鸡肫、鸭蛋、鸡蛋。
- 水产品：黑鱼、咸带鱼、蛤蜊、海蜇、虾米、虾皮、鲫鱼。
- 蔬菜：豌豆苗、芹菜、小白菜、荠菜、香菜、金花菜、太古菜、辣椒、丝瓜。
- 豆类及豆制品：黄豆、黑豆、芝麻、豇豆、豌豆、毛豆；红乳腐、腐竹、白叶、油豆腐、豆腐干、豆浆。
- 菌藻类（含铁非常丰富）：黑木耳、海带、紫菜、蘑菇。
- 水果：大山楂、橄榄、海棠、桃、草莓、葡萄、樱桃。
- 坚果类：西瓜子、南瓜子、松子仁、葵花子、核桃、花生仁。
- 调味品：芝麻酱、豆瓣酱、酱油。

②多食含维生素 C 丰富的食物，不饮浓茶，以利铁的吸收。

6 随访（复查时间和项目）

每两周查血常规，网织红细胞计数，铁代谢指标（转铁蛋白、血清铁浓度、不饱和铁结合力、总铁结合力）至治疗结束。

7 家庭监测方法

告知家长体内铁缺乏对儿童健康的严重不良影响和铁剂治疗的重要意义、补铁治疗的正确方法、定期复查血常规观察疗效和需要足够疗程以补充体内储存铁等的重要性，争取家长积极配合，以尽快获得理想的疗效。

家庭主要监测儿童的症状和体征：皮肤黏膜颜色，精神状况（是否有烦躁、不安或精神不振），食欲，注意力是否集中；儿童生长发育曲线（身高、体重、头围）是否正常。

七、案　例

患儿,女,4岁,因厌食半年于2017年5月3日初诊。

患儿半年前出现厌食,喜静恶动,容易出汗,无呕吐腹泻,无呕血黑便,家长曾带患儿至当地社区医院体检,诊断为"营养性缺铁性贫血",予以口服葡萄糖酸亚铁糖浆治疗1周,因患儿服药时恶心呕吐明显而放弃,家长自购某"乳铁蛋白"给患儿服用,但上述症状仍未好转。体格检查:H 94cm,W 13.5kg,神清,精神稍软,呼吸平,眼结膜、口唇、指甲色淡,咽无充血,心肺腹查体未见明显异常。辅助检查:血常规＋CRP＋Ret:WBC 6.32×10^9/L,LY 42.4％,NE 49.8％,RBC 3.0×10^{12}/L,HGB 85g/L,MCV 70 fl,MCH 23pg,MCHC 294g/L,PLT 270 $\times 10^9$/L,CRP 1mg/L,Ret 1.5％,血清铁蛋白:SF 11μg/L。

中医四诊:食谷不香,神疲,倦怠乏力,面色苍白,唇甲色淡,肌肤不泽,少寐,多梦易醒,二便正常。舌质淡,苔薄白腻,脉细弱。

诊断:西医诊断,营养性缺铁性贫血(中度)。中医诊断,血虚(心脾两虚证)。

治疗:西医治疗,蛋白琥珀酸亚铁口服溶液10mL bid po。

中医治疗,治法,补脾养心,益气生血。处方:黄芪9g、太子参6g、白术9g、茯苓12g、当归6g、炙远志9g、交藤9g、酸枣仁6g、姜半夏6g、陈皮6g、红枣10g、焦山楂9g、炒二芽各12g,水煎服,14剂,每日1剂。

两周后复诊(2017年5月17日):患儿食欲较前好转,服铁剂后无恶心呕吐等不适反应,活动增加,口唇色淡,面色较前红润。复查:RBC 3.7×10^{12}/L,HGB 100g/L,Ret 2.0％,SF 12μg/L,继续同前治疗方案。

四周后复诊(2017年5月31日):患儿病情较前好转,食欲恢复正常,口唇颜色淡红,夜寐安静。复查:RBC 4.6×10^{12}/L,HGB 117g/L,Ret 1.5％,SF 15μg/L。患儿的贫血症状及实验室指标正常,继续口服中药及铁剂。1个月后门诊复诊,病情稳定,予停药。随访半年病情未波动。

按:患儿缺铁性贫血诊断较明确,呈中度贫血,铁剂治疗是首选方案。但患儿家属曾因小儿服铁剂后出现呕吐而自行停药,导致病情迁延。本病属中医学血虚范畴,辨证为心脾两虚,在补脾养心、益气生血的原则下注重对中焦的呵护,故处方以归脾汤合二陈汤,患儿的临床症状改善较明显,而且服铁剂未再次出现呕吐等消化道反应,最终中西医治疗取得了满意疗效。

(陈玉燕)

第二节 新生儿贫血的中西医防治和管理

一、新生儿造血系统的特点

胎儿和新生儿的血液系统发育是一动态连续的过程,出生前后造血系统由胚胎时期造血向生后造血演变。胚胎时期造血分中胚层造血期、肝脾造血期和骨髓造血期。

1 中胚层造血期

自胚胎 2～3 周起,第 6 周减退,开始在卵黄囊,之后在中胚叶,主要是造血干细胞分化成原始有核红细胞,至胚胎 3 个月末消失。

2 肝脾造血期

造血部位主要在肝脏、脾脏、胸腺和淋巴结。肝脏造血是胚胎中期的主要造血部位,主要产生有核红细胞、少量粒细胞和巨核细胞,从第 5～8 周开始,4～5 个月达高峰,6 个月后肝造血逐渐减少;脾脏造血期从胚胎第 8 周开始,以红系为主,随后粒系也活跃,第 12 周后出现淋巴细胞和单核细胞,5 个月后红、粒系减退,脾脏为终身造淋巴细胞器官;淋巴结造血从第 11 周开始生成淋巴细胞,并终身有造淋巴细胞和浆细胞功能;胸腺造血从第 6～7 周开始,生成淋巴细胞、不同组织 T 淋巴细胞亚群。

3 骨髓造血期

胚胎第 6 周出现骨髓。胎儿 4 个月开始造血活动,骨髓成为胚胎期主要造血器官;生后 2～5 周,其成为儿童唯一的造血场所。

4 新生儿期红细胞有其不同于其他年龄阶段的特点

(1)足月新生儿的红细胞寿命 60～70d,早产儿仅 35～50d,均较成年人(90～120d)短。

(2)早产新生儿平均红细胞体积(MCV)较大,红细胞平均血红蛋白(MCHC)低,而且由于磷酸果糖激酶相对缺乏,对氧自由基诱导损伤更为敏感。

(3)红细胞膜变形能力差,外周血涂片更易分析变形红细胞。

(4)出生第 1 周血红蛋白(Hb)有 HbF 向 HbA 转变。出生后最初几天随着血中促红细胞生成素(EPO)水平下降、Hb 合成及红细胞形成的速度锐减。

(5)铁的体内平衡状态发生改变。

新生儿贫血是新生儿时期常见的一种综合征,系单位容积内周围血液中红细胞、血红蛋白低于正常。贫血以红细胞量的超常降低为特征,临床上以 Hb 浓度超常降低的程度来判断贫血的轻重。新生儿数周内红细胞正常值变化大于一生中任何其他时期,诊断贫血必须就不同胎龄与生后日龄的正常值而言。一般认为,生后第 1 周 Hb 水平<140g/L,即诊断为新生儿贫血。其中,120g/L<Hb<140g/L 为轻度贫血;90g/L<Hb<120g/L 为中度贫血;60g/L<Hb<90g/L 为重度贫血;Hb<60g/L 为极重度贫血。

新生儿贫血的原因众多,有生理性和病理性之分,后者一般由出血、溶血、红细胞生成障碍三种原因之一引起。急性失血可伴周围循环衰竭,溶血可致严重高胆红素血症,两种情况均可危及生命,或产生不良后遗症,必须及时诊断和治疗。

二、病因病机

(一)西医病因病机

1 新生儿生理性贫血

生理性贫血是指足月儿生后 6~12 周时 Hb 下降至 95~110g/L;早产儿(出生体重 1.2~2.5kg)生后 5~10 周 Hb 下降至 80~100g/L,或出生体重<1.2kg 者生后 4~8 周 Hb 下降至 65~90g/L。其原因是:①宫内胎儿血氧饱和度大约为 50%,这种相对缺氧情况使血清促红细胞生成素含量和红细胞生成增加,生后血氧饱和度上升至 95% 或以上,促红细胞生成素下降,Hb 浓度及骨髓产生红细胞活力下降;②新生儿红细胞寿命短;③体重增加,血容量增加,红细胞稀释。

2 早产儿生理性贫血

(1)早产儿红细胞寿命短,35~50d。

(2)铁储备不足:胎儿均从母体通过胎盘获得铁,孕后期获得的铁最多,约 4mg/d,足月儿从母体获得的铁可满足生后 4~5 个月之用。而早产儿从母体得到的铁元素相对有限。

(3)EPO 水平低。

(4)血液稀释:早产儿需要快速扩充红细胞总量以适应迅速生长的需要,血容量扩大导致血液稀释。

3 早产儿后期贫血

(1)营养性:造血物质缺乏,早产儿从母体得到的铁元素相对有限,易出现铁元素储存不足。长期肠外营养,肠内营养建立不顺,或肠内营养成分不当,易出现铁、叶酸、维生素 B_{12}、维生素 E 等造血相关营养物质缺乏,导致贫血。血浆中 90％以上铜与铜蓝蛋白结合,可促进铁的吸收及储存铁的释放,铜缺乏可产生小细胞低色素性贫血和中性粒细胞减少。

(2)疾病消耗:肺出血、感染、慢性疾病可致贫血发生。

(3)医源性:临床检验采血所致的失血。虽然各类静脉采血项目和其动态检测对于早产儿救治具有重要临床意义,但常可导致因采血所致的失血性贫血。前 2 周累积采血量≥7.5mL/kg 是引发危重症早产儿贫血的危险因素,采血量越多,贫血概率越大,贫血程度越重。

4 维生素 E 缺乏性溶血性贫血

新生儿红细胞对氧化剂的毒性作用比较敏感,而维生素 E 是一种抗氧化剂,如果维生素 E 缺乏可致红细胞膜脂质过氧化物质受损,导致晚期溶血性贫血。早产儿出生 2～3 个月维生素 E 的吸收能力才接近成熟儿,故维生素 E 的缺乏多发生在 6～10 周时。

5 新生儿失血性贫血

(1)产前或产时的出血:新生儿失血性贫血可发生在产前(胎儿-胎盘出血、胎-母输血及胎-胎输血综合征)、产时(多由分娩时产科意外情况、胎盘及脐带异常所致)。

(2)生后出血:新生儿生后常因内出血、胃肠道疾患、出血性疾病等导致失血性贫血。

6 新生儿溶血性贫血

(1)溶血是指因各种因素导致的红细胞提前被破坏,如果红细饱破坏过多、过快,超过骨髓造血代偿能力时就产生贫血,称为溶血性贫血。

(2)新生儿溶血几乎均伴有血清胆红素的升高,出现黄疸,可伴有贫血。根据病因可分为三大类:①同族免疫性溶血性贫血,在我国最常见的是 ABO 血型不合,其次是 Rh(新生儿母子血型不合溶血病);②红细胞先天性缺陷(酶、膜血红蛋白)所致的溶血性贫血,以葡萄糖-6-磷酸脱氢酶缺陷病常见;③红细胞免疫性(获得性)溶血性贫血(感染、代谢紊乱、药物、维生素 E 缺乏),其中感染占多数。

(二)中医病因病机

1 禀赋不足

胎儿在母体内的生长发育,全赖母体气血之温煦濡养,若因孕期调养失宜,或母体虚弱、气血不足、影响胎儿的生长发育,致使形气不足、气血内亏而成贫血。常见于早产儿、多胎或孕妇本身有严重贫血症。明代方贤《奇效良方·视婴孩大要》中记载:"如母多病气血怯弱,令儿囟门虚软而不实……又如母之血虚,带漏败堕,月事不调,或耽酒多淫,或母胎有息,令儿发黄焦槁,生疳热疮痍之患。"由此可见,若母体虚弱,或孕期失于调养护理,可以导致胎儿先天精血不充、气血内亏,无以资生后天生长发育,亦可导致本病形成。

2　脾胃虚弱

小儿脾常不足,又因喂养不当,或感染诸虫(如先天性弓形虫病,通过胎盘传染给胎儿等),或病后失调(如吐泻、肺炎、结核等病后)以致脾胃受损,受纳运化功能失常,气血生化无源而形成贫血。明代医家张会卿于《景岳全书·传忠录·脏象别论》中曾指出"血者水谷之精也。源源而来,而实生化于脾。"由此可见,脾运化无力,则水谷精微化源不足,生血乏源,往往可导致血虚。

3　肝肾阴虚

当外伤失血或他病迁延致出现出血症状,如新生儿溶血、新生儿头颅血肿、肺出血、脐出血、鼻出血、便血、溺血等,可导致贫血,血虚日久,久病伤阴,必及肝肾。《素问·六节脏象论》云:"其充在筋,以生血气。"肝主疏泄而藏血,肾主封藏而储精,肝肾同源,故而精血同源,精充则血足,肝血充沛,精有所资。肾主骨生髓,肝肾阴虚则骨髓不充,血无所藏,而出现贫血。

4　脾肾阳虚

脾为后天运化之本,肾为先天禀受之根,先天肾阳不及,无以接济温煦后天之脾阳,则脾阳不振,亦或后天脾阳虚日久,无以馈济先天之肾阳,阳虚日久,进而损及于肾,引起肾阳亦虚,最终导致脾肾阳两虚。先天之肾阳虚衰,不能蒸腾运化水谷精微,后天之脾阳不及,运化水谷精微不足,精不能蒸,谷不能运,水谷生化转运乏源,气虚血亏,生血不足,转运不及,终而发为血虚。常见于早产儿、新生儿硬肿症、新生儿失血性休克等情况,多为重度贫血。

三、临床表现及检查

临床表现因其失血过程的急缓、失血量多少而异。急性失血可致休克、循环衰竭,须及时诊断及抢救,而慢性小量失血可无或仅有轻度贫血的症状。

(一)原发病表现

如失血性疾病可有呕血、便血、脐部渗血等;溶血性贫血可伴有黄疸。新生儿溶血性贫血症状的轻重与溶血程度基本一致。大多数 Rh 溶血病患儿生后

24h 内出现黄疸并迅速加重,而多数 ABO 溶血病在第 2～3 天出现。血清胆红素以未结合型为主,但如溶血严重,造成胆汁淤积,结合胆红素也可升高。Rh 溶血病症状较重,多有不同程度的肝脾增大,严重者甚至有死胎。

(二)非特异性表现

面色苍白、唇色淡,严重者气促、淡漠、喂养苦难。

(三)体格检查

(1)面色苍白、口唇色淡。

(2)溶血患儿可同时有肝脾大、水肿。

(3)急性失血者有心率增快、脉搏细数、低血压、休克。

(四)辅助检查

(1)贫血诊断:红细胞计数、血红蛋白、红细胞压积、红细胞平均值测定,确定是否有贫血、贫血性质及程度。

(2)病因诊断:根据病史、临床表现、家族史等做网织红细胞计数、周围血涂片、胆红素、直接抗人球蛋白试验、母子交叉免疫试验、凝血三项检查,必要时查凝血因子活性、母血抗碱血红蛋白含量、葡萄糖-6-磷酸脱氢酶活性测定、骨髓常规、红细胞抗体及血小板抗体等检测。

(五)中医证候

1 气血不足型

见唇口黏膜、指甲轻度苍白,面色欠红润,口软无力,萎软迟缓,少哭、少吃、少动或伴嗜睡,舌质偏淡,舌苔发白,指纹淡红。

2 脾胃虚弱型

见唇口黏膜、指甲明显苍白,口软无力,吮乳量少,呛乳溢乳,哽气多哕,啼哭无力,舌质色淡,舌苔白,指纹淡红。(如新生儿缺铁性贫血,指甲往往呈匙形反甲。大细胞性贫血新生儿面色苍白,面目虚浮呈泥青样状,多出现舌炎、舌面齿眼溃疡,舌系带处亦可见,舌乳头萎缩。)

3 肝肾阴虚型

除皮肤、黏膜、指甲苍白不华外,兼见口舌干枯、盗汗、甲床凹陷易脆发白,或手足搐溺、两眼发呆,易激惹,少哭,偶有尖叫,舌质淡少津,指纹淡紫。

4 脾肾阳虚型

面色㿠白,口唇苍白,发黄稀少,精神萎靡,反应欠佳,哭声低微,少哭少吃少动或伴嗜睡,便溏或大便夹奶瓣,消瘦或浮肿,发育迟缓,肢端冷,舌淡胖嫩,舌苔白,指纹淡。

四、诊断程序

(一)诊　断

引起新生儿贫血的原因很多,生后第 1 周的贫血常常需要紧急处理,因此,及时诊断非常重要。

1 病史

(1)家族史:询问家族成员是否有贫血、黄疸、肝脾大等。

(2)母亲病史:特殊药物接触史、孕期感染史等。

(3)产科病史:阴道流血、前置胎盘、胎盘早剥、产伤等。

(4)父母祖籍、血型及母亲孕产史等。

(5)贫血出现时间及伴随症状。

2 症状和体征

(1)面色苍白,口唇色淡。原发病表现如便血、呕血、脐部渗血、头颅肿块等。重者可出现气促、淡漠、喂养困难。

(2)局部出血体征:皮肤出血点、瘀斑、头颅血肿、脐部渗血等。

(3)急性失血患儿心率增快、脉搏细数、血压下降、休克。而双胎间慢性输血则可导致供血儿贫血、生长落后。

(4)溶血性贫血新生儿皮肤苍白,同时有黄疸者的皮肤呈苍黄。黄疸出现早,程度重,进展快。重者可胎死宫内,胎儿、胎盘水肿。可有肝脾大、水肿。

3 实验室检查

(1)贫血诊断:参见新生儿贫血。溶血新生儿血红蛋白下降,网织红细胞增高,外周血有核红细胞增多。胆红素增高以间接胆红素增高为主。

(2)病因诊断:详细询问病史并查体,分析失血发生时间,针对性做凝血三项、母血抗碱血红蛋白含量检查,并可做腹部或头颅 B 超、CT 检查以了解出血位置,必要时查凝血因子活性、血小板抗体等检测、双胎输血则根据双胎出生体重差及血红蛋白差协助诊断。怀疑新生儿溶血时针对性查母子血型、直接抗人球蛋白试验、母子交叉免疫试验、G6PD 活性测定、酸化甘油溶解试验、血红蛋白电泳及红细胞抗体等检测。

(二)鉴别诊断

需要与新生儿其他病因所致的病理性贫血相鉴别。

(1)溶血性贫血:多伴有黄疸、水肿,血清胆红素增高。

(2)红细胞生成减少性贫血:贫血同时伴有网织红细胞减低,骨髓检查显示红系增生低下。

(3)黄疸伴有贫血的患儿不难与其他原因的贫血区分,死胎或生后即苍白水肿者应与先天性肾病相鉴别,后者尿蛋白增高,血浆蛋白尤其是白蛋白明显下降,血胆固醇增高。

五、治　疗

(一)病因治疗

1 早产儿生理性贫血

建议母孕期加强防护,防早产,母亲合理喂养。

2 早产儿后期贫血

给予母乳+强化剂或低出生体重儿配方奶、低出生体重儿配方奶;合理的医源性用血;化验检查合并,减少抽血频率,微量法采血;防治各种并发症;可延迟脐带结扎时间到出生后30~60s,增加胎盘输血;早产儿出生时多次向患儿躯体方向挤压脐带,有助于改善后期贫血。

3 维生素E缺乏性溶血性贫血

早产儿在生后6周即可酌情补充维生素E 8~10周以防治早产儿贫血。此外,新生儿尤其早产儿补充铁剂时量不能过大,因铁剂在肠道中会使维生素E的吸收减少,导致维生素E缺乏。同时,铁剂在体内的氧化反应中,也可使自由基的产生增加,导致红细胞膜上多价不饱和脂肪酸的过氧化反应增加,引起红细胞膜的破裂,发生溶血。

4 新生儿溶血性贫血

(1)光照疗法:简称光疗,是降低血清未结合胆红素简单而有效的方法。光疗标准很难用单一的数值来界定,不同胎龄、不同日龄的新生儿都应该有不同的光疗指征。另外,还需考虑是否存在胆红素脑病的高危因素。出生胎龄35周以上的晚期早产儿和足月儿可参照2004年美国儿科学会推荐的光疗参考标准,或将TSB超新生儿小时胆红素列线图(Bhutani曲线)95百分位数作为光疗干预标准。在尚未具备密切监测胆红素水平的医疗机构可适当放宽光疗标准。对出生体重<2500g的早产儿光疗标准应放宽,可以参考表14.2.1。

表 14.2.1 出生体重＜2500g 的早产儿生后不同时间光疗和换血血清总胆红素参考标准

出生体重(g)	＜24h		24～＜48h		48～＜72h		72～＜96h		96～＜120h		≥120h	
	光疗	换血	光疗	换血	光疗	换血	光疗	换血	光疗	换血	光疗	换血
＜1000	4	8	5	10	6	12	7	12	8	15	8	15
1000～1249	5	10	6	12	7	15	9	15	10	18	10	18
1250～1999	6	10	7	12	9	15	10	15	12	18	12	18
2000～2299	7	12	8	15	10	18	12	20	13	20	14	20
2300～2499	9	12	12	18	14	20	16	22	17	23	18	23

注：单位为 mg/dL，1mg/dL＝17.1μmol/L。

当血清结合胆红素＞25μmol/L(1.5mg/dL)，并且血清丙氨酸氨基转移酶明显增高时禁忌光疗。

光疗时采用的光波波长最易对视网膜黄斑造成伤害，而且长时间强光疗可能增加男婴外生殖器鳞癌的风险。因此，光疗时应用遮光眼罩遮住双眼，对于男婴，用尿布遮盖会阴部，尽量暴露其他部位的皮肤。光疗过程中不显性失水增加，应注意补充液体，保证足够的尿量排出。监测患儿的体温，避免体温过高。光疗时可出现腹泻、皮疹等不良反应，依据其程度决定是否暂停光疗。轻者暂停光疗后可自行缓解。光疗过程中密切监测胆红素水平的变化，一般 6～12h 监测 1 次。对于溶血症或血清胆红素浓度接近换血水平的患儿，需在光疗开始后 4～6h 内监测。当光疗结束后 12～18h 应监测血清胆红素浓度水平，以防反跳。

(2)换血疗法。

出生胎龄≥35 周以上的晚期早产儿和足月儿可参照 2004 年美国儿科学会推荐的换血参考标准，出生体重＜2500g 的早产儿换血标准可参考表 14.2.1。在准备换血的同时先给予患儿强光疗 4～6h，若 TSB 水平未下降甚至持续上升，或对于免疫性溶血患儿在光疗后 TSB 下降幅度未达到 34～50μmol/L(2～3mg/dL)立即给予换血。

严重溶血时，出生时脐血胆红素＞76mmol/L(4.5mg/dL)，血红蛋白＜110 g/L，伴有水肿、肝脾大和心力衰竭，可给予换血治疗。

对于已有急性胆红素脑病的临床表现者，无论胆红素水平是否达到换血标准，或 TSB 在准备换血期间已明显下降，都应换血。在上述标准的基础上，还可以 B/A 作为换血决策的参考，如胎龄≥38 周新生儿 B/A 值达 8.0，胎龄≥38 周伴溶血或胎龄 35～37 周新生儿 B/A 值达 7.2，胎龄 35～38 周伴溶血新生儿

B/A 值达 6.8,可作为考虑换血的附加依据。

Rh 溶血病换血选择的 Rh 血型同母亲,ABO 血型同患儿,紧急情况下也可选择 O 型血。ABO 溶血病,如母亲为 O 型血,子为 A 型或 B 型,首选 O 型红细胞和 AB 型血浆的混合血。紧急情况下也可选择 O 型血或同型血。建议红细胞与血浆比例为(2∶1)～(3∶1)。

换血量为新生儿血容量的 2 倍(150～160mL/kg)。大约可换出 85％的致敏红细胞和 60％的胆红素及抗体。

换血过程中应注意监测生命体征(体温、心率、血压和氧饱和度),并做好记录。注意严格无菌操作。注意监测血气、血糖、电解质、血钙、血常规。换血时需等容量匀速地抽出和输入血液。一般控制全程在 90～120min 内。换血后可发生血清总胆红素(TSB)反弹,应继续光疗,并每 4h 监测 TSB。如果监测 TSB 超过换血前水平,应再次换血。

换血过程中可出现心功能障碍、内出血、心律失常、心力衰竭、血栓形成、出血、感染、坏死性小肠结肠炎、肠穿孔等并发症,应高度警惕。

(二)输血治疗

应根据贫血程度及起病缓急来决定是否输血。失血性贫血输血指征及输血量计算见小儿贫血内容。

(三)铁剂及 EPO 的应用

可减轻早产儿贫血的程度,可减少早产儿晚期输血,安全有效。2015 年最新国际文献推荐 EPO 和铁剂的指针和剂量如下,出生体重小于 1500g 或胎龄小于 32 周的早产儿。

1 EPO

出生后 3～7d 开始,每次 250U/kg,1 周 3 次,皮下或持续 4h 静脉滴注,或与肠外营养混合输注 24h。

2 铁剂

美国儿科学会建议早产儿每日补充元素铁 2～4mg/(kg·d),接受 EPO 期间,6mg/(kg·d)。生后 2 周开始需要补铁。在能够耐受肠内营养的前提下,经口补充更为安全。若口服不耐受,则静脉应用右旋糖酐铁 1mg/(kg·d),持续时间一般为 4～6 周。药物剂量及疗程,可根据胎龄大小酌情调整。

(四)并发症及处理

急性失血可合并循环衰竭、休克,需及时输血补液来扩充血容量,维持内环境稳定,保护各脏器功能;慢性失血可导致贫血性心脏病,应把握输血时机。

（五）中医治疗

1 气血不足型

治宜益气养血，方以八珍汤主之。

2 脾胃虚弱型

治宜健脾养血，方以参苓白术散加减。若挟湿者加藿香、厚朴花；夜惊、舌乳头萎缩者加苏梗、百合；大便干结者加炒枳壳、当归。

3 肝肾阴虚型

治宜滋养肝肾，方以左归丸加减。若阴虚内热而出现低热者加地骨皮、炙鳖甲、知母等滋阴退热。

4 脾肾阳虚型

治宜温补脾肾，养血填精，方以右归丸加减。弱大便溏泻者加补骨脂、肉豆蔻等；若肢端冷明显者酌加肉桂；若有出血症状者加炮姜炭、仙鹤草等。

（六）中医推拿疗法

（1）小儿拇指自然微屈，用操作者拇指推小儿微屈的拇指桡侧（外侧）的穴位（脾经），以指尖推向指跟大约100～500次。

（2）操作者用拇指直推小儿的小指掌面稍偏外侧的肾经穴，从掌跟推向小指100～500次。

（3）操作者用拇指按揉小儿手背部无名指与小指指跟部之间稍向上处的小儿推拿穴位（上马），每次揉按100～300次左右。

（4）操作者以食、中两指的指腹直推小儿前臂外侧的三关穴，由腕关节直推至肘关节，每次100～300次左右。

（5）操作者自上而下沿脊柱正中轻轻按摩患儿背部数遍，两手放于患儿背部脊柱两侧，操作者食、中两指在前，拇指在后，三指同用力向上提捏患儿背部皮肤，双手一捏一松，交替捻动向前，从尾部向上直到捏至后颈根部大椎穴处，连续提捏3～10次。

（七）中成药

1 益气维血颗粒

补血益气，用于血虚证、气血两虚证证候治疗。

2 维血宁颗粒

滋阴养血，清热凉血，用于阴虚血热证者。

（以上中成药按辨证使用，用法详见药物说明书。）

六、预防和管理

(一)病房管理

1 入院医嘱

(1)减少医源性失血,尽量减少采血频率,集中采血;床旁血液监测仪行微量血血常规、血气分析、胆红素(出生 2 周内采血量控制在 10mL/kg 以内)。

(2)营养物质补充:非营养性吸吮,经口喂养,静脉营养[高蛋白质 3.5~4.0g/(kg·d)],补充维生素 K、维生素 E、维生素 C、叶酸、铁剂,合理评估诊疗程序。

2 护理干预(饮食、生活、用药、感染护理)

新生儿尽早进行肠内喂养、母乳喂养,早产、极低出生体重儿加用母乳强化剂、防治感染、EPO 及铁剂应用。加强护理,谨防合并感染。合并感染者,行抗感染治疗,及时控制感染。

3 产妇管理

产妇孕期益气养血,合理膳食,进食红枣、红肉、黑木耳等含铁丰富的食物;注意产前检查,防跌倒,避免产时意外及损伤性失血。选择合适的分娩方式,尽量避免可能对胎儿损伤较大的阴道助产;分娩时延迟脐带结扎 30~90s(早产儿 30~45s);分娩时将胎儿尽量放在低于胎盘平面以下,减少血液流失。溶血病的产前诊断可减少同族免疫性溶血性贫血的发生;如孕妇 RH 阴性血,胎儿可能 RH 阳性血,孕期动态监测血型抗体滴度。宫内发生溶血、严重贫血者,尽早终止妊娠、结束分娩。

(二)门诊管理

1 防治计划(基层医院,包括社区医院)

加强母婴宣教,孕产妇定期产前检查,慎用药物,避免围产损伤及窒息;生后定期母子访视。缺铁性贫血或极低出生体重儿院外口服铁剂[1~2mg/(kg·d)]至 1 岁。

2 健康教育,包括孕期、产妇健康教育

孕前行优生优育筛查,接种疫苗;孕期加强调护,预防母婴垂直感染传播,避免感染。

3　基层医院或社区医院专病规范管理方案

新生儿后期定期(42 天、3 个月、6 个月、12 个月)访视,对新生儿期贫血者注意监测血常规。

4　贫血危急状况识别及应急管理

当面色、口唇苍白,同时有气促、淡漠、喂养困难时,警惕重度贫血,若伴心率增快、脉搏细速、血压下降,考虑合并低血容量休克或心率衰竭,提示贫血危象,需及时送至三甲医院就诊,及时确诊,并给予输血治疗,一般为红细胞悬液,10～30mL/(kg·次)。

5　管理效果评估

输血后肤色转红润、反应灵活、正常喂养、心率血压等恢复正常,提示贫血明显改善。

(三)家庭预防及管理

1　认识贫血的性质和危害

轻度贫血症状不易被父母发现,但通过仔细观察尚有蛛丝马迹可寻,贫血时可有肤色苍白、食欲下降、精神萎靡、活动减少或烦躁不安、体质弱、易生病,严重者出现智力、体格发育迟缓,甚至合并严重感染,增加死亡率。故早期识别,早期诊断,尽早给予相应治疗尤为重要。

2　如何就诊

一旦出现贫血症状,需及时到社区服务中心儿童保健科就诊,严重贫血时建议至专科儿童医院或综合性医院新生儿科就诊。

3　如何化验和检查

通过测定血红蛋白、红细胞计数、血细胞比容和红细胞指数决定是否存在贫血、贫血的程度和贫血的性质的关键,网织红细胞计数有助于鉴别贫血是出血性或溶血性贫血,还是再生不良性贫血。

4　治疗方案的建立和调整

确定贫血的程度及性质后,给予相应治疗,后期根据疗效调整诊疗方案。

5　非药物治疗(包括危险因素管理)

加强围产期孕妇的监测和评估,及时尽早纠正可导致新生儿失血的各种产科病因,最大限度降低早产儿及新生儿窒息的发生;家庭加强管理,避免让宝宝接触樟脑、除虫丸。足月儿出生 1h 内开奶,早产儿尽早(24h 内)开奶,母乳喂养,4～6个月开始合理添加辅食。缺铁性贫血患儿多吃含铁、维生素 C 丰富的食物。

6 药物治疗疗程(近期与远期)

新生儿轻度贫血时母亲补充铁剂;对重度贫血患儿给予红细胞悬液 10～20mL/kg。对于早产儿、小于胎龄儿、极低出生体重儿,生后半月开始补铁,补充至 1 岁。

7 随访(复查时间和项目)

贫血新生儿每月复查 1 次血常规,必要时查网织红细胞计数。

8 家庭监测方法

家庭可通过观察小儿面色、口唇色泽来判断是否存在贫血,若面色苍白、口唇色淡,则提示患儿贫血。

9 病情稳定或进展指征

患儿肤色红润、反应灵活、正常喂养、心率血压等正常,提示贫血明显改善,病情稳定。当面色、口唇苍白,同时有气促、淡漠、喂养困难时,伴心率增快、脉搏细速、血压下降,提示贫血进展并合并危象。

10 治疗中常见的一些问题和解决方法

新生儿重度贫血时需进行输红细胞输注,有学者发现,红细胞输注期间同步肠内喂养可引起肠黏膜灌注的改变,造成黏膜缺血,提示新生儿输血可能与新生儿坏死性小肠结肠炎(necrotizing enterocolitis newborn,NEC)发病率上升有关。对此,临床常通过在输血过程中停喂养 1 次、输血后 1 天不加奶来防止该病发生。此外,补铁的新生儿口服铁剂后可能出现腹胀、呕吐、腹泻,临床常选用对肠道刺激性较小的蛋白琥珀酸铁餐前口服,减量服用后不良反应多可逐渐消失。

七、案 例

患儿,6 天,女,G1P1G38 周经产道分娩,出生时无窒息史,生后母乳喂养,于出生 24h 出现皮肤黄染,始于颜面部,渐加重至巩膜、躯干、四肢,无嗜睡,无激惹,无惊厥,无发热。院外予益生菌口服治疗,疗效不佳。吃奶可,大便正常,小便色黄。于 2018 年 2 月 20 日 14:50 收入新生儿科。体重 3.2kg,精神反应可,皮肤巩膜重度黄染,肤色稍苍白,心、肺无异常,腹软,肝脾无肿大,肌张力正常。

辅助检查(门诊)：TCB 22mg/dL。血红蛋白 108g/L，红细胞 $3.5×10^{12}/L$。母亲血型 O 型、RH 阳性，父亲血型不详。

入院诊断：①新生儿高胆红素血症；②新生儿贫血。入院后查血清总胆红素 $342.1\mu mol/L$；网织红细胞 6.2%；血型 A 型、RH 阳性；ABO 溶血病筛查，抗体释放试验阳性。予光疗、支持治疗。2018 年 2 月 22 日复查血总胆红 $214.3\mu mol/L$，直接胆红素 $11.3\mu mol/L$；血红蛋白 100g/L。停光疗观察 1 天，TCB 11.5mg/dL，一般情况好，2018 年 2 月 24 日予以出院。

按：患儿黄疸出现早，程度深，伴贫血，母子血型不合，网织红细胞高，ABO 溶血病筛查阳性，故诊断：①新生儿 ABO 溶血病；②新生儿高胆红素血症；③新生儿贫血(中度)。患儿足月，虽中度贫血，进食、反应良好，无腹胀、气促等异常，出院时黄疸中度，对其贫血，可暂不予以特殊处理，嘱母乳喂养，母亲进食含铁、维生素 C 丰富的食物，1 周后复查血常规。

（王利铃）

第十五章 老年人贫血的 中西医防治和管理 ——

第一节 老年人营养不良性贫血的 中西医防治和管理

一、定义和流行情况

老年人贫血的病因较复杂。本节中的老年人营养不良性贫血特指老年人因叶酸或维生素 B_{12} 而发生的贫血。美国国家健康与营养调查（National Health and Nutrition Examination Survey，NHANES）Ⅲ研究的结果显示非住院和非疗养院居住美国人群中，$\geqslant 65$ 岁的老年人中有 $10\% \sim 11\%$ 存在贫血，其中 1/3 与营养缺乏相关。

二、病因及发病机制

（一）西医病因病机

老年人因机体机能减退、食欲下降、消化功能减退、合并多种基础疾病等原因，常常存在营养风险或营养不良。营养摄入不足是导致老年人营养不良性贫血的重要因素之一。摄食不足的原因包括社会因素（如贫困、独居）、心理因素（如抑郁、痴呆）、躯体因素（如无牙、吞咽困难）以及药物影响等。随着年龄增长，味觉和嗅觉功能均出现一定程度的减退，导致食欲降低和早饱。老年人常合并各类基础疾病，如炎症性肠病、胰腺功能不全、消化性溃疡、胃食管反流病及消化道出血等，均会一定程度上影响营养吸收。一些有严重的慢性疾病（如心力衰竭、慢性阻塞性肺部）的老年人甚至有合并恶病质。此外，部分老年人还存在长期素食现象。这些均可导致叶酸和/或维生素 B_{12} 的缺乏，进而导致贫血的发生。

（二）中医病因病机

本病属于虚症范畴，常因虫积食滞、饮食不节、后天失养或劳伤过度导致脾胃虚弱、运化失职，水谷不能化生精微，气血生化乏源，气虚血衰。

三、临床表现及实验室检查

（一）临床表现

起病常较缓慢，老年人本身体力下降，贫血症状（如乏力、头晕、心悸、纳差）可能会被脑血管疾病、心力衰竭、肺心病、胃炎等疾病症状掩盖。严重者可发生全血细胞减少而出现发热、出血等。少数患者可出现轻度黄疸。部分患者可出现口腔黏膜、舌乳头萎缩，舌面呈牛肉舌。叶酸和维生素 B_{12} 缺乏还可出现神经精神症状，表现为对称性感觉异常或麻木和步态不稳。有些会出现以下一种或多种表现：抑郁或心境障碍，易激惹，失眠，认知减慢，健忘，痴呆，共济失调，深腱反射异常，锥体外系征象，不安腿综合征。

（二）实验室检查

1　血象及骨髓象

大细胞性贫血，MCV、MCH 均增高，MCHC 正常。网织红细胞计数可正常或轻度增高。严重时可合并白细胞及血小板减少。镜下可见红细胞大小不一，中央淡染区消失，中性粒细胞核分叶过多。

骨髓有核细胞增生活跃或明显活跃。粒、红、巨三系可有不同程度的巨幼样变（胞体大，胞质较胞核成熟，"核幼浆老"），可伴有核分叶增多。

2　叶酸、维生素 B_{12}

血清叶酸低于 6.8nmol/L，红细胞叶酸低于 227nmol/L（叶酸缺乏）；血清维生素 B_{12} 低于 74pmol/L（维生素 B_{12} 缺乏）。值得注意的是因检测方法所限，叶酸、维生素 B_{12} 正常者不能排除营养性贫血，应结合病情具体分析。有条件者可检测代谢中间产物甲基丙二酰辅酶 A 和同型半胱氨酸来综合判断。

3　其他

胃酸降低、内因子抗体及 Schilling 试验（测定放射性核素标记的维生素 B_{12} 吸收情况）阳性（恶性贫血）；血清间接胆红素可轻度升高；血清乳酸脱氢酶常明显升高。

（三）中医证候

1 脾虚营亏

证见两目不黄,周身肌肤干燥色黄无泽,倦怠乏力,眩晕耳鸣,心悸少寐,大便溏薄,舌淡苔薄,脉弦细。

2 脾虚湿滞

证见面色萎黄少华,胃纳不佳,伴有腹胀、便溏、身重,神疲乏力,舌淡苔薄或白腻,脉濡。

四、诊断程序

（一）西医诊断

1 血象和骨髓象

外周血呈大细胞性贫血,中性粒细胞核分叶过多;骨髓有核细胞呈巨幼样变,无其他病态造血表现。

2 叶酸、维生素 B_{12}

血清叶酸、维生素 B_{12} 水平减低;试验性治疗有效(叶酸或维生素 B_{12} 治疗 1 周左右网织红细胞上升)。

3 原发病的筛查要点

要注意基础疾病和潜在疾病的排查。如是否有胃切除史、炎性肠病、合并用药等。必要时可行电子胃镜、肠镜等检查。

（二）中医辨证

中医认为本病主要由于年老体衰,或饮食不节,或久病失血,以致脾肾亏虚所致,脾胃为气血生化之源,血液主要来源于水谷精微,而水谷精微之化生,主要靠中焦脾胃的消化和吸收,如饮食营养摄入不足哦,或脾胃运化功能长期失调,均可导致血液的生成不足,形成贫血的病理变化。

五、治 疗

（一）西医治疗

1 补充叶酸

叶酸缺乏者,可口服叶酸,每次 5～10mg,每日 3 次,直至贫血表现完全消失;无原发病者,无须维持治疗。如同时合并维生素 B_{12} 缺乏,则需同时注射维

生素 B_{12}，否则可加重神经系统损伤。

2　补充维生素 B_{12}

肌注维生素 B_{12}，每次 $500\mu g$，每周 2 次；无维生素 B_{12} 吸收障碍者可口服维生素 B_{12} 片剂 $500\mu g$，每日 1 次，直至血象恢复正常；若有神经系统表现，维持治疗半年到 1 年；对于部分胃全切的患者，需要终身维持治疗（第 1 个月，维生素 B_{12} 每周肌注 $500\mu g$，第 2 个月开始每月肌注 $500\mu g$，半年后每半年肌注 $500\mu g$，维持终身）。

3　治疗原发病

有原发病（如胃肠道疾病、自身免疫性疾病等），应积极治疗原发病。药物相关的营养性贫血应根据实际情况酌情停药。

(二)中医治疗

1　脾虚营亏证

治以健脾养胃，益气补血。方用人参养荣汤加减。黄芪、人参、白术、茯苓、陈皮、熟地、白芍、当归、甘草、桂心、五味子、远志、大枣、生姜。

2　脾虚湿滞证

治法：燥湿健脾，益气养血。方用归脾汤合平胃散。人参、黄芪、白术、茯苓、甘草、当归、龙眼、木香、陈皮、半夏、厚朴、砂仁、苍术。

(三) 中成药

1　益血生

健脾补肾，生血填精，用于脾肾两虚、精血不足所致证候治疗。

2　生血宁

益气补血，用于气血两虚证者。

（以上中成药按辨证使用，用法详见药物说明书。）

六、预防与管理

(一)病房管理

1　入院医嘱

(1)长期医嘱。

①血液病护理常规，一/二级护理，软食。

②叶酸片 5～10mg tid po，甲钴胺片 0.5mg tid po（对于吸收障碍者可改为

维生素 12 针 0.5mg biw）。

（2）临时医嘱。

①一般检查：血常规、网织红细胞、尿常规、大便常规＋隐血、肝肾功能、电解质、凝血功能、叶酸、维生素 B_{12}、乳酸脱氢酶、胸片、心电图、腹部 B 超。

②骨穿：骨髓形态学。

③MDS 的鉴别诊断：骨髓流式、骨髓活检、骨髓染色体，有条件者可加做骨髓 MDS 相关基因。

2 护理干预

（1）病情观察：观察患者贫血的进展程度；注意有无头痛、胸闷、心悸等不适。

（2）休息：指导严重贫血患者卧床休息；指导患者根据贫血程度安排活动量，以不出现心悸、气短、过度乏力为标准；体位改变时特别是从卧位改为立位时需缓慢，避免头晕跌倒。

（3）心理护理：许多老年人独自进食时食欲和食量会比多人一起进餐时少。因此，增加家庭成员的陪伴和照护，对老年人营养性贫血的改善具有积极意义。另外，家人陪伴还可以改善老年人的心理孤独感，提高生活质量。

（二）门诊管理

1 防治计划（基层医院，包括社区医院）

社区医院医生应注意对社区老年人进行筛查，关注长期素食或进食较差或独居的老年人。因为这部分老年人往往是营养性贫血的高危人群。在进行常规上门建卡及做相应健康管理时应注意老年人是否存在贫血体征。对于存在贫血貌、眼睑及唇甲颜色苍白的老年人，应尽早进行血常规筛查。

2 健康教育

贫血对于老年人的生活质量有较大影响，长期贫血可加重心脏等脏器的负担，影响老年人的寿命。因此，需加大贫血相关宣教，让老年人重视贫血的危害性。同时，积极干预老年人的饮食习惯，尽量降低素食老年人的比例。

3 叶酸、维生素 B_{12} 补充

建议有条件的社区医院给一些长期素食的高危老年人提供血常规筛查及叶酸、维生素 B_{12} 的替代补充服务。

（三）家庭预防及管理

1 认识疾病的性质和危害性

一项研究美国老年人贫血的临床观察研究发现，钴胺素＜200pg/mL 可导

致贫血,其在贫血患者中占 11.3%,提示维生素 B_{12} 缺乏在老年人并不少见。除了会导致贫血,维生素 B_{12} 缺乏所带来的神经系统症状也会使伴有各类基础疾病的老年人的生活质量进一步下降。

老年人如果发现自身近期存在食欲下降、乏力、头昏或胸闷等症状,需引起重视。这可能是贫血发出的信号,需要到医院就诊进行详细检查。平时如果发现自己的舌面鲜红无苔,需想到叶酸或维生素 B_{12} 缺乏的可能,而不是单纯考虑"上火"可能。另外,存在胃切除、炎症性肠病或长期素食的老年人或老年人的家属需警惕营养性贫血的发生。应将这些信息及时告知自己的社区医院医生或家庭医生以便后者及时做出正确的诊疗决策。

2　如何就诊

可到社区医院普通内科或者综合医院的血液科等相关科室就诊。

3　如何化验和检查

营养性贫血常用的化验包括血常规、叶酸、维生素 B_{12}、乳酸脱氢酶。通过这些检查基本可以完成诊断。某些情况下可能需要加做血清内因子抗体等特殊检查。

4　治疗方案的建立和调整

对于口服吸收无障碍的患者,建议口服补充叶酸或者维生素 B_{12}。对于口服补充效果不佳的患者,采用静脉或肌注用药。对于部分重度贫血的患者可予以临时输注红细胞悬液支持。

5　非药物治疗

贫血期因容易引发头晕、跌倒等风险,建议避免劳累。叶酸广泛存在于肉类、蛋、鱼、水果及新鲜蔬果中。而维生素 B_{12} 主要存在于动物类食物中。非吸收障碍引起的营养性贫血患者可以通过改善饮食结构来改善病情。平时可多种肉食、蛋、奶、蔬果搭配,避免单一素食或者偏食挑食。严格素食主义者可适当补充复合维生素或者维生素 B_{12} 补充剂。

6　治疗中常见的一些问题和解决方法

叶酸和维生素 B_{12} 是治疗营养性贫血的重要药物。叶酸的不良反应较少,罕见过敏反应。长期用药可以出现畏食、恶心、腹胀等胃肠症状。大量服用叶酸时,可使尿呈黄色。而维生素 B_{12} 的主要副反应则为低血钾和高尿酸血症。因此,在使用维生素 B_{12} 期间要检测血钾和尿酸水平。

7　随访

本病可在老年科或血液内科专科随访。建议开始治疗 1 周左右复查网织红细胞,如果上升,则提示治疗有效,应继续治疗。随后每 1～3 个月复诊 1 次血常规。

七、案　例

患者,女,78 岁,独居老人。平时饮食清素,以咸菜、豆腐等素食为主。3 个月前开始出现乏力,活动后明显,伴头晕、纳差。近 1 个月乏力、头晕加重,动则气喘、胸闷。遂来医院就诊。刻下见神疲乏力、面色萎黄无华,少寐多梦,舌红少苔,脉弦细。门诊查血常规提示:白细胞 $2.5×10^9/L$,中性粒细胞 $1.8×10^9/L$,血红蛋白 63g/L,MCV 110fL,MCH 29pg,MCHC 330g/L,血小板 $98×10^9/L$,网织红细胞 3.8%。肝肾功能提示:钠 130mmol/L,白蛋白 32g/L,LDH 725U/L,余无殊。血清叶酸 4.0nmol/L,血清维生素 B_{12} 80pg/mL。常规心电图提示:偶发房性期前收缩。二便常规及凝血功能常规未见异常。

西医诊断:①巨幼细胞性贫血;②心律失常;③低钠血症;④低蛋白血症。

中医诊断:脾虚营亏证。

治疗:叶酸 10mg qd 口服,维生素 B_{12} 1mg 肌注 1 次,后续 0.5mg tid 口服。中药以人参养荣汤加减。炙黄芪 30g、生晒参 15g、炒白术 15g、茯苓 15g、炒陈皮 12g、酒白芍 12g、炒当归 18g、炙甘草 6g、制黄精 9g、五味子 12g、南沙参 12g、远志 12g、大枣 10 枚。每日 1 帖水煎 2 次分服。治疗 1 个月后患者乏力、头晕症状好转,血红蛋白升高至 78g/L。

（徐玲珑）

第二节　老年人慢性病贫血的
中西医防治和管理

一、定义和流行情况

慢性病贫血(anemia of chronic disease,ACD)又称为炎症性贫血。本病常与各类炎症、肿瘤、糖尿病、心力衰竭等慢性病相关。该病常表现为正细胞正色素性、低增生性贫血。

老年人往往因合并多种慢性基础疾病,因此患 ACD 的可能性升高。有研究报道 ACD 在各类贫血中的发生率仅次于缺铁性贫血。老年人贫血的病因主要可分为三大类:营养性贫血(34％)、ACD(20％)和原因不明的贫血(34％)。国内有学者对单中心 1041 例老年住院患者的贫血病因进行分析后发现:慢性病贫血占贫血的近 1/4,其次是缺铁性贫血(占 19.12％)。

二、病因及发病机制

(一)西医病因病机

各类慢性疾病、感染、肿瘤及肥胖等因素均可通过激活的单核细胞引起细胞因子的释放,如 IL-6、TNF-α、IFN-γ 等。后者可导致骨髓对 EPO 反应下降,诱导红细胞前体的凋亡,干扰铁调素(hepcidin)的正常代谢,影响铁在人体中的正常吸收和利用,并最终导致 ACD 的发病。另有研究发现,肥胖也易导致 ACD 的发生。这是因为肥胖人群体内炎性细胞因子和急性实相反应物表达水平升高,而这与慢性疾病和感染导致 ACD 发生的机制类似。值得注意的是,hepcidin 不是铁代谢唯一的调节因子。激活的 TLR2/TLR6 可下调运铁蛋白的 mRNA 的转录及蛋白的表达,并降低血清铁水平,而不影响 hepcidin 的表达。

(二)中医病因病机

内经云"脾为气血生化之源""中焦受气取汁,变化而赤,是谓血"。结合"肾主骨生髓"的中医理论,总体认为:ACD 关键病机是在"中焦受气取汁"与"肾精化血""髓生血液"过程发生了病理性变化。其中,脾胃、肾脏与骨髓功能失调是其关键的靶器官。胃不能受纳、脾不得运化、肾不能化精、髓不能生血是其发生的重要病机。另外,老年人常有气血虚弱、久病必瘀、久病入络的特点。久病或操劳过度等导致脾胃虚弱、气虚血衰。现代研究发现,铁负荷增加与中医的"瘀"病理有一定的关联。这也从侧面印证了中医久病必瘀的理论。

三、临床表现及实验室检查

(一)临床表现

该病的临床表现主要为贫血本身及原发病的临床表现的叠加。贫血本身可导致头晕、失眠、多梦、耳鸣、记忆力减退等神经系统症状;皮肤及睑结膜苍白;活动后可出现胸闷气促等缺氧表现;代偿性心率加快,反复贫血可导致贫血性心脏病、心律失常、心功能不全;消化功能减低、消化不良、腹胀、食欲减低;甲状腺、性腺、肾上腺等内分泌功能减退。

因原发病各不相同,这里不再细述。

(二)实验室检查

1 血常规及网织红细胞计数

大部分为轻度正细胞正色素性贫血。但有不到 25% 的病例为小细胞性低色素性贫血,对于这部分患者,应注意存在 ACD 合并缺铁性贫血可能。另有 1/5 病例可出现更严重的贫血,网织红细胞绝对值偏低。

2 急性期反应血清标记物

纤维蛋白原、超敏 C 反应蛋白、红细胞沉降率等急性期反应血清标记物可升高。

3 血清铁动力学指标

不饱和铁结合力及总铁结合力均下降,而血清铁蛋白水平不低。血清铁水平可下降,这可能与巨噬细胞释放铁的能力下降有关。

4 骨髓检查

骨髓巨噬细胞储存铁含量正常或增高,这反映因铁调素的作用使巨噬细胞铁释放减少。此外,红系前体细胞显示铁染色减少或缺失(即铁粒幼细胞数量减少)。

(三)中医症候

1 脾虚血亏

乏力、纳差,肢体倦怠,少气懒言,面色萎黄,爪甲色淡,头晕眼花,心悸多梦,形体消瘦或肥胖浮肿,舌淡苔白,脉细弱。

2 肾虚夹瘀

乏力,眩晕耳鸣,失眠多梦,腰膝酸软,形体消瘦,潮热盗汗或畏寒肢冷,舌红少苔或舌淡苔薄白兼舌面瘀点,脉沉细弱或涩。

四、诊断程序

(一)西医诊断

1 临床表现

有各类炎症、肿瘤或者慢性基础疾病病史;有乏力、头晕、耳鸣、胸闷、纳差等贫血表现。

2 实验室检查

血常规提示正细胞正色素性贫血或小细胞低色素性贫血,网织红细胞绝对值减低;血清铁动力学检查提示不饱和铁结合力及总铁结合力下降,血清铁蛋白水平不低,血清铁水平可下降;骨髓铁染色提示细胞外可染铁增加,红系前体细胞显示铁染色减少或缺失。

3 基础疾病的筛查

本病应注意排查贫血与基础疾病的关系。具体可根据实际情况选用合适的检查手段。

(二)鉴别诊断

1 缺铁性贫血

小细胞低色素性贫血,铁蛋白低下,有引起缺铁的原发因素。

2 肿瘤性疾病

有肿瘤导致的贫血,无骨和骨髓转移,细胞因子紊乱所致的铁代谢紊乱,铁蛋白正常或增高。

(三)中医辨证

慢性病贫血由多种慢性疾病发展而来,具有虚、损、劳、极的典型慢性过程。老年者,天癸已衰,易受各种外邪侵犯,内伤和外邪共同作用机体,有因多种慢性疾病失治误治逐渐耗伤精血,久虚不复,损极成劳,当属中医"虚劳"范畴中的"血劳"。以面色不荣、头晕乏力、少气懒言、食欲不振等为主要临床表现。

五、治　疗

(一)西医治疗

1 纠正基础疾病

应根据具体的基础疾病采取相应的治疗。ACD 对基础疾病治疗的反应程度可能取决于多种因素,包括炎症成分是否得到控制及是否存在其他促成因素。如对于恶性肿瘤相关的 ACD,尽管放疗或化疗的骨髓抑制作用可能暂时加重贫血,但长远来讲可改善贫血。对于类风湿关节炎等以炎症为主的疾病,采用改善病情的抗风湿药物可能改善贫血。在少数情况下,ACD 患者的基础疾病不明显,应排查是否存在炎症性疾病(如 IBD、肿瘤等)。

2 重组人促红素注射液(ESA)

研究提示对于 EPO 水平小于 500mU/mL(不过一些研究者建议临界值为 100mU/mL)的癌症、类风湿关节炎或 AIDS 患者有效。具体用法:从 100～150U/kg 的剂量开始给药,皮下注射,1 周 3 次,同时补充铁剂。有反应者可能在不晚于 2～4 周时体内血红蛋白浓度至少升高 0.5g/dL。如果到第 6～8 周时血红蛋白浓度并未上升,可采用 1 日 1 次或 300U/kg(1 周 3 次)的强化治疗。如果到第 12 周时患者仍未出现具有临床意义的反应,则不必继续 ESA 治疗。

3 铁剂

在用 ESA 达到并维持上述血红蛋白靶水平时,机体需储存足够的铁。应根据需要给予铁补充剂,以维持转铁蛋白饱和度不低于 20% 以及血清铁蛋白水平不低于 100ng/mL。静脉铁比口服铁更有效。对于 ACD 患者,与 hepcidin 生成增加相关的两个因素限制了口服铁剂来达到上述水平的可用性:①当铁调素水平升高时,可预测口服铁剂肠道吸收欠佳;②ACD 患者存在功能性铁缺乏,这是因为 hepcidin 抑制铁从巨噬细胞转移至发育中的红细胞系。口服铁剂无法解决这类功能性铁缺乏,但使用胃肠外铁剂对功能性铁缺乏有效。

4 红细胞输注

对于重度贫血患者,可暂时予以输注红细胞悬液支持治疗。

(二)中医治疗

1 脾虚血亏证

治以健脾益气生血。方用归脾汤加减。黄芪、白术、太子参、当归、茯苓、远志、酸枣仁、甘草、木香、龙眼、黄精。

2 肾虚夹瘀证

治以补肾养血化瘀。方用金匮肾气丸加减。熟地黄、山药、山茱萸、茯苓、牡丹皮、泽泻、桂枝、牛膝、赤芍、当归、川芎、三七。瘀证重者可酌加桃仁、红花等化瘀之品。

(三)中成药

1 益血生

健脾补肾,生血填精,用于脾肾两虚、精血不足所致证候治疗。

2 生血宁

益气补血,用于气血两虚证者。

3 再造生血胶囊

补肝益肾,补气养血,用于肝肾不足、气血两虚所致的血虚虚劳。

(以上中成药按辨证使用,用法详见药物说明书。)

六、预防与管理

(一)病房管理

1 入院医嘱

(1)长期医嘱。

①血液病护理常规,一/二级护理,软食。

②重组人促红素注射液 100~150U/kg,皮下注射,每周 3 次。

③如合并缺铁,予以多糖铁复合物 150mg,口服,1 日 1 次。

(2)临时医嘱。

①一般检查:血常规,网织红细胞,尿常规,大便常规+隐血,输血前的感染相关标志物(乙肝三系、丙肝抗体、梅毒、HIV),肝肾功能,电解质,凝血功能,血清铁饱和度,血清铁蛋白,红细胞沉降率,血型,输血前检查,胸片,心电图,腹部 B 超。

②骨穿:骨髓形态学、骨髓铁染色。

③其他医嘱:排除原发疾病的检测,如风湿病、肿瘤。

2 护理干预

(1)病情观察:观察患者贫血的严重程度;注意有无头痛、胸闷、心悸等不适,关注心率、呼吸、血压等基础生命体征。

(2)休息:严重贫血患者卧床休息;体位改变时特别是从卧位改为立位时需缓慢,避免头晕跌倒。

(3)心理护理:本病的治疗过程较长。短时间内未见到治疗疗效时应摆正心态,配合医生积极治疗,切莫灰心丧气,中断诊疗。

(二)门诊管理

1 防治计划

ACD 是老年人贫血的常见原因之一,社区医院医生应重视该病。在贫血常规筛查过程中应加做血清铁饱和度、血清铁饱和度等铁动力学检查及血清 EPO 水平。在进行常规上门建卡及做相应健康管理时应注意老年人是否存在贫血体征。对于存在贫血貌、眼睑及唇甲颜色苍白的老年人应尽早进行血常规筛查。

2 健康教育

贫血对于老年人的生活质量有较大影响,长期贫血可加重心脏等脏器的负担,影响老年人的寿命。因此,需加大贫血相关宣教,让老年人重视贫血的危害性。老年人 ACD 常继发于心力衰竭、慢性肝病、糖尿病等基础疾病。因此,应加强对基础疾病的管理和宣教,帮助老年人建立对基础疾病长期管理的意识,提高治疗的依从性。

3 管理效果评估

ACD 的治疗效果与个人因素、基础疾病控制情况及 EPO 水平等多方面相关。效果评估主要看两方面:①治疗早期反应,主要看治疗后 5～7 天网织红细胞计数的上升程度;②治疗后期反应,主要看治疗 2～4 周血红蛋白升高程度。

(三)家庭预防及管理

1 认识疾病的性质和危害性

本病常继发与各类慢性基础疾病,而且常呈轻度贫血,贫血症状常容易和慢性心力衰竭、脑血管疾病等基础疾病相混淆。因此,医生和患者均应重视本病的排查。最常用的排查方法就是在基础疾病随访治疗期间定期复查血常规。发现贫血时早期进行干预,可有效改善老年人的贫血,并可减少长期贫血造成的远期并发症。

2 如何就诊

本病的诊断为排他性诊断。可在社区医院先进行血常规筛查。如确定有贫血,再到综合医院的血液科就诊,完善血清铁蛋白、血清铁饱和度与骨髓穿刺等检查。

3 如何化验和检查

ACD 的检验主要包括血常规、网织红细胞、铁蛋白、血清铁饱和度、骨髓穿刺及骨髓铁染色。这些检查均无须空腹。

4 常用药物的不良反应及处理

铁剂的主要不良反应有便秘、恶心、呕吐、上腹部不适等消化道反应,极少部分可能存在过敏现象。对于首次使用静脉铁剂的患者,滴速宜慢以观察是否存在过敏反应。

ESA 常见不良反应包括恶心、呕吐、血压升高、血液黏度增加、肝酶升高等。在使用过程中应定期检测血压、血常规、肝功能等指标。

5　随访

本病可在血液内科专科随访。建议开始治疗 5～7 天左右复查网织红细胞计数,如果上升,则提示治疗有效。随后每 1～3 个月复诊 1 次血常规。

七、案　例

患者,女,70 岁,退休。既往有高血压、慢性阻塞性肺病、冠状动脉粥样硬化病史。近半年来反复乏力,活动后明显,休息时可缓解。至台州市中心医院门诊就诊,刻下证见:神疲乏力,眩晕耳鸣,腰膝酸软,四肢欠温,舌淡胖苔薄白,舌面可见瘀点,唇色暗淡,脉沉涩。查血常规提示白细胞 $4.2×10^9$/L,中性粒细胞 $2.9×10^9$/L,血红蛋白 79g/L,MCV 88fl,MCH 29pg,MCHC 329g/L,血小板 $187×10^9$/L,网织红细胞 0.5%。血清铁蛋白 380μg/L,促红细胞生成素 120mU/mL,生化功能及凝血功能常规未见明显异常。骨髓细胞外可染铁＋＋＋。

诊断:西医诊断,①慢性病贫血;②高血压;③慢性阻塞性肺病;④冠状动脉粥样硬化。中医诊断,证属肾虚夹瘀。

治疗:重组促红素注射液 3000 单位,每周 3 次,皮下注射联合中药口服。中药以金匮肾气丸加减。熟地黄 15g、山药 15g、山茱萸 15g、茯苓 12g、牡丹皮 15g、泽泻 12g、桂枝 9g、牛膝 15g、赤芍 12g、当归 15g、川芎 12g、三七 15g、桃仁 9g、红花 6g,每日 1 剂水煎 2 次温服。治疗 10 天后复查网织红细胞 5%,治疗 1 个月后复查血常规提示血红蛋白 88g/L。患者乏力感明显得到改善。

(徐玲珑)

参考文献

［1］沈悌,赵永强.血液病诊断及疗效标准.4版.北京:科学出版社,2018.

［2］林果为,王吉耀,葛均波.实用内科学.北京:人民卫生出版社,2017.

［3］胡亚美,江载芳.诸福棠实用儿科学.8版.北京:人民卫生出版社,2012.

［4］张小琴.浅谈儿童贫血的原因及预防.中外健康文摘,2013,10(9):135.

［5］曾烈华,郑定茹,邓文强,等.某院孕妇贫血现状调查分析.检验医学与临床,2012,2(12):1420-1421.

［6］宁尚勇,常乃柏,韩晓燕,等.北京城区社区居住老年人贫血现状及病因学分析.中华内科学杂志,2016,55(4):289-292.

［7］夏薇,陈婷梅.临床血液学检验技术.北京:人民卫生出版社,2015.

［8］卢兴国.贫血诊断学.北京:人民卫生出版社,2015.

［9］李娟,王荷花.血液病简明鉴别诊断学.北京:人民卫生出版社.2016.

［10］刘丽辉,曹屡先.铁蛋白的临床应用.临床荟萃,2011,26(3):437-441.

［11］李玲,赵成玉.Ⅱ型糖尿病与铁代谢关系的研究进展.世界最新医学信息文摘,2018,18(76):83-85.

［12］宋海涛.关于核磁共振功能成像 T2* 对Ⅱ型糖尿病患者胰腺铁沉积的评价.糖尿病新世界,2015,5:144-145.

［13］中华医学会血液学分会/中国医师协会血液科医师分会.铁过载诊断与治疗的中国专家共识.中华血液学杂志,2011,32(8):572-574.

［14］魏亚明,吕毅.基础输血学.北京:人民卫生出版社.2011.

［15］胡丽华.临床输血学检验.3版.北京:人民卫生出版社.2012.

［16］胡丽华,王学峰,阎石.临床输血学检验技术.北京:人民卫生出版社.2015.

［17］桂荣,陈秉宇,黄元帅,等.Westhoff.AABB 技术手册.18版.长沙:中南大学出版社,2019.

［18］中华人民共和国卫生部令.医疗机构临床用血管理办法(卫生部令

〔2012〕第 85 号).

[19] 中华人民共和国卫生部令.临床输血技术规范(卫医发〔2000〕184 号).

[20] 中华人民共和国卫生部医政司.全国临床检验操作规程.北京:人民卫生出版社,2015.

[21] 中华人民共和国国家卫生健康委员会.WS/T622-2018 内科输血(国卫通〔2018〕20 号).

[22] 中华人民共和国国家卫生健康委员会.全血和成分血使用.中华人民共和国卫生行业标准 WS/T623-2018.

[23] 王鸿利.实验诊断学.2 版.北京:人民卫生出版社,2010.

[24] 丛玉隆,尹一兵,陈瑜.检验医学高级教程.2 版.北京:科学出版社,2017.

[25] 中华医学会血液学分会红细胞疾病(贫血)学组.自身免疫性溶血性贫血诊断与治疗中国专家共识(2017 年版).中华血液学杂志,2017,38(4):265-267.

[26] 彭明婷.临床血液与体液检验.北京,人民卫生出版社,2017.

[27] 中国医师协会检验医师分会贫血性疾病检验医学专家委员.贫血性疾病检验诊断报告模式专家共识.中华医学杂志,2016,96(12):930-932.

[28] 李伟望,施均,黄振东,等.阵发性睡眠性血红蛋白尿症、自身免疫性溶血性贫血与遗传性球形红细胞增多症溶血特征比较.中华血液学杂志,2018,39(4):299-304.

[29] 国家卫生健康委临床检验中心新生儿疾病筛查室间质评专家委员会.新生儿葡萄糖-6-磷酸脱氢酶缺乏症筛查与诊断实验室检测技术专家共识.中华检验医学杂志,2019,42(3):181-185.

[30] 宋琳,李园,彭广新,等.先天性丙酮酸激酶缺乏症临床及实验室检查特征分析.中华内科杂志,2018,57(7):511-513.

[31] 中华医学会医学遗传学分会遗传病临床实践指南撰写组.β-地中海贫血的临床实践指南.中华医学遗传学杂志,2020,37(3):243-251.

[32] 付蓉.再生障碍性贫血诊断与治疗中国专家共识(2017 年版).中华血液学杂志,2017,38(1):1-5.

[33] 李津婴,顾海慧,郑素娟,等.溶血病因系统分析在遗传性溶血性贫血诊断和鉴别诊断中的应用.中华血液学杂志,2016,6(37):512-516.

[34] 高清妍,叶蕾,张凤奎.红细胞寿命检测的临床应用及意义.中华血液学杂志,2019,5(40):447-448.

[35] 中华医学会血液学分会红细胞疾病（贫血）学组.铁缺乏症和缺铁性贫血诊治和预防多学科专家共识.中华医学杂志,2018,98（28）:2233-2237.

[36] 徐湘民.地中海贫血预防控制操作指南.北京:人民军医出版社,2011.

[37] 国家卫生计生委办公厅.地中海贫血临床路径2016年版(国卫办医函〔2016〕1315号).

[38] 冯崇廉.邓铁涛教授临证验案2则.新中医,2003,35(4):15.

[39] 汪受传主编.中医儿科学.北京:中国中医药出版社,2004.

[40] 陆小梅,彭琪.葡萄糖-6-磷酸脱氢酶缺乏症研究现状.国际儿科学杂志,2014,41(4):373-379.

[41] 杜传书.我国葡萄糖-6-磷酸脱氢酶缺乏症研究40年的回顾和展望.中华血液学杂志,2000,24(4):174-175.

[42] 何海英,张萍等.新生儿G6PD酶缺陷致急性溶血1例.包头医学院学报,2014,30(6):135-137.

[43] 万乾娅,赵玉平.遗传性丙酮酸激酶缺乏症的诊疗现状.国际输血及血液学杂志,2016,39(3):274-276.

[44] 宋琳,李园,彭广新等.先天性丙酮酸激酶缺乏症临床及实验室检查特征分析.中华内科杂,2018,57(7):511-513.

[45] 梁季龄,杨任民,吴志英.肝豆状核变性的诊断与治疗.中华神经科杂志,2008,41(1):41-42.

[46] 周思敏,郭丽萍,蔡王锋,等.肝豆状核变性的治疗现状.临床肝胆病杂志,2020,36(1):218-221.

[47] 董思思,刘洪亮,刘成海.中西医结合治疗肝豆状核变性1例.肝脏,2019,24(12):1482-1483.

[48] 姚佳峰,李楠,姜锦,等.RPS19基因突变家系先天性纯红细胞再生障碍性贫血1例.中国小儿血液与肿瘤杂志,2019,24(6):315-316.

[49] 李宁,张欣,李锐,等.肝豆状核变性合并MTHFR基因突变1例报告.临床肝胆病杂志,2019,35(11):2549-2550.

[50] 徐柳慧,汪瀚.59例肝豆状核变性患者临床分析.中医药临床杂志,2019,31(9):1689-1692.

[51] 刘斌,林晓洁.中药治疗小儿肝豆状核变性1例.中国中西医结合消化杂志,2019,27(9):721-722.

[52] 曹海霞,范建高.特殊人群肝豆状核变性诊治进展.实用肝脏病杂志,2015,18(1):89-92.

[53] 韩辉,杨文明,张娟,等.肝豆状核变性的中医证候特征.中医药临床杂志,2014,26(1):16-19.

[54] 陈淑如,崇雨田,李新华.遗传性铜代谢异常的致病机制及临床诊断.临床肝胆病杂志,2019,35(8):1667-1671.

[55] 李光明,范建高.肝豆状核变性的诊断与治疗进展.实用肝脏病杂志,2012,15(6):493-495.

[56] 杨文明,韩辉,鲍远程,等.中医对肝豆状核变性病因病机及辨证论治的探索.北京中医药大学学报(中医临床版),2012,19(4):6-9.

[57] 程然,李怡婧,方舒,等.以肝病为首发表现的成年人肝豆状核变性1例报告.临床肝胆病杂志,2018,34(3):607-609.

[58] 杨旺,林发全.ANK1基因突变与遗传性球形红细胞增多症.广东医学,2015(12):1942-1944.

[59] 张碧红,陈纯.遗传性球形红细胞增多症的诊断治疗进展.实用儿科临床杂志,2009(3):238-240.

[60] 徐卫,李建勇.血液科临床处方手册.南京:江苏凤凰科学技术出版社,2016.

[61] 刘月莉,徐瑞荣.茵陈蒿汤加减治疗成年人遗传性球形红细胞增多症验案举隅.中国民族民间医药,2017(26):71-72.

[62] 杨薇,杨华升.《金匮要略·黄疸篇》对治疗慢性肝病的指导意义浅谈.四川中医,2008(2):33-35.

[63] 汪承柏.中医中药治疗重度黄疸肝炎的研究思路.中西医结合肝病杂志,1998(1):1-2.

[64] 颜磊,何小燕,徐向平,等.溶血性贫血的发病机制及中药治疗作用研究进展.中国中药杂志,2018(43):3652-3657.

[65] 金朋,施均,李星鑫,等.再生障碍性贫血患者铁代谢异常及铁过载状况研究.中华血液学杂志,2013,34(10):877-882.

[66] 吴迪炯,罗贇飞,刘文宾,等.慢性"髓劳"患者"血瘀证"与铁负荷过载的相关性研究.浙江中医药大学学报,2016,40(4):265-259.

[67] 陈志强,杨关林.中西医结合内科学.北京:中国中医药出版社,2016.

[68] 中华中医药学会.中医儿科病常见诊疗指南.北京:中国中医药出版社,2012.

[69] 詹建英,郑双双,董文红,等.血常规指标对儿童铁缺乏的预测作用.中华儿科杂志,2020,58(3):201-205.

[70] 章逸莉,郑双双,朱柳燕,等.生命早期不同时期铁缺乏对儿童运动发

育影响的纵向研究.中华儿科杂志,2019,57(3):194-199.

[71] 郑康杰,李明珠.儿童青少年缺铁性贫血防治研究进展.中国学校卫生,2017,38(9):1435-1437.

[72] 汪之顼,盛晓阳,苏宜香.《中国0～2岁婴幼儿喂养指南》及解读.营养学报,2016(2):105-109.

[73] 武爱娟.谈儿童缺铁性贫血的社区儿保管理.饮食保健,2019,6(7):258.

[74] 张之南,郝玉书,赵永强,等.血液病学.北京:人民卫生出版社,2016.

[75] 夏小军,段赟.中医药治疗自身免疫性溶血性贫血的思路与方法.西部中医药,2016,29(2):41-44.

[76] 邓家栋,杨崇礼,等.邓家栋临床血液学.上海:上海科学技术出版社,2001.

[77] 孙志华,王继亮,梁冰,等.中西医结合治疗阵发性睡眠性血红蛋白尿41例.河北中西医结合杂志,1998,7(12):1962.

[78] 张喆,王璇,邹朗,等.临床药师参与1例阵发性睡眠性血红蛋白尿伴血栓患者抗凝治疗药学实践.中国药业,2020,29(20):43-45.

[79] 成晓敏,麻亮亮,蒋能刚,等.高三尖酯碱联合阿糖胞苷及G-CSF治疗难治型阵发性睡眠性血红蛋白尿症:附1例报告.中国输血杂志,2016,29(4):387-390.

[80] 张之南,李蓉生.红细胞疾病基础与临床.北京:科学出版社,2000.

[81] 王婷婷,冯四洲,杨仁池.移植相关血栓性微血管病的研究进展.国外医学输血及血液学分册,2004,27:106-109.

[82] 么黄颖,陶洁,郑以州,等.血栓性血小板减少性紫癜18例临床分析.临床血液学杂志,2007,20:143-145.

[83] 李明文.TTP-HUS综合征的中西医结合治疗.中国临床医生,2005,33,8:21-22.

[84] 陈卓,陈孝银.小儿典型性溶血性尿毒症综合征的中医理论探讨.辽宁中医药杂志,2008,32(1):55-56.

[85] 邓成珊,周霭祥.当代中西医结合血液病学.北京:中国医药科技出版社,1997.

[86] 中华医学会血液学分会红细胞疾病(贫血)学组,再生障碍性贫血诊断治疗专家共识.中华血液学杂志,2017,38(1):1-5.

[87] 姚佳峰,李楠,姜锦,等.RPS19基因突变家系先天性纯红细胞再生障碍性贫血1例.中国小儿血液与肿瘤杂志,2019,24(6):315-316.

[88] 石玉梅,马杰.先天性纯红细胞再生障碍性贫血患儿临床表现及基因检测.临床儿科杂志,2017,35(11):848-851.

[89] 何旭,徐之良.先天性纯红细胞再生障碍性贫血的临床及基因特点.中国当代儿科杂志,2017,19(2):171-175.

[90] 万扬,竺晓凡.儿童先天性纯红细胞再生障碍性贫血诊疗进展.中国实用儿科杂志,2014,29(11):877-880.

[91] 管玉洁,毛彦娜,刘炜,等.EPO、甲强龙在先天性纯红细胞再生障碍性贫血中的疗效观察.中国卫生产业,2013,10(20):9-10.

[92] 竺晓凡.先天性纯红细胞再生障碍性贫血的诊断与治疗.中华实用儿科临床杂志,2018,33(3):170-172.

[93] 尹华,刘晓庆,程朗,等.成年人获得性纯红细胞再生障碍100例临床分析.中国实用内科杂志,2019,39(10):891-895.

[94] 何耀,刘晓庆,柴星星,等.免疫抑制治疗老年获得性纯红细胞再生障碍:环孢素可能疗效更佳.临床血液学杂志,2019,32(5):677-679.

[95] 王英慧,赵晶,王雯欣,等.获得性纯红细胞再生障碍性贫血10例报告并文献复习.临床血液学杂志,2017,30(4):554-556.

[96] 黄畅,覃瑶,林圣云.纯红细胞再生障碍性贫血发病机制研究进展.中国实用内科杂志,2016,36(8):707-709.

[97] 詹其林,吴福红.纯红细胞再生障碍性贫血2例报道并文献复习.内科急危重症杂志,2016,22(3):233-234,236.

[98] 张舒,董伟,梁馨苓,等.红细胞生成素抵抗及其介导纯红细胞再生障碍性贫血的诊治新进展.中国血液净化,2017,16(8):512-515.

[99] 张文雍,谢利霞,蒋欢欢,等.纯红细胞再生障碍性贫血患者巨细胞病毒感染1例.中国感染与化疗杂志,2016,16(4):502-503.

[100] 孙晓,王博,周郁鸿.周郁鸿治疗慢性纯红细胞再生障碍性贫血经验.浙江中西医结合杂志,2018,28(3):171-173.

[101] 肖红杰.单纯红细胞再生障碍性贫血的中医治疗.内蒙古中医药,2014,33(23):29.

[102] 王建祥.血液病诊疗规范.北京:中国协和医科大学出版社,2014.

[103] 肖志坚,郝玉书.骨髓增生异常综合征的治疗选择.中华内科杂志,2007,46(4):265-267.

[104] 中华医学会肾脏病学分会肾性贫血诊断和治疗共识专家组.肾性贫血诊断与治疗中国专家共识(2018修订版).中华肾脏病杂志,2018,34(11):860-866.

[105] 王逸申,汪年松.维持性血液透析患者贫血机制的研究进展.中国中西医结合肾病杂志,2011,12(8):738-741.

[106] 孙晓宇,许钟镐.继发性甲状旁腺功能亢进对肾性贫血影响的研究进展.中国实验诊断学,2019,23(1):169-171.

[107] 中华医学会肾脏病学分会.重组人促红细胞生成素在肾性贫血中合理应用的专家共识.中国血液净化,2007,6(8):440-443.

[108] 张伯礼,吴勉华.中医内科学.北京:中国中医药出版社,2016.

[109] 赵霞.肾性贫血基本方.中国中西医结合肾病杂志,2001,2(11):676.

[110] 刘静.中医辨证治疗肾性贫血的效果分析.中国保健营养,2014,7(3):4494.

[111] 李堃瑛,魏日胞,李锋.慢性肾脏病患者肾性贫血相关因素及中医学研究.中国中西医结合肾病杂志,2016,17(9):770-772.

[115] 韩海燕,路建饶,王新华.叶景华治疗肾性贫血经验.中医杂志,2013,54(24):2085-2087.

[112] 汪杨,魏日胞.慢性肾脏病肾性贫血的基础与临床研究现状及进展.中国中西医结合肾病杂志,2019,20(5):452-455.

[113] 侯新艳,刘虹.铁调素在肾性贫血中的作用与进展.中国中西医结合肾病杂志,2016,17(11):1024-1026.

[114] 滕菲,李雪梅.低氧诱导因子与肾性贫血.中华肾脏病杂志,2017,33(1):63-68.

[115] 张蕾,杨倪芝.中医药治疗肾性贫血及肾性营养不良的专家咨询结果分析.时珍国医国药,2012,21(11):2996-2997.

[116] 俞可佳.红细胞生成素水平与风湿免疫系统疾病并贫血患的相关性研究.医药论坛杂志,2013,1(11):13-14.

[117] 王明琳,杜亮,王俊英,等.系统性红斑狼疮相关性再生障碍性贫血临床分析.中华风湿病学杂志,2005,9(4):254-255.

[118] 赵永琴,林珺芳,陈君敏.系统性红斑狼疮患者贫血发生机制的研究.医学综述,2012,18(6):876-879.

[119] 娄广亮.从中医免疫理论论自身免疫病的治疗.中国民族民间医药,2011,2:42-44.

[120] 季淑静,王梦洁,陈金军.慢加急性乙型肝炎肝衰竭患者贫血特点分析.实用肝脏病杂志,2016,19(1):55-59.

[121] 袁世海.严重肝病使用血浆致贫血临床探析.临床医药文献杂志,2016,3(6):1041-1042.

[122] 郑晓敏,叶芳,刘翠平.甲状腺疾病与贫血的相关关系研究进展.中国医药导报,2018,15(30):40-43.

[123] 宋正波,罗素霞,张沂平,等.中国肿瘤相关性贫血发生率及治疗现状的流行病学调查研究.中国肿瘤,2019,28(9):717-722.

[124] 中国抗癌协会肿瘤临床化疗专业委员会,中国抗癌协会肿瘤支持治疗委员会.中国肿瘤化疗相关贫血诊治专家共识(2019版).中国肿瘤临床,2019,46(17):869-875.

[125] 葛均波,徐永健,王辰.内科学.9版.北京:人民卫生出版社,2018.

[126] 吴开春,梁洁,冉志华,等.炎症性肠病诊断与治疗的共识意见(2018年).中国实用内科杂志,2018,38(9):26-43.

[127] 李雪廷,李佳佳,毛夏琼,等.炎症性肠病相关贫血的诊断与处理进展.胃肠病学,2019,24(7):436-439.

[128] 中华中医药学会脾胃病分会.泄泻中医诊疗专家共识意见(2017).中医杂志,2017,58(14):1256-1260.

[129] 顾景范.中国居民营养与慢性病状况报告(2015)解读.营养学报,2016,38(6):525-529.

[130] 唐元春,马春会,郭永建.产科患者血液管理NATA专家共识的主要推荐及其启示——第1部分:妊娠及产后贫血和红细胞造血营养素缺乏的管理.中国输血杂志,2018,31(3):311-320.

[131] 杜惠兰.中西医结合妇产科学.3版.北京:中国中医药出版社,2016.

[132] 静脉铁剂应用中国专家共识(2019年版).中华血液学杂志,2019(5):358-362.

[133] 李石,宋晓玉,张莉.肿瘤相关性贫血的患病情况及与性别、年龄和肿瘤类型的相关性分析.检验医学与临床,2018,15(18):2722-2728.

[134] 罗颂平,谈勇.中医妇科学.北京:人民卫生出版社,2015.

[135] 黄绍良,陈纯,周敦华.实用小儿血液病学.北京:人民卫生出版社,2014:73-74.

[136] 赵莉,叶芳.儿童贫血的诊治新进展.中国医药导报,2019,16(8):51.

[137] 方英嵩,滕晶.基于中医四脏分型的贫血脉象解析.吉林中医药,2015,35(9):875-876.

[138] 龚小琴,彭保华,文果,等.危重早产儿检验性失血与贫血的相关性.中国新生儿科杂志,2015,30(1):12-16.

[139] 裴益玲,陈超.早产儿贫血防治策略的研究进展.国际儿科学杂志,2011,38(6):557-559.

[140] 李捷,常保萍,李付广.1041例老年住院患者贫血的现状调查及病因分析.河南科技大学学报,2015,33(1):63-66.

[141] 陈信义,王珺,马薇.慢性病贫血诊断与综合治疗.中华中医药学会第二届岐黄论坛——血液病中医药防治分论坛论文集.2014.

[142] 中华医学会外科学分会.普通外科围手术期缺铁性贫血管理多学科专家共识.中华外科杂志,2020,58(4):252-254.

[143] 周宗科,翁习生,向兵,等.中国髋、膝关节置换术加速康复——围术期贫血诊治专家共识.中华骨与关节外科杂志,2016(9):10-15.

[144] 吴志松,盛海忠,邓硕曾.如何提高贫血患者手术的安全性.麻醉安全与质控,2019(5):296-298.

[145] 中华医学会麻醉学分会.围术期输血的专家共识.临床麻醉学杂志,2009,25(3):189-191.

[146] 孙菊,刘梅,吴迪炯,等.补肾活血法对慢性再生障碍性贫血小鼠的干预作用研究.中华危重症医学杂志,2018,11(2):78-82.

[147] 林克义,袁军清,齐艳.慢性再生障碍性贫血患者心理社会状况40例分析.临床合理用药杂志,2011,4(14):136.

[148] 唐晶,钱怡.重型再生障碍性贫血患者1例自杀原因分析及护理体会.中国社区医师,2019,35(18):146-149.

[149] 中国抗癌协会血液肿瘤专业委员会,中华医学会血液学分会白血病淋巴瘤学组,中国临床肿瘤学会抗淋巴瘤联盟.造血干细胞移植治疗淋巴瘤中国专家共识(2018版).中华肿瘤杂志,2018,40(12):927.

[150] 钟慧群,柴燕燕,周春兰,等.造血干细胞移植后患者肠外营养管理证据总结.护理学杂志,2020,35(3):84-86,93.

[151] 尤黎明,吴瑛.内科护理学.6版.北京:人民卫生出版社,2017.

[152] 乐家新,丛玉隆,兰亚婷,等.肿瘤患者化疗过程中网织红细胞动态变化的观察.白求恩军医学院学报,2003,1(2):82-84.

[153] 蹇启政,施阳,陈梅.骨髓网织红细胞数及未成熟指数在白血病化疗及骨髓移植中的应用价值.检验医学,2004,19(5):467-468.

[154] 储洁,黄先国,夏红灯.网织红细胞相关参数在肝脏疾病的临床应用.安徽医科大学学报,2004,39(5):409-410.

[155] 邓文军,胡守奎,郑凤芝,等.170例红细胞分布宽度无结果患者血细胞检查特征与病因分析.国际检验医学杂志,2018,39(8):1005-1007.

[156] 刘平方,王艳梅.红细胞分布宽度在小细胞低色素性贫血中的意义.检验与临床,2013,51(33):110-112.

[157] 李菊香,胡颖,尹更生,等.MCV 和 RDW 测定在地中海贫血和巨幼细胞性贫血中的临床价值.暨南大学学报(医学版),2006,27(6):821-824.

[158] 吕霞飞,吴茅.130 例慢性系统疾病性贫血患者的红细胞分布宽度分析.浙江医学,2004,6(9):760-761.

[159] 关莹.全自动血细胞分析仪检验 MCV 在 AA、MDS、巨幼细胞性贫血鉴别诊断中的价值.中国医疗器械信息,2020,2:39-42.

[160] 程爱春,赵智宏,杨城斌,等.网织红细胞判断检验性失血影响程度应用价值.临床军医杂志,2018,46(4):94-95.

[161] 高瑾,白林海,邢志华.再生障碍性贫血早期血液学改变.山西中医学院学报,2010,11(6):59-60.

[162] 付书南,徐东华,葛晓军,等.急性与慢性再生障碍性贫血患者网织红细胞检测结果比较分析.检验医学,2012,27(8):679-681.

[163] 彭碧,马永能,何芳.网织红细胞相关参数在珠蛋白生成障碍性贫血和缺铁性贫血中的诊断价值.国际检验医学杂志,2018,39(2):153-155.

[164] 张永良,汪伟山,周玉球,等.α-地中海贫血基因型和红细胞参数关系的研究.中华检验医学杂志,2012,35(5):418-422.

[165] 江虹,徐灿,吕瑞雪,等.网织红细胞血红蛋白含量在缺铁性贫血的诊断和鉴别诊断中的应用.实用医学杂志,2010,26(12):2136-2138.

[166] 陈哲周,李美岩.网织红细胞血红蛋白含量诊断妊娠妇女铁缺乏的临床应用研究.中国全科医学,2017,20(5):609-612.

[167] 劳碧松.网织红细胞参数在慢性肾脏病贫血患者中的检测意义.中国实验诊断学,2014,18(2):277-278.

[168] 陈艳.网织红细胞检测对肾性贫血的诊断价值分析.医学影像与临床检验,2017,4(28):340.

[169] 刘松坚.网织红细胞参数对慢性病毒性肝炎肝纤维化的诊断价值.中国疗养医学,2014,24(2):100-102.

[170] 夏华军,张颖.红细胞分布宽度与类风湿关节炎疾病程度的关系研究.现代检验医学杂志,2018,33(1):151-153.

[171] 彭可君,廖永强,胡建康,等.红细胞分布宽度与系统性红斑狼疮病情活动的相关性研究.中华检验医学杂志,2015,38(3):196-198.

[172] 宋琪.晚期恶性肿瘤相关性贫血患者红细胞分布宽度分析.中国现代药物应用,2018,12(13):30-31.

[173] 张丽丽,王淑敏.缺铁性贫血和地中海贫血在血常规中的鉴别诊断效果分析.中国医药指南,2020,18(1):148-149.

[174] 李思勉.地中海贫血与缺铁性贫血患者 MCV、MCH、MCHC 等血常规指标对比探讨.心理月刊,2020,15(3):208.

[175] 张若曦,李红敏,伍洁,等.检测血液参数在常见小细胞性贫血患者中诊断鉴别的意义.基础医学与临床,2020,40(1):105-109.

[176] 孙永华.血液检验红细胞参数在贫血鉴别诊断中的检验价值分析.中国医药指南,2019,17(35):54.

[177] 李平,李顺民,程庆砾.现代中医肾脏病学.北京:中国医药科技出版社,2021.

[178] MCLEAN E,COGSWELL M,EGLI I,et al. Worldwide prevalence of anaemia, WHO Vitamin and Mineral Nutrition Information System, 1993—2005. Public Health Nutrition, 2009, 12 (4): 444-454.

[179] KASSEBAUM N J, JASRASARIA R, NAGHAVI M A, et al. A systematic analysis of global anemia burden from 1990 to 2010. Blood,2014,123(5):615-624.

[180] MUNRD M G,CRITCHLEY H O,RASER I S. The FIGO systems for nomenclature and classification of causes of abnormal uterine bleeding in the reproductive years. who need them? Am J Obstet Gynecol,2012,207(4):259-265.

[181] URALNIK J M, EISENSTAEDT R S, FERRUECI L, et al. Prevalence of anemia in persons 65 years and older in the United States: evidence for a high rate of unexplained anemia. Blood, 2004, 104(8):2263-2268.

[182] ZALUNARDO N, LEVIN A. Anemia and the heart in chronic kidney disease. Semin Nephrol,2010,26(4):290-295.

[183] ANGELUCCI E, CIANCIULLI P, FINELLI C, et al. Unraveling the mechanisms behind iron overload and ineffective hematopoiesis in myelodysplastic syndromes. Leuk Res, 2017, 62: 108-115.

[184] HENTZE M W, MUCKENTHALER M U, GALY B, et al. Two to tango: regulation of mammalian iron metabolism. Cell, 2010,

142(1):24-38.

[185] IDILMAN I S,GUMRUK F,HALILOGLU M,et al. The feasibility of magnetic resonance imaging for quantification of liver,pancreas, spleen,vertebral bone marrow. and renal cortex R2* and proton density fat fraction in transfudon-related iron overload. Turk J Haematol,2016, 33(1):21-27.

[186] CAPPELLINI M D, FIORELLI G. Glucose-6-phosphate dehydrogenase deficiency. Lancet,2008,371:64-74.

[187] MOHAMMED E,OSAMA T, RASHA E, et al. Cardiac iron overload by mri in children with β-thalassemia major and its correlation with cardiac function by echocardiography. J Pediatr Hematol Oncol,2020, 42(6):398-402.

[188] PIERRE B, MARIE-BERENGERE T, OLIVIER L, et al. Pathophy-siology and classification of iron overload diseases update 2018. Transfus Clin Biol,2019,26(1):80-88.

[189] FRANKE G N, KUBASCH A S, CROSS M, et al. Iron overload and its impact on outcome of patients with hematological diseases. Mol Aspects Med.

[190] JACOBS B, CASSIMAN D, MEERSSEMAN W. A rare cause of hyperferritinemia without iron overload. Acta Clin Belg, 2013,68 (2):152.

[191] ALI M, YASSIN MA, ALDEEB M. Iron overload in a patient with non-transfusion-dependent hemoglobin H disease and borderline serum ferritin: can we rely on serum ferritin for monitoring in this group of patients? Case Rep Oncol, 2020,3(2): 668-673.

[192] WU D J,WEN X W,XU L L, et al. Iron chelation effect of curcumin and baicalein on aplastic anemia mouse model with iron overload. Iran J Basic Med Sci, 2019,22(6):660-668.

[193] ABUOUf N M, JAN M M. The impact of maternal iron deficiency and iron deficiency anemia on child's health. Saudi Med J,2015,36 (2):146-149.

[194] CERAMI C. Iron nutriture of the fetus, neonate, infant and child. Ann Nutr Metab,2017,71(3):8-14.

[195] ALGARIN C, KARUNAKARAN KD, REYES S, et al. Differences on brain connectivity in adulthood are present in subjects with iron deficiency anemia in infancy. Front Aging Neurosci, 2017, 9:54-54.

[196] DACIE S J. The immune haemolytid anaemias: a century of exciting progress in understanding. Br J Haematol, 2001, 114:770-785.

[197] BERENTSEN S, BEISKE K, TJONFJORD G. Primary chronic cold agglutinin disease: an update on pathogenesis, clinical features and therapy. Hematology, 2007, 12:361-370.

[198] VALENT P, LECHNER K. Diagnosis and treatment of autoimmune haemolytic anaemias in adults: a clinical review. Wien Klin Wochenschr, 2008, 120:136-151.

[199] SCHOLLKOPF C, KJELESEN L, BJERRUM O W, et al. Rituximab in chronic cold agglutinin disease: a prospective study of 20 parients. Leuk Lymphooma, 2006, 47:253-260.

[200] DARENA G, CALIFANO C, ANNUNZIATA M, et al. Rituximab for warm-type idiopathic autoimmune hemolytid anemia: a retrospectibve study of 11 adult patients. Eur J Haematol, 2007, 79:53-58.

[201] BERNADETTE G. Rituximab in the treatment of autoimmune haematological disorders. Br J Haematol, 2008, 141:149-169.

[202] BERENTSEN S, ULVESTAD E, LANGHOLM R, et al. Primary chronic cold agglutinin disease: a population based clinical study of 86 patients. Haematologica, 2006, 91:460.

[203] BERENTSEN S, RANDEN U, TJONNFJORD G E. Cold agglutinin-mediated autoimmune hemolytic anemia. Hematol Oncol Clin North Am, 2015, 29:455.

[204] HILL Q A, STAMPS R, MASSEY E, et al. The diagnosis and management of primary autoimmune haemolytic anaemia. Br J Haematol. 2017, 176:395-411.

[205] ALADJIDI N, JUTAND M A, BEAUBOIS C, et al. Reliable assessment of the incidence of childhood autoimmune hemolytic anemia. Pediatr Blood Cancer, 2017, 64(12):1-9.

[206] GEHRS B C, FRIEDBERG R C. Autoimmune hemolytic anemia. Am J Hematol, 2002, 69:258-271.

［207］ ALLFORD S L，HUNT B J，ROSE P，et al. Guidelines on the diagnosis and management of the thrombotic microangiopathic haemolytic anaemias. Br J Haematol，2003，120：556-573.

［208］ DEL RIO-GARMA J，ALVAREZ-LARRAN A，MARTINEZ C，et al. Methylene blue-photoinactivated plasma versus quanrantine fresh frozen plasma in thrombotic thrombocytopenic purpura：a multicentric，prospective cohort study. Br J Haernatol，2008，143：39-45.

［209］ FORZLEY B R，SONTROP J M，MACNAB J J，et al. Treating TTP/HUS with plasma exchange：a single centre's 25-year experience. Br J Haematol，2008，143(1)：100-106.

［210］ JIN M，CASPER C，CATALAND S R，et al. Relationship between ADAMTS13 activity in clinical remission and the risk of TTP relapse. Br J Haematol，2008，141(5)：651 -658.

［211］ KAPPERS-KLUNNE M C，WIJERMANS P，FIJNHEER R，et al. Splenectomy for the treatment of thrombotic thrombocytopenic purpura. Br J Haematol，2005，130(5)：768-776.

［212］ KOJOURI K，GEORGE J N. Thrombotic microangiopathy following allogeneic hematopoietic stem cell transplantation. Curr Opin Oncol，2007，19：148-154.

［213］ KREMER H J A，MEYER S C. Current management of thrombotic thrombocytopenic purpura. Curr Opin Hematol，2008，15：445-450.

［214］ MARTINEZ O U，FERBER A. Outcomes in the treatment of thrombotic thrombocytopenic purpura with splenectorny：a retrospective cohort study. Am J Hematol，2006，81：895-900.

［215］ BANATVALA N，GRIFFIN P M，GREENE K D，et al. The United States National prospective hemolytic uremic syndrome study：microbiologic，serologic，clinical，and epidemiologic findings. J Infect Dis，2001，183：1063.

［216］ BRUMIS S，SCHOLZ P，MATEMA B，et al. Lead exposure during hot cutting of stripped steel. Appl Occup Environ Hyg，2001，16：502.

［217］ CHAND D H，BRADY R C，BISSLER J J. Hemolytic uremic syndrome in an adolescent with Fusobacterium necrophorum bacteremia. Am J Kidney Dis，2001，37：E22.

[218] CHANG J C, ALY E S. Acute respiratory distress syndrome as a major clinical manifestation of thrombotic thrombocytopenic purpura. Am J Med Sci,2001,321:124.

[219] ERIKSSON K J, BOYD S G. Acute neurology and neurophysiology of haemolytic-uraemic syndrome. Arch Dis Child,2001,84(5):434-435.

[220] FONTANA S, GERRITSEN HE, KREMER HOVINGA J, et al. Microangiopathic haemolytic anaemia in metastasizing malignant tumours is not associated with a severe deficiency of the von Willebrand factor cleaving protease. Br J Haematol,2001,113(1): 100-102.

[221] HIRAWAT S, LICHTMAN S M, ALLEN S L. Recombinant human erythropoietin use in hemolytic anemia due to prosthetic heart valves: a promising treatment. Am J Hematol, 2001, 66:224.

[222] KAPLAN B S, TRACHTMAN H. Improve survival with plasma exchange thrombotic thrombopenic purpura hemolytic uremic syndrome. Am J Med,2001,110:156.

[223] LANDAU D, SHALEV H, LEVY FINER G, et al. Familial hemolytic uremic syndrome associated with complement factor H deficiency. J Pediatr,2001,138:303.

[224] LAUBE G,SARKISSIAN A,HAILEMARIAM S,et al. Simultaneous occurrence of the haemolytic uraemic syndrome and acute post infectious glomerulonephritis. Eur J Pediatr,2001,160:173.

[225] LOCKHART A C. Microangiopathic haemolytic anaemia in metastatic malignancy. Hosp Med,2001,62:244.

[226] MULDER A H,GERLAG P G, VERHOEF L H,et al. Hemolytic uremic syndrome after capnocytophaga cani morsus(DF-2) septicemia. Clin Nephrol, 2001, 55:167.

[227] POLUKHIN E, BALIA A, CHARY K,et al. Microangiopathic hemolytic anemia as the first manifestation of lung adenocarcinoma. South Med J, 2001,94:550.

[228] ROMNEY M. Escherichia coli infections and hemolytic uremic syndrome. CMAJ,2001,164:1406.

[229] TODD W T. Prospects for the prevention of haemolytic uraemic

syndrome. Lancet,2001,357:1636.

[230] SHARON A,SAVAGE M D, MICHAEL W,et al. Myelodysplastic syndrome, acute myeloid leukemia, and cancer surveillance in fanconi anemia. Hematol Oncol Clin North Am, 2018, 32 (4): 657-668.

[231] CHRISTEN L,MARGARET E,MACMILLAN L,et al. Hematopoietic cell transplantation in fanconi anemia: current evidence, challenges and recommendations. Expert Rev Hematol,2017,10(1): 81-97.

[232] KILLICK SB,BOWN N,CAVENAGH J,et al. Guidelines for the diagnosis and management of adult aplastic anaemia. Br J Haematol, 2016,172(2):187-207.

[233] LIU J,LU X Y,CHENG L,et al. Clinical outcomes of immunosuppressive therapy for severe aplastic anemia patients with absolute neutrophil count of zero. Hematology(Amsterdam,Netherlands),2019,24(1):492-497.

[234] WAN Y, CHEN X, AN W, et al. Clinical features, mutations and treatment of 104 patients of diamond-blackfan anemia in China: a single-center retrospective study. Int J Hematol, 2016, 104 (4): 430-498.

[235] SWERDLOW S H, CAMPO E, HARRIS N L, et al. WHO classification of tumours of haematopoietic and lymphoid tissues. 4th ed. IARC: Lyon, 2017.

[236] CHESON B D, GREENBERG P L, BENNETT J M, et al. Clinical application and proposal for modification of the International Working Group (IWG) response criteria in myelodysplasia. Blood,2006, 108(2):419-425.

[237] MACEDO L C,SILVESTRE A P,RODRIGUES C,et al. Genetics factors associated with myelodysplastic syndromes. Blood Cell Mol Dis,2015,55(1):76-81.

[238] GANGAT N,PATNAIK M M, TEFFERI A. Myelodysplastic syndromes: contemporary review and how we treat. Am J hematol,2016,91(1):76-89.

[239] KILLICK S B, CARTER C, CULLIGAN D, et al. Guidelines for the diagnosis and management of adult myelodysplastic syndromes. Br J Haematol, 2014, 164(4): 503-525.

[240] MALCOVATI L, HELLSTRÖM-LINDBERG E, BOWEN D, et

al. Diagnosis and treatment of primary myelodysplastic syndromes in adults: recommendations from the European LeukemiaNet. Blood, 2013, 122(17):2943- 2964.

[241] BENNETT J M, CATOVSKY D, DANIEL M T, et al. Proposals for the classification of the myelodysplastic syndromes. Br J Haematol, 1982, 51(2):189-199.

[242] GREENBERG P, COX C, LEBEAU M M, et al. International scoring system for evaluating prognosis in myelodysplastic syndromes. Blood, 1997, 89(6):2079-2088.

[243] MALCOVATI L, DELLA P M G, STRUPP C, et al. Impact of the degree of anemia on the outcome of patients with myelodysplastic syndrome and its integration into the WHO classification-based prognostic scoring system(WPSS). Haematologica, 2011,96(10): 1433-1440.

[244] YESMIN S,SULTANA T,ROY C K,et,al. Immature reticulocyte fraction as a predictor of bone marrow recovery in children with acute lymphoblastic leukaemia on remission induction phase. Bangladesh Med Res Counc Bull,2011,37(2):57-60.

[245] YANG S M, CHEN H,CHEN Y H,et al. Dynamics of monocyte count:a good predictor for timing of peripheral blood stem cell collection. J Clin Apher,2012,27(4):193-199.

[246] DUNLOP L C, COHEN J, HARVEY M, et al. The immature reticulocyte fraction: a negative predictor of the harvesting of CD34 cells for autologous peripheral blood stem cell transplantation. Clin Lab Haematol,2006,28(4):245-247.

[247] ELLINOR I B P,MELISSA S P,PETER M. Using the hemoglobin content of reticulocytes (RET-He) to evaluate anemia inpatients with cancer. Am J Clin Pathol,2014,142(2):506-512.

[248] GREENBERG P L, TUECHLER H, SCHANZ J, et al. Revised international prognostic scoring system for myelodysplastic syndromes. Blood, 2012, 120(12):2454-2465.

[249] VALENT P, ORAZI A, STEENSMA D P, et al. Proposed minimal diagnostic criteria for myelodysplastic syndromes (MDS) and potential pre- MDS conditions. Oncotarget, 2017,8(43):73483-73500.

[250] HAPPY C,ABRAHAM R A,HIMASHREE B,et al. Association of secondary hyperparathyroidism with hemoglobin level in petients with chronic kidney disease. J Lab Physicians,2013,5(1):51-54.

[251] PFEFFER M A,BURDMANN E A,CHEN C Y,et al. A trial of darbepoetin alfa type 2 diabetes and chronic kidney disease. N Engl J Med,2009,361(21):2019-2032.

[252] MINAMISHIMA Y A,KAELIN W G. Reactivation of hepatic EPO synthesis in mice after PHD loss. Science,2013,329(5990):407.

[253] NATIONAL COMPREHENSIVE CANCER NETWORK. NCCN clinical practice guidelines. Inoncology: cancer-and-chemotherapy-inducedanemia,2011.

[254] LUDWIG H, VAN BELLE S, BARRETT-LEE P, et al. The European Cancer Anaemia Survey (ECAS): A large, multinational, prospective survey defining the prevalence, incidence, and treatment of anaemia in cancer patients. Eur J Cancer, 2004,40:2293-2306.

[255] Nutritional anaemias: tools for effective prevention and control. Geneva: World Health Organization,2017.

[256] RICHARDS T, MUSALLAM K M, NASSIF J, et al. Impact of preoperative anaemia and blood transfusion on postoperative outcomes in gynaecological surgery. PLoS One,2015,10(7): 30861.

[257] DOWDY S C, NELSON G. Enhanced recovery in gynecologic oncology-A sea change in perioperative management. Gynecol Oncol, 2017, 146(2): 225-227.

[258] NIKOOYEH B, NEYESTANI T R. Poor vitamin D status increases the risk of anemia in school children:National Food and Nutrition Surveillance. Nutrition,2018,47:69-74.

[259] JANUS J, MOERSCHEL S K. Evaluation of anemia in children. Am Fam Physician, 2010,81(12):1462-1471.

[260] LIPTON J M,FISH J D. Lanzkowssky's manual of pediatric hematology and oncology (sixth edition). San Diego:Academic Press,2016.

[261] JUUL S. Erythropoiesis and the approach to anemia in premature infants. J Matern Fetal Neonatal Med,2012,25(5):97-99.

[262] COLOMBATTI R,SAINATI L,TREVISANUTO D. Anemia and transfusion in the neonate. Semin Fetal Neonatal Med, 2016, 21

(1):2-9.

[263] DELANEY M,MATTHEWS D C. Hemolytic disease of the fetus and newborn:managing the mother,fetus and newborn. Hematology Am Soc Hematol Educ Program,2015:146-151.

[264] QURESHI H,MASSEY E,KIRWAN D,et al. BCSH guideline for the use of anti-D immunoglobulin for the prevention of haemolytic disease of the fetus and newborn. Transfus Med,2014,24(1):8-20.

[265] GAMMA E F,BLAU J. Transfusion-related acute gut injury:feeding, flora, flow, and barrier defense. Semin Perinatol,2012,36(4):294-305.

[266] PATEL K V. Epidemiology of anemia in older adults. Seminars in Hematology, 2008, 45(4):210-217.

[267] GURALNIK J M, EISENSTAEDT R S, FERRUCCI L, et al. Prevalence of anemia in persons 65 years and older in the United States: evidence for a high rate of unexplained anemia. Blood, 2004, 104: 2263-2268.

[268] THEURL I, MATTLE V, SEIFERT M,et al. Dysregulated monocyte iron homeostasis and erythropoietin formation in patients with anemia of chronic disease. Blood ,2006,107:4142-4148.

[269] WOODMAN R, FERRUCCI L, GURALNIK J. Anemia in older adults. Curr Opin Hematol,2005,12:123-128.

[270] FRAENKEL P G. Understanding anemia of chronic disease. Hematology, 2015, 2015(1):14-18.

[271] GUIDA C, ALTAMURA S, KLEIN F A, et al. A novel inflammatory pathway mediating rapid hepcidin-independent hypoferremia. Blood, 2015, 125(14):2265-2275.

[272] SPAHN D R. Anemia and patient blood management in hip and knee surgery: a systematic review of the literature. Anesthesiology, 2010, 113(2): 482-495.

[273] MUÑOZ M, ACHESON A G, BISBE E, et al. An international consensus statement on the management of postoperative anaemia after major surgical procedures. Anaesthesia, 2018,73(11):1418-1431.

[274] JOHNSON L. Treatment solutions for nutritional anaemias. Community Nurse,1999,5(6):22-23.

[275] THEUSINGER O M, LEYVRAZ P F, SCHANZ U, et al. Treatment

of iron deficiency anemia in orthopedic surgery with intravenous iron: efficacy and limits: a prospective study. Anesthesiology, 2007, 107 (6): 923-927.

[276] LIN D M, LIN E S, TRAN M H. Efficacy and safety of erythropoietin and intravenous iron in perioperative blood management: a systematic review. Transfus Med Rev, 2013, 27 (4): 221-234.

[277] CLEVENGER B, MALLETT S V, KLEIN A A, et al. Patient blood management to reduce surgical risk. Br J Surg, 2015, 102 (11): 1325-1337.

[278] SCHEINBERG P. Recent advances and long-term results of medical treatment of acquired aplastic anemia: are patients cured? Hematol Oncol Clin North Am, 2018, 32(4): 609-618.

[279] YOUNG N S. Aplastic anemia. N Engl J Med, 2018, 379 (17): 1643-1656.

[280] KEEL S B, SCOTT A, SANCHEZ-BONILLA M, et al. Genetic features of myelodysplastic syndrome and aplastic anemia in pediatric and young adult patients. Haematologica, 2016, 101(11): 1343-1350.

[281] GRATWOHL A, PASQUINI M C, ALJURF M, et al. One million haemopoietic stem-cell transplants: a retrospective observational study. Lancet Haematol, 2015, 2(3): 91-100.

[282] MAJHAIL N S, RIZZO J D. Surviving the cure: long term follow up of hematopoietic cell transplant recipients. Bone Marrow Transplant, 2013, 48(9): 1145-1151.

[283] HIGGINS A, KHAN Z, CODDINGTON C C, et al. Utilization and outcomes of fertility preservation techniques in women undergoing allogeneic hematopoietic cell transplant. Biol Blood Marrow Transplant, 2019, 25(6): 1232-1239.